Kohlhammer

Bettina Jenny, Philippe Goetschel,
Maya Schneebeli, Susanne Köpfli,
Susanne Walitzka

KOMPASS-F

Zürcher Kompetenztraining für Fortgeschrittene für Jugendliche und junge Erwachsene mit einer Autismus-Spektrum-Störung

Ein Praxishandbuch

Verlag W. Kohlhammer

1. Auflage 2019

Alle Rechte vorbehalten
© W. Kohlhammer GmbH, Stuttgart
Gesamtherstellung: W. Kohlhammer GmbH, Stuttgart

Print:
ISBN 978-3-17-034657-4

E-Book-Formate:
pdf: ISBN 978-3-17-034658-1
epub: ISBN 978-3-17-034659-8
mobi: ISBN 978-3-17-034660-4

Inhalt

Übersicht der Materialien zum Download

Zusatzkapitel zum Buchinhalt

1.4 Epidemiologie
7.2 Untersuchungsinstrumente
7.3.6 Missing Data
7.4 Bemerkungen zur Stichprobe
7.19 Diskussion
7.20 Limitationen und Stärken

Einführungsmodul E

EM1-Merkblatt: KOMPASS-F-Gruppenkonzept
EM2-Merkblatt: Einführung – Trainingsaufgaben
EM3-Merkblatt: Einführung –Trainingsaufgaben – Belohnungspunkte
EM4-Übersicht: Einführung – Trainingsaufgaben – Belohnungspunkte
EM5-Merkblatt: Einführung – Videoaufnahmeerlaubnis
EM6-Merkblatt: Einführung – Gruppenregeln & Gruppenvertrag
EM7-Material: Einführung – Beispiel-Stundenvorbereitung
EM8-Material: Einführung – Beispiel-Trainingsaufgaben
EM9-Material: Einführung – Trainingsablauf – Piktogramme
EM10-Material: Kärtchen – Regulierungskarten
EM11-FEG: Teilnehmer-Prä
EM12-FEG: Teilnehmer-Post
EM13-Material: Spielkärtchen – Kennenlernen
EM14-Material: Einführung – Cambridge Mindreading Battery
EP1-Protokollblatt: Einführung – MASC-Test
EP2-Protokollblatt: Einführung – Emotionen – CAM-Gesichter-Übung
EP3-Protokollblatt: Einführung – Emotionen – CAM-Stimme-Übung

Modul 4 »Komplexe Kommunikation«

M4A1-Arbeitsblatt: Komplexe Kommunikation – Erlebnisaustausch
M4A2-Arbeitsblatt: Komplexe Kommunikation – Aktives Zuhören
M4A3-Arbeitsblatt: Komplexe Kommunikation – Aktives Zuhören & Guter Eindruck
M4A4-Arbeitsblatt: Komplexe Kommunikation – Gruppengespräch
M4A5-Arbeitsblatt: Komplexe Kommunikation – Bildliche Sprache – Duden
M4A6-Arbeitsblatt: Komplexe Kommunikation – Bildliche Sprache – Sprichwörter ergänzen
M4A7-Arbeitsblatt: Komplexe Kommunikation – Bildliche Sprache – Sprichwörter richtig oder falsch
M4A8-Arbeitsblatt: Komplexe Kommunikation – Bildliche Sprache – Redensarten

M4A9-Arbeitsblatt: Komplexe Kommunikation – Bildliche Sprache – Vergleiche mit Adjektiven
M4A10-Arbeitsblatt: Komplexe Kommunikation – Bildliche Sprache – Metaphern & Vergleiche
M4A11-Arbeitsblatt: Komplexe Kommunikation – Jugendsprache
M4A12-Arbeitsblatt: Komplexe Kommunikation – Jugendsprache – Eigene Gedanken
M4A13-Arbeitsblatt: Komplexe Kommunikation – Ironie
M4A14-Arbeitsblatt: Komplexe Kommunikation – Konstruktives Feedback
M4A15-Arbeitsblatt: Komplexe Kommunikation – Konstruktives Feedback – Gruppenmitglieder
M4A16-Arbeitsblatt: Komplexe Kommunikation – Argumentieren
M4A17-Arbeitsblatt: Komplexe Kommunikation – Argumentieren – Pro & Contra-Argumente
M4A18-Arbeitsblatt: Komplexe Kommunikation – Argumentieren – Sachdiskussion
M4A19-Arbeitsblatt: Komplexe Kommunikation – Argumentieren – Mit Eltern
M4A20-Arbeitsblatt: Komplexe Kommunikation – Argumentieren – Filmauswahl
M4A21-Arbeitsblatt: Komplexe Kommunikation – Konstruktives Streitgespräch
M4I1-Infoblatt: Komplexe Kommunikation – Erlebnisaustausch
M4I2-Infoblatt: Komplexe Kommunikation – Aktives Zuhören
M4I3-Infoblatt: Komplexe Kommunikation – Gruppengespräch
M4I4-Infoblatt: Komplexe Kommunikation – Bildliche Sprache – Sprichwörter & Redewendungen
M4I5-Infoblatt: Komplexe Kommunikation – Bildliche Sprache – Sprichwörter & Redewendungen und ihre Bedeutung
M4I6-Infoblatt: Komplexe Kommunikation – Bildliche Sprache – Metaphern & Vergleiche
M4I7-Infoblatt: Komplexe Kommunikation – Bildliche Sprache – Mehrdeutigkeiten
M4I8-Infoblatt: Komplexe Kommunikation – Witze
M4I9-Infoblatt: Komplexe Kommunikation – Jugendsprache
M4I10-Infoblatt: Komplexe Kommunikation – Ironie
M4I11-Infoblatt: Komplexe Kommunikation – Konstruktives Feedback
M4I12-Infoblatt: Komplexe Kommunikation – Argumentieren
M4I13-Infoblatt: Komplexe Kommunikation – Argumentieren – Gesprächsgrafik
M4I14-Infoblatt: Komplexe Kommunikation – Konstruktives Streitgespräch
M4I15-Infoblatt: Komplexe Kommunikation – Konstruktives Streitgespräch – Gesprächsgrafik
M4M1-Material: Komplexe Kommunikation – Anschauungsmaterial
M4M2-Material: Komplexe Kommunikation – Erlebnisaustausch – Instruktionen
M4M3-Material: Komplexe Kommunikation – Aktives Zuhören
M4M4-Material: Komplexe Kommunikation – Small Talk Einleitungssätze
M4M5-Material: Komplexe Kommunikation – Small Talk Gesprächsgrafik – Folie
M4M6-Material: Komplexe Kommunikation – Gruppengespräch – Instruktionen
M4M7-Material: Komplexe Kommunikation – Gruppengespräch – Nähe-Distanz-Regulation
M4M8-Material: Komplexe Kommunikation – Bildliche Sprache – Beispielsammlung
M4M9-Material: Komplexe Kommunikation – Bildliche Sprache – Liste von Sprichwörtern & Redewendungen
M4M10-Material: Komplexe Kommunikation – Bildliche Sprache – Formulieren
M4M11-Material: Komplexe Kommunikation – Bildliche Sprache – Vergleiche mit Adjektiven
M4M12-Material: Komplexe Kommunikation – Witze
M4M13-Material: Komplexe Kommunikation – Witze Erzählen
M4M14-Material: Komplexe Kommunikation – Ironie
M4M15-Material: Komplexe Kommunikation – Ironie oder Ernst?
M4M16-Material: Komplexe Kommunikation – Konstruktives Feedback
M4M17-Material: Komplexe Kommunikation – Argumentieren – Anliegen

M4M18-Material: Komplexe Kommunikation – Argumentieren – Typische Konzepte für Gegenargumente
M4M19-Material: Komplexe Kommunikation – Konstruktives Streitgespräch – Situationen
M4M20-Material: Komplexe Kommunikation – Konstruktives Streitgespräch –Strategien
M4P1-Beobachtungsprotokoll: Komplexe Kommunikation – Gruppengespräch – Selbstbeobachtung
M4P2-Beobachtungsprotokoll: Komplexe Kommunikation – Gruppengespräch – Fremdbeobachtung
M4P3-Beobachtungsprotokoll: Komplexe Kommunikation – Witze Erzählen
M4P4-Beobachtungsprotokoll: Komplexe Kommunikation – Argumentieren mit den Eltern
Video-Komplexe Kommunikation – Erlebnisaustausch – Aktives Zuhören – Gruppengespräch

Modul 5 »Komplexe Interaktion«

M5A1-Arbeitsblatt: Komplexe Interaktion – Freundschaft – Interview
M5A2-Arbeitsblatt: Komplexe Interaktion – Asperger-Syndrom & Freundschaft
M5A3-Arbeitsblatt: Komplexe Interaktion – Freundschaft – Eigene Gedanken
M5A4-Arbeitsblatt: Komplexe Interaktion – Freundschaft
M5A5-Arbeitsblatt: Komplexe Interaktion – Freundschaftsprofile
M5A6-Arbeitsblatt: Komplexe Interaktion – Entwickeln einer Freundschaft
M5A7-Arbeitsblatt: Komplexe Interaktion – Wissenssammlung zu einer nahen Beziehung
M5A8-Arbeitsblatt: Komplexe Interaktion – Wissenssammlung zu einem Gruppenmitglied
M5A9-Arbeitsblatt: Komplexe Interaktion – Gegenseitigkeit – Beziehungsbank
M5A10-Arbeitsblatt: Komplexe Interaktion – Gegenseitigkeit – Eigene Gedanken
M5A11-Arbeitsblatt: Komplexe Interaktion – Gegenseitigkeit – Ein- & Auszahlungen von Gefälligkeiten
M5A12-Arbeitsblatt: Komplexe Interaktion – Gegenseitigkeit – Beziehungskonto
M5A13-Arbeitsblatt: Komplexe Interaktion – Komplimente
M5A14-Arbeitsblatt: Komplexe Interaktion – Komplimente machen
M5A15-Arbeitsblatt: Komplexe Interaktion – Komplimente – Eigene Gedanken
M5A16-Arbeitsblatt: Komplexe Interaktion – Grußmitteilungen
M5A17-Arbeitsblatt: Komplexe Interaktion – Grußmitteilungen – Übersicht
M5A18-Arbeitsblatt: Komplexe Interaktion – Team & Teamgeist
M5A19-Arbeitsblatt: Komplexe Interaktion – Partner- & Gruppenarbeit
M5A20-Arbeitsblatt: Komplexe Interaktion – Partnerarbeit – Fantasieland
M5A21-Arbeitsblatt: Komplexe Interaktion – Partnerarbeit – Fantasietier
M5A22-Arbeitsblatt: Komplexe Interaktion – Gruppenarbeit – Hotelplanung
M5A23-Arbeitsblatt: Komplexe Interaktion – Gruppenarbeit – Vortragsplanung
M5I1-Infoblatt: Komplexe Interaktion – Freundschaft
M5I2-Infoblatt: Komplexe Interaktion – Freundschaftsprofile
M5I3-Infoblatt: Komplexe Interaktion – Entwickeln einer Freundschaft
M5I4-Infoblatt: Komplexe Interaktion – Gegenseitigkeit
M5I5-Infoblatt: Komplexe Interaktion – Gegenseitigkeit – Die Beziehungsbank
M5I6-Infoblatt: Komplexe Interaktion – Gegenseitigkeit – Die Beziehungsbank – Grafik
M5I7-Infoblatt: Komplexe Interaktion – Komplimente
M5I8-Infoblatt: Komplexe Interaktion – Grußmitteilungen
M5I9-Infoblatt: Komplexe Interaktion – Team & Teamgeist
M5I10-Infoblatt: Komplexe Interaktion – Partner & Gruppenarbeit
M5I11-Infoblatt: Komplexe Interaktion – Kompromiss
M5M1-Material: Komplexe Interaktion – Anschauungsmaterial
M5M2-Material: Komplexe Interaktion – Freundschaftsprofile
M5M3-Material: Komplexe Interaktion – Entwicklung & Pflege von Freundschaft
M5M4-Material: Komplexe Interaktion – Hindernisse für Freundschaft

M5M5-Material: Komplexe Interaktion – Gegenseitigkeit-Ein- und Auszahlungen von Gefälligkeiten
M5M6-Material: Komplexe Interaktion – Komplimente
M5M7-Material: Komplexe Interaktion – Komplimente – Bilder
M5M8-Material: Komplexe Interaktion – Beziehungsbank
M5M9-Material: Komplexe Interaktion – Teamgeist
M5M10-Material: Komplexe Interaktion – Kooperation
M5M11-Material: Komplexe Interaktion – Kompromisse schließen
M5M12-Material: Komplexe Interaktion – Abschlussspiel
M5P1-Lernprotokoll: Komplexe Interaktion – Entwickeln einer Freundschaft
M5P2-Beobachtungsprotokoll: Komplexe Interaktion – Gegenseitigkeit – Gefälligkeiten

Modul 6 »Theory of Mind«

M6A1-Arbeitsblatt: Theory of Mind – Empathie & Perspektivenwechsel
M6A2-Arbeitsblatt: Theory of Mind – Perspektivenwechsel – Selbst- und Fremdeinschätzung
M6A3-Arbeitsblatt: Theory of Mind – Perspektivenwechsel – Fremdeinschätzung
M6A4-Arbeitsblatt: Theory of Mind – Perspektivenwechsel – eigene Gedanken
M6A5-Arbeitsblatt: Theory of Mind – Soziale Hypothesen
M6A6-Arbeitsblatt: Theory of Mind – Soziale Hypothesen – Abbildung I
M6A7-Arbeitsblatt: Theory of Mind – Soziale Hypothesen – Abbildung II
M6A8-Arbeitsblatt: Theory of Mind – Soziale Hypothesen – Abbildung III
M6A9-Arbeitsblatt: Theory of Mind – Soziale Hypothesen – Abbildung IV
M6A10-Arbeitsblatt: Theory of Mind – Soziale Hypothesen – Abbildung V
M6A11-Arbeitsblatt: Theory of Mind – Perspektivenwechsel – Werbung
M6A12-Arbeitsblatt: Theory of Mind – Perspektivenwechsel – Werbung für ein eigenes Produkt
M6A13-Arbeitsblatt: Theory of Mind – Unausgesprochene soziale Normen
M6A14-Arbeitsblatt: Theory of Mind – Unausgesprochene soziale Normen – Eigene Gedanken
M6A15-Arbeitsblatt: Theory of Mind – Unausgesprochene soziale Normen – Privatsphäre & Tischsitten – Eigene Gedanken
M6A16-Arbeitsblatt: Theory of Mind – Soziale Hierarchie
M6A17-Arbeitsblatt: Theory of Mind – Äußeres Erscheinungsbild
M6A18-Arbeitsblatt: Theory of Mind – Äußeres Erscheinungsbild – Kleider – Eigene Gedanken
M6A19-Arbeitsblatt: Theory of Mind – Äußeres Erscheinungsbild – Körperpflege – Eigene Gedanken
M6A20-Arbeitsblatt: Theory of Mind – Soziale Lügen – Eigene Gedanken
M6I1-Infoblatt: Theory of Mind – Empathie & Perspektivenwechsel
M6I2-Infoblatt: Theory of Mind – Soziale Hypothesen
M6I3-Infoblatt: Theory of Mind – Perspektivenwechsel – Werbung
M6I4-Infoblatt: Theory of Mind – Unausgesprochene soziale Normen
M6I5-Infoblatt: Theory of Mind – Soziale Hierarchie
M6I6-Infoblatt: Theory of Mind – Äußeres Erscheinungsbild
M6I7-Infoblatt: Theory of Mind – Soziale Lüge
M6M1-Material: Theory of Mind – Anschauungsmaterial
M6M2-Material: Theory of Mind – Perspektivenwechsel – Die Geschichte vom Elefant
M6M3-Material: Theory of Mind – Anweisungen mit Perspektivenwechsel
M6M4-Material: Theory of Mind – Perspektivenwechsel – Falsche Überzeugungen
M6M5-Material: Theory of Mind – Empathie & Perspektivenwechsel – Leitfragen
M6M6-Material: Theory of Mind – Reagieren auf Gefühle Anderer
M6M7-Material: Theory of Mind – Anthropomorphisieren
M6M8-Material: Theory of Mind – Soziale Hypothesen

M6M9-Material: Theory of Mind – Unausgesprochene soziale Normen
M6M10-Material: Theory of Mind – Unausgesprochene soziale Normen – Privatsphäre
M6M11-Material: Theory of Mind – Soziale Hierarchie – Grafik
M6M12-Material: Theory of Mind – Soziale Hierarchie – Personen
M6M13-Material: Theory of Mind – Soziale Hierarchie – Situationen
M6M14-Material: Theory of Mind – Soziale Hierarchie
M6M15-Material: Theory of Mind – Äußeres Erscheinungsbild
M6M16-Material: Theory of Mind – Soziale Lügen – Beispiele
M6M17-Material: Theory of Mind – Soziale Lügen – Kategorien
M6M18-Material: Theory of Mind – Soziale Lügen – Situationen
M6P1-Beobachtungsprotokoll: Theory of Mind – Soziale Hypothesen
M6P2-Protokollblatt: Theory of Mind – Checkliste – Körperpflege & Kleiderwechsel

---

ContentPlus

Die Zusatzmaterialien[1] können Sie unter folgendem Link herunterladen
Link: http://downloads.kohlhammer.de/?isbn=978-3-17-034657-4
Passwort: cBEbBgrB

---

1 Wichtiger urheberrechtlicher Hinweis: Alle zusätzlichen Materialien, die im Download-Bereich zur Verfügung gestellt werden, sind urheberrechtlich geschützt. Ihre Verwendung ist nur zum persönlichen und nichtgewerblichen Gebrauch erlaubt. Jede Verwendung außerhalb der engen Grenzen des Urheberrechts ist ohne Zustimmung des Verlags unzulässig und strafbar. Das gilt insbesondere für Vervielfältigungen, Übersetzungen, Mikroverfilmungen und für die Einspeicherung und Verarbeitung in elektronischen Systemen.

Vorwort

Das Praxishandbuch KOMPASS-F, das Kompetenztraining für Fortgeschrittene für Jugendliche und junge Erwchsene mit einer Autismus-Spektrum-Störung, stellt die Fortsetzung zum bereits publizierten KOMPASS-Basistraining (Jenny, Goetschel, Isenschmid & Steinhausen 2011) dar. Es wurde am Zentrum für Kinder- und Jugendpsychiatrie der Universität Zürich, das im Januar 2016 in Klinik für Kinder- und Jugendpsychiatrie und Psychotherapie (KJPP) der Psychiatrischen Universitätsklinik Zürich umbenannt wurde, entwickelt. KOM-PASS-F umfasst Materialien zu neuen Themen und stellt die Evaluation des KOMPASS-Curriculums dar. Die im Basistraining gelernten Kompetenzen aus den Modulen »Emotionen« (M1), »Small Talk« (M2) und »Nonverbale Kommunikation« (M3) bilden die Grundlage für das Training für Fortgeschrittene. So richtet sich das KOMPASS-Basistraining an Jugendliche und junge Erwachsene im Alter von rund 12 bis 22 Jahren mit einer Autismus-Spektrum-Störung mit hohem Funktionsniveau (Asperger-Syndrom, Atypischer Autismus, High-Functioning-Autismus) und KOMPASS-F an Jugendliche und junge Erwachsene im Alter von etwa 15 bis 25 Jahren. KOMPASS wurde zwar für das Gruppensetting konzipiert, das Material kann aber problemlos auch in der Einzeltherapie erfolgreich ein- und die meisten Übungen umgesetzt werden.

Der Begriff KOMPASS soll nicht nur als Abkürzung verstanden werden, sondern auch verdeutlichen, dass den jungen Menschen mit einer Autismus-Spektrum-Störung damit eine Orientierungshilfe in der sozialen Welt zur Verfügung gestellt wird. Viele von ihnen wünschen sich Beziehungen, in denen sie Verständnis und Respekt, Zuneigung und Vertrauen, aber auch geteilte Gefühle und gemeinsame Erfahrungen erleben können. Sie möchten sich im Privat- und Berufsleben austauschen, Meinungen diskutieren und Konflikte beilegen können. Viele Menschen mit einer Autismus-Spektrum-Störung sind daran interessiert, die vielen ungeschriebenen sozialen Regeln kennen zu lernen, die das gemeinschaftliche Leben prägen, und möchten andere Menschen besser verstehen, da für sie dadurch deren Verhalten und die Interaktionen vorhersehbarer werden. Nicht nur das mangelnde Wissen darüber, wie man Freundschaften aufbaut und pflegt, steht ihnen im Weg, sondern aufgrund einer ungenauen Selbst- und Fremdwahrnehmung zudem das Selbstvertrauen, über die notwendigen Fertigkeiten dafür zu verfügen.

Seit der Entwicklung des KOMPASS-Basistrainings und dessen Publikation sind mehrere deutschsprachige Trainings für Menschen mit einer Autismus-Spektrum-

Störung publiziert worden. Als die beiden Erstautoren[2] Dr. phil. Bettina Jenny und lic. phil. Philippe Goetschel 2008 erkannten, dass bei einigen Jugendlichen und jungen Erwachsenen nach dem Basistraining ein Wunsch bestand, ihr soziales Denken und Handeln zu verfeinern, ihr soziales Wissen zu erweitern und ihre sozialen Kompetenzen zu vertiefen, gab es nur die Möglichkeit, selbst nach bewährtem Muster Materialien zu entwickeln und zu erproben. Bettina Jenny hat den Praxisteil und das Konzept formuliert und gemeinsam mit Susanne Köpfli die Theoriekapitel zu den Modulen geschrieben. Wir danken lic. phil. Camille Schär, M.Sc. Maya Schneebeli und M.Sc. Sandra Schneebeli, die früher einmal als Teilnehmerin KOMPASS besucht hat, sowie M.Sc. Susanne Köpfli, die 2014 ihre Masterarbeit in klinischer Psychologie mit Hilfe von KOMPASS-Daten verfasst hat, für die Dateneingabe. Die umfassende abschließende statistische Auswertung erfolgte durch den großen Einsatz von M.Sc. Maya Schneebeli, teilweise im Rahmen ihrer Arbeit an der Forschungsabteilung der KJPP. Herzlichen Dank auch an Dr. sc. nat. Matthias Staib für die große Unterstützung in statistischen Fragen. Prof. Dr. med. Dipl.-Psych. Susanne Walitza, die Klinikdirektorin der KKJP, und Dr. med. Ronnie Gundelfinger, der leitende Arzt der Fachstelle Autismus der KJPP, haben das Forschungsprojekt zu einem Sozialtraining in der Gruppe für Jugendliche und junge Erwachsene mit einer Autismus-Spektrum-Störung wie auch die Erstellung des Praxishandbuchs immer unterstützt und die Evaluation gefördert.

Das KOMPASS-F-Praxishandbuch bietet im 1. Kapitel einen Überblick über die Autismus-Spektrum-Störung und einen Überblick über evaluierte Gruppentrainings im deutschsprachigen Raum, die Ziele eines Sozialtrainings und die zentralen Bausteine einer Gruppenintervention für Menschen mit einer Autismus-Spektrum-Störung. Das Kapitel schließt mit einer Zusammenfassung der Entwicklungsgeschichte des KOMPASS-Gruppentrainings. Das 2. Kapitel schildert den Hintergrund des KOMPASS-Sozialtrainings: Es geht auf das Konzept und den Aufbau ein, Indikation und Ziele, Rahmenbedingungen, Gruppenzusammensetzung und Räumlichkeiten sowie die Elternarbeit und beschreibt neben den Materialien und deren Gebrauch auch die Durchführung des Gruppentrainings. In den ersten beiden Kapiteln ergeben sich viele Überschneidungen zwischen dem Band 1 zum KOMPASS-Basistraining (Jenny et al. 2011) und dem aktuellen Band 2 zum KOMPASS-F-Training. Teilweise wurden die Texte aus Band 1 mit wenig Veränderungen, lediglich auf die neuen Themen und Gegebenheiten in Band 2 adaptiert und ergänzt, übernommen.

Das erste von vier Modulen folgt im 3. Kapitel. Das Einführungsmodul »Kennenlernen« (E) entspricht mit den administrativen Informationen und dem gegenseitigen Kennenlernen der Gruppenmitglieder in großen Teilen dem Modul E

---

2 Zur besseren Lesbarkeit wird im Manual die grammatisch männliche Form in herkömmlicher Weise auch als geschlechtsneutrale Kollektivform verwendet. Aufgrund der ungleichen Geschlechterverteilung bei einer Autismus-Spektrum-Störung bilden männliche Teilnehmer ohnehin die größere Klientengruppe. Während das Team, das die KOMPASS-Basisgruppen durchführt überwiegend aus Therapeutinnen besteht, wurde KOMPASS-F bisher immer mit einem gemischten Team durchgeführt.

des Basistrainings. In den folgenden Kapiteln findet sich zu allen Themen eine ausführliche Einleitung, in der das Thema autismus-spezifisch analysiert wird. Im 4. Kapitel wird das Modul 4 »Komplexe Kommunikation« (M4) mit den Unterthemen Erlebnisaustausch, aktives Zuhören, Gruppengespräche, bildliche Sprache, Witze, Jugendsprache, Ironie, konstruktives Feedback, Argumentieren und konstruktives Streitgespräch beschrieben. Das Modul 5 »Komplexe Interaktion« (M5) mit der Auseinandersetzung der Themen Konzept Freundschaft und Entwicklung von Freundschaft, aber auch Gegenseitigkeit, Komplimente, Grußmitteilungen, Partner & Teamarbeit sowie Kompromiss wird im 5. Kapitel dargestellt. Im 6. Kapitel folgt das Modul 6 »Theory of Mind« (M6) mit der Auseinandersetzung zum Begriff Empathie sowie Übungen zum Perspektivenwechsel und Bilden sozialer Hypothesen wie auch die Vermittlung sozialer Normen, eine Auseinandersetzung mit den sozialen Erwartungen an das äußere Erscheinungsbild und die Bedeutung sozialer Lügen. Die Ergebnisse der Evaluation des KOMPASS-Basis- wie auch des Fortgeschrittenentrainings werden im 7. Kapitel dargestellt und diskutiert. Den Schluss bilden das Literaturverzeichnis sowie der Anhang mit einer Übersicht über alle elektronisch verfügbaren Trainingsmaterialien.

Die Arbeit mit den Jugendlichen und jungen Erwachsenen mit einer Autismus-Spektrum-Störung ist sehr bereichernd. Wir danken ihnen, wieviel wir über unsere soziale Welt lernen durften, während wir sie ihnen erklärten. Zudem erlaubten sie uns einen Einblick in ihre Weltsicht, welche auch unsere Sicht auf unsere Welt veränderte. Ihnen und ihren Familien gilt unsere Anerkennung dafür, wie sie den komplexen sozialen Alltag bewältigen.

Zürich, 2018   Bettina Jenny,
Philippe Goetschel,
Maya Schneebeli,
Susanne Köpfli,
Susanne Walitza

1 Theoretische Einführung

»*Der Filmnachmittag gestern war wirklich toll. Man konnte sich mal so richtig unter gleichgesinnten Menschen austauschen, wie man sich im Alltag mit Asperger-Syndrom fühlt. Das fand ich schon toll! Ich möchte noch gerne betonen, dass ich mich in der Asperger-Syndrom-Gruppe viel selbstbewusster als in der Schule fühle. Das liegt eben daran, dass ich mich in der Gruppe niemals für eine schräge Verhaltensweise schämen muss, da es für solche Menschen nachvollziehbarer ist. Daher bin ich in der Gruppe immer so aufgestellt! Ich fühle mich einfach voll und ganz akzeptiert! ... Wish you a successfull week! Kind regards,* ...« E-Mail eines Teilnehmers von KOMPASS-F

1.1 Überblick über die Autismus-Spektrum-Störung

Die autistischen Störungen werden gemäß ICD-10 (World Health Organisation WHO 1992; Remschmidt, Schmidt & Poustka 2006) den tiefgreifenden Entwicklungsstörungen zugerechnet, da sie alle relevanten Entwicklungsbereiche und Alltagsfunktionen betreffen. Diese sind durch drei Kriterien bestimmt: sie unterliegen wahrscheinlich neurobiologischen Ursachen, die schon von Geburt an vorhanden sind oder in den ersten Lebensjahren auftreten und persistieren. Das heißt, die Entwicklung ist nicht nur verzögert, sondern deviant (Poustka et al. 2008). Die autistischen Störungen sind durch Beeinträchtigungen der wechselseitigen Interaktion und sozialen Kommunikation wie auch repetitive Verhaltensweisen, Aktivitäten und Interessen charakterisiert. Weitere Verhaltensprobleme wie Ängste, sensorische Hyper- und Hyposensibilitäten, Aufmerksamkeitsprobleme, aggressive Verhaltensweisen und Schwierigkeiten der Emotionsregulation, aber auch Schlaf- und Essprobleme sind typisch für die autistischen Störungen.

Im Zentrum der autistischen Beeinträchtigungen steht der *frühkindliche Autismus*, aus dem sich gem. ICD-10 die weiteren Formen wie das Asperger-Syndrom und der Atypische Autismus ableiten lassen (Poustka et al. 2008). Der frühkindliche Autismus wird auch klassischer Autismus oder nach dem österreichisch-amerikanischen Kinder- und Jugendpsychiater Leo Kanner, dem Autor der Erstbeschreibung von 1943, Kanner-Syndrom genannt. Kanner verwendete den Begriff der »autistischen Störung des affektiven Kontakts«. Die Verhaltensauffälligkeiten des frühkindlichen Autismus (F84.0 gem. ICD-10) äußern sich in einem Mangel an Verständnis für und der Äußerung von Gefühlen, in einer fehlenden Modulation des Verhaltens entsprechend des sozialen Kontextes, in mangelndem Interesse an Menschen, mangelnder Flexibilität sowie in einem Bedürfnis nach Wiederholung, das sich in stereotypem Verhalten zeigt. Es kommt häufig zu einer übermäßigen Bindung an unbelebte Objekte und zu Sonderinteressen, die meistens unüblich sind und den Alltag dieser Personen sowie den ihrer Mitmenschen dominieren (Remschmidt und Kamp-Becker 2006). Ein beträchtlicher Teil, bis zu 70 % aller Kinder mit frühkindlichem Autismus weisen eine leichte oder deutliche intellektuelle Behinderung auf und entwickeln keine funktionale verbale Sprache (Chakrabarti und Fombonne 2001; Fombonne 2005a). Manchmal erwecken die Sonderinteressen den Eindruck einer überdurchschnittlichen Intelligenz, sind aber eher als Inselbegabungen zu verstehen, die aus einem insgesamt unterdurchschnittlichen Leistungsprofil herausragen (Remschmidt et al. 2006).

Erst 1992 wurde das *Asperger-Syndrom* (F84.5) mit seinen diagnostischen Kriterien in die Internationale Klassifikation der WHO (ICD-10) aufgenommen. Erstmals beschrieben wurde es 1944 unter dem Begriff der »Autistischen Psychopathie« durch den Wiener Kinderarzt Hans Asperger (Remschmidt et al. 2006). Lorna Wing (1981) rückte das Störungsbild zu Beginn der 1980er Jahre wieder in die Aufmerksamkeit der Kliniker und Forscher. Das Asperger-Syndrom unterscheidet sich vom frühkindlichen Autismus dadurch, dass weder eine sprachliche noch eine allgemeine Entwicklungsverzögerung vorliegen. Auffällig ist jedoch die Sprache, da sie meist ohne ausreichende Anpassung an den Zuhörer und seine Interessen erfolgt und die Prosodie oft monoton ist. Während sich die diagnostischen Kriterien von ICD-10 und DSM-IV gleichen, finden sich in der neueren Forschungsliteratur weitere, abweichende Vorschläge zur Definition (Remschmidt et al. 2006; Poustka et al. 2008): Besonders diskutiert werden das Kriterium des Erstmanifestationsalters, der Einschluss der sprachlichen Auffälligkeiten im verbalen und nonverbalen Bereich sowie der motorischen Ungeschicklichkeit und die Bedeutung der Spezialinteressen. Außerdem werden die Ausschlusskriterien einer verzögerten Sprachentwicklung und einer nicht durchschnittlichen Intelligenz infrage gestellt. Ferner ist noch nicht ausreichend geklärt, inwieweit sich der sogenannte High-Functioning-Autismus vom Asperger-Syndrom abgrenzen lässt (Ghaziuddin und Mountain-Kimchi 2004).

Beim *Atypischen Autismus* (F84.1) handelt es sich um eine Störung, bei der mindestens ein für die Diagnose des frühkindlichen Autismus erforderliches Kriterium nicht erfüllt ist. Nach ICD-10 gibt es die Formen Autismus mit atypischem Erkrankungsalter (F84.10), Autismus mit atypischer Symptomatologie (F84.11) oder Autismus mit atypischem Erkrankungsalter und atypischer Symptomatologie (F84.12).

Dann gibt es noch die Restkategorie der *Nicht näher bezeichneten tiefgreifenden Entwicklungsstörung* (F84.9), wenn die allgemeine Beschreibung für eine tiefgreifende Entwicklungsstörung zutrifft, ein Mangel an ausreichenden Informationen oder widersprüchliche Befunde aber dazu führen, dass die Kriterien für die einzelnen F84 Kodierungen nicht erfüllt werden können. Diese Restkategorie taucht häufig in Studien aus dem englischsprachigen Raum unter der Bezeichnung *Pervasive Developmental Disorder Not Otherwise Specified* (PDD NOS) auf.

Der *High-Functioning-Autismus oder hochfunktionale Autismus*, der gemäß ICD-10 nicht einzeln nosologisch kodiert werden kann, stellt eine Untergruppe des frühkindlichen Autismus dar. Es gibt Menschen mit frühkindlichem Autismus, die ein gutes Funktionsniveau im Alltag aufweisen, da sie über eine durchschnittliche Intelligenz (IQ > 85) verfügen oder nur eine Lernbehinderung (70 < IQ < 85) haben und trotz einer anfänglich verzögerten Sprachentwicklung gute verbale Fähigkeiten aufweisen (Poustka et al. 2008). Es hat sich in der Praxis bewährt, Kinder, die sich im Verlauf ihrer Entwicklung phänomenologisch vom frühkindlichen Autismus weg hin zum Asperger-Syndrom entwickeln (Poustka et al. 2008), mit dem Begriff des High-Functioning Autismus zu beschreiben.

Der Begriff der *Autismus-Spektrum-Störungen*, der bisher nur seit 2015 im DSM-IV verwendet wird, umfasst den sowohl den frühkindlichen Autismus als auch das Asperger-Syndrom und den Atypischen Autismus (Remschmidt et al. 2006). In diesem nosologischen Modell werden Forschungsbefunde (Lord et al. 2000; Lord et al. 2001) abgebildet, dass sich die autistischen Störungen nicht kategorial unterscheiden, sondern auf einem Kontinuum anzuordnen sind, bei welchem sich die Symptomatik nicht qualitativ, sondern quantitativ bezüglich des Ausprägungsgrads unterscheidet.

Vom Begriff der Autimus-Spektrum-Störungen sind gemäß dem aktuellen Forschungsstand die Begriffe »*autistische Züge*« und »*Broader Autism Phenotype*« abzugrenzen. Beide besagen, dass es Menschen gibt, die verschiedene Verhaltensmerkmale zeigen, die denjenigen von Menschen mit Autismus entsprechen, obwohl nicht alle notwendigen Kriterien für eine klinische Diagnose erfüllt sind. Meistens sind soziale und kommunikative Beeinträchtigungen zu beobachten, während repetitive Verhaltensweisen, sensorische Auffälligkeiten und manchmal auch eingeschränkte Interessen fehlen (Skuse 2010).

1.2   Das klinische Bild des Asperger-Syndroms

»*Mit dem Beginn der Pubertät mit 13 Jahren und der Frage: ›Mami, werde ich eine Außenseiterin?‹ wurde mir selber zum ersten Mal bewusst, dass ich ›anders‹ bin. [...] Auch ich leide sehr an den autistisch bedingten Kommunikations- und Kontaktschwierigkeiten. Ich machte bittere Erfahrungen im sozialen Umgang. Vor allem Freundschaften zu schließen fällt mir schwer. Ich erlebe oft Missverständnisse und fühle mich nicht verstanden in Gesprächen. Ich habe riesige Unsicherheiten im Smalltalk. Ich komme täglich an meine Grenze. Besonders kämpfe ich gegen Selbstzweifel und ein unerträgliches ›Einsam sein‹.*« (Schneebeli 2009, S. 46 f.)

Im Zentrum der Autismus-Spektrum-Störungen stehen die Beeinträchtigungen der sozialen Interaktion und der wechselseitigen Kommunikation, also die fehlende Orientierung auf soziale Stimuli. Jugendliche und junge Erwachsene mit einer Autismus-Spektrum-Störung zeigen Schwierigkeiten in der sozialen Regulation. Dies zeigt sich im Blickverhalten und beim ungenügenden Einsatz von Blickkontakt in sozialen Situationen, dem oft fehlenden sozialen Lächeln oder dann manchmal auch maskenhaft stereotypen Lächeln. Sie wirken oft wenig schwingungsfähig, da sie zum Beispiel nicht sichtbar auf Lob reagieren, reaktiv lächeln, keine Signale des aktiven Zuhörens zeigen, wenig gemeinsame Aufmerksamkeit schaffen und geteilte Freude signalisieren.

Jugendliche und junge Erwachsene mit einer Autismus-Spektrum-Störung haben oft Schwierigkeiten, ein Gespräch angemessen zu beginnen, aufrecht zu halten und zu beenden. Während sie sehr gut über Sachthemen sprechen und manchmal auch diskutieren können, fehlt oft das etwas oberflächliche soziale Plaudern zur Festigung des Kontakts oder zur Überbrückung gemeinsam verbrachter Zeit (Small Talk). Mit klar strukturierten Gesprächen mit Wechseln von Fragen und Antworten, die aber oft nicht ausreichend kommentieren, kommen sie besser zurecht. Bei Themen zu ihren Interessensgebieten monologisieren sie manchmal auch und beachten in ihrem Eifer Kommentare, Fragen oder Hinweise (z. B. auf ein mangelndes Interesse oder Verständnis) des Gegenübers unzureichend. Somit fehlt die für die Kontaktpflege so wichtige wechselseitige Kommunikation, die beiden Gesprächspartnern Raum lässt und von beiden Aktivität und Interesse einfordert. Ihre Formulierungen wirken oft nicht altersgemäß, mal zu altklug, dann wieder zu naiv, der Gebrauch von Jugendsprache ist oft eingeschränkt. Subtilere kommunikative Formen wie das Verständnis und der Einsatz von Witzen, Ironie oder Sarkasmen sind oft beeinträchtigt. Die Betroffenen haben oft Mühe, das Gemeinte aus dem Gesagten herauszuhören, weniger zwischen den Zeilen lesen und eher am wortwörtlichen hängen, wodurch sich immer wieder Missverständnisse ergeben (z. B. bei Arbeitsanweisungen). Manche machen unbeabsichtigt verletzende, vielleicht sachlich durchaus korrekte Bemerkungen, da sie sich zu wenig bewusst sind, wie das Gesagte vom Gegenüber aufgenommen wird.

Auch der Einsatz und das Repertoire von nonverbaler Kommunikation bei Menschen mit einer Autismus-Spektrum-Störung sind eingeschränkt. Die Körperhaltung wirkt oft steif, manchmal auch unpassend Erwachsene imitierend. Der Einsatz von instrumenteller, konventioneller und vor allem beschreibender und emotionaler Gestik ist reduziert. Die eingesetzte Gestik wirkt oft vage oder auch mal zu theatralisch. Der mimische Ausdruck ist oft neutral bis ernst. Ihre Stimme ist meist wenig moduliert, zeigt wenig Betonungen oder andere Rhythmisierungen und kann auch zu laut oder zu leise sein. Außerdem beachten sie die nonverbalen Signale Anderer zu wenig, erachten diese für ihr Handeln nicht als relevant oder interpretieren diese »Codes« ungenügend oder falsch. Diese sozioemotionalen Hinweise werden nicht verwendet, um Rückschlüsse auf die Gedanken und Gefühle des Gegenübers zu ziehen.

Schwierigkeiten bereitet Menschen mit einer Autismus-Spektrum-Störung auch die Wahrnehmung der eigenen Emotionen, der emotionale Ausdruck und die Wahrnehmung emotionaler Signale des Gegenübers. Ihre emotionalen Reaktionen wirken oft unangemessen oder übertrieben. Menschen mit einer Autismus-Spektrum-Störung empfinden sehr wohl viele verschiedene Gefühle, können diese aber weniger gut einordnen und verbal benennen. Zudem kommunizieren sie ihre Gefühle weniger, was zum reduzierten verbalen und nonverbalen Gefühlsausdruck führt. Dadurch wirken sie von außen gefühlskalt. Oft wird ihnen zugeschrieben, sie seien egoistisch, da sie immer mal wieder vergessen, einen Perspektivenwechsel zu machen und nur ihre Sichtweise beachten. Genaugenommen sind sie aber wie ein junges Kind egozentrisch. – Egoismus entsteht erst, wenn man durch einen Perspektivenwechsel das Bedürfnis des Gegenübers erkannt hat, die eigenen Bedürfnisse dann aber höher wertet und die des Gegenübers missachtet. – Während sie auf der emotionalen Ebene sehr mitfühlend sind, was sich zum Beispiel im Umgang mit Tieren oder Kleinkindern zeigt, zeigen sie eine Schwäche der kognitiven, verstehensorientierten Empathie, die zu einer adäquaten Reaktion führt. Menschen mit einer Autismus-Spektrum-Störung erkennen und verstehen oft die impliziten und meist subtilen Regeln und Konventionen des sozialen Zusammenlebens nicht, sodass sie einen unsympathischen Eindruck hinterlassen. Zudem sind sich Menschen mit einer Autismus-Spektrum-Störung weniger bewusst, wie ihr Verhalten und ihre Kommunikation auf ein Gegenüber wirken, was sich besonders im Kontakt mit Gleichaltrigen, aber weniger in der Interaktion mit Erwachsenen auswirkt.

Rigide Verhaltensweisen gehören ebenfalls zu den diagnostisch relevanten Verhaltensweisen bei Menschen mit einer Autismus-Spektrum-Störung. Fast alle Menschen mit einer Autismus-Spektrum-Störung pflegen ein oder mehrere Interessen, für die sie überdurchschnittlich viel Begeisterung, Faszination, Zeit, Motivation und manchmal auch finanzielle Ressourcen aufwenden und oft die Beschäftigung damit auch sozialen Kontakten vorziehen. Diese Interessen können zu hohen Fertigkeiten oder überdurchschnittlichem Wissen führen. Manche der Interessen können sich ganz von denjenigen Gleichaltriger unterscheiden (z. B. Operngesang, Astronomie, ÖV), andere, v.a. die Beschäftigung mit elektronischen Medien oder Lesen, sind peer-konformer, weisen aber meist doch einen höheren Intensitätsgrad auf (z. B. exzessives Gamen oder Lesen, sorgfältiges Herstellen von Youtube-Videos). Im Besonderen fällt dann auf, dass sie sich zusätzlich auch für die Hintergründe des Themas interessieren (z. B. Umprogrammieren von Games, Beschäftigung mit Filmtheorien und Filmtechnik). Während die meisten Jugendlichen und jungen Erwachsenen Spontaneität und Flexibilität bis zur Unverbindlichkeit hochhalten, zeigen von Autismus-Spektrum-Störung Betroffene Mühe, sich auf Neues, Unerwartetes oder Veränderungen einzulassen und reagieren entsprechend unflexibel bei Plan- und Programmänderungen und spontanen Ideen. Oft bestehen auch konkrete Ängste, die sie unreif erscheinen lassen. Auch die Kombination von Fehlerangst und Perfektionismus, der sich manchmal nur in den eigenen Interessensgebieten ausdrückt, ist häufig.

Menschen mit Asperger-Syndrom wirken oft bis in das Erwachsenenalter motorisch ungeschickt und gestalten motorische Tätigkeiten unökonomisch. Sie zeigen meist sensorische Besonderheiten und sind in einem oder mehreren Sinneskanälen überdurchschnittlich sensibel oder auffallend unsensibel. Häufig finden sich sensorische Überempfindlichkeiten vor allem gegenüber Geräuschen, aber auch Gerüchen und Geschmacksempfindungen, Helligkeit oder bestimmten Berührungen zum Beispiel durch Kleider. Gegenüber Schmerz und Kälte sind viele eher unempfindlich. Manche schenken einer angemessenen Körperpflege (zu) wenig Beachtung, was je nach sozialer Umgebung stigmatisierend sein kann. Menschen mit einer Autismus-Spektrum-Störung sind schneller als andere und leicht zu irritieren und verfügen oft über eine ungenügende Emotionsregulation, sodass für Außenstehende ganz unerwartet heftige emotionale Ausbrüche zu beobachten sind. Bei manchen zeigt sich dies auch in zwanghaftem Verhalten, Essstörungen und psychosomatischen Beschwerden.

Bei Jugendlichen und jungen Erwachsenen im gut funktionierenden Teil des Störungsspektrums besteht meist der Wunsch nach einem gewissen Ausmaß an sozialen Kontakten. Sie verfügen oft nicht über das notwenige Verhaltensrepertoire, um mit anderen entsprechend den gegebenen Konventionen zu interagieren. Aufgrund ihrer geringeren sozialen Responsivität sind sie in Gruppen, die sich nicht wie zum Beispiel Sportvereine, Game-Gruppen oder Aktivitäten-Clubs (z. B. Eisenbahn-Club) primär über ein gemeinsames Interesse definieren, oft nicht integriert, nehmen eine Außenseiterposition ein und verbringen Pausen wie auch Freizeit oft alleine. Die einen Jugendlichen mit einer Autismus-Spektrum-Störung fallen wegen ihrer unsicheren, passiven, zurückgezogenen Verhaltensweisen auf, die anderen durch ihre dominante und aufdringliche Art. Besonders im Jugendalter, wenn »dazu zu gehören« das höchste Daseinsziel sein soll, werden Jugendliche mit einer Autismus-Spektrum-Störung ignoriert, geschnitten, provoziert und drangsaliert. In der Schule, Ausbildung und am Arbeitsplatz zeigen sich bei vielen Menschen mit einer Autismus-Spektrum-Störung vor allem Schwierigkeiten der Aufmerksamkeitssteuerung, der Arbeitsorganisation, des Arbeitstempos und des Zeitmanagements. Portway und Johnson (2003) befragten 25 Familien mit Jugendlichen mit Asperger-Syndrom zu ihren Erfahrungen. Viele Eltern und Jugendliche berichten von negativen Schulerfahrungen, insbesondere als die Jugendlichen älter wurden. Die größeren Schulen, die komplexeren Stundenpläne und Routinen als auch die verschiedenen Lehrpersonen stellten für viele im Laufe ihrer Schullaufbahn Herausforderungen dar. Oft besuchten die Kinder und Jugendlichen daher Privatschulen.

1.2.1 Stärken

Bereits Asperger (1979) hielt fest, dass Menschen mit einer Autismus-Spektrum-Störung viele *Stärken* aufweisen: »*Es hat den Anschein, dass man, um in der Wissenschaft oder in der Kunst Erfolg zu haben, einen Schuss Autismus haben muss. Zum Erfolg gehört notwendigerweise die Fähigkeit, sich von der Alltagswelt, von einfachen, praktischen Dingen abzuwenden, die Fähigkeit, ein Thema mit Originalität zu überdenken, um etwas auf neuen, unberührten Wegen zu erschaffen und alle Begabungen in dieses eine Spezialgebiet zu lenken.*«

Remschmidt et al. (2006, S. 76) betonen zudem Charakterstärken: »*Menschen mit Asperger-Syndrom sind, aufgrund der beschriebenen Entwicklung, aber auch sehr loyal anderen gegenüber, sie lügen oder täuschen andere Menschen nicht. Sie sind zuverlässig und halten sich auch verlässlich an einmal akzeptierte Regeln. Sie sind unvoreingenommen anderen Menschen gegenüber und betrachten andere*

Menschen ohne Vorurteile. Sie machen sich nicht abhängig von Moden oder Meinungen anderer und sagen offen und ohne Scheu, was sie denken. Dabei sprechen sie in einer eindeutigen, unzweideutigen Sprache und verfügen in vielen Bereichen über einen großen Wortschatz. Sie haben Spaß an ungewöhnlichen Wortbildungen und Wortspielen. In speziellen Wissensbereichen verfügen sie über ein bewundernswertes Wissen, dass sie gerne und ausführlich preisgeben.«

Gerade auch Erwachsene schätzen nicht nur ihr enzyklopädisches Wissen über Spezialgebiete, sondern auch ihre unabhängige, sachliche, systematische und logische Denkweise, ihre immer wieder originelle Art der Problemlösung wie auch ihre oft hohe Orientierung an Moral und Ethik, aber auch an Alltagsregeln wie Pünktlichkeit und Sorgfalt. Dass viele bei Konflikten nicht nachtragend sind, mag irritieren, erleichtert es aber auch, nach Missverständnissen oder Verletzungen den Kontakt wiederaufzunehmen. Oft sind es dieselben Verhaltensmerkmale, welche je nach Betrachtungsweise und Situation wie die Kehrseite einer Münze mal eine Stärke und mal eine Schwäche darstellen. So kann der sorgfältige Blick für Details zum Verlust des Gesamtüberblicks führen, aber auch zum Erkennen von wesentlichen Unterschieden, oder die sachliche Kommunikation verhindert zwar das Heraushören kommunikativer Zwischentöne, führt aber zu einem transparenten Austausch, bei dem alle Beteiligten wissen, woran sie sind.

1.3 Komorbidität

Ganz allgemein ist die Komorbiditätsrate im Kindes- und Jugendalter wie dann auch später im Erwachsenenalter hoch (Ghadziuddin, Weidmer-Mikhail & Ghaziuddin 1998, zit. nach Remschmidt et al. 2006). Die häufigste ist die Intelligenzminderung (Fombonne 2005), die aber nicht die Menschen mit Autismus im gut funktionierenden Spektrum betrifft. Die Übersichten von Tsai (1996) und Skuse (2010) verweisen auf ein erhöhtes Risiko für psychische Störungen wie Aufmerksamkeitsstörungen und Hyperaktivität, Tic-Störungen, affektive Störungen (Angststörungen, Phobien, depressive Störungen), Zwangsstörungen und Autoaggression, wobei die Prozentzahlen je nach Studie schwanken. Auch Essstörungen, Mutismus, Schizophrenie und Persönlichkeitsstörungen kommen gehäuft vor (Remschmidt et al. 2006). Rund zwei Drittel (65 %) aller Menschen mit Asperger-Syndrom weisen die Symptome von mindestens einer psychischen Komorbidität auf (Ghaziuddin et al. 1998, zit. nach Remschmidt et al. 2006), wobei im Kindesalter vor allem Aufmerksamkeitsprobleme und Hyperaktivität und im Jugendalter eher depressive Symptome auftreten. Bei den organischen Syndromen fällt vor allem die Epilepsie auf, die rund 30 % der Menschen mit einer Autismus-Spektrum-Störung auch im gut funktionierenden Spektrum im Verlaufe ihres Lebens entwickeln (Tsai 1996).

1.4 Epidemiologie

Dieses Kapitel steht der interessierten Leserin und dem interessierten Leser unter ContentPlus als Download zur Verfügung.

1.5 Verlauf der Autismus-Spektrum-Störungen

> *»Ich bin eher zufällig auf KOMPASS gestoßen. Vieles, was D. lernen durfte, haben wir zu Hause schon geübt und gelernt. KOMPASS hat mir als Mutter eine Bestätigung, auch Kraft und Selbstvertrauen gegeben, dass ich Vieles richtig gemacht habe. Ich bin heute gelassener, kann D. noch besser verstehen. Ich bin sehr froh über das KOMPASS-Training. Die Therapeuten haben mir viel »Arbeit«, Streit abgenommen. Die Situation zu Hause ist viel entspannter. Ich bin sehr dankbar und wünsche dem KOMPASS-Team weiter viel Erfolg.«* Rückmeldung einer Mutter auf einen Fragebogen

Die Literatur zum Verlauf der Autismus-Spektrum-Störungen ist nach Gillberg, Billstedt & Cederlund (2010) lückenhaft und mit methodischen Problemen behaftet. Dazu gehören unter anderem die geringe Anzahl prospektiver Longitudinal-Studien, die fehlende Stabilität des diagnostischen Konzeptes der Autismus-Spektrum-Störungen wie auch die veränderten diagnostischen Kriterien.

Im Alter von vier bis fünf Jahren findet sich häufig eine starke Ausprägung der Symptomatik, weswegen diagnostische Instrumente wie zum Beispiel das Autismus-Interview (ADI-R; Bölte, Rühl, Schmötzer & Poustka 2006) gezielt nach dieser Zeitspanne fragen. Kinder mit einer Autismus-Spektrum-Störung auf hohem Funktionsniveau zeigen oft ein soziales Interesse, das aber aufgrund der mangelnden sozialen, kommunikativen und emotionalen Kompetenzen nicht zur altersgemäßen sozialen Integration in die Gleichaltrigengruppe und zum erfolgreichen Aufbau von Freundschaften führt. Im Jugendalter verstärkt sich dann der soziale Anpassungsdruck, wodurch oft auch ein hoher Leidensdruck entsteht, der zu einer sekundären depressiven, ängstlichen oder vermehrt zwanghaften Symptomatik bis zu Suizidalität führen kann (Remschmidt et al. 2006a; Gillberg et al. 2010). Ghaziuddin, Ghaziuddin & Greden (2002) sprechen sogar von einer Prävalenz von 30–40 % für suizidale Handlungen.

Nach Gillberg et al. (2010) zeigt sich eine Veränderung des Schwerpunktes der Beeinträchtigung: Im Kindesalter bei Diagnosestellung liegen die Hauptprobleme im sozialen Bereich, während sie im Erwachsenenalter bei der Emotionalität und Anpassung liegen. Während sich nach der Schulzeit mehr soziale Nischen für Menschen mit einer Autismus-Spektrum-Störung ergeben und ihnen die Kommunikation mit Erwachsenen manchmal einfacher fällt, führen die Defizite der sozialen Kompetenzen jedoch zu geringeren schulischen und beruflichen Qualifikationen (Howlin und Goode 1998, zit. nach Krasny et al. 2003). Bis ins Erwachsenenalter findet oft eine Zuspitzung der mangelnden sozialen und später beruflichen Integration und ein Rückzug auf die Sonderinteressen statt (Remschmidt et al. 2006). Bei manchen nimmt zwar die autistische Beeinträchtigung über die Jahre ab, aber dennoch ist der Verlauf der sozialen Integration schlechter (Howlin, Moss, Savage & Rutter 2013). Menschen mit einer Autismus-Spektrum-Störung haben es besonders schwer, ein unabhängiges Leben zu führen und die Aufgaben in den Bereichen Freundschaft und Partnerschaft wie auch Arbeitsplatz zu bewältigen (Howlin 2000a; Howlin et al. 2004).

Die Diagnosen bleiben bis in das Erwachsenenalter recht stabil Gillberg et al. (2010). Die Symptomatik remittiert nicht mit fortschreitendem Alter (Brugha et al. 2011), sondern verstärkt sich sogar durch das immer komplexer werdende soziale Umfeld und die Erkenntnis der eigenen Andersartigkeit (Remschmidt et al. 2006). Dennoch beobachtete bereits Rutter (1970, zit. nach Fein, Barton, Eigsti et al. 2013) und nach ihm noch mehrere andere Studien, dass ein kleiner Teil der Menschen mit einer autistischen Beeinträchtigung im Verlauf die Kriterien für eine Autismus-Spektrum-Störung nicht mehr erfüllen. Helt, Kelley, Kinsbourne et al. (2008, zit. nach Fein et al. 2013) stellen in ihrer Übersichtsarbeit fest, dass 3–25 % der Menschen mit Autismus-Spektrum-Störung irgendwann in ihrem Entwicklungsverlauf ihre Diagnose verlieren, wobei bei den meisten Studien unklar bleibt, ob die Interaktion und Kommunikation wirklich derjenigen von nicht-autistischen Menschen entspricht. Die Autoren nennen verschiedene Prädiktoren wie höherer IQ wie auch bessere rezeptive Sprachentwicklung, Imitation und motorische Fertigkeiten sowie frühe Diagnosestellung und Behandlung. Die schwedische prospektive Studie von Cederlund, Hagberg, Billstedt, Gillberg & Gillberg (2008) untersucht eine Kohorte von N = 100 Probanden, die zwischen 1985 und 1999 im Alter von 11 Jahren (6–25 Jahre) eine Asperger-Diagnose erhalten hat, 2002–2003 im Alter von 21.8 Jahre (16–36 Jahre) nach. Demnach erfüllen 5–16 Jahre nach Diagnosestellung 12 % der N = 70 Männer im Alter von 16–36 Jahren (Durchschnittsalter 21.5 Jahre) nicht mehr die klinischen Kriterien eines Asperger-Syndroms, sondern zeigten nur noch einige autistische Merkmale. Die Probanden, die an der Nachuntersuchung teilgenommen haben, unterschieden sich in keinem relevanten Kriterium von den Nicht-Teilnehmenden. Helles, Gillberg, Gillberg & Billstedt (2015) führten 2011–2013 diese prospektive Verlaufsstudie fort und zeigen, dass die diagnostische Stabilität im Verlauf weiter sinkt. Sie untersuchten dieselbe Kohorte noch ein zweites Mal im Alter von 30 Jahren (23–43 Jahre), also 19 Jahre (13–26 Jahre) nach Diagnosestellung. Wiederum unterschieden sich die teilnehmenden und nicht-teilnehmenden Probanden in den wesentlichen Bereichen nicht. Die Verlaufsuntersuchung an N = 47 Probanden, die an beiden Nachuntersuchungen teilgenommen haben, zeigt, dass die Stabilität der Diagnose mit der Zeit abnahm: Bei einer ersten Nachuntersuchung sank die Diagnoserate auf 91 % und bei der zweiten Nachuntersuchung sogar auf 76 %. Die Gruppen derjenigen, welche die Diagnose noch erfüllten, und derjenigen, die sie nicht mehr erfüllten, unterschieden sich nicht hinsichtlich der Intelligenz-Maße, aber hinsichtlich des allgemeinen Funktionsniveaus und bestimmter Outcome-Kriterien. Der Symptomschweregrad bei der ersten Nachuntersuchung stellte sich als der stärkste Prädiktor für die diagnostische Stabilität heraus. Die retrospektive Untersuchung von Farley, MacMahon, Fombonne et al. (2009) in Utah (USA), welche Probanden, die im Alter von sieben Jahren (3–26 Jahre) eine Diagnose einer Autismus-Spektrum-Störung mit durchschnittlicher Intelligenz erhalten haben, im Schnitt 20 Jahre später im Alter von 33 Jahren (22–46 Jahre) nachuntersucht hat, zeigt etwas stabilere Ergebnisse: 13 % der N = 42 Probanden lagen im ADOS (Lord, Rutter, DiLavore & Risi 2001) nicht mehr im autismustypischen Bereich, sondern unter dem kritischen Wert für eine Autismus-Spektrum-Störung. Die Autoren beschreiben aber, dass fünf der sechs Probanden im Alltag bei sich selbst weiterhin Schwierigkeiten mit der Interpretation subtiler sozialer Signale oder der Reziprozität hätten. Daher schließen sie, dass die Sensitivität des Modul 4 im ADOS möglicherweise zu gering ist, um Erwachsene mit einer Autismus-Spektrum-Störung im hochfunktionalen Bereich zu identifizieren.

Zudem gibt es auch die Gruppe der spät bzw. im Erwachsenenalter diagnostizierten Personen mit einer Autismus-Spektrum-Störung. In Deutschland erhalten diese Erwachsenen zu 90 % eine Asperger-Diagnose (Lehnhardt, Gawronski, Volpert, Schilbach, Tepest & Vogeley 2012). Neben einer vergleichsweise weniger stark ausgeprägten Symptomatik sind dafür hohe sozial-kognitive Kompensationsleistungen der Betroffenen verantwortlich (Lehnhardt, Gawronski, Volpert et al. 2011). Die Erwachsenen, die meist über eine sehr gute Intelligenz verfügen, lernen situationsbezogene, explizite Regeln, um sozial-kommunikative und interaktionelle Situationen zu bewältigen. So kann bei zusätzlich guten sprachlichen Kompetenzen und einer gewissen Selbstreflexion »ein vergleichsweise hohes und oberflächlich oft unverdächtiges psychosoziales Funktionsniveau erreicht werde[n.] Dieses hohe Funktionsniveau erfordert jedoch eine stärkere Anpassung autistischer Denk- und Verhaltensstrukturen an ein zunehmend komplexeres soziales Umfeld.« (S. 758) Die zwar bisher erfolgreichen, aber zu starren, nichtintuitiven Kompensationsstrategien versagen in den sogenannten Schwellensituationen wie zum Beispiel dem Beginn einer Ausbildung der neuen Arbeitsstelle, dem Auszug in die Selbständigkeit oder der Entwicklung von Partnerschaften und führen zu komorbiden Erkrankungen wie Depression und Ängsten.

Die Entwicklungsverläufe über die Lebensspanne von Menschen mit einer hochfunktionalen Autismus-Spektrum-Störungen haben sich seit den 1960er Jahren deutlich verbessert (Howlin et al. 1998): Der Anteil derjenigen, die in Heimen und psychiatrischen Institutionen untergebracht sind, ist dramatisch gesunken und die Beschäftigungssituation hat sich verbessert. Howlin (2000a) weist aber nachdrücklich darauf hin, dass die Verläufe sehr unterschiedlich sind: Auch wenn ein gewisser Teil der Betroffenen eine Anstellung finden, Freundschaften schließen und vielleicht heiraten würden, so ist der Verlauf für sehr viele trotz guter Intelligenz immer noch ungünstig. Es gibt Hinweise, dass eine fehlende angemessene Unterstützung im Erwachsenenalter den Verlauf und die Lebensqualität stärker beeinflusst bzw. beeinträchtigt als zum Beispiel die kognitiven Ressourcen (Venter, Lord & Schopler 1992, zit. nach Howlin et al. 2012). Zudem müssen alle, unabhängig vom Erfolg viele Ressourcen bei sich selbst und in ihrem Umfeld mobilisieren. Eine bessere Prognose hängt nicht nur von den kognitiven und sprachlichen Ressourcen der Menschen mit Autismus-Spektrum-Störungen ab, sondern auch von der lokalen Verfügbarkeit angemessener Ausbildungsprogramme, spezialisierter Berufseingliederungsmaßnahmen, autismusspezifischer Unterstützung bei der Arbeitssuche wie auch von Gruppentrainings zur Verbesserung der sozialen Kompetenzen und dem Aufbau bedeutsamer Beziehungen zu Gleichaltrigen. Die Verlaufsuntersuchung von Farley et al. (2009), an der viele Mitglieder der Mormonen-Gemeinschaft teilnahmen (93 %), zeigt, dass sehr viel Unterstützung durch die Gesellschaft zu einem guten Verlauf führen kann: Die Teilnehmer waren häufiger angestellt und hatten öfters enge Freundschaften als Probanden anderer Studien. Die Übersichtsarbeit von Kirby, Baranek, G. & Fox (2016) weist darauf hin, dass der Einfluss der Familie und des familiären Engagements genauer untersucht werden sollte. Zudem wurde bei rund der Hälfte ein guter oder sehr guter Verlauf (outcome) bescheinigt (Howlin et al. 2012). Die Autoren gehen davon aus, dass der enge soziale Zusammenhalt und das Bekenntnis zur Inklusion der Gemeinschaft einen protektiven Faktor darstellen.

1.6 Autismus-Spektrum-Störungen im hochfunktionalen Bereich im Erwachsenenalter

Die Jugendlichen und jungen Erwachsenen, die KOMPASS-F besuchen, stehen am Übergang ins Erwachsenenleben, in eine Berufstätigkeit und zur selbständigen Lebensführung. Viele neue Lebensaufgaben gilt es zu bewältigen: sei es der Aufbau eines sozialen Netzes neben und je nach Wohnsituation unabhängig von der Familie, Herausforderungen der Partnerschaftssuche und sexueller Aktivitäten, die Suche eines Ausbildungs- und Arbeitsplatzes und dann die Integration, die Verantwortung für einen eigenen Haushalt und der Umgang mit Finanzen, aber auch das Wahrnehmen gesellschaftlicher Pflichten (z. B. Versicherungen, Steuern). Viele junge Menschen sind damit überfordert. Für Menschen mit Autismus-Spektrum-Störung stellen viele dieser Themen fast unüberwindbar scheinende Hürden dar, da deren Bewältigung Kompetenzen erfordern, über die sie (noch) nicht verfügen (z. B. exekutive Funktionen, soziale Fertigkeiten) oder weil autistische Verhaltensweisen oder komorbide psychische Störungen den Betroffenen daran hindern. Wie Riedel, Schröck, Ebert et al. (2016) festhalten, kann aus einem abgeschlossenen Hochschulstudium nicht auf einen »so leicht gradigen Autismus« geschlossen werden, dass diese Menschen auch ohne weitere institutionalisierte Unterstützung die Herausforderungen der Arbeitswelt werden meistern können.

Die Forschungsergebnisse zur Situation und den Bedürfnissen Erwachsener mit hochfunktionalen Autismus-Spektrum-Störungen sind, gerade auch im Vergleich zur Datenlage bei betroffenen Kindern, begrenzt (Howlin 2014).

» What we do know, however, is that outcome for most adults with autism is poor, with very limited educational and employment prospects, lack of social inclusion and little chance of developing close relationships. Adults with autism are amongst the most socially deprived in society and the lifetime costs of autism are unacceptably high. This does not need to be the case! Many adults with autism are of average or above IQ and, in addition, many have specialist expertise in certain areas. All possess the potential to continue developing and acquiring new skills and knowledge with age. What they lack, however, is the support and intervention required to help them circumvent the difficulties associated with their autism and to optimize their skills and abilities in functionally useful ways. In the clinical setting we see time and time again cases of individuals who have made very good progress as children, while they receive structured educational provision adapted to their individual needs and while their parents are provided with adequate support. Once school education finishes, however, both they and their parents are generally left to cope alone.« (S. 5).

Die Autismus-Spektrum-Störung im hochfunktionalen Bereich sind also, wie Riedel et al. (2016) festhalten, keine »harmlosen Varianten menschlichen Anderseins mit geringem Leidensdruck« (S. 42). Während sich die Versorgungssituation für Kinder mit Autismus-Spektrum-Störung deutlich gebessert hat, ist dies bei Erwachsenen nicht der Fall (Riedel et al. 2016). Erwachsene mit Autismus-Spektrum-Störung stoßen mit ihren störungsspezifischen Verhaltensweisen bei Arbeitgebern und Ämtern oft auf Unverständnis (Riedel et al. 2016). Tebartz van Elst (2012, zit. nach Riedel et al. 2016) hält für Deutschland fest, dass es für Erwachsene kaum professionelle Hilfsangebote gibt. In der Schweiz sieht die Situation wohl noch schlechter aus. Die Forschung, wie Erwachsene mit Autismus-Spektrum-Störungen diese Aufgaben bewältigen, steht noch in ihren Anfängen.

1.6.1 Funktionsniveau im Erwachsenenalter (»Outcome«)

Verschiedene Studien untersuchen die Entwicklungsverläufe von Kindern und Erwachsenen mit Autismus-Spektrum-Störungen. Die Übersichtsarbeit von Howlin (2000a) bezieht sich auf sechs Längsschnittuntersuchungen von 1985–1999 mit jeweils N = 9–43 Probanden mit Asperger-Syndrom und/oder High-Functioning Autismus, die mehrheitlich männlich und bei der Nachuntersuchung im Schnitt 18–38 Jahre alt waren. Sie gibt auch Outcome-Einschätzungen, in die Faktoren wie eine Arbeitsstelle oder unabhängige Lebensformen, aber auch Fragebogendaten und Interviewangaben einfließen an: Einen guten Entwicklungsverlauf (»good outcome«) weisen 16–44 % und einen mäßigen (»fair outcome«) 10–56 % der Männer und Frauen auf. Wenn man diese beiden Verläufe zusammenrechnet, zeigt sich ein heterogenes Bild über die sechs Nachuntersuchungen hinweg (26–100 %). Auch die Übersichtsarbeit von Howlin et al. (2012) zu Verlaufsstudien aus den Jahren 2000–2011, bei denen sich bereits die verbesserten Versorgungsstrukturen und Förderansätze auswirken sollten, zeigt, dass die Studienpopulationen und Umweltbedingungen so unterschiedlich sind, dass die Ergebnisse weiterhin heterogen sind.

Die längste Längsschnittuntersuchung 37 Jahre später (23–59 Jahre) führten Howlin et al. (2013) an einer Kohorte von N = 60 Probanden (82 % Männer) im

Alter von 44 Jahren (29–64 Jahre) mit einer Autismus-Spektrum-Störung mit durchschnittlicher Intelligenz durch: 17 % zeigten einen (sehr) guten Outcome, 23 % einen mäßigen und 60 % einen (sehr) schlechten. Der beste Outcome zeigt eine Studie von Farley et al. (2009) mit einer Stichprobe in Utah von $N = 38$ Männern und $N = 3$ Frauen im Alter von 33 Jahren (22–46 Jahre) mit einem IQ>70. Fast die Hälfte der Erwachsenen zeigte bei der Nachuntersuchung ein sehr gutes (24 %) oder gutes (24 %) Funktionsniveau und nur sehr wenige ein schlechtes (7 %) oder sehr schlechtes (0 %). Die Autoren sehen einen Zusammenhang zwischen dem relativ guten Verlauf und der engen Einbindung in die Gesellschaft der Mormonen, zu der fast alle Teilnehmer gehörten und die Integration und Inklusion als zentralen Wert betrachtet.

Mordre, Groholt, Knudsen, Sponheim et al. (2003) führten in Norwegen eine längsschnittliche Untersuchung durch, indem sie die Entwicklung von 63 Kindern (65 %) mit Autismus, elf mit Asperger-Syndrom und 39 Kindern mit Atypischem Autismus hinweg verfolgten. Alle 23 Mädchen und 90 Jungen sind im Alter von 3–13 Jahren (Durchschnitt 7.1 Jahre) stationär oder teilstationär behandelt worden, was durch die Versorgungssituation in dem dünn besiedelten Land bedingt ist. Die Nachuntersuchung ($N = 107$) fand nach 29 Jahren (17–34 Jahre) im Alter von 36 Jahren (22–48 Jahre) statt. Sie fanden unabhängig vom Subtyp der Diagnose für die Mehrheit eine schlechte Entwicklung und, gemessen an der Quote der Berentungen und dem sozialen Zusammenleben, eine psychosoziale Alltagsbewältigung, die unter dem der Allgemeinbevölkerung lag. Zu einem ähnlichen Ergebnis kommt die prospektive Untersuchung von Cederlund, et al. (2008), die in Schweden 70 Männer mit Asperger-Syndrom im Alter von 22 Jahren (16–36 Jahre) und 70 mit Autismus im Alter von 22 Jahren (16–38 Jahre) untersuchte, wie sie sich im Leben zurechtfinden. Als »good outcome« wurde definiert, wenn die Betroffenen 1. eine ihrem IQ entsprechende Ausbildung- oder Arbeitsstelle hatten und 2. bei den ab 23-Jährigen ein selbständiges Leben führten bzw. bei den unter 23-Jährigen zwei oder mehr Freundschaften oder eine stabile Partnerschaft pflegten. Keiner der Erwachsenen mit Autismus erreichte diese Lebensform, und auch bei den Erwachsenen mit Asperger-Syndrom traf dies nur auf 27 % zu. Fast die Hälfte (47 %) erreichte ein mittleres Funktionsniveau (»fair outcome«) und war entweder im Ausbildungs-/ Berufsleben (Punkt 1) oder im Sozialen (Punkt 2) erfolgreich. Zudem führten auch 26 % der Erwachsenen mit Asperger-Syndrom ein an Selbständigkeit sehr eingeschränktes Leben ohne Arbeit bzw. Beschäftigung und ohne Freunde. Als prädiktiv für ein besseres Funktionsniveau erwiesen sich tendenziell ein jüngeres Alter bei Diagnosestellung wie auch signifikant ein höherer Verbal- und tendenziell auch Handlungs-IQ. In einem ähnlichen Bereich liegen auch die Ergebnisse von Engström, Ekström & Emilsson (2003). Sie untersuchten in einem schwedischen Bezirk bei 16 Erwachsenen (neun Männer, sieben Frauen) mit Asperger-Syndrom (63 %) oder High-functioning Autismus (37 %) im Alter von 23–46 Jahren (Durchschnittsalter 31 Jahre) das allgemeine psychosoziales Funktionsniveau gemessen an der Beschäftigungsrate, der Anzahl von Partnerschaften und dem Ausmaß der erforderlichen Unterstützungsleistungen. Gesamthaft wurde nur bei zwei (12 %) ein gutes Funktionsniveau festgestellt, bei zwölf Probanden (75 %) wurde es als mäßig und bei zwei (12 %) als schlecht eingeschätzt.

In der retrospektiven Untersuchung von Fein et al. (2013) wurden Probanden im Alter von 8.1–21.8 Jahren, die weiterhin eine Autismus-Spektrum-Störung haben mit solchen, die sie nicht mehr haben, und denjenigen, die nie eine autistische Diagnose hatten, verglichen. Der sogenannte »Optimal Outcome« wurde wie folgt definiert: Der Proband zeigt keine offensichtlichen autistischen Symptome mehr und funktioniert im normalen kognitiven Bereich, während durchaus noch Schwächen in den exekutiven Funktionen sowie depressive oder ängstliche Verarbeitungsmechanismen vorhanden sein können. Die Studie umfasst N = 44 Probanden mit einer aktuellen Autismus-Spektrum-Störung-Diagnose im hoch-funktionierenden Spektrum, N = 34 gematchte Probanden mit einer eindeutig dokumentierten Krankengeschichte von Autismus-Spektrum-Störungen, jedoch mit einem »Optimal Outcome« (OO) und aktuell gem. ADOS und klinischer Beurteilung keiner Autismus-Spektrum-Störung-Diagnose mehr sowie eine gematchte Kontrollgruppe von N = 34 neurotypischen Gleichaltrigen (NT). Die Studie zeigt, dass sich die OO- und NT-Gruppen bei der Nachuntersuchung im ADOS nicht unterscheiden, obwohl bei sieben der OO-Probanden die Interaktion durch nicht-autistische Symptome wie Ängste, Depression und Impulsivität beeinträchtigt war. Das adaptive Verhalten wie auch die Emotionserkennung lagen bei der OO- und NT-Gruppe im durchschnittlichen Bereich und unterschieden sich nicht untereinander, während beide in der Autismus-Spektrum-Störungen-Gruppe signifikant tiefer und unter dem Durchschnitt lagen. In den sprachlichen Tests zeigten sich keine Unterscheide zwischen allen drei Gruppen. Die frühe Symptomatik der OO-Gruppe zeigt, dass sie etwas mildere Interaktionsprobleme als die Autismus-Spektrum-Störungen-Gruppe hatte, während sich die Bereiche der Kommunikation und repetitiven Verhaltensweisen nicht unterschieden. Die Autoren verweisen darauf, dass möglicherweise mit feineren Untersuchungsinstrumenten noch diskrete Unterschiede zwischen den OO- und den NT-Probanden zu finden sein könnten.

Der über alle Studien hinweg stabilsten *prognostischen Faktoren für das Funktionsniveau* im Erwachsenenalter sind kognitive Faktoren. Die Übersicht von Magiati, Wie Tay & Howlin (2014) zeigt, dass die kognitiven Fähigkeiten gemessen am IQ im hochfunktionalen Bereich der Autismus-Spektrum-Störungen über die Lebensspanne recht stabil bleiben und dass der IQ, der in der Kindheit gemessen wird, prädiktiv für den späteren Entwicklungsverlauf bzw. das Erreichen eines besseren Funktionsniveaus ist. Gemäß Howlin et al. (20004) liegt die Grenze zwischen der statistischen Chance auf einen besseren Outcome bei IQ = 70. Sie untersuchten N = 68 Erwachsene, die im Schnitt 22 Jahre (7–41 Jahre) früher mit einer Autismus-Spektrum-Störung diagnostiziert wurden. Für den Outcome im Erwachsenenalter im Allgemeinen sowie in den Bereichen Niveau der Wohnform, Freundschaften, Ausbildung und Anstellung erwies sich ein Gesamt-IQ>70 und sozial-kommunikativer Sprachgebrauch, nicht aber das Sprachniveau und die Höhe des Verbal- bzw. Handlungs-IQs im Kindesalter als signifikant. Jedoch die Kombination von Verbal-IQ>70 plus Handlungs-IQ>100 ergaben einen reliabeln Prädiktor für das spätere allgemeine Funktionsniveau. Im IQ-Bereich >70 scheint dann aber nicht mehr der individuelle IQ, sondern andere Faktoren wie zum Beispiel das Vorhandensein oder Fehlen repetitiver und stereotyper Verhaltensweisen für das erreichte Funktionsniveau entscheidend zu sein. Der IQ unterschied prädiktiv nicht zwischen Probanden mit einem IQ70–99 oder IQ>100. Der IQ blieb grundsätzlich relativ stabil, bei denjenigen Probanden mit einem IQ>70 aber stabiler als bei denjenigen darunter. Im Erwachsenenalter sind die folgenden Faktoren prädiktiv für ein besseres soziales Funktionsniveau (good outcome): Handlungs-, Verbal-IQ, Lesegenauigkeit und -geschwindigkeit, Rechtschreibung und sozialkommunikativer Gebrauch von Sprache sowie das Fehlen von abnormalem Sprachgebrauch und repetitiven, stereotypen Verhaltensweisen. Gemäß Howlin et al. (2013) stellt auch das Ausmaß der Beeinträchtigung der sozialen Interaktion zum Diagnosezeitpunkt im frühen Kindesalter einen aussagekräftigen Prädiktor dar.

1.6.2 Ausbildungs- und berufliche Situation

Nur ein geringer Teil der Erwachsenen mit einer Autismus-Spektrum-Störung geht einem selbständigen Leben und einer Arbeit auf dem freien Markt nach (Howlin et al. 1998, zit. nach Krasny, Williams, Provencal & Ozonoff 2003). Je besser aber die kognitiven und sprachlichen Fähigkeiten sind, desto besser gelingt die Integration gemessen an einem Bildungsabschluss und einer Arbeitsstelle (Howlin 2000a). Doch die folgenden Studien zeigen, dass auch ein guter Bildungsabschluss kein befriedigendes Berufsleben garantiert.

Die oben erwähnte Übersichtsarbeit von Howlin (2000a) zu den sechs Längsschnittuntersuchungen zeigen ein uneinheitliches Bild zur Ausbildungs- und Berufssituation. Während in drei Untersuchungen nur 5–7 % einen höheren Schulabschluss aufwiesen, waren es in anderen Studien 22–50 %. Einer bezahlten Arbeit gingen wiederum nur 5 % oder doch 19–21 % oder sogar 44–55 % nach. Interessanterweise stimmt die intuitive Logik, dass in derjenigen Studie mit der höchsten Quote eines hohen Bildungsabschlusses auch die meisten Probanden eine Arbeitsstelle haben nicht. In der Studie von Venter et al. (1992) und Lord und Venter (1992) haben zwar nur 5 % der N = 58 Männer und Frauen aus Kanada und den USA (North Carolina) einen höheren Schulabschluss, aber 55 % (alles Männer) gehen einer, wenn auch meist schlecht bezahlten, Arbeit nach. Umgekehrt sieht es bei Mawhood und Howlin (1999) aus: Während doch ein Drittel der im Schnitt 24 Jahre alten Männer aus London eine höhere Bildung absolviert haben, gehen nur 5 % einer bezahlten Arbeit nach. Die Studie von Szatmari, Bartoucci, Bremne et al. (1989) ist die optimistischste: 50 % der im Schnitt 26 Jahre alten Probanden (17–34 Jahre) in Kanada weisen einen höheren Bildungsabschluss auf und 44 % haben eine Arbeitsstelle. Die großen Unterschiede könnten gem. Howlin (2000a) an geografischen Faktoren liegen, da nicht überall dieselben schulischen und beruflichen Möglichkeiten geboten werden.

Auch neuere Längsschnitt-Untersuchungen mit einer älteren Probandengruppe zeigen kein sehr optimistisches Bild. Howlin et al. (2013) untersuchten N = 60 Probanden (82 % Männer) im Alter von 44 Jahren (29–64 Jahre), bei denen im Kindesalter eine Autismus-Spektrum-Störung mit durchschnittlicher Intelligenz diagnostiziert worden war. Von diesen Probanden hatten 37 Jahre später (23–59 Jahre) fast drei Viertel (72 %) keinen offiziellen Schulabschluss und lediglich 16 % erreichten eine höhere Ausbildung und 12 % schlossen die Volksschule ab. 15 % gingen einer qualifizierten nicht manuellen Arbeit nach, 13 % einer handwerklichen Tätigkeit, 17 % verrichteten Freiwilligenarbeit oder waren in einer geschützten Beschäftigung und 55 % waren seit langem ohne Arbeit oder hatten sogar nie gearbeitet. Howlin, Goode, Hutton & Rutter (2004) stellen fest, dass Erwachsene mit Autismus-Spektrum-Störungen und einer zumindest normalen Intelligenz signifikant seltener als solche mit einer kognitiven Beeinträchtigung einer Beschäftigung bzw. strukturierten Tagesaktivität nachgingen.

Gray, Keating, Taffe et al. (2014) führten in Australien eine Längsschnittstudie einer Kohorte von Kindern mit einer Autismus-Spektrum-Störung aus einer Region durch. Sie deckten mit fünf Untersuchungszeitpunkten die Zeit von 1991–2009, also 15–18 Jahre pro Proband ab. Zu Beginn waren die Kinder (N = 119) im Schnitt 8.7 Jahre (2.8–19.8 Jahre) alt, bei der 2. Messung 12.8 Jahre, bei der 3. Untersuchung 15.7 Jahre, bei der 4. Erhebung 19.2 Jahre und bei der 5. (N = 89) zum Schluss 24.8 Jahre. Anlässlich der 5. Erhebung waren bis auf eine Person alle tagsüber beschäftigt, doch 27 % weniger als 20 Stunden pro Woche. Zudem gingen zwei Drittel (67 %) einer geschützten Beschäftigung nach und nur 18 % waren mit einem Lohn angestellt bzw. 14 % studierten. Der IQ stellte den einzigen Prädiktor in Bezug auf die Beschäftigung dar. Von den 14 Probanden, die angestellt waren, wiesen sechs einen zumindest durchschnittlichen IQ auf, doch auch sieben der Probanden mit einer durchschnittlichen Intelligenz waren im geschützten Bereich beschäftigt. Demnach gelingt auch Kindern mit einer durchschnittlichen Intelligenz die soziale Integration und Unabhängigkeit im Erwachsenenalter nicht immer.

Die Schwierigkeiten, im Berufsleben Fuß zu fassen, zeigt auch die Untersuchung von Engström et al. (2003) aus Schweden. Die 16 Erwachsenen mit Asperger-Syndrom oder hochfunktionalem Autismus, die oben genauer beschrieben sind, gingen mehrheitlich keiner bezahlten Arbeit nach. Lediglich einer war regulär angestellt und erhielt eine adäquate Entlöhnung, einer arbeitete bei einem Verwandten, vier an einem geschützten Arbeitsplatz, einer studierte und einer erhielt eine Rente. Fünf waren in einer Tagesstruktur, in der auch Menschen mit einer schweren Lernbehinderung beschäftigt waren, und sechs waren ohne Beschäftigung oder Arbeit. Ähnlich sieht es in der norwegischen Untersuchung von Mordre et al. (2003) aus, denn gut zehnmal mehr Probanden mit einer Autismus-Spektrum-Störung im hochfunktionalen Spektrum erhielten eine Behindertenrente als die Durchschnittsbevölkerung und fast alle erhielten sie bereits in jungen Jahren, also spätestens im Alter von 22 Jahren.

Auch ein guter Bildungsabschluss ist bei Menschen mit einer Autismus-Spektrum-Störung kein Garant für eine entlöhnte Arbeitsstelle. Die Untersuchung von Cederlund et al. (2008) aus Schweden weist bei den N = 70 jungen Männern mit Asperger-Syndrom eine hohe Quote an Probanden mit guten Schul-/Bildungsabschlüssen (14 % universitärer Abschluss, 47 % gymnasialer Abschluss bzw. im Gymnasium) auf. Doch nur 10 % gingen einer geregelten Arbeit nach, 9 % waren in einem Tagesprogramm involviert und 17 % hatten keinerlei Tagesstruktur. Das gleiche Bild zeigt die schwedische Studie von Hofvander, Delorme, Chaste, Nydén et al. (2009), die 122 Erwachsene im Alter von 19–60 Jahren (Durchschnitt 29 Jahre) mit zumindest durchschnittlicher Intelligenz und einer Autismus-Spektrum-Störung im high-functioning Bereich untersucht, die ambulant klinisch betreut wurden. Obwohl von den 40 Frauen und 82 Männern 65 % einen gymnasialen und 24 % einen universitären Abschluss aufwiesen, gingen 47 % keiner geregelten

Arbeit nach und studierten nicht, sondern waren arbeitslos, berentet, krankgeschrieben oder gingen aus anderen Gründen keiner geregelten Tagesaktivität nach.

Differenzierter schaut sich die australische Studie von Baldwin, Costley & Warren (2014), die auch Vergleiche zur Durchschnittsbevölkerung zieht, die Beschäftigungssituation an. Die Autoren untersuchen N = 130 Erwachsene mit Asperger-Syndrom und hochfunktionalem Autismus) (32 % Frauen, 68 % Männer) im Alter von 18–65 Jahren (Durchschnitt 35.6 Jahre), von denen 74 % erst im Erwachsenenalter diagnostiziert wurden. Die meisten Probanden (86 %) hatten neben dem obligatorischen Schulabschluss eine zusätzliche Qualifikation erworben (19.4 % universitärer Abschluss) und alle gingen einer Arbeit nach. Inhaltlich waren alle Tätigkeitsgruppen vertreten, die statistisch erfasst werden. Während 26 % der Probanden einer Tätigkeit nachgingen, die ihrem Ausbildungsstand entspricht, und 28 % eine Arbeit leisten, die mehr Kompetenzen als ihr formaler Ausbildungsstand fordert, waren 46 % gegenüber 21 % der australischen Durchschnittsbevölkerung überqualifiziert. Nur 61 % hatten einen festen Arbeitsvertrag inne, was signifikant weniger als der Durchschnitt (79 %) ist. Im Vergleich zum Bevölkerungsdurchschnitt (21 %) waren sie sehr viel häufiger nur temporär angestellt (35 %). Zudem arbeiteten Erwachsene mit einer Autismus-Spektrum-Störung im Vergleich zum Durchschnitt deutlich weniger Wochenstunden und 29 % hatten sogar nur ein Pensum von 1–15 Stunden pro Woche inne (Durchschnitt 11 %). Unabhängig vom Anspruchsniveau der Arbeit wünschten sich mehr als die Hälfte der Probanden (54 %) eine Unterstützung bei der (zukünftigen) Stellensuche, wobei lediglich 37 % angaben, bereits eine angemessene Hilfestellung zu erhalten. Im Weiteren wären 66 % froh, am Arbeitsplatz mehr autismusspezifische Unterstützung zu erhalten. Die Autoren sehen einen möglichen Zusammenhang zwischen der erhöhten Quote der nicht Vollzeit und der nur temporär angestellten Probanden und der geringeren Chance auf eine gut qualifizierte Arbeit, die meist einen Standardlebenslauf ohne Arbeitslücken und befristeten Anstellungen voraussetzt. Erwachsene mit Autismus-Spektrum-Störung sehen sich auch bei hoher Kompetenz und Motivation auf dem Stellenmarkt vielen Schwierigkeiten ausgesetzt und erhalten nicht ausreichend Unterstützung.

Die Situation in Deutschland sieht ähnlich aus. Die Untersuchung von Riedel et al. (2016) zur Situation in Deutschland umfasst alle Patienten (N = 240, Männer-N = 151, Frauen-N = 89) im Alter zwischen 17–64 Jahren (Durchschnittsalter = 34 Jahre), bei denen zwischen Oktober 2009 und Oktober 2011 in der Spezialsprechstunde für Autismus-Spektrum-Störungen im Erwachsenenalter an der Universitätsklinik Freiburg eine Autismus-Spektrum-Störung oder deutlich autistische Züge (davon Asperger-Syndrom-N = 194) diagnostiziert wurden. Menschen mit hochfunktionalem Autismus zeigen im Vergleich zur Allgemeinbevölkerung überdurchschnittlich hohe Bildungsabschlüsse: 52 % haben Abitur (46 % der Allgemeinbevölkerung) und 39 % ein abgeschlossenes Hochschulstudium (29 % der Allgemeinbevölkerung). 80 % der Menschen mit Asperger-Syndrom und alle der Patienten mit autistischen Zügen haben eine Lehre oder ein Studium abgeschlossen. Im Vergleich zum Bildungsgrad zeigen sie aber eine deutlich niedrigere Beschäftigungsrate: Patienten mit Asperger-Syndrom waren zu 60 % nicht berufstätig, 10 % waren unter ihrem Ausbildungsniveau beschäftigt und nur 30 % hatten eine der Ausbildung angemessene Tätigkeit, d. h. im erlernten Beruf oder in einem von der Bezahlung, dem Ansehen und der Verantwortungsübernahme zumindest gleichwertige Tätigkeit. Auch Erwachsene mit »nur« autistischen Zügen (N = 15), die zu 85 % Abitur gemacht haben, waren zu 45 % nicht berufstätig und lediglich zu 45 % in einer ihrer Ausbildung angemessenen Berufstätigkeit. Eine vergleichbare Studie zur Situation in der Schweiz ist uns nicht bekannt. Die Beschäftigungssituation wird wohl vergleichbar sein, die Schul- und Ausbildungsabschlüsse jedoch nicht. Riedel et al. (2016) versuchen die Diskrepanz zwischen guter (schulischer) Ausbildung und schlechter beruflicher Situation zu erklären. Im verhältnismäßig strukturierten Rahmen von Schule, Ausbildung und Studium könnten Schwächen in den exekutiven Funktionen und den sozialen Kompetenzen (z. B. Bildung eines sozialen Netzes, Einordnen in eine Hierarchie) kompensiert und toleriert werden.

Dass zur Milderung der Übergangsschwierigkeiten zwischen Schule und Ausbildung/Beruf eine enge Zusammenarbeit zwischen Schule und Berufsausbildung erforderlich ist, zeigt die Studie von Wehmann, Schall, McDonough et al. (2014). Sie führten im Bundestaat Virginia der USA mit N = 40 Highschool- Schülern mit einer Autismus-Spektrum-Störung im Alter von 18–21 Jahren eine randomisierte Interventionsstudie zur Verbesserung der Chancen auf dem Arbeitsmarkt durch. Die eine Hälfte der Schüler, die Kontrollgruppe (N = 16), besuchte die Schule mit den üblichen Unterstützungsmaßnahmen, die Interventionsgruppe (N = 24) erhielt während des ganzen letzten Schuljahres eine spezifische Unterstützung durch das Projekt SEARCH + ASD. SEARCH bedeutet, dass die Schüler nicht mehr in der Highschool, sondern in einem Betrieb integriert beschult werden, drei Mal ein 10–12 Wochen dauerndes Praktikum absolvieren und die Ausbilder spezifisch geschult werden. In diesem Fall wurde SEARCH spezifisch für Schüler mit einer Autismus-Spektrum-Störung adaptiert. Die Probanden wurden zu Beginn des letzten Schuljahres, nach neun Monaten am Ende des Schuljahres sowie drei Monate später untersucht. Aus der Interventionsgruppe wurden anschließend 21 Probanden auf dem 1. Arbeitsmarkt angestellt und erhielten Löhne, die 24 % über dem Minimumlohn lagen, während es aus der Kontrollgruppe lediglich ein junger Erwachsener war. Die ersten Ergebnisse der fortlaufenden Studie, die weitere Erhebungen ein und zwei Jahre nach Schulabschluss umfasst, zeigt, dass 78 % der Interventionsgruppe auf dem 1. Arbeitsmarkt verbleiben und deren Löhne weiter steigen. Die Untersuchung legt nahe, dass sich eine sorgfältige Vorbereitung und Begleitung des Berufseinstiegs längerfristig auszahlt.

Einen ähnlichen Ansatz wird in der Schweiz gefordert, da nach der Elternbefragung von Eckert (2015) 45 % der Erwachsenen mit einer Autismus-Spektrum-Störung im hochfunktionalen Bereich ohne Arbeit oder auf den geschützten Arbeitsmarkt tätig sind. Der Bericht des Schweizerischen Bundesrates (2012) in Erfüllung des Postulats »Autismus und andere schwere Entwicklungsstörungen: Übersicht, Bilanz und Aussicht« hält fest, dass die Organisation des Übergangs zwischen Ausbildung und Arbeitsleben vielfach als schwierig bezeichnet wird. Jugendliche mit Autismus-Spektrum-Störung, die eine Regelschule besucht haben oder ein höheres kognitives Funktionsniveau aufweisen, haben es besonders schwerer, ein passendes Ausbildungsangebot zu finden. *»Die den Jugendlichen zur Verfügung stehenden Angebote für die erstmalige berufliche Ausbildung tragen* *der Sondersituation der betroffenen Jugendlichen nicht ausreichend Rechnung.«* (S. 35) Der Bericht fordert klare Strategien, die zum Teil bereits in der Schulzeit geplant und umgesetzt werden, und eine verbesserte Kooperation und Informationsweitergabe zwischen schulischen Diensten, Beratungsstellen der Berufseingliederung, der Eltern und betroffenen Jugendlichen. Ein definiertes Case Managements wird als wichtig erachtet. Um die Integration der Jugendlichen und jungen Erwachsenen zu ermöglichen, sollen Angebote der Berufsberatung und Erstausbildung mit spezifischem Know-How in der Begleitung von Menschen mit einer Autismus-Spektrum-Störung erweitert werden. Die Abklärungsphase, Begleitung und das Job-Coaching sollten einen längeren Zeitraum umfassen und vor allem auch auf das hoch funktionale Spektrum Betroffener fokussieren. Als vorrangig wird die Realisierung und Finanzierung von niederschwelligen und flexibel einsetzbaren Angeboten des Job-Coachings erachtet. *»Diese sollen sowohl einen erfolgreichen Einstieg in den Ausbildungs- oder Arbeitsprozess unterstützen als auch in Krisensituationen ein rechtzeitiges Reagieren ermöglichen, um ein Scheitern zu verhindern. Das Job-Coaching würde es erlauben, die Lern- und Arbeitsumgebung anzupassen sowie den Jugendlichen individuell zu begleiten, um das Risiko eines Ausbildungsabbruchs zu minimieren.«* (S. 35) Im Bericht wird festgehalten, dass die Palette möglicher Ausbildungsberufe in den spezifischen Ausbildungs- und Integrationsbetrieben, oft auf IT-Berufe reduziert, zu eingeschränkt ist. Es braucht zudem eine Professionalisierung der Fachpersonen in den unterschiedlichen Arbeitsfeldern der beruflichen Integration, da autismusspezifische Ansätze und Methoden in den Ausbildungs- und Betreuungsinstitutionen für Jugendliche mit einer Autismus-Spektrum-Störung noch zu wenig zur Anwendung kommen. Nach Eckert und Störch Mehring (2015b) kritisieren Eltern das unzureichende autismusspezifische Fachwissen zahlreicher Institutionen, das Fehlen autismusspezifischer Standards z. B. bei der Berufsabklärung wie auch die fehlende Bereitschaft zur Anpassung der Arbeitsbedingungen sowohl im geschützten als auch freien Arbeitsmarkt. Diese Perspektive wird durch die Meinung von Experten gestützt (Bericht des Schweizerischen Bundesrates 2012). Die qualitativen Interviews von Eckert et al. (2015b) zeigen zudem personenbezogene Faktoren auf, welche die Berufsfindung erschweren: Manche Jugendliche sind auf einen spezifischen Berufswunsch fixiert, manche verfügen über sehr heterogene Fähigkeiten und oft reichen die sozialen und kommunikativen Fertigkeiten nicht aus.

1.6.3 Wohnsituation

Die Untersuchungsergebnisse zum Grad der Selbständigkeit bzw. der Wohnform variieren stark, wie die folgenden bereits oben erwähnten Studien zeigen. In der Übersichtsarbeit von Howlin (2000a) zu sechs Längsschnittuntersuchungen lebten 16–50 % der gesamthaft N = 123 Männer und Frauen selbständig oder zu einem gewissen Grad unabhängig. Auch lediglich 26 % der in der Studie von Howlin et al. (2013) erwähnten N = 60 Probanden lebten unabhängig oder teilbetreuten Einrichtungen. In der bereits beschriebenen Untersuchung von Hofvander et al. (2009) sind es doch die Hälfte der N = 122 älter als 23-jährigen Männer und Frauen mit einer Autismus-Spektrum-Störung, die in Schweden selbständig lebten. Die Untersuchung von Engström et al. (2003), die sich ebenfalls auf einer schwedischen Population bezieht, kommt zu einem ähnlichen Ergebnis: neun der 16 Probanden mit Asperger-Syndrom oder HFA lebten selbständig, wobei acht durch ihre Familien oder den Staat unterstützt wurden. Ganz allgemein erhielten die meisten der Probanden mittel bis viel Unterstützung durch den Staat und/oder die Familie. Das optimistischste Ergebnis zur Situation in Schweden zeigt die Untersuchung von Cederlund et al. (2008): Sie fanden, dass 64 % der älter als 23-jährigen Männer mit Asperger-Syndrom (n = 70) selbständig lebten, auch wenn alle weiterhin von den Eltern unterstützt wurden. Eine ähnlich hohe Quote an selbständig lebenden Erwachsenen (N = 240) mit einer Autismus-Spektrum-Störung fand Riedel et al. (2016) in Deutschland: 32 % der Erwachsenen mit Asperger-Syndrom gaben an, mit den Eltern zusammen zu leben. 42 % lebten alleine und nur 26 % lebten in einer Partnerschaft mit oder ohne Kinder.

Der Bericht des Schweizerischen Bundesrates von 2012 hält fest, dass die Suche nach flexiblen, den individuellen Bedürfnissen angepassten Wohnmodellen für junge Erwachsene im autistischen high-functioning Bereich eine Herausforderung darstellt. Es fehlt an geeigneten Konzepten, die dem individuellen Unterstützungsbedarf beim Übergang von der Familie in das selbstständige oder begleitete Wohnen sowie in der Alltagsgestaltung angemessen gerecht werden. Oft sind Mitarbeitende von Ausbildungs- und Wohneinrichtungen für Jugendliche und Erwachsene nicht ausreichend auf die Spezifizität der Autismus-Spektrum-Störung vorbereitet.

Jugendliche und junge Erwachsene, oft aber auch ältere Erwachsene mit einer Autismus-Spektrum-Störung im gut funktionierenden Bereich tun sich mit dem Schritt in ein selbständiges Leben oft sehr schwer. Auch wenn sie vielleicht eine gute Ausbildung abgeschlossen haben und beruflich sehr erfolgreich sind, so fehlen ihnen doch viele soziale, emotionale und exekutive Kompetenzen, um autonom leben zu können. In den qualitativen Interviews von Eckert et al. (2015b) erwähnen die Eltern auch, dass es schwierig sei, die Balance zwischen Freiraum für die Autonomieentwicklung und SchutzMaßnahmen bei Schwächen in der Selbstorganisation und -versorgung zu finden, gerade auch wenn die Jugendlichen Erschöpfungs- und Überforderungssituationen erleben. Nach Schonauer, Klar, Kehrer & Arolt (2001) zeigen Menschen mit einer Autismus-Spektrum-Störung eher im Berufsleben Fortschritte als in der Autonomieentwicklung und Wohnsituation.

1.6.4 Soziale Situation im Erwachsenenalter

Den Wunsch nach stabilen Freundschaften und oft auch einer Partnerschaft hegen viele Jugendliche und Erwachsene mit Autismus im hochfunktionierenden Spektrum (▶ Kap. 5.1 und ▶ Kap. 5.2). Sie äußern das Bedürfnis nach einem stabilen sozialen Netz, das nicht groß sein muss, jedoch ihre autismusspezifischen Bedürfnisse (z. B. Rückzugszeiten, Verbindlichkeit, geteilte Interessen) und Eigenheiten (z. B. Spezialinteressen, Routinen, sensorische Besonderheiten) respektiert. Diesen Wunsch erfolgreich umzusetzen, fällt vielen Menschen mit einer Autismus-Spektrum-Störung schwer. Die Befunde zur sozialen Vernetzung und Partnerschaft sind sehr uneinheitlich.

Den meisten Erwachsenen mit einer Autismus-Spektrum-Störung fällt es schwer, Freundschaften aufzubauen. In der Untersuchung (n = 240) von Riedel et al. (2016) haben 39 % der Patienten mit Asperger-Syndrom noch nie eine Freundschaft erlebt, und bei Cederlund et al. (2008) verfügen 26 % der N = 70 Männer über kein soziales Netz. In der Nachuntersuchung von Goode, Howlin & Rutter (1999) zu N = 75 Londoner Männer und Frauen gaben 42 % an, dass sie mindestens eine engere Freundschaft pflegen, jedoch die Hälfte hatte keinerlei Freunde. Eine viel geringere soziale Einbettung weisen die N = 60 Probanden im Alter von 44 Jahren (29–64 Jahre) der Studie von Howlin et al. (2013) auf: Die meisten hatten keine Freunde und keine enge Beziehung.

Die wenigsten Erwachsenen mit einer Autismus-Spektrum-Störung sind in einer festen Partnerschaft oder verheiratet, viele habe auch keine sexuellen Kontakte. In der oben erwähnten Langzeituntersuchung von Howlin et al. (2013) hatten lediglich N = 4 jemals sexuelle Kontakte erlebt, keiner der Probanden waren aktuell im Alter von 44 Jahren (29–64 Jahre) verheiratet oder in einer festen Beziehung, drei Männer waren geschieden und nur ein Mann hatte ein Kind. Die folgenden Studien, in denen etwa jeder vierte oder sechste Erwachsene mit einer Autismus-Spektrum-Störung in einer Partnerschaft lebt: In der deutschen Untersuchung von Riedel et al. (2016) gaben 65 % an, in keiner partnerschaftlichen Beziehung zu leben, 24 % lebten in einer stabilen Partnerschaft und 11 % in einer als instabil oder unsicher erlebten Beziehung. Von den N = 20 Probanden im Alter von 17–34 Jahren, die von Szatmari et al. (1989) nachuntersucht wurden, hatten 25 % eine langjährige Beziehung mit teilweise Kindern oder regelmäßig romantische Verabredungen, 56 % hingegen hatten nie eine sexuelle Beziehung erlebt. Etwas besser ist die partnerschaftliche Situation für die 122 Schwedinnen und Schweden, die wie oben erwähnten von Hofvander et al. (2009) untersucht wurden: 16 % lebten in einer festen Beziehung. Eine Partnerschaft war bei Frauen etwas häufiger. Auf eine ähnliche Quote kommen Cederlund et al. (2008): Von den 70 Männern mit Asperger-Syndrom lebten nur 18 % in einer Beziehung. Deutlich weniger Partnerschaften wurden in den folgenden Studien gefunden: In der oben beschriebenen Übersichtsarbeit von Howlin (2000a) waren nur vier der gesamthaft N = 123 Probanden verheiratet und einige wenige geschieden. Von den N = 60 Männern und Frauen, die Howlin et al. (2013) untersuchten, war kein Studienteilnehmer verheiratet oder in einer festen Beziehung. In der oben erwähnten schwedischen Untersuchung von Engström et al. (2003) wird zwischen verheirateten Paaren und zusammenlebenden unterschieden: Keine Frau und kein Mann der 16 Erwachsenen mit Asperger-Syndrom oder HFA waren verheiratet und niemand hatte Kinder. Aber vier Frauen und zwei Männer lebten in einer Form von Partnerschaft, wobei nur jemand mit dem Partner zusammenlebte. Die Autoren stellen die Hypothese auf, dass eine stabile Beziehung vielleicht nur dann möglich ist, wenn die Partner nicht zusammenleben und den Alltag, der so oft zu Schwierigkeiten führt, teilen. Ein Vergleich mit der Normalbevölkerung zeigt die eingeschränkte soziale Einbettung deutlich auf: In der oben beschriebenen Untersuchung von Mordre et al. (2003) der norwegischen Stichprobe waren fast alle der Erwachsenen mit einer Autismus-Spektrum-Störung im gut funktionalen Spektrum nicht verheiratet, während 50 % der Durchschnittsbevölkerung in Norwegen verheiratet sind.

1.6.5 Komorbiditäten im Erwachsenenalter

Gerade auch Erwachsene mit einer Autismus-Spektrum-Störung im gut funktionierenden Spektrum zeigen eine deutliche höhere Rate an Komorbiditäten als die Durchschnittsbevölkerung (Riedel et al. 2016). Dies wurde schon in den frühen Studien, wie sie Howlin (2000a) zusammengetragen hat, deutlich, wobei die Zahlen für weitere psychiatrische Diagnosen über die Studien hinweg stark schwanken (9 %–89 %). Auch die Übersichtsarbeit von Magiati et al. (2013) zeigt auf, dass die meisten Studien eine hohe Rate von Komorbiditäten finden.

Die häufigsten Komorbiditäten sind dabei depressive Erkrankungen, Aufmerksamkeitsprobleme und Angststörungen. Die oben erwähnte Untersuchung von Riedel et al. (2016) erfasst für eine deutsche Population aktuelle Komorbiditäten innerhalb der letzten zwölf Monaten für Patienten aus dem gesamten autistischen Spektrum. 57 % geben Symptome einer Depression, 14.5 % einer Aufmerksamkeitsstörung mit Hyperaktivität, 6.8 % einer Angsterkrankung, 5.1 % einer Zwangsstörung und 3.5 % einer psychotischen Erkrankung an. Die Autoren lassen die Frage offen, in welchem Ausmaß das häufige berufliche Scheitern die hohe Rate an depressiven Erkrankungen ursächlich erklärt. Nach Lehnhardt et al. (2011, zit. nach Riedel et al. 2016) zeigen über 50 % der Erwachsenen mit einer Autismus-Spektrum-Störung Depressionen in der Vergangenheit und Gegenwart, während die Lebenszeitprävalenz für Depression im Allgemeinen in Deutschland bei 12–17 % liegt.

Die hohe Belastung mit Komorbiditäten über die Lebenszeit zeigt sich auch in der bereits erwähnten schwedischen Untersuchung von Hofvander et al. (2009), wobei beachtet werden muss, dass es sich um eine Stichprobe (N = 122) handelt, die klinisch betreut wurde und möglicherweise unter mehr Komorbiditäten litt als der durchschnittliche Erwachsene mit einer Autismus-Spektrum-Störung. Bis auf eine Person mit Autismus hatten alle 122 Probanden über die Lebensspanne betrachtet mindestens eine komorbide psychiatrische Erkrankung. Über die Hälfte (53 %) hatten eine affektive Störung und entsprechend waren auch 34 % mindestens einmal im Leben mit Anti-Depressiva behandelt worden. Die zweithäufigste Komorbidität (50 %) war eine Angsterkrankung (v. a. generalisierte Angststörung, soziale Phobie, spezifische Phobien). Zudem hatten 43 % eine Aufmerksamkeitsstörung, 24 % eine Zwangssymptomatik, 20 % eine Tic-Störung, 12 % eine psychotische Erkrankung und 5 % eine Essstörung. Die Quote der Probanden mit aktuellem oder früherem Substanzmissbrauch war mit 16 % zwar hoch (v. a. Alkoholmissbrauch, aber auch Cannabis, Amphetamine und andere), aber nicht höher als in der Normalbevölkerung.

Die prospektive Studie von Gillberg, Helles, Billstedt & Gillberg (2016) differenzieren diese Befunde weiter. Sie gingen in den beiden Nachuntersuchungen in der von Cederlund et al. (2008) und Helles et al. (2015) beschriebene Kohorte (▶ Kap. 1.6.1 und ▶ Kap. 1.5) einer prospektiven Untersuchung der Frage nach den

Komorbiditäten nach. Sie überblickten bei den N = 50 Männern mit Asperger-Syndrom im Alter von 30 Jahren (23–43 Jahre) 23–43 Jahre Lebenszeit, wobei nicht alle psychiatrischen Erkrankungen anlässlich der 1. bzw. der 2. Nachuntersuchung erfasst worden waren. Fast alle Probanden (94 %) zeigten aktuell oder in der Vergangenheit eine weitere psychiatrische Erkrankung neben dem Asperger-Syndrom, wobei dies bei über der Hälfte (54 %) eine depressive Erkrankung war. Zudem erfüllten 44 % im Verlauf die Kriterien einer Tic-Störung. 54 % zeigten aktuell Komorbiditäten: Meistens war es eine Aufmerksamkeitsstörung mit/ohne Hyperaktivität (28 %), eine Depression (25 %) oder Angststörung (22 %), wobei auch Zwangssymptome (8 %) und eine antisoziale Persönlichkeitsstörung (12 %) relativ häufig waren. Die Anzahl der Mehrfach-Komorbiditäten war sehr hoch: Betreffend der Lebenszeit-Prävalenz erfüllten lediglich drei der 50 Männer (6 %) zu keinem Messzeitpunkt die Kriterien einer weiteren psychiatrischen Diagnose, hingegen 72 % die Kriterien von zwei oder mehr weiteren: 22 % hatten eine Komorbidität, 30 % zwei, 20 % drei und 22 % sogar vier oder mehr zusätzliche Diagnosen. Aktuell erfüllte fast die Hälfte (46 %) keine Kriterien einer weiteren psychiatrischen Erkrankung, aber immer noch 30 % wiesen Mehrfach-Komorbiditäten auf. Die meisten der Männer, die aktuell die Diagnosekriterien für eine Autismus-Spektrum-Störung nicht mehr erfüllten, zeigten aktuell und früher keine komorbide Erkrankung (v. a. keine Zwangs-, Angst-, bipolare Erkrankung, Psychose). Mindestens eine Komorbidität zu haben, zeigte einen negativen Einfluss auf das allgemeine Funktionsniveau. Ebenfalls zeigte eine Aufmerksamkeitsstörung mit/ohne Hyperaktivität als einzige Diagnosekategorie einen negativen Einfluss auf das Funktionsniveau.

Riedel et al. (2016) gehen davon aus, dass Selbstwert- und Identitätsgefühle aufgrund der interpersonellen Konflikte beeinträchtigt werden können, das Gefühl der Selbstwirksamkeit oft reduziert ist und Mobbingerfahrungen zu sozialen Ängsten führen. Nicht zu unterschätzen sind auch die von den Betroffenen als sehr anstrengend erlebten komplexen sozialen Kompensationsmechanismen, die dazu führen, dass ständig zusätzlich auf einer zweiten Ebene, quasi auf einer »zweiten kognitiven Spur« (Riedel et al. 2016, S. 42) Informationen verarbeitet werden müssen. Zudem führt die filterstörungsbedingte Reizüberflutung über die Jahre zu Erschöpfungszuständen, die manchmal fließend in eine depressive Entwicklung übergehen.

1.7 Ätiologie

> *»Die Eltern und andere Bezugspersonen haben durch die Elternabende erfahren, mit welchen Problemen ein Asperger-Kind umgehen muss. Gerade bei Lehrpersonen ist dadurch das Verständnis für das Kind gewachsen! Wir haben gelernt, uns besser in … hineinzuversetzen.«* Notiz einer Mutter auf dem Fragebogen zur Evaluation von KOMPASS-F

Die tiefgreifenden Entwicklungsstörungen und so auch das Asperger-Syndrom weisen eine mehrdimensionale Ätiologie mit einem Schwerpunkt bei biologischen Faktoren (Remschmidt et al. 2006; Poustka et al. 2008) auf. Mehr als 90 % der Betroffenen weisen keine organische Störung auf, die das autistische Störungsbild erklären kann, und die Erkrankung ist vermutlich genetisch bedingt (Fombonne 2005), was vor allem auch für das Asperger-Syndrom gilt. Die aktuellen Befunde und offenen Fragen in diesem Forschungsgebiet diskutieren Freitag (2007, 2010) und Skuse (2010) in ihren Übersichtsarbeiten. Die *These des Broader Autism Phenotypes* besagt, dass sich autistische Verhaltensweisen und die dahinterliegenden Prozesse der Informationsverarbeitung sowie genetische Befunde auch in einem Teil der nicht klinisch auffälligen Normalbevölkerung auf einem Kontinuum finden. Da diese auch durchaus Vorteile mit sich bringen, setzen sie sich weiterhin genetisch durch. Das Asperger-Syndrom ist eine *zerebrale Störung*. Die genetischen Veränderungen führen zu einem veränderten Aufbau und veränderten Funktionen, wofür sowohl strukturelle und funktionelle Auffälligkeiten in bestimmten Hirnregionen als auch biochemische Anomalien sprechen. Frith und Fritz (1999), Klin, Jones, Schultz, Volkmar (2003) und Schaer, Franchini & Eliez (2014) geben eine Übersicht über die aktuellen Befunde. In geringerem Umfang spielen auch *Umweltfaktoren* eine Rolle (Poustka et al. 2008; Dawson 2008). Vermutlich existiert eine Interaktion zwischen genetischen und umweltbedingten Faktoren, bei der verschiedene Gene miteinander interagieren und Umweltfaktoren die Anfälligkeit erhöhen, eine autistische Störung zu entwickeln (Dawson 2008). Dawson (2008) fasst Befunde zusammen, die zeigen, dass autistische Verhaltensweisen nicht im Zusammenhang mit einer stabilen Hirnschädigung stehen, sondern durch dynamische postpartale Veränderungen im Gehirn und somit des Verhaltens charakterisiert sind. Gemäß einem kumulativen Risikomodell senkt eine Anhäufung von frühen Risikofaktoren, die allenfalls durch Umweltfaktoren bedingt sind, die Schwelle zur Entwicklung suboptimaler neuronaler Prozesse. In der Forschung werden verschiedene neuropsychologische Konzepte diskutiert, die für die autistischen Kernsymptome verantwortlich sind bzw. die jeweils einen Teil der autistischen Symptomatik erklären können. Es handelt sich um die Entwicklungsverzögerungen der Theory of Mind (Baron-Cohen 2001), den am Detail orientieren *Informationsverarbeitungsstil (*local processing*) oder die Zentrale Kohärenz* (central coherence*) (Happé und Frith 2006) sowie die Beteiligung der exekutiven Funktionen (Verté et al. 2006). Ein weiteres Erklärungsmodell ist die Systemizing-Empathizing-Theorie von Baron Cohen (2003, 2009).

1.7.1 Kognitive Theorien

Verschiedene Theorien beschreiben unterschiedliche Teilaspekte des autistischen Spektrums. Autistische Symptome umfassen Auffälligkeiten in verschiedensten Bereichen, beginnend bei der Wahrnehmung, über eingeschränkte Interessen bis hin zu Mangel sozialen Verständnisses. Verschiedene Theorien versuchten, autistische Symptomatik durch Veränderungen in der Kognition zu erklären. Einer der frühesten

Erklärungsansätze ist derjenige von Baron-Cohen (1985) zur Schwäche der Theory of Mind. Sie besagt, dass autistische Kinder nicht oder nur in reduziertem Umfang die Fähigkeit haben, sich in andere Personen hineinzuversetzen. Sie führte zu einem besseren Verständnis der autistischen Verhaltensweisen in sozialen Kontexten und führte zu neuen Therapieansätzen in der kognitiven Verhaltenstherapie, indem Kindern mit einer Autismus-Sektrum-Störung explizit die Gefühlswelt anderer Personen erklärt und die Fähigkeit zur Theory of Mind trainiert wird. Die Idee, dass ein zugrundeliegendes kognitives Defizit in einem bestimmten Bereich zu den unterschiedlichen Symptomatiken des autistischen Spektrums führt, wurde auch von anderen Personen aufgegriffen. Frith (1989) postulierte eine Theorie der schwachen zentralen Kohärenz, die später von Happé (1994) noch weiter ausgeführt wurde. Ozonoff (1991) erweiterte das Verständnis durch eine Theorie der exekutiven Dysfunktionen des Autismus. Exekutive Funktionen sind ein Sammelbegriff für eine Reihe kognitiver Fähigkeiten, die sich erst im späteren Entwicklungsverlauf zeigen, wie Planung, Arbeitsgedächtnis, geteilte Aufmerksamkeit, Ablenkbarkeit und kognitive Flexibilität. Später ergänzte Baron Cohen die Theorien mit der Hypothese, dass Menschen mit einer Autismus-Spektrum-Störung stärker ausgeprägte systematisierende statt empathisierende Bedürfnisse haben (Baron Cohen 2003).

Hinter diesen neuropsychologischen Aspekten stehen Besonderheiten bei den elementaren kognitiven Prozessen der Wahrnehmung und Aufmerksamkeit, die bei Kindern mit einer Autismus-Spektrum-Störung früh und bleibend eingeschränkt sind (Freitag 2009). Autistische Kinder lernen aufgrund neuropsychologischer Besonderheiten anders. Sofronoff, Attwood, Hinton & Levon (2007) fordern daher, dass Behandlungsprogramme an die neuropsychologischen Besonderheiten der Autismus-Spektrum-Störungen angepasst sein sollen. Das Wissen um die neuropsychologischen Besonderheiten können Bezugspersonen helfen, die Wahrnehmungs-, Denk- und Handlungsweise autistischer Menschen besser zu verstehen und einzuordnen (Jenny 2011). Therapeuten sollten sich in ihrer Arbeit mit von Autismus-Spektrum-Störungen Betroffenen jeweils in Erinnerung rufen, dass eine andere Wahrnehmung der Welt, auch zu einer anderen Interaktion mit der Welt führt und zu Dissonanzen mit der Wahrnehmung und Deutung durch Nicht-Betroffener führt, wie die konkreten Alltagsbeispiele in Jenny (2011) aufzeigen. Diese drei neuropsychologischen Erklärungsmodelle werden daher im Folgenden kurz zusammengefasst. Eine ausführlichere Beschreibung findet sich im Band 1 zum KOMPASS-Basistraining (Jenny et al. 2011).

Theory of Mind

Die Theory of Mind (► Kap. 6) beschreibt die Fähigkeit, mentale Zustände wie Gefühle, Meinungen, Bedürfnisse, Wissen, Motive und Absichten sich selbst sowie Anderen zuzuschreiben, sowie zu verstehen, dass sich die der Anderen von den eigenen unterscheiden (Premack und Woodruff 1978). Die Theory of Mind ist die Fähigkeit, sich in die Vorstellungswelt anderer hineinzuversetzen, indem man sich durch *Mentalisieren* (Frith und Happé 1994; Happé 1997) selbst und dem Gegenüber mentale Zustände zuschreibt (Baron-Cohen et al. 1985; Happé 1995). Die

Theory of Mind ist also die Vorstellung über die Vorstellungswelt der Anderen. Das Wissen darüber, dass jede Person Gedanken und Gefühle hat und dass diese sich von denen einer anderen Person oder von deren Realität unterscheiden können, bildet die Grundlage für das Verstehen sozialer Situationen (Colle et al. 2006). Die Entwicklung der Emotionserkennung stellt einen Teil der Entwicklung der Theory of Mind dar und wird oft gemeinsam mit den Begriffen *Mindreading* oder *Empathizing* (Baron-Cohen et al. 2004) genannt.

Eine funktionierende Theory of Mind ist zentral für die soziale und kommunikative Entwicklung. Kleinkinder entwickeln bereits im Alter von vier Jahren eine Vorstellung über das Wissen und Handeln anderer Personen, um ihre Bedürfnisse zu erfüllen (Wellman, Cross, & Watson 2001). Theory of Mind umfasst Fertigkeiten, die implizit und intuitiv wie auch explizit und sprachbezogen gelernt werden (z. B. Verständnis für falsche Überzeugungen). Ohne explizite Instruktionen lernen Kinder ohne Autismus die sozioemotionalen Signale wie Körpersprache, Blickverhalten, Mimik, Gestik und Stimme wahrzunehmen und zu interpretieren, diese mit den verbalen Informationen zu verbinden und alles im Kontext der situationalen Faktoren wie z. B. Situation und Beziehungsqualität zu verstehen. Dadurch gewinnen sie Zugang zum Innenleben eines Anderen. Im Erwachsenenalter korreliert die Fähigkeit zur Theory of Mind in hohem Ausmaß mit den kognitiven Fertigkeiten (Kleinman, Marciano & Ault 2001).

Zahlreiche Studien konnten zeigen, dass Menschen mit einer Autismus-Spektrum-Störung Defizite in der Entwicklung der Theory of Mind aufweisen (Baron-Cohen et al. 1985; Baron-Cohen 2001), was auch mit dem Begriff *Mind-Blindness* (Frith et al. 1994; Happé 1997) umschrieben wird. Im Unterschied zum frühkindlichen Autismus sind die Beeinträchtigungen bei Menschen mit Asperger-Syndrom und High-Functioning-Autismus subtiler (Baron-Cohen 2001; Beaumont und Sofronoff 2008). Vermutlich sind sie eher als Entwicklungsverzögerung zu verstehen und betreffen als eigentliches Defizit erst die schwierigste Stufe der Theory of Mind (Baron-Cohen 2001; Baron-Cohen et al. 2001; Beaumont et al. 2008). Dabei ist zu beachten, dass diese sogenannten »subtilen« Defizite in klinischen Test gefunden wurden, während das soziale Alltagsleben sehr viel komplexer ist, entsprechend die Schwächen manchmal sehr viel deutlicher auftreten und die Beeinträchtigungen durch eine eingeschränkte Theory of Mind bedeutsamer sind.

Lokaler vs. globaler Informationsverarbeitungsstil (Zentrale Kohärenz)

Zentrale Kohärenz wurde bereits 1932 von Bartlett wie folgt beschrieben: *»Ein Individuum beschreibt eine Situation normalerweise nicht Detail für Detail [...] In allen gegebenen Fällen tendiert es dazu, einen allgemeinen Eindruck des Ganzen zu erhalten, und, basierend darauf, konstruiert er das wahrscheinlichste Detail.«* (S. 206). Die Zentrale Kohärenz beschreibt die Fähigkeit, übergreifende (soziale) Muster und den gesamten Kontext zu erfassen (Happé et al. 2006). Es ist die spontane Tendenz nicht autistischer Menschen, Reize zu einem kohärenten, bedeutsamen Ganzen zu integrieren (Frith 1989): Reize (z. B. Menschen, Objekte, Situationen, Gefühle) werden immer in Bezug auf ihren Kontext gesehen und zu einer höheren Ordnung im Sinne einem stimmigen Ganzen zusammengefügt. Bei der Autismus-Spektrum-Störung – bei Menschen mit Asperger-Syndrom weniger als bei Menschen mit frühkindlichem Autismus (Jolliffe und Baron-Cohen 2001; Beaumont et al. 2008) – ist die Fähigkeit zur Zentralen Kohärenz nur schwach ausgeprägt. Dagegen ist die Tendenz sehr stark, Reize isoliert und kontextfrei zu verarbeiten (Frith und Happé 1994; Happé 1997; Müller 2008). Als Folge davon werden Details eine höhere Bedeutung zugewiesen und die Generalisierung ist erschwert.

Es wird postuliert, dass die Fähigkeit zur Zentralen Kohärenz auf einem Kontinuum zwischen globaler und lokaler Kohärenz angeordnet ist (Happé et al. 2006). Die globale und die lokale Informationsverarbeitung sind zwei gleichwertige Verarbeitungsstile, von denen je nach Aufgabe oder Situation mal der eine und mal der andere überlegen ist. Somit geht es vermutlich weniger um eine Schwäche der globalen Verarbeitung und eher um eine auffallende Stärke der Detailorientierung. Gemäß Studien ist der lokale Verarbeitungsstil auch in der nicht klinisch auffälligen Bevölkerung im Sinne eines Broader Autism Phenotypes vorhanden und bringt durchaus Vorteile mit sich (Happé, Briskmann & Frith 2001). Zur Interpretation von sozialen Situationen ist eine ganzheitliche und kontextgebundene Wahrnehmung unentbehrlich (Berger et al. 2003, zit nach Happé et al. 2006). Die Theorie der schwachen Zentralen Kohärenz beziehungsweise der an Details orientierte Informationsverarbeitungsstil kann einen Teil der sozialen Schwierigkeiten von Menschen mit einer Autismus-Spektrum-Störung erklären. Die Theorie fand vor allem auch bei Betroffenen und deren Angehörigen großen Anklang, die in Biographien und Selbstberichten die fehlende Erfassung des Gesamtzusammenhangs und den starken Fokus auf Details beschrieben (Happé et al. 2006).

Exekutive Funktionen

Die Probleme der exekutiven Funktionen (Pennington und Ozonoff 1996; Verté et al. 2006), die sich vor allem aus einer fehlenden Inhibition entstehen, sind nicht spezifisch für Menschen mit einer Autismus-Spektrum-Störung, sondern treten auch bei anderen psychischen Störungen (z. B. Aufmerksamkeitsdefizit-Hyperaktivitätsstörung, Tourette-Syndrom) auf. Exekutive Funktionen stellen nach Remschmidt et al. (2006, S. 44) *»Denkprozesse höherer Ordnung dar, die für die Verhaltensplanung, -steuerung und -kontrolle entscheidend sind. Sie umfassen: Handlungsplanung, Impulskontrolle, Kontrolle der Aufmerksamkeit und der motorischen Funktionen, Widerstand gegen Störungen, die Unterdrückung (Inhibition) drängender, aber den Handlungsablauf störender Reaktionen sowie Zielgerichtetheit, organisierte Suche und Flexibilität in Denken und Handeln (im Sinne von Generierung neuer Lösungsmöglichkeiten).«*
Die Schwierigkeiten können durch eine hohe Eigenmotivation kompensiert werden und führen dann nicht zu Beeinträchtigungen. Jugendliche mit einer Autismus-Spektrum-Störung haben insbesondere in den Bereichen Planung und Flexibilität Schwierigkeiten (Pennington und Ozonoff 1996, zit nach Landa und Goldberg 2005). Dies kann auch Auswirkungen auf die Sprache und soziale Fer-

tigkeiten haben (Russell, Saltmarsh & Hill 1999, zit nach Landa et al. 2005). Die später beschriebene Abstraktionsschwäche hängt auch mit exekutiven Problemen zusammen Landa et al. (2005). Obwohl Betroffene und Angehörige regelmäßig von Schwierigkeiten in den exekutiven Funktionen im Alltag berichtet, zeigen sich in der Literatur viele verschiedene und auch widersprüchliche Befunde.

Symstemizing vs. Empathizing

Baron-Cohen (2003, 2009) postuliert das Bedürfnis zu systematisieren (Systemizing) und zu empathisieren (Empathizing). Systemizing ist der Drang, bestimmten Regeln folgende Systeme zu konstruieren und zu analysieren, was sich zum Beispiel auch in den Interessen der Menschen zeigt. Dazu gehören kollektive Systeme (z. B. Gesteinssammlung nach geologischen Kriterien), mechanische (z. B. Videorecorder) und nummerische (z. B. Fahrpläne), abstrakte Systeme (z. B. Syntax), natürliche (z. B. Planetensystem), soziale (z. B. Hierarchien) und motorische Systeme (z. B. auf dem Trampolin hüpfen). Empathisieren ist die Fähigkeit, Gefühle Anderer zu verstehen und zu empfinden. Dazu gehören einerseits die kognitive Empathie oder die Theorie of Mind, aber auch die affektive Empathie, das Mitfühlen. Menschen mit einer Autismus-Spektrum-Störung erreichen bei Tests im Durchschnitt einen höheren Systemizing-Wert und einen niedrigen Empathisierungs-Wert (Baron Cohen 2009).
   Baron-Cohen (2006) verbindet mit seiner These genetische und neuropsychologische sowie -anatomische Ansätze: Autistische Menschen interpretieren Wahrgenommenes weniger mit dem Empathising System, welches mit der Amygdala, dem orbitalen und medialen frontalen Kortex sowie dem superioren temporalen Sulcus zusammenhängt. Sie aktivieren eher das Systemising System, welches nach wiederkehrenden Mustern und Regeln im wahrgenommenen Geschehen sucht, um eine Aussage über das Kommende zu machen. Baron-Cohen stellt die Hypothese der Hyper-Systematisierung (*hyper-systemizing theory*) auf, wonach autistische Menschen Informationen auf einem zu hohen Systematisierungsniveau verarbeiten, und sich somit verschiedene Symptome (z. B. Rigidität, Spezialinteressen) erklären lassen. Seine Studien zeigen, dass sich diese hohe Ausprägung des Systematisierungsniveaus auch in der Verwandtschaft von Menschen mit einer Autismus-Spektrum-Störung findet, was wiederum auf die These des dimensionalen oder breiteren autistischen Phänotyps (*broader autism phenotype*) verweist. Kinder mit Asperger-Syndrom haben öfters Mütter und Väter, welche Systematisierer sind. Somit schließt Baron-Cohen auf eine Vererbung des hohen Systematisierungsgrades, welcher unter anderem zur autistischen Symptomatik führen kann.

Bayesian Brain-Theory

Neuere mechanistische Modelle versuchen, mit Hilfe der Bayesian Brain-Theorie das Gesamtspektrum autistischer Symptome aufgrund kleiner Änderungen in der Informationsverarbeitung zu erklären. Die Theorie geht davon aus, dass das Gehirn laufend versucht, anhand interner Modelle optimale Vorhersagen über die Welt zu machen (Friston 2010). Wenn der sensorische Input nicht mit diesen Modellen übereinstimmen bzw. wenn unsere Wahrnehmung etwas anderes aufnimmt als wir erwarten, entstehen sogenannte Vorhersagefehler. Vorhersagefehler und Vorhersagen haben neurophysiologische Korrelate, so dass sie durch Bildgebung messbar gemacht werden können (Friston et al. 2014, Stephan und Mathys 2014). Der Mensch versucht laufend Vorhersagefehler zu reduzieren, indem er sich entweder von Unvorhersagbarem abwendet oder versucht, diese in sein Modell zu integrieren. Gemäß der Bayesian Brain-Theorie lernt eine Person dann viel, wenn sie unsichere Erwartungen hat (z. B. in eine neue Umgebung kommt) und wenig, wenn sie sehr präzise Erwartungen hat (z. B. in seiner gewohnten Umgebung) (Behrens 2007; Mathys, Daunizeau, Friston & Stephan 2011). Präzise Erwartungen unterdrücken den sensorischen Input, sodass weniger gelernt wird: Wenn zum Beispiel eine Person immer die Erfahrung gemacht hat, dass Züge pünktlich kommen, wird sie zwar bei einer Verspätung des Zuges einen Moment überrascht sein, aber deswegen nicht ihr Weltbild ändern und von dann an jeden Tag eine Verspätung erwarten.

Pellicano und Burr (2012) formulierten einen Erklärungsansatz für autistische Verhaltensweisen, der in die Bayesian Brain Hypothese eingebettet werden kann. Gemäß dieser Theorie sind Erwartungen auf einer höheren konzeptuellen Ebene von Menschen mit einer Autismus-Spektrum-Störung viel unsicherer, wodurch sensorische Eindrücke nicht unterdrückt werden können und viel stärker relativ zu dem Vorwissen gewichtet werden. Mögliche neurophysiologische Ursachen für diese Unterschiede werden vor allem in einer Dysbalance von Neuromodulatoren wie zum Beispiel Acetylcholine, Dopamin, Monoamine und Oxytocin gesehen (Lawson, Rees & Friston 2014; Quattrocki und Friston 2014). Wenn die sensorischen Eindrücke im Verhältnis zum Vorwissen stärker gewichtet werden, entstehen große Vorhersagefehler. Zu große Vorhersagefehler verursachen Menschen Stress. Um Vorhersagefehler zu reduzieren, gibt es verschiedene Möglichkeiten. Strategien sind stereotype Bewegungen, die Beschäftigung mit immer gleichen Themen, oder das Meiden von Systemen, die keinen klaren Regeln folgen, um die Welt oder eigene Körperempfindungen vorhersagbarer zu machen. Externe Hilfestellungen, um Vorhersagefehler zu reduzieren, sind gute Vorbereitungen auf neue Situationen, explizites Erklären und Einführung von Regeln in soziale Situationen oder das Strukturieren des Alltags. Die Bayesian Brain-Theorie des Autismus liefert ein mechanistisches Erklärungsbild für die facettenreichen Symptome des Autismus und wurde bereits viel diskutiert (Van de Cruys, Evers, Van der Hallen, Van Eylen, Boets et al. 2014; Haker, Schneebeli und Stephan 2016; Lawson et al. 2014). Da diese Theorie sehr neu ist, wurde sie erst in sehr wenigen Studien explizit untersucht.

1.7.2 Entwicklungsaspekt des sozialen Lernens

Die Schwierigkeiten, die Menschen mit einer Autismus-Spektrum-Störung im Bereich der sozialen Kompetenzen haben, scheinen nach Wu und Chiang (2014) bereits im frühen Alter zwischen zwei und vier Jahren sichtbar zu werden. Bereits Vorläuferfertigkeiten sozial-kommunikativer Fertigkeiten entwickeln sich bei Kindern mit einer Autismus-Spektrum-Störung atypisch und langsamer als bei normal entwickelten Kindern oder Kindern mit einer anderen Entwicklungsverzögerung. Die von Wu et al. (2014) getesteten typisch entwickelten Kinder zeigten folgende Entwicklungssequenz: als erstes zeigte sich die Fertigkeit gemeinsame Aufmerksamkeit zu initiieren, gefolgt von der Reaktion auf gemeinsame Aufmerksamkeit, dann tauchte Objektimitation und als nächstes motorische Imitation und Spiel mit anderen oder Puppen auf. Als letztes entwickelte sich die Fertigkeit der referentiellen Sprache. Es scheint also, als ob die Fähigkeit zur gemeinsamen Aufmerksamkeit, die Entwicklung von repräsentativen und symbolischen Fertigkeiten unterstützt. Im Vergleich mit Kindern mit einer Autismus-Spektrum-Störung zeigen sich Unterschiede auf zweierlei Ebenen: Zum einen entwickeln Kinder mit einer Autismus-Spektrum-Störung diese Fertigkeiten deutlich später. Zum anderen unterscheidet sich die Entwicklungssequenzen deutlich: Die Initiierung gemeinsamer Aufmerksamkeit steht bei Kindern mit einer Autismus-Spektrum-Störung nicht am Anfang, sondern am Ende der Entwicklung sozialer-kommunikativer Fertigkeiten. Als erstes zeigen sich bei Kindern mit einer Autismus-Spektrum-Störung objektbezogene Fertigkeiten und die Objektimitation gefolgt von der Reaktion auf gemeinsame Aufmerksamkeit, dann folgen Spiel mit Anderen oder Puppen, referentielle Sprache und motorische Imitation und schließlich erst die Initiierung gemeinsamer Aufmerksamkeit. Fertigkeiten mit Objekten entwickeln sich bei Kindern mit einer Autismus-Spektrum-Störung also deutlich vor affektiven oder referentiellen Fertigkeiten. Die Beobachtungen von Wu et al. (2014) stimmen auch mit den typischen Symptomen von Menschen mit einer Autismus-Spektrum-Störung überein, die sich vor allem im affektiven und sozialen Bereich zeigen. Kinder mit einer Autismus-Spektrum-Störung können also in ihrer Entwicklung sozial-kommunikativer Kompetenzen nicht wie typisch entwickelnde Kinder auf passende Vorläuferfertigkeiten zurückgreifen.

1.8 Interventionen

> *» Wir sind enorm dankbar, dass B. an der KOMPASS-F-Gruppe teilnehmen konnte. Das ist das Beste, was wir in der ganzen Krankheitsgeschichte erlebt haben, für ihn und für uns.«* Notiz einer Mutter auf dem Fragebogen zur Evaluation von KOMPASS-F

Menschen mit gut entwickelten sozialen Kompetenzen werden oft als ganz allgemein kompetent, erfolgreich und sympathisch wahrgenommen, während Menschen mit weniger sozialen Kompetenzen als unbeholfen und unsympathisch wahrgenommen werden (Patrick 2012). Für eine Gesellschaft sind nach Patrick (2012) soziale Fertigkeiten wichtig, da sie Ordnung und Vorhersehbarkeit schaffen und moralische Maßstäbe, Werte, Motive, soziale Rollen, Sprachgewohnheiten und Symbole von einer Generation in die nächste weitertragen. Menschen mit einer Autismus-Spektrum-Störung haben demnach aufgrund ihrer eingeschränkten sozialen Kompetenzen schlechtere Startbedingungen, um sich einen Platz in der Gesellschaft zu erobern.

Menschen mit einer Autismus-Spektrum-Störung auf hohem Funktionsniveau benötigen in der Entwicklung ihrer sozio-emotionalen und kommunikativen Fertigkeiten Unterstützung und Hilfe bei der Interaktion mit Gleichaltrigen. Sie erleben trotz ihrer durchschnittlichen Intelligenz ständig Misserfolge aufgrund ihrer Schwäche, soziale Situationen zu verstehen und sich adäquat zu verhalten. Zudem besuchen sie aufgrund ihrer kognitiven Fähigkeiten zumindest in den ersten Schuljahren mehrheitlich und später immer noch häufig eine Regelschule oder sie erlernen gemeinsam mit Nicht-Betroffenen einen Beruf und gehen einer regulären Arbeit nach. So sind sie täglich sozialen Erwartungen ausgesetzt, denen sie oft nicht gerecht werden können. Menschen mit geringerem Funktionsniveau hingegen besuchen meistens Sonderschulen, sind diesem sozialen Druck damit weniger stark ausgesetzt und erleben ihre Andersartigkeit nicht im selben Ausmaß (Rao, Beidel & Murray 2008).

Seit der Aufnahme der Autismus-Spektrum-Störungen in die Klassifikationssysteme wurde versucht, den Defiziten durch Therapie entgegenzuwirken (Ozonoff und Miller 1995). Nachdem man lange davon ausging, dass autistische Menschen ihre sozialen Kompetenzen nur in geringem Maße entwickeln können, ist in den letzten 35 Jahren die Erkenntnis gewachsen, dass sich diese durch gezieltes Training verbessern lassen (Solomon, Goodlin-Jones und Anders 2004). Therapieprogramme können Kindern und Jugendlichen mit einer Autismus-Spektrum-Störung helfen, sich in ihrer sozialen Umgebung zurechtzufinden und darin ›navigieren‹ zu können. Eine Herausforderung für jedes Lernen, sei es in der Schule oder der Psychotherapie, stellen aufgrund des an Details orientierten Informationsverarbeitungsstils der Transfer in den Alltag und die Generalisierung des Erlernten dar (Solomon et al. 2004).

Gemäß Little (2003 zit. nach Elder, Caterino, Chao, Shacknai und De Simone 2006) erachten 78 % der befragten Mütter von Kindern mit einer Autismus-Spektrum-Störung ein soziales Kompetenztraining für ihre Kinder als sehr wichtig, insbesondere in Bezug auf altersentsprechende soziale Beziehungen zu Peers. Kinder und Jugendliche mit einer Autismus-Spektrum-Störung, die nicht unter einer größeren kognitiven oder sprachlichen Entwicklungsverzögerung leiden, können unter geeigneter Behandlung bedeutsame Fortschritte in allen Bereichen machen, wenngleich sie bei den subtileren sozialen und kommunikativen Prozessen lebenslang Schwierigkeiten haben werden (Krasny et al. 2003). Die Interventionen unterscheiden sich in der therapeutischen Orientierung, in der Anzahl der Teilnehmer (Einzel- oder Gruppensetting) und in den Zielen (Matson und Swiezy 1994). Die Behandlung erfolgt mehrheitlich im ambulanten, je nach Schweregrad der Beeinträchtigung und zusätzlicher Belastungsfaktoren aber auch zeitweise im teilstationären oder stationären Setting.

Interventionen für Kinder und Jugendliche mit einer Autismus-Spektrum-Störung sollten störungsspezifisch sein. Interventionsprogramme für andere Störungsbilder sind für die Behandlung von Kindern und Jugendlichen mit einer Autismus-Spektrum-Störung nicht geeignet (Ozonoff et al. 1995; Rao et al. 2008). Nach DeRosier, Swick, Ornstein Davis, Sturtz, McMillen & Matthews (2011) spielt die spezifische Ausrichtung eines sozialen Kompetenztrainings auf die Bedürfnisse der Teilnehmer mit einer Autismus-Spektrum-Störung eine wichtige Rolle. Sie verglichen ein soziales Kompetenztraining für typisch entwickelte Kinder mit sozialen Defiziten, das sich bereits früher als wirksam erwiesene S.S.GRIN, mit einer Adaptation für Kinder mit High-Functioning Autismus, dem S.S.GRIN-HFA. Nebst einer Anpassung der behandelten Themen, wurden im spezifischen Training die Eltern aktiv ins Training miteinbezogen und zur verbesserten Generalisierung gemeindenahe Aktivitäten organisiert. Die Kinder profitierten von der adaptierten Version deutlich mehr als von der nicht autismusspezifischen Standardversion.

Gruppenpsychotherapien sind kostengünstiger als Psychotherapien im Einzelsetting (Hoag und Burlingame 1997). Zudem konnten verschiedene Studien belegen, dass hinsichtlich der Wirksamkeit keine Unterschiede zwischen Einzel- und Gruppentherapie zu finden sind (Hoag et al. 1997; McRoberts, Burlingame & Hoag 1998). Gerade für das Training sozialer Kompetenzen und bei Kindern und Jugendlichen mit einer Autismus-Spektrum-Störung (Gresham, Sugai & Horner 2001, zit. nach Tse, Strulovitch, Tagalakis, Meng & Fombonne 2007; Poustka, Bölte, Feineis-Matthews & Schmötzer 2008) scheint ein Gruppensetting besonders geeignet, da es die sofortige Einübung der erlernten Fertigkeiten in einem kleinen, geschützten, aber trotzdem realitätsnahen Rahmen ermöglicht (Solomon Goodlin-Jones & Anders 2004). Die gemeinsamen Aktivitäten mit den Gruppenmitgliedern, die angenehm und erfolgreich verlaufen, erhöhen das Interesse daran, Zeit mit Gleichaltrigen zu verbringen und Freundschaften zu pflegen. Zudem haben die Teilnehmer die Möglichkeit, neue Kontakte mit Gleichaltrigen zu knüpfen und ein Gefühl der Gruppenidentität zu entwickeln. Nicht zuletzt besteht auch die Möglichkeit, sich gegenseitig als Modell für einen erfolgreichen Umgang mit der Beeinträchtigung zu sehen (Poustka et al. 2008).

Barry, Grofer Klinger, Lee, Palardy, Gilmore & Bodin (2003) diskutieren verschiedene *Interventionsformen im Gruppensetting* für Kinder und Jugendliche mit einer Autismus-Spektrum-Störung. Sie untersuchten Trainings zur Verbesserung der sozialen Fertigkeiten – im schulischen Rahmen und bei mehreren wöchentlichen Sitzungen –, Trainings unter Einbezug unauffälliger Gleichaltriger als »Co-Therapeuten«, ambulante Gruppentherapien und -trainings an Kliniken und weiteren Fachinstitutionen sowie Selbsthilfegruppen. Bei Rogers (2000) finden sich Darstellungen zu evaluierten Trainingsprogrammen zur Verbesserung der Beziehung zu Erwachsenen (Eltern-Kind-Interaktion, Interaktion mit anderen Erwachsenen). Jenny (2010) gibt eine ausführlichere Übersicht über evaluierte und nicht evaluierte Gruppentrainings für Kinder und Jugendliche mit einer Autismus-Spektrum-Störung.

Der *Einbezug der Eltern* in die Behandlung erweist sich meist als positiv. Die Wirksamkeitsstudie von Laugeson, Frankel, Gantman, Dillon & Mogil (2012) zum UCLA PEERS Programm für Jugendliche mit high-functioning Autismus geht davon aus, dass die signifikante Steigerung der sozialen Kompetenzen unter anderem auch mit dem Einbezug mindestens eines Elternteils in Zusammenhang stehen könnte, da diese für die Generalisierung und Aufrechterhaltung im Alltag eine wichtige Rolle spielen. Auch Ruble, Willis & McLaughlin Crabtree (2008) weisen auf die Bedeutsamkeit des Einbezugs der Eltern hin, um die Inhalte des Gruppentrainings im Bereich der Konversations- und Problemlösefertigkeiten außerhalb der Gruppe anwenden zu können. Auch DeRosier et al. (2011) beziehen bei ihrer autismusspezifischen Adaptation eines sozialen Kompetenztrainings, das ursprünglich für Kinder ohne Autismus entwickelt worden ist, die Eltern und sogar das Quartier mit ein.

1.8.1 Beispiele von Interventionen im Gruppensetting

Die meisten Behandlungsansätze sind pädagogisch, psychoedukativ oder kognitiv-verhaltenstherapeutisch. Eine Übersicht über die wichtigsten Grundsätze im erzieherischen Kontext findet sich bei Remschmidt & Kamp-Becker (2006). Jenny (2010) stellt 13 evaluierte Gruppentrainings mehrheitlich aus dem englischsprachigen Raum vor, von denen nur ein kleiner Teil in manualisierter Form vorliegt. Unterdessen gibt es im englischsprachigen Raum noch das manualisierte und gut evaluierte PEER-Programm von Laugeson, Frankl, Mogil & Dillon (2009), das noch genauer vorgestellt wird (▸ Kap. 1.8.5), sowie das Gruppentraining für Kinder von Lopata, Thomeer, Volker, Nida & Lee (2008), das sich auf das nicht autismusspezifische Skillstreaming-Programm (Goldstein und Mc Ginnis 1997) zur Verbesserung sozialer Kompetenzen beruft.

Im deutschsprachigen Raum finden sich unterdessen mehrere Gruppenprogramme, die sich für die Arbeit mit Jugendlichen und teilweise auch Erwachsenen eignen sowie evaluiert sind oder im Prozess der Evaluation stehen (▸ Kap. 1.8.5 KONTAKT von Herbrecht, Bölte & Poustka (2008) und das darauf aufbauende, aber deutlich erweiterte und ausgezeichnet evaluierte SOSTA von Cholemkery und Freitag (2014), dann KOMPASS von Jenny et al. (2011), TOMTASS von Paschke-Müller, Biscaldy, Rauh, Fleischhaker & Schulz (2013) sowie spezifisch für Erwachsene das GATE von Gawronski, Pfeiffer & Vogeley (2012) und FASTER von Ebert, Fangmeier, Lichtblau & Peters (2013).

1.8.2 Wirksamkeit der Interventionen

Die Frage, inwieweit sich soziale Kompetenzen allgemein bei Kindern mit einer Autismus-Spektrum-Störung anhaltend verbessern lassen, ist gemäß verschiedener Wirksamkeitsstudien noch offen. Soziale Kompetenztrainings sind eine etablierte Behandlungsform bei Kindern und Jugendlichen mit einer Vielzahl von psychiatrischen Einschränkungen (Spence 2003 zit. nach Koenig, De Los Reyes, Cicchetti, Scahill & Klin 2009). Die Meta-Analyse von kognitiv-verhaltenstherapeutischen Studien zur Förderung sozialer Kompetenzen bei 3–15-jährigen Kindern und Jugendlichen ohne eine Autismus-Spektrum-Störung von Beelmann, Pfingst & Lösel (1994) gibt eine durchschnittliche Effektstärke von $d = .47$ an. In Bezug auf die Therapieziele finden sie eine hohe Wirksamkeit bei den sozial-kognitiven Kompetenzen ($d = .77$) und mäßige Effekte bei den interaktionellen Kompetenzen ($d = .34$). Kleine Effektstärken werden im Bereich der sozialen Anpassung ($d = .18$) und keine Wirksamkeit bei der Einschätzung der selbst-bezogenen Kognitionen und Affekte (d = .06) berichtet. Grundsätzlich gelten multimodale Behandlungen als etwas wirksamer als unimodale. Multimodale Interventionsmethoden zeigen bei älteren Kindern (d = .45) bessere Effekte als unimodale, die hingegen bei jüngeren Kindern eine bessere Wirkung erzielen (d = .57). Trainings ausschließlich zur Förderung der Perspektivenübernahme zeigen kaum einen Effekt (d = .31). Es wurden keine signifikanten Geschlechtsunterschiede gefunden, auch wenn reine Mädchengruppen hohe Effektstärken, reine Jungen- oder ausgewogen zusammengesetzte Gruppen mittlere und Gruppen mit mehr Jungen als Mädchen eher tiefe Effektstärken zeigten. Es finden sich keine signifikanten langfristigen Therapieeffekte bei Nachuntersuchungen (d = .11). Auch die Generalisierung der erlernten Fertigkeiten stellt ein Problem dar. Zudem haben diese Trainings keine Auswirkung auf das Selbstkonzept (d = .06). Der Einsatz von Sozialtrainings ist weit verbreitet und deren empirische Wirksamkeit für andere psychiatrische Störungsbilder belegt, die Forschung zum Einsatz und der Wirksamkeit bei Kindern mit einer Autismus-Spektrum-Störung ist jedoch noch unzureichend (Rao et al. 2008).

Gezielt trainierte soziale Fertigkeiten lassen sich bei Kindern und Jugendlichen mit einer Autismus-Spektrum-Störung in verschiedenen Behandlungssettings eindeutig verbessern (z. B. Solomon et al. 2004; Smith, Scahill, Dawson et al. 2007). Unter den zahlreichen Wirksamkeitsstudien zur Verbesserung der sozialen und kommunikativen Kompetenzen bei Kindern und Jugendlichen mit einer Autismus-Spektrum-Störung beziehen sich die meisten auf Einzelfallstudien oder auf die Arbeit im Einzelsetting (Rogers 2000; Krasny et al. 2003). Zur Behandlung von Kindern und Jugendlichen im Gruppensetting gibt es wenige Studien (Cappadocia und Weiss 2011). Williams White, Koenig & Scahill (2007) und Jenny (2010) haben dazu eine Übersicht zusammengestellt. Diese Studien aus den letzten 20 Jahren lassen sich unter anderem aufgrund unterschiedlicher Patientenpopulationen, diagnostischer Klassifikationssysteme und verschiedener Zielsetzungen, vor allem aber wegen der meist sehr kleinen Stichproben, der unterschiedlichen Dauer und der unterschiedlichen Messinstrumente nur schwer vergleichen (Jenny 2010). Nur sehr wenige Untersuchungen weisen eine Kontrollgruppe und noch weniger mit einer randomisierten Zuteilung auf (Cappadocia et al. 2011; Reichow, Steiner & Volkmar 2012). Die wenigsten Studien haben eine Katamnesezeit, und wenn, dann nur eine von einigen Wochen bis wenigen Monaten. Aktuell gibt es noch kein allgemeingültiges Vorgehen, wie soziale Kompetenzen vermittelt und gefördert werden können (Cappadocia et al. 2011). Koenig et al. 2009 diskutieren eine Vielzahl von Faktoren, welche die Wirksamkeit von Interventionen zur Förderung der sozialen Kompetenzen beeinflussen und die Effektivitätsmessung beeinträchtigen. Die Generalisierung des Erlernten in den Alltag scheint ein schwieriger und nicht immer erfolgreicher Schritt zu sein (Ozonoff et al. 1995; Marriage et al. 1995; Barry et al. 2003; Solomon et al. 2004). Erschwerend für die Generalisierung ist die oft fehlende Motivation, die notwendigen sozialen Kompetenzen zu erlernen und anzuwenden (Koegel und Koegel 1995, zit. nach Koenig et al. 2009). Hinzu kommt die oft fehlende Fähigkeit, das erlernte Wissen und Verhalten unangestrengt in Interaktionen anzuwenden, da Menschen mit einer Autismus-Spektrum-Störung nicht schnell genug erkennen, was in einer sozialen Situation emotional wesentlich ist und welche Reaktion erwartet wird (Klin 2003).

Eine amerikanische Metaanalyse über fünf kontrollierte und randomisierte Studien (u. a. Laugeson et al. 2010, Kap. 1.6.5 zur Wirksamkeit von Gruppentherapien bei Kindern und Jugendlichen mit einer Autismus-Spektrum-Störung und mindestens durchschnittlicher Intelligenz mit gesamthaft $N = 196$ Probanden im Alter von 7–17 Jahren (mehrheitlich 8–11 Jahre) bietet die Arbeit von Reichow et al. 2012: Die Studien zu $N = 199$ ($N = 18$–68) Kindern und Jugendlichen umfassten Gruppen von 5–20 Wochen bzw. 12–125 Sitzungen à 70–90 Minuten. Vier der Studien beziehen die Eltern mit ein. In allen Studien wurde mit einer Wartegruppe verglichen, die zwar nicht die untersuchte Gruppenintervention besuchten, aber mit anderen Maßnahmen behandelt wurden. Die sozialen Kompetenzen ($ES = .47$, $p = .003$) und die Qualität der Freundschaften ($ES = .41$, $p = .04$) verbessern sich gemäß Elternangaben signifikant und zeigen mittlere Effektstärken, während sich bei der Emotionserkennung ($ES = .34$, $p = .34$), die in zwei Studien erfasst wurde, und der sozialen Kommunikation ($ES = .05$, $p = .89$), die in einer Untersuchung verglichen wurde, kein signifikanter Unterschied zur Kontrollgruppe zeigte. Zudem erhoben zwei Studien Daten zur Lebensqualität, die eine signifikante Abnahme von Einsamkeitsgefühlen ($ES = .66$) berichteten, während sich kein Effekt in Bezug auf Depression bei den Probanden oder deren Eltern zeigten. Die Autoren bleiben aufgrund der geringen Studienanzahl, der methodischen Einschränkungen und der ausschließlich auf Elternangaben beruhenden, also nicht verblindeter Informationen in ihrer Interpretation vorsichtig und sprechen von einer gewissen Wirksamkeit von Gruppentherapien zur Verbesserung der sozialen Kompetenzen. Im deutschsprachigen Raum gibt es bisher eine kontrolliert randomisierte Studie zur Wirksamkeit eines Gruppentrainings für Kinder und Jugendliche mit einer Autismus-Spektrum-Störung von Freitag et al. (2016).

Cappadocia et al. (2011) vergleichen die Wirksamkeit verschiedener auf Englisch publizierter Gruppenmodelle, die aber bezüglich ihrer Rahmenbedingungen nicht vergleichbar sind: drei sogenannte traditionelle Sozialkompetenztrainings mit $N = 64$ ($N = 8$–46) im Alter von 12–18 Jahren à 8–18 Stunden, drei kognitiv-verhaltenstherapeutische Sozialtrainings mit $N = 125$ ($N = 21$–54) im Alter von 6–13 Jahren à 50–180 Stunden und vier Programmen, die zusätzlich direkt mit den Eltern arbeiteten, mit $N = 56$ ($N = 4$-26) im Alter von 6–12 Jahren à 16–30 Stunden. Die Ergebnisse der Prä-Post-Untersuchung für die kognitiv-verhaltenstherapeutischen Trainings waren die besten, wobei diese auch am längsten dauerten und die höchsten Probandenzahlen hatten. Bei genauerer Betrachtung der eingesetzten Therapietechniken fanden sich kaum Unterschiede zwischen den drei Gruppenmodellen, da alle Modellernen, Shaping und Rollenspiele, aber auch Emotionserkennung und Selbsteinschätzungen zur Verhaltenssteuerung einsetzen. Umgekehrt fehlten auch in den kognitivverhaltenstherapeutischen Gruppen typische Elemente wie Entspannungsübungen, Expositionstechniken oder Selbstinstruktionen. Auch die Trainings mit Einbezug der Eltern, v. a. die beiden mit einer Kontrollgruppe, zeigten eine positive Wirksamkeit.

1.8.3 Inhalte und Ziele eines sozialen Kompetenztrainings

> »*M. hat im persönlichen, emotionalen Bereich seit Jahren die größten Fortschritte gemacht.*«
> Notiz einer Mutter auf einem Fragebogen zur Evaluation von KOMPASS-F

Die autistische Störung kann nicht ursächlich, sondern nur symptomatisch behandelt werden. Dabei sollen die sozialen Basisfertigkeiten und somit die wesentlichen Defizite des autistischen Formenkreises besprochen und geübt werden, um soziale Integration und eine hohe Lebensqualität zu ermöglichen.

Soziale Fertigkeiten bestehen nach Patrick (2012) aus drei Schritten: 1. Aufnahme: Worte, Tonfall, Blickkontakt, Körperhaltung, Gestik, Mimik und andere kulturell bedingte Verhaltensweisen, die eine Mitteilung begleiten, werden wahrgenommen und verstanden. 2. Innerer Verarbeitungsprozess: Dieser Prozess bezieht sich auf die Interpretation und den Umgang mit allen Bedeutungsebenen der Mitteilung und den Einfluss unserer Emotionen und Reaktionsmuster. 3. Wiedergabe: Auf die Mitteilung des Gegenübers wird reagiert. Diese Reaktion umfasst wiederum Worte, Tonfall, Blickkontakt, Körperhaltung, Gestik, Mimik und andere kulturell bedingte Verhaltensweisen, die eine Mitteilung begleiten. Soziale Fertigkeiten sind erlernte Verhaltensweisen, die durch Unterstützung und Verstärkung gefördert und durch Ignorieren oder sogar Bestrafung verhindert werden (Patrick 2012). Dieser Lernprozess geschieht zum Beispiel durch das explizite vermitteln von Normen für sozial akzeptiertes Verhalten, Imitation und Modellernen wie auch durch direkte Anweisungen. Nach Patrick (2012) sind diese Lernmethoden bei Menschen mit einer Autismus-Spektrum-Störung weniger effektiv als bei Kindern und Jugendlichen ohne Autismus-Spektrum-Störungen, da die Fähigkeit zur Perspektivenübernahme und entsprechend das genaue Lernen durch Beobachtung und Nachahmung wie auch die Interpretation des Beobachteten weniger gut entwickelt sind. Menschen mit einer Autismus-Spektrum-Störung lernen durch direkte Instruktion, anschließendes Üben und dann Umsetzen im Alltag. Dabei ist es wichtig, das Konzept (z. B. wie und warum man jemanden lobt) zu vermitteln, neben positiven und negativen Beispielen auch eine Art Prototyp, Schema oder Verhaltensvorlage zu formulieren und dann das Verhalten zum Beispiel in Rollenspielen einzuüben. Zudem soll das Verhalten im Alltag beobachtet werden. Schließlich folgt eine Phase der Selbstreflexion. Soziale Normen verändern sich über die Zeit und vor allem auch über die Generationen hinweg. Die Ablösung in der Adoleszenz beinhaltet auch, dass überlieferte Normen hinterfragt und verändert oder sogar umgestürzt werden. Somit ist es besonders ab dem Jugendalter wichtig, dass nicht primär einzelne soziale Normen gelernt werden, sondern die dahinterstehenden übergeordneten Konzepte (z. B. Prinzip der Gegenseitigkeit), die unabhängig von der Situation sind.

Der Begriff der sozialen Fertigkeiten ist gemäß Rao et al. (2008) in den evaluierten Trainingsprogrammen oft nicht klar definiert. Nach Beidel et al. (2000, zit. nach Rao et al. 2008) umfasst er verbales und nonverbales Verhalten, das die interpersonale Kommunikation ermöglicht, wie zum Beispiel Lächeln und Blickkontakt, Fragen und Antworten, Geben und Akzeptieren von Komplimenten, also mehrheitlich die im KOMPASS-Basistraining eingeübten und in KOMPASS-F verfeinerten Fertigkeiten. Nach Weiss und Harris (2001, zit. n. Rao et al. 2008) ist der Begriff weitergefasst: Der Mangel an sozialen Fertigkeiten beinhaltet die fehlende Orientierung auf soziale Stimuli, nicht flexibles Blickverhalten, Probleme bei der Kontaktaufnahme, Schwierigkeiten bei der Interpretation von verbalen und nonverbalen sozialen Hinweisen (Codes), unangemessene emotionale Reaktionen und das Fehlen von Empathie. Die Themen von KOMPASS-F sind mehrheitlich in diesem Bereich anzusiedeln.

Remschmidt et al. (2006) formulieren folgende allgemeinen Interventionsziele:

1. Minderung und Modifikation der Symptomatik.
2. Abbau störender und den Betroffenen in seiner Entwicklung beeinträchtigende Verhaltensweisen.
3. Aufbau konstruktiver und adaptiver Verhaltensweisen sowie angemessener Bewältigungsstrategien.
4. Einbezug der Familie und des weiteren sozialen Umfelds (z. B. Schule, Arbeitsplatz, Freizeit).

Es geht somit also nicht darum, die betroffenen Menschen um den Preis ihrer einzigartigen Persönlichkeit vollständig sozial anzupassen, sondern ihnen Verhaltensalternativen aufzuzeigen und diese einzuüben, sodass sie flexibel und situationsabhängig aus verschiedenen Verhaltensweisen auswählen können.

Krasny et al. (2003) nennen folgende konkrete Trainingsinhalte, die durch die beiden KOMPASS-Trainings mehrheitlich auch abgedeckt werden:

1. Kompetenzen der Kontaktgestaltung: Blickkontakt, nonverbales Verhalten, Nähe-Distanz, Lautstärke, Mimik
2. Kompetenzen der Gesprächsführung: Beginnen, Aufrechterhalten und Beendigen von Gesprächen, wechselseitige Kommunikation, Kommentieren und Fragen, Sich-Einfügen in ein laufendes Gespräch, Finden angemessener Gesprächsthemen
3. Kompetenzen zur Gestaltung von Spielen und Freundschaften: Erwerb eines Konzepts von Freundschaft, Begrüßen, Einfügen in eine Gruppe, Teilen, Abwechseln, Kompromisse schließen, Regeln einhalten
4. Kompetenzen der Emotionswahrnehmung: Erkennen und Bezeichnen von Emotionen, Perspektivenwechsel, Empathie
5. Kompetenzen für soziales Problemlösen: praktische Lösungen für soziale Problemstellungen, Selbstkontrolle, Coping.

Gemäß den Übersichtsarbeiten von Rao et al. (2008) und Cappadocia et al. (2011), die Studien zu Interventionen im Einzel- und im Gruppensetting betrachtet, werden unterschiedliche soziale Fertigkeiten je nach Entwicklungsstand der Teilnehmer trainiert: Meistens geht es um sehr einfache (z. B. Begrüßen, Gesprächsbeginn), manchmal aber auch um sehr komplexe soziale Verhaltensweisen (z. B. Knüpfen von Freundschaften, gemeinsames Spiel, Empathie, Problemlösefertigkeiten, Selbstbeherrschung). In den evaluierten Gruppenprogrammen werden viele *Themen* behandelt (Jenny 2010): Das Erkennen und Verstehen von Emotionen, der Gefühlsausdruck und die Formulierung der eigenen Befindlichkeit werden geübt und spezifische soziale Fertigkeiten wie das Begrüßen, Helfen, Teilen, Verhandeln und die Kooperation oder das Formulieren von Komplimenten wie auch das Einhalten sozialer Regeln werden besprochen. Bei den kommunikativen Kompetenzen stehen Gesprächsführung, Auswahl von Gesprächsthemen, Fragen stellen und aufmerksames Zuhören im Vordergrund. In manchen Programmen liegt der Fokus auch auf der nonverbalen Kommunikation, der Theory of Mind sowie auf den Problemlösefertigkeiten.

Viele Übungsmethoden werden dabei eingesetzt (Jenny 2010; Cappadocia et al. 2011): Modelllernen, Rollenspiel, Gruppendiskussionen und Spiele sind fester Bestandteil der evaluierten Behandlungsprogramme. Soziale Geschichten (social scripts, social stories nach Gray (1998), konkrete Verhaltensinstruktionen, das Vermitteln der sozial-kognitiven Prinzipien und Video-Feedback werden ebenfalls teilweise eingesetzt. Im Weiteren werden Feedback und Verstärkungen verwendet. Immer wieder werden die Eltern mit einbezogen und Psychoedukation vermittelt. Gelegentlich werden auch Aktivitäten außerhalb der Gruppe organisiert. Alle Programme weisen einen hohen Strukturierungsgrad auf mit einem recht festen Ablauf (inkl. Snack-Pause).

Alle Autoren betonen die Wichtigkeit von *Psychoedukation*, damit der Betroffene, die Eltern wie auch das Umfeld (z. B. Großeltern, Lehrpersonen und Klassenkameraden, Ausbilder und Arbeitskollegen) ein angemessenes Störungskonzept entwickeln können. Aus den breit gefassten Inhalten und der Anlage als längerfristige Behandlung folgt, dass mit der Therapie möglichst früh begonnen werden sollte. Der Aufbau von Fähigkeiten, die normal entwickelte Kinder nebenbei und intuitiv erlernen, wie zum Beispiel die Theory of Mind, benötigt viel Zeit, explizite Anleitungen und aufgrund der Generalisierungsschwäche wiederholte Übungen in verschiedenen realen Situationen.

1.8.4 Zentrale Bausteine eines Sozialtrainings für Menschen mit einer Autismus-Spektrum-Störung auf höherem Funktionsniveau

An dieser Stelle werden die wichtigsten Bausteine eines sozialen Kompetenztrainings für Kinder, Jugendliche und Erwachsene mit einer Störung aus dem Autismus-Spektrum dargestellt, einschließlich der Ziele und Techniken, um diese zu erreichen. Die Interventionen müssen hoch strukturiert sowie direktiver und konkreter als bei anderen Psychotherapien sein (Remschmidt et al. 2006). Howlin, Baron-Cohen & Hadwin (1999) betrachten das explizite Lehren sozialer Verhaltensweisen – beginnend mit einfachen Fertigkeiten und aufbauend auch bei komplexeren – als besonders Erfolg versprechend, wenn sie in kleine Einzelkomponenten aufgeteilt und dann wieder zu einem Ganzen zusammengefügt werden. Sofronoff, Attwood, Hinten & Levon (2007) und Attwood (2000) fordern aufgrund ihrer Literaturübersicht, dass sich die Behandlung unabhängig von der therapeutischen Ausrichtung an den kognitiven Charakteristika des Lernens von Kindern mit einer autistischen Störung orientieren soll.

Die theoretischen Überlegungen und Anregungen von Krasny et al. (2003), die sich auf Gruppentrainings beziehen, aber direkt auch auf das Einzelsetting übertragbar sind, dienen als Grundlage für das eigene Konzept. Krasny bezieht sich dabei auch auf den TEACCH-Ansatz (z. B. Häußler, Happel, Tuckermann, Altgassen & Adl-Amini 2003), der bei der Frage, wie Menschen mit Autismus pädagogisch und therapeutisch gefördert werden können, eine Vorreiterrolle übernommen hat und die Wichtigkeit von Strukturierung und Visualisierung verweist. Zudem hat der verhaltenstherapeutische Ansatz seine Arbeit beeinflusst. Wo nicht anders gekennzeichnet, stammen die folgenden Ausführungen aus der Arbeit von Krasny et al. (2003).

Konkretisierung des Abstrakten:

Menschen mit einer Autismus-Spektrum-Störung zeigen Schwierigkeiten im Verständnis von abstrakten Regeln und Geschehnissen, da sie diese nicht ausreichen konkretisieren können (Konkretisierungsschwäche). Gerade soziale Kompetenzen basieren aber auf abstrakten Informationen, die von Menschen mit einer normalen Entwicklung im Laufe ihres Lebens intuitiv angesammelt und gelernt werden. Es ist deswegen sehr wichtig, in der Therapie mit autistischen Menschen stets zu versuchen, sich so konkret wie möglich auszudrücken und die zu vermittelnden Informationen so konkret und übersichtlich wie möglich darzustellen. Das Verhalten, das man als Therapeut vom Klient erwartet, muss explizit verbalisiert werden, sodass kein Raum für andere Interpretationen zur Verfügung steht. »Wenn-dann-Regeln« helfen den Teilnehmern, auf spezifische Situationen auf eine spezifische Art und Weise zu reagieren.

Einsatz von Visualisierungshilfen:

Visuelle Hilfen, die verhaltenstherapeutisch gedacht als sogenannte »prompts« eingesetzt werden können, stellen eine große Stütze für Menschen mit einer Autismus-Spektrum-Störung dar, die im Verlauf des Trainings nach und nach ausgeblendet werden können. Visualisierungen helfen auch, Abstraktes zu konkretisieren oder Konkretes zu abstrahieren.

Struktur und Vorhersagbarkeit:

Menschen mit einer Autismus-Spektrum-Störung zeigen sich weniger flexibel als Menschen ohne Autismus-Spektrum-Störung. Man geht davon aus, dass dies auch mit den Defiziten der exekutiven Funktionen zusammenhängt. Es hat sich deshalb als hilfreich erwiesen, ein großes Ausmaß an Struktur und Vorhersagbarkeit in der Therapie zu gewährleisten, wobei gleichzeitig auch Spielraum für flexible Reaktionen und Veränderungen bestehen bleiben soll.

Sequentielles und progressives Einüben:

Ein zu lernendes Verhalten kann in viele kleine Fertigkeiten aufgeteilt werden, die getrennt geübt und dann zu einem Ganzen zusammengefügt werden können. Dies entspricht in etwa der Verkettung (»chaining«) in der Verhaltenstherapie. Wurde ein Verhalten gelernt, muss es aber dennoch weiter geübt werden, damit es nicht schnell wieder vergessen wird. Dunlop, Knott & MacKay (2002) präzisieren, dass diese Verhaltensfragmente in einen Kontext gesetzt werden müssen, der die Bedeutung für das Ganze aufzeigt, damit die Reintegration in einen komplexen Verhaltensablauf in verschiedenen Situationen gelingt.

Angebot multipler und unterschiedlicher Lernmöglichkeiten:
Ebenso wie Menschen ohne Autismus zeigen auch Menschen mit einer Autismus-Spektrum-Störung Präferenzen für bestimmte Lerntechniken und profitieren davon, wenn Wissen auf verschiedenen Ebenen vermittelt und eingeübt wird. Es ist deshalb empfehlenswert, die Hintergrundinformationen zu einem Thema schriftlich auszugeben, zu diskutieren und dann in der (Klein-)Gruppe mithilfe von Rollenspielen, Übungen und weiteren Spielen umzusetzen.

Auf Andere gerichtete Aktivitäten:
Aufgrund der eingeschränkten sozio-emotionalen Gegenseitigkeit ist das Interesse am Gegenüber bei autistischen Menschen oft nur gering ausgeprägt. Es ist ein wichtiger Teil des Gruppentrainings dieses Interesse zu wecken, indem die Teilnehmer zum Beispiel nichts alleine tun sollen, was sie nicht auch zusammen mit einem anderen Teilnehmer machen können. So sollen die Teilnehmer erleben, dass soziale Aktivitäten Freude bereiten und gemeinsames Tun unterstützend wirken können. Dementsprechend sollte bei jeder Gelegenheit die soziale Wahrnehmung, also das Erkennen und Unterscheiden von relevanten und nicht relevanten sozialen Hinweisreizen, explizit geübt werden.

Unterstützung des Selbstwertes:
Das wiederholt wahrgenommene Versagen und die geringe Akzeptanz durch das Umfeld können bedeutsame Auswirkungen auf das Selbstwertgefühl von Menschen mit einer Autismus-Spektrum-Störung haben. Es ist deshalb wichtig, ihnen auch die positiven Seiten ihrer Störung aufzuzeigen wie zum Beispiel das gute Gedächtnis, die Fähigkeit zur Visualisierung, Loyalität und den Blick für das Detail. Zudem sollen sie häufig in ihren Stärken bestätigt werden. Komplimentenrunden zum Beispiel können helfen, sich nicht nur auf die eigenen Schwächen zu konzentrieren, sondern diese zu akzeptieren und den Fokus auf die Stärken zu richten. Damit können Introspektion und Identitätsbildung gefördert werden.

Auswahl relevanter Ziele:
In der Therapie mit Menschen mit einer Autismus-Spektrum-Störung soll an grundlegenden Fertigkeiten gearbeitet werden, wie zum Beispiel Entwicklung von Freundschaft (▶ Kap. 5.2) oder Ironie (▶ Kap. 4.7) Wichtig ist es, den Teilnehmern immer zu erklären, warum eine bestimmte Fertigkeit für sie wesentlich ist.

Generalisierung:
Damit eine Therapie auch als wirkungsvoll bezeichnet werden kann, müssen die erlernten Fertigkeiten auf den Alltag übertragen werden. Um dieses wichtige Ziel erreichen zu können, bedarf es vieler Übungen mit unterschiedlichen Personen und

in unterschiedlichen Settings. Dies kann zum Beispiel durch das Einbeziehen von Eltern und Lehrpersonen/Ausbildern erleichtert werden, die jede Woche über das aktuell bearbeitete Thema informiert und gebeten werden, dem Teilnehmer Möglichkeiten zu schaffen, sein Wissen anzuwenden.

Die folgenden Bausteine sollten gemäß KOMPASS-Autoren erfahrungsgemäß ebenfalls beachtet werden:

Beachten der neuropsychologischen Hintergründe:
Menschen mit einer Autismus-Spektrum-Störung weisen Schwierigkeiten mit der Theory of Mind, der ganzheitlichen oder globalen Informationsverarbeitung sowie den exekutiven Funktionen auf (▶ Kap. 1.7.1). Zudem zeigen sie eine Stärke bei der lokalen, an Details orientierten Informationsverarbeitung und ein Bedürfnis zu systematisieren. Eine Behandlung sollte dieses Profil berücksichtigen und nicht Fertigkeiten voraussetzen, die Menschen ohne eine Autismus-Spektrum-Störung gut liegen (z. B. Selbstreflexion, Beachten emotionaler Signale, einen Überblick bekommen, So-tun-als-ob/virtuelles Probehandeln).

Ressourcenorientierung:
Wenn die Intervention auf den Stärken der Menschen mit einer Autismus-Spektrum-Störung aufbaut, ist sie erfolgreicher. Zu den Stärken gehören die Detailverarbeitung, das Systematisieren und die Sachorientierung. Entsprechend sollten auch soziale Konzepte sachlich-explizit und systematisierend vermittelt und die gute Beobachtungsgabe für Details genutzt werden.

Rationales vor emotionalem Verstehen:
Zu den Ressourcen gehört der intellektuelle, sachliche Zugang zum Leben, der genutzt wird, um den intuitiven emotionalen Zugang, der schwächer entwickelt ist, zu unterstützen. Preissmann (2009) empfiehlt Therapeuten, mit konkreten Beispielen, Ratschlägen, Empfehlungen und bei der Exploration auch mal Auswahlantworten zu arbeiten, da es Menschen mit autistischen Schwierigkeiten schwerfällt, sich fiktive und demnach abstrakte Situationen, wie es letztlicher jeder Bezug vom Therapiezimmer aus in die vergangene oder zukünftige Alltagserfahrung darstellt, vorzustellen. Therapeuten sind meist sehr gut dafür ausgebildet, ihre Klienten dabei zu unterstützen, aus ihren emotionalen Erfahrungen eine rationale Erkenntnis zu ziehen. Eine Therapie geht symbolisch ausgedrückt »vom Bauch zum Kopf« bzw. »von unten nach oben«. Für Menschen mit einer Autismus-Spektrum-Störung ist dies oft das ungünstigere Vorgehen, da sie unter anderem wegen der Schwäche der Theory of Mind Schwierigkeiten mit der Wahrnehmung und Interpretation ihre eigenen und fremder sozioemotionaler Signale und der emotionalen Selbstreflexion haben: Sie benötigen rationale Erklärungen und verständnisorientierte Übungen und haben danach vielleicht ein emotionales »Aha-Erlebnis« zum Beispiel im Sinne davon, dass es nun Spaß macht, jemandem ein Kompliment zu machen, dass sie sich am Arbeitsplatz im Umgang mit anderen Menschen sicherer fühlen oder dass die Beziehung zu jemandem vertrauter geworden ist. Die Therapie geht also »vom Kopf zum Bauch« bzw. »von oben nach unten«.

Implizites explizit machen:
Da Menschen mit einer Autismus-Spektrum-Störung sozio-emotionales und kommunikatives Verhalten nicht primär intuitiv und inzidentell lernen, sondern die sozialen Regeln des Zusammenseins bewusst erlernen und in ihrer Bedeutung verstehen müssen, müssen sozioemotionale Kompetenzen (z. B. Argumentieren, soziale Lügen) gezielt so aufbereitet werden, dass sie kognitiv verstanden und vermittelt werden können. Menschen ohne eine Autismus-Spektrum-Störung denken oft, dass irgendeine implizite Erwartung oder soziale Regel selbstverständlich sei, da sie auf einem stillschweigenden kollektiven Einverständnis beruht. Für Menschen mit einer Autismus-Spektrum-Störung ist dieses angeblich gemäß sogenanntem gesundem Menschenverstand stillschweigend so Selbstverständliche meistens alles andere als selbstverständlich. Sie benötigen oft eine explizite Formulierung, explizite Erklärung und eine explizite Anleitung.

Konzepte statt einzelne Verhaltensweisen:
Es sollte bei der Therapie von Jugendlichen und Erwachsenen im hochfunktionalen Bereich nicht darum gehen, isoliert einzelne Fertigkeiten »anzutrainieren«, wie es Mesibov und Lord (1993, zit. nach Häußler et al. 2003) bei den primär fähigkeitsbezogenen Ansätzen bemängeln. Die einzelnen Kompetenzen müssen immer in einen Kontext gesetzt und das übergeordnete Verhaltenskonzept oder eine allgemeingültige Anleitung vermittelt werden. Wenn man anhand eines Rezeptes gelernt hat, wie man Kochrezepte liest und anwendet, kann später auch andere Gerichte ab Rezept kochen, im Verlauf mal eine Zutat ersetzen und eigene Ideen auf der Rezeptgrundlage ausprobieren und mit der Zeit die immer wiederkehrenden Abläufe so weit generalisieren, dass man auch ohne Rezept kochen oder sogar ein ganz eigenes Menu entwickeln kann. Jede zu erlernende soziale Verhaltensweise wird demnach so konzeptualisiert, dass sie möglichst viel Spielraum für eigene Ausgestaltung, Variation und Anpassung an die Gegebenheiten bietet. So werden auch der Transfer auf neue Situationen und die Generalisierung des Erlernten ermöglicht.

Prompting:
Diese verhaltenstherapeutische Vorgehensweise ist in der Therapie beim Erlernen neuer sozialer Strategien und Kompetenzen sehr hilfreich oder fast unerlässlich. Menschen mit einer Autismus-Spektrum-Störung lernen wie andere Menschen am Erfolg. Bei ihnen besteht mehr als bei anderen die Gefahr, dass sie bei Misserfolg aufgeben, da Fehler und Misserfolg zu Unklarheit, Unsicherheit und einer Art Kontrollverlust führen. Daher sollen sie möglichst nahe an ihrer Leistungsgrenze üben, sodass jede Übung möglichst schnell zu einem Erfolgserlebnis wird. »Prompts« helfen, dass das Verhalten (z. B. aktives Zuhören) erfolgreich gezeigt werden kann. Zu Beginn sollten jeweils mehr Prompts (z. B. explizite Kärtchen »stimmliches Signal«) eingesetzt werden, die dann später nur noch eine Erinnerungs- oder Platzhalterfunktion haben (z. B. Mühlesteine als Erinnerungshilfe aktives Zuhören zu zeigen) ausgeschlichen werden, bis sie nicht mehr nötig sind. Sollte das Verhalten nicht mehr sicher oder wieder zu selten gezeigt werden, können wieder »Prompts« verwendet werden.

Shaping:
Nach Howlin et al. (1999) soll der Schwierigkeitsgrad der Aufgaben und Übungen laufend gesteigert werden. Mit dem verhaltenstherapeutischen Begriff »Shaping« ist gemeint, dass ein Verhalten zuerst im Ansatz da ist, und dann durch weiteres Üben immer mehr verfeinert wird und mehr Merkmale umfasst und der Teilnehmer auch allfällige Ausnahmen dazu kennt.

Abstrahieren von Konkretem:
Die KOMPASS-Autoren sind der Ansicht, dass auch die umgekehrte Problematik zur Konkretisierungsschwäche, nämlich die Abstraktionsschwäche, beachtet werden muss. Menschen mit einer Autismus-Spektrum-Störung fällt es immer wieder schwer, aus einzelnen konkreten Informationen ein übergeordnetes Konzept zu bilden, was mit der präferierten lokalen Informationsverarbeitung von Menschen mit einer Autismus-Spektrum-Störung zu tun hat. So geschieht aber implizites Lernen: Man erkennt in Einzelbeobachtungen oder Informationen den roten Faden und deduziert die zugrundeliegende konzeptuelle Idee. Erst das abstrakte Konzept kann man zur Generalisierung auf neue Situationen nutzen. Der Therapeut muss dem Klienten mit einer Autismus-Spektrum-Störung helfen, diese abstrakten Konzepte zu erkennen und zu verstehen.

Inzidentelles Lernen:
Das Lernen in der natürlichen Umgebung und nicht innerhalb einer gezielten Übungssituation ist besonders wirksam.

Es gibt keine ideale Therapie für Menschen mit einer Autismus-Spektrum-Störung, weder im Einzel- noch im Gruppensetting. Die Interventionen müssen individuell an den Betroffenen angepasst werden und seine Entwicklung berücksichtigen. Nach Remschmidt et al. (2006) sollte »*die Intervention – neben Verhaltensaspekten – kognitive, emotionale, motivationale und körperliche Faktoren in gleichem Maße berücksichtigen, um dem Menschen mit Asperger-Syndrom in seiner Ganzheitlichkeit gerecht zu werden und ihn auf allen Ebenen zu fördern*« (S. 190).

1.8.5 Übersicht über ausgewählte evaluierte Trainingsprogramme

Im KOMPASS-Basisbuch (Jenny et al. 2011) findet sich ergänzend zu folgenden Trainings eine Übersicht über evaluierte und einige nicht evaluierte Gruppentrainings primär aus dem englischsprachigen Raum. Im Folgenden werden das sehr breit evaluierte PEERS-Programm, auch wenn es nur auf Englisch publiziert ist, sowie die auf Deutsch erschienen evaluierten Gruppentrainings dargestellt.

Das PEERS-Programm

Laugeson und Frankel (2010) entwickelten das manualisierte PEERS-Programm für Jugendliche zur Entwicklung von Freundschaften. Da es sehr gut beforscht ist, wird es etwas ausführlicher dargestellt. Es basiert auf dem Childrens Friendship Training (CFT Frankel und Myatt 2003). Es stellt eine Intervention über 14 wöchentliche Sitzungen à 90 Minuten für Jugendliche und deren Eltern zur gezielten Verbesserung von Freundschaftskompetenzen dar. Mindestens ein Elternteil pro Jugendlicher besucht regelmäßig jeweils parallel zu den Jugendlichen die Elterngruppe, überwacht die Hausaufgaben und unterstützt die Tochter oder den Sohn beratend bei sozialen Herausforderungen. Das Programm ist psychoedukativ und kognitiv-verhaltenstherapeutisch aufgebaut und umfasst didaktische Lektionen, Rollenspiel und Übungen für die Jugendlichen sowie in der Elterngruppe Besprechen der Hausaufgaben und von Informationsmaterial zu den behandelten Themen. Die Themen sind vielfältig und werden mittels Instruktionen zu sozialen Verhaltensweisen vermittelt: verbale und nonverbale Kommunikation, elektronische Kommunikation, Identifizierung relevanter sozialer Gruppen und Aktivitäten zur Entwicklung eines sozialen Netzes und Entwicklung von Freundschaft, adäquate Kontaktaufnahme, Teamfertigkeiten, Humor, Umgang mit freundschaftlichem Necken, Umgang mit peinlichem Feedback und Plagen (»Bullying«), Verbesserung eines schlechten Rufs, Umgang mit Tratsch und Gerüchten, Konfliktlösungsstrategien.

Die erste Evaluation von Laugeson et al. (2009) des damals noch zwölf Sitzungen umfassende PEERS-Programm schloss N = 5 Mädchen und N = 28 Jungen im Alter von 13–17 Jahren (M = 14.6 Jahre), die randomiziert entweder einer Interventions- (N = 16) oder einer Wartegruppe (N = 17) zugeteilt wurden, ein. Die Teilnehmer konnten gemäß Elternangaben und Beurteilung der Teilnehmer im Vergleich zur Wartegruppe ihr Wissen über soziale Regeln im Zusammenhang mit Freundschaft verbessern, die Anzahl der Einladungen steigern und berichteten von mehr Qualität in ihren Freundschaften. Die Teilnehmer wurden aber nicht häufiger von Anderen zu Treffen aufgefordert. Dass sich in der Behandlungsgruppe auch die Qualität von bestehenden Freundschaften verbesserte, hing v. a. damit zusammen, dass sie sich in der Wartegruppe verschlechtert (Schohl, Van Hecke, Meyer Carson, Dolan, Karts & Stevens 2014). Die Lehrer beobachteten keine signifikanten Unterschiede zwischen der Behandlungs- und Wartegruppe. Die Evaluation von Frankel, Myatt, Sugar, Whithham, Gorospe & Laugeson (2010) mit einer größeren Stichprobe von N = 68 nach dem selben Untersuchungsdesign bestätigte die Ergebnisse für Kinder, die im Schnitt 8 ½ Jahre alt waren.

Bei der erneuten Evaluation des PEERS-Programms (Laugeson et al. 2012) wurde auch der Effekt auf die autistische Symptomatik beobachtet. Eine Stichprobe von N = 23 Jungen und N = 5 Mädchen im Alter von 12–17 Jahren (M = 14.6 Jahre) wurde in drei Gruppen von 8–10 Teilnehmern untersucht. Die zuerst rekrutierten Teilnehmer wurden einer Wartegruppe (N = 14) zugeordnet, die späteren Probanden der Behandlungsgruppe (N = 14). Das Wissen über soziale Kompetenzen, konkrete soziale Fertigkeiten und die Häufigkeit der Interaktionen mit Gleichaltrigen nahmen gemäß Elternangaben in der Interventionsgruppe signifikant stärker zu als in der Wartegruppe. Die soziale Reaktivität verbesserte sich ebenfalls signifikant und die autistischen Symptome nahmen ab. Auch die etwas längerfristigen Effekte mit einer Katamneseuntersuchung nach 14 Wochen (N = 12) wurde untersucht. Es zeigte sich, dass alle Behandlungseffekte beibehalten werden konnten. Sie fanden zudem Verbesserungen in den sozialen Kompetenzen nach Gruppenende, die den bereits während der Behandlung festgestellten, aber dort noch nicht signifikanten Trend fortsetzten. Während sich in den Lehrerangaben keine signifikanten Unterschiede für den Vergleich der Interventions- mit der Wartegruppe zeigten, verbesserte sich aber das allgemeine soziale Funktionsniveau bei der Nachuntersuchung der Behandlungsgruppe.

Langzeiteffekte des PEERS-Programm untersuchen Mandelberg, Laugeson, Cunningham, Ellingsen, Bates & Frankel (2014). Aus einer Stichprobe von 82 ehemaligen PEERS-Teilnehmern, die damals 12–18 Jahre alt waren, beteiligten sich 53 Familien (64 % response rate) an der Nachuntersuchung 1–5 Jahre (Durchschnitt 2.5 Jahre) nach Therapieende. Die nicht teilnehmenden Jugendlichen unterschieden sich nicht signifikant von den an der Studie teilnehmenden. 62 % der Teilnehmer gehörten zu bereits früher untersuchten Stichproben (Laugeson et al. 2009 und 2012), 38 % nahmen an Gruppen der PEERS-Clinic, die aber nicht untersucht worden waren, teil. Die meisten während der Behandlung erreichten Verbesserungen der sozialen Fertigkeiten, um Freundschaften zu entwickeln und zu pflegen, konnten gemäß Eltern und Jugendlichen auch langfristig beibehalten werden. Im Bereich der sozialen Reaktivität und der sozialen Fertigkeiten konnten sogar weitere Verbesserungen nach der Behandlung festgestellt werden. Im Besonderen wurden die ehemaligen Teilnehmer vermehrt eingeladen und organisierten selbst auch Treffen. Die Autoren gehen davon aus, dass der intensive Einbezug der Eltern die Generalisierung zu Langzeit Trainingseffekten begünstigt.

Schohl et al. (2014), eine Autorengruppe, die unabhängig von den Autoren des PEERS-Programms ist, führten eine *Replikationsstudie* zu PEERS mit 58 Jugendlichen (Jungen-N = 47, Mädchen N = 11) im Alter von 11–16 Jahren (M = 13.7 Jahre) durch, die randomisiert einer Wartegruppe (N = 29) und einer Interventionsgruppe (N = 29) zugeteilt wurden. Die Teilnehmer des Programms verbesserten im Prä-Post-Vergleich zur unbehandelten Wartegruppe ihr Wissen über Freundschaftskonzepte und Kompetenzen zur Entwicklung von Freundschaft sowie die Anzahl von freundschaftlichen Treffen während der Gruppendauer signifikant, nicht jedoch die Qualität ihrer Freundschaften. In dieser Replikationsstudie verbesserten sich die sozialen Kompetenzen in den Eltern- und Lehrerangaben nicht signifikant, aber deskriptiv. Zudem zeigt sich gemäß Elternangaben ein signifikanter Unterschied in den autistischen Kernsymptomen (gemessen mit dem SRS), die sich auch in der Warteliste signifikant, aber weniger deutlich verbesserten. Auch soziale Angst und weitere Verhaltensauffälligkeiten nahmen in der Therapiegruppe signifikant ab. Die Lehrpersonen beobachten jedoch nur eine Verbesserung der allgemeinen Verhaltensauffälligkeiten, nicht jedoch der sozialen Kompetenzen und der autistischen Symptomatik.

Außerdem untersuchten Laugeson, Ellingsen, Sanderson, Tucci & Bates (2014), welche Wirksamkeit eine *Adaptation von PEERS für das Schulsetting* aufweist, wenn Lehrpersonen das Programm durchführten. Das Programm wurde in einer Privatschule für Jugendliche mit einer Autismus-Spektrum-Störung implementiert und für N = 73 Schülerinnen (N = 9) und Schüler (N = 64) im Alter von 12–14 Jahren (M = 13 Jahre) fünf Mal pro Woche während 30 Minuten über 14 Wochen hinweg durchgeführt. Die Autoren verglichen N = 40 Schüler, die PEERS besucht haben, mit N = 33 Schülern, welche die selbe Schule in einem anderen Gebäude besuchten und in einem alternativen Curriculum zu sozialen Kompetenzen unterrichtet wurden. Im Unterschied zur Kontrollgruppe verbesserten sich im Lehrerurteil das soziale Funktionsniveau und die soziale Reaktivität bei der Therapiegruppe signifikant mehr. Die PEERS-Schüler selbst berichteten von signifikant mehr sozialen Aktivitäten (Treffen, Einladungen) und einem besseren Wissen über Freundschaftskompetenzen als die Kontrollschüler.

Chang, Laugeson, Gantman, Ellingsen, Frankel & Dillon (2014) suchten in einer Stichprobe von 49 Jungen und elf Mädchen im Alter von 12–17 Jahren, die das PEERS-Programm absolviert hatten, nach *Prädiktoren* für die Verbesserung der sozialen Kompetenzen durch die Behandlung. 63 % der Varianz konnte durch die bei Trainingsbeginn besseren Werte in den von den Eltern berichteten sozialen Fertigkeiten (v. a. Verantwortungsgefühl, Selbstkontrolle) und das von den Teilnehmern wahrgenommene tiefere soziale Funktionsniveau erklären. Die Autoren schließen, dass das Training für Teilnehmer mit guten Basiskompetenzen, die ihre sozialen Schwächen wahrnehmen können, wirksamer ist.

Vaughan van Hecke, Stevens, Carson, Karts et al. (2015) untersuchten anhand des PEERS-Programms, ob ein soziales Kompetenztraining das »*neuronale Funktionieren*« verändert. Sie teilten Jugendliche mit einer Autismus-Spektrum-Störung randomisiert der Gruppenbehandlung (N = 35) oder der Wartegruppe (N = 31) zu und verglichen sie mit einer Stichprobe von Jugendlichen ohne Autismus-Spektrum-Störung (N = 30). Sie fanden nur bei den behandelten Probanden mit einer Autismus-Spektrum-Störung eine Veränderung, die zu einer Angleichung des EEG-Musters an nicht-autistische Jugendliche führte.

Schließlich setzten Gantman, Kapp, Orenski & Laugeson (2012) ein für *Erwachsene* adaptiertes 14 Wochen dauernde PEERS-Programm mit jungen Erwachsenen ein. In einer randomisiert kontrollierten Studie untersuchten sie die Wirksamkeit an N = 17 jungen Erwachsenen (zwölf Männer, fünf Frauen) mit einer Autismus-Spektrum-Störung im hochfunktionalen Spektrum im Alter von 18–23 Jahren. Zehn Teilnehmer begannen das Training sofort, neun bildeten die Wartegruppe und begannen 14 Wochen später. Die behandelten Probanden berichteten nach dem Training von signifikant geringeren Einsamkeitsgefühlen und einem verbesserten sozialen Wissen. Bezugspersonen beobachteten signifikante Verbesserungen in den sozialen Kompetenzen im Allgemeinen, der sozialen Reaktivität und Empathie sowie vermehrten Verabredungen. Somit wirkt das Programm bei jungen Erwachsenen ähnlich wie bei Jugendlichen, Kinder und im schulischen Setting.

KONTAKT und KONTAKT-S

Das *KONTAKT-Gruppentraining* von Herbrecht et al. (2008) war das erste manualisierte und in einer Pilotstudie evaluierte Gruppentrainingsprogramm im deutschsprachigen Raum. Es richtet sich an Kinder und Jugendliche im Alter von 8–19 Jahren mit einer Autismus-Spektrum-Störung und ausreichenden kognitiven und verbalen Fähigkeiten. Die Gruppen sind grundsätzlich offen, umfassen jeweils vier bis sieben Teilnehmende und zwei Therapeuten und haben keine feste Dauer, sondern bestehen über mehrere Jahre mit wechselnden Teilnehmenden. Die jüngere Gruppe, die sich wöchentlich für 60 Minuten trifft, umfasst Kinder im Alter von acht bis 13 Jahren. Die ältere Gruppe wird von Jugendlichen im Alter von 13–18 Jahren besucht und findet vierzehntägig für 90 Minuten statt. Zudem finden vierteljährliche Gruppengespräche mit den Eltern zum Erfahrungsaustausch und zur Information über das Programm statt.

KONTAKT legt einen deutlichen Schwerpunkt auf die Verbesserung der Emotionserkennung sowie der Fremd- und Eigenwahrnehmung. Daneben werden die Kontaktaufnahme, das Erlernen und Einhalten sozialer Regeln, das Erarbeiten von Konfliktlösungsstrategien und das Erlernen prosozialer Verhaltensweisen geübt. In der ersten Stufe dieses Gruppentrainings stehen das Kennenlernen, die Entwicklung eines Gemeinschaftsgefühls und das Erkennen der Basisemotionen im Vordergrund. In der zweiten Stufe geht es um die Verknüpfung von Emotionen und Situationen, das Verbalisieren von Emotionen, den Perspektivenwechsel sowie um einfache soziale Fertigkeiten wie Sich-Verabreden. In der dritten Stufe werden komplexere soziale Fertigkeiten eingeübt und die Selbst- und Fremdwahrnehmung stärker gefördert.

Das Training bezieht sich auf verhaltens-therapeutischen Prinzipien und beinhaltet ein Verstärkersystem. Es wird auf die Strukturierung von Abläufen, die Kombination von theoretischen und praktischen Elementen, auf Gruppenregeln, ein schrittweises Vorgehen mit ansteigendem Schwierigkeitsgrad sowie auf die Berücksichtigung von individuellen Problemen geachtet und mit einem Token-System zur Verstärkung gearbeitet. Die Therapiebausteine beinhalten strukturierte Gruppenspiele, Training der Emotionserkennung, Gruppenaktivitäten, Rollenspiele, Diskussionen, Feedback und Hausaufgaben. Im Manual werden konkrete Hinweise zum Emotionstraining, zu neuen Gruppenspielen und -aktivitäten, Themen für Gruppengespräche und Rollenspielen gemacht und ein Trainingsaufbau über zehn Sitzungen vorgeschlagen, auch wenn das Gruppentraining zum Erreichen der genannten Ziele wesentlich länger dauere, wie die Autoren schreiben.

Es findet sich bisher eine Pilotstudie zu KONTAKT (Herbrecht, Poustka, Birnkammer, Duketis, Schlitt, Schmötzer & Bölte 2009). Es ist ein Prä-Post-Vergleich nach elf Monaten Therapie, wobei die Therapie danach noch weiterlief. Die Studie bezieht sich auf eine Kinder- und zwei Jugendlichen-Gruppen mit insgesamt 15 Jungen und zwei Mädchen im Alter von 9–20 Jahren mit einer Autismus-Spektrum-Störung und erfasst einen Zeitraum von elf Monaten. Die eine Jugendlichen-Gruppe (n = 7) hatte bereits vor der Prä-Messung ein Gruppentraining erhalten und erhielt 17 Trainingssitzungen à 90 Minuten, die andere Jugendlichen-Gruppe (n = 4) dauerte 15 Sitzungen à 90 Minuten, und die Kinder-Gruppe umfasste 29 Sitzungen à 60 Minuten. Neben einer Prä-Messung fand eine Post-Messung nach drei Vierteln des Trainings statt und eine Katamnese einige Wochen nach Ende des Trainings, bevor die Gruppe nach den Sommerferien fortgesetzt wurde. Hinzu kam eine Prozessdiagnostik mit zwei Untersuchungszeitpunkten im Gruppenverlauf. Die quantitativen Daten der Eltern zeigten nur in einigen wenigen Teilbereichen eine (fast) signifikante Symptomreduktion und diejenigen der Lehrer (N = 5) keine signfikante Verbesserung. Das verblindete Expertenrating des Verhaltens der

Teilnehmenden in den Gruppenstunden zeigte eine Verbesserung in den Bereichen der Interaktion und Kommunikation. Die Kindergruppe hatte dabei mehr vom Training profitiert als die beiden Jugendlichen-Gruppen.

Choque Olsson, Flygare, Coco, Görling, Råde et al. (2017) führten eine *Replikationsstudie* des auf Schwedisch übersetzte KONTAKT-Programms in einer randomisierten Multizenter-Verlaufsstudie gegenüber einer Standardbehandlung und mit einer Katamnese nach drei Monaten durch. Für die Untersuchung wurde aus KONTAKT ein standardisiertes Manual für ein zwölf Wochen dauerndes Trainingsprogramm zusammengestellt (Bölte und Choque Olssion 2011), das im Weiteren zur Abgrenzung gegen das Original-Trainings als schwedische und standardisierte Variante KONTAKT-S bezeichnet wird. Es wurde in 13 ambulanten kinder- und jugendpsychiatrischen Einrichtungen für Kindergruppen während 60 Minuten und Jugendlichengruppen 90 Minuten durchgeführt. Die Therapeuten wurden für die KONTAKT-S Durchführung trainiert und supervidiert. Die Standardbehandlung umfasste unter anderem Einzeltherapie (inkl. kognitive Verhaltenstherapie), Beratung, Psychoedukation, Medikation, Ergotherapie. Der Verlauf wurde mit N = 296 durchschnittlich begabten Kindern und Jugendlichen (Mädchen-N = 88, Jungen-N = 208) im Alter von 8–17 Jahren evaluiert. Im SRS (Constantino und Gruber 2005) zeigte sich bei den Elternangaben in beiden Bedingungen eine, wenn auch nicht signifikante, Symptomabnahme während der Intervention wie auch im Vergleich vor der Intervention zur Katamnese, es wurde aber kein signifikanter Gruppeneffekt gefunden. Wenn nur die Jugendlichengruppen, die zu Beginn ein höheres Symptomniveau aufwiesen, betrachtet wurden, zeigte sich ein signifikanter Interaktionseffekt, da die Eltern in der KONTAKT-S-Gruppe eine deutlichere Symptomabnahme während der Intervention und im Vergleich zur Katamnese berichteten als bei der Standardbehandlung. Auch wenn man sich nur auf die Mädchen fokussierte, wurde ein signifikanter Interaktionseffekt während der Intervention, aber nicht im Katamnesevergleich gefunden. Die Angaben der in Bezug auf die Zugehörigkeit der Probanden zur KONTAKT-S- oder Standard-Gruppe verblindeten Lehrpersonen, die eine hohe Quote an fehlenden Daten aufwies, zeigen keine signifikanten Verbesserungen im Behandlungsverlauf oder im Vergleich zur Katamnese.

TOMTASS

Das Theory of Mind-Training TOMTASS von Paschke-Müller et al. (2013) richtet sich an Kinder und Jugendliche mit einer Autismus-Spektrum-Störung im hochfunktionalen Bereich im Alter von 7–18 Jahren mit einem IQ>70 und altersgemäßen sprachlichen Ausdrucksfähigkeiten. Kinder und Jugendliche mit geringer Veränderungs- oder Teilnahmemotivation, stark expansivem Verhalten und stark ausgeprägten Ritualen bzw. zwanghaften Verhaltensweisen werden nicht eingeschlossen. Ungünstig ist auch die Teilnahme von Kindern und Jugendlichen mit sehr individuellen Problemen und einem hohen Bedarf an individueller Klärung. Es sollen altershomogene Gruppen für 7–12-jährige Kinder und 13–18-jährige Jugendliche gebildet werden. Die Gruppe findet wöchentlich für eine Dauer von

75 Minuten statt und umfasst 24 Sitzungen. Die Autoren schlagen bei zwei Therapeuten jeweils vier bis sechs Teilnehmer vor.

Durch gezieltes Training der Fähigkeiten zur Theory of Mind (ToM) soll die Generalisierung in den Alltag der Teilnehmer erleichtert werden. Die acht Module bauen aufeinander auf und werden zunehmend komplexer. TOMTASS umfasst nach einem Vorgespräch drei Trainingsstufen mit insgesamt acht thematischen Modulen und dann ein Nachgespräch. In der ersten sogenannten ›Motivationsstufe‹ werden das Thema Kennenlernen (drei Sitzungen), der erste Elternabend und das zweite Modul ›Psychoedukation‹ (drei Sitzungen) behandelt, um »ein Störungsbewusstsein zu schaffen« (S. 24). Die zweite sogenannte ›Basisstufe‹ trainiert die Basisfertigkeiten. Sie umfasst die Module 3–5 ToM-Gefühle (vier Sitzungen), ToM-Gedanken (zwei Sitzungen) und ToM-Sprache (zwei Sitzungen) sowie den zweiten Elternabend. In der letzten, der ›Aufbaustufe‹ werden die Basisfertigkeiten auf Alltagssituationen angewendet und die Module 6–8 Kontaktaufnahme und Freundschaft (fünf Sitzungen), Konflikte und Kritik (drei Sitzungen) und Körperübungen, Entspannung und Stresstoleranz (zwei Sitzungen) sowie der dritte Elternabend durchgeführt.

TOMTASS ist ein lösungsorientiertes, standardisiertes Gruppentraining zur Verbesserung der Theory of Mind. Konzeptuell bezieht sich TOMTASS auf verhaltenstherapeutische Prinzipien und den TEACCH-Ansatz (Häußler 2005). Besonders bei den Übungen zur Theory of Mind werden mit Hilfe von Bildern und Comics die zu bearbeitenden Geschichten visualisiert. Zudem wird den Teilnehmern zur Stressregulation die progressive Muskelentspannung beigebracht. Auch Achtsamkeitsübungen haben Platz und zeigen den Einfluss der Dialektisch-Behavioralen Therapie für Jugendliche, bei denen es um individuelle Strategien zur Wahrnehmung unangenehmer Gefühle und Stressregulation geht. Das Training beinhaltet ein Token-System zur Verstärkung. Die Themen werden in Anlehnung an das KONTAKT-Programm (Herbrecht et al. 2008) in Gruppenspielen, Gruppengesprächen, gemeinsamen Aktivitäten und Rollenspielen umgesetzt. Die wöchentlichen Hausaufgaben stellen eine Nachbereitung besprochener Inhalte oder eine Vorbereitung auf neue Themen dar. TOMTASS ist kein fest standardisiertes Manual, sondern zu jedem Modul stehen verschiedene Übungen zur Auswahl, aus denen man sich die für die Gruppe geeigneten heraussucht. In der vorgegebenen Stundenzahl können nicht ganz alle Übungen durchgeführt werden. Die benötigten Materialien sind im Manual abgedruckt und von einer CD herunterladbar.

TOMTASS wurde in einer Prä-Post-Verlaufsuntersuchung ohne Vergleich zu einer unbehandelten Kontrollgruppe evaluiert (Biscaldi, Paschke-Müller, Rauh & Schaller 2016), in welcher die Probanden der im Manual erwähnten Pilotstudie enthalten sind. TOMTASS wurde bei n = 38 hochfunktionalen Patienten mit einer Autismus-Spektrum-Störung eingesetzt, die in der Freiburger Autismus-Ambulanz der Universitätsklinik für Psychiatrie, Psychotherapie und Psychosomatik im Kindes- und Jugendalter behandelt wurden. Die Behandlung wurde mittels eines Prä-Post-Vergleichs mit der Skala zur sozialen Reaktivität (SRS, Bölte und Poustka 2008) und dem Inventar zur Erfassung der Lebensqualität bei Kindern und Jugendlichen (ILK, Mattejat und Remschmidt 2006) sowie einem Videorating (Stunde 2–4 vs. Stunde 21–23) evaluiert. Die Studie bezieht sich auf vier Kindergruppen (8–12 Jahre) und fünf Jugendgruppen (13–18 Jahre) mit ausschließlich männlichen Teilnehmern im Alter von 7.7–18.3 Jahren (Durchschnitt 13.2 Jahre) und IQ 70–136 (Durchschnitt IQ = 100.6). Das Ausmaß der autistischen Symptomatik verringert sich gemäß Elternurteil in SRS signifikant. Es wird zudem eine leichte, aber nicht signifikante Verbesserung der Lebensqualität im Elternurteil des ILK festgestellt, während das Selbsturteil des ILK keine Verbesserung zeigt. Die entsprechende selbst zusammengestellte »Veränderungs-Version« zeigt jedoch im Selbsturteil und Elternurteil eine positive Veränderung. Die Videoanalyse, die von in Bezug auf den Zeitpunkt verblindeten Ratern bewertet wurden, zeigt im Gesamtwert keine Zunahme an beobachteten sozialen Verhaltensweisen.

GATE

Das Gruppentraining für Autismus im Erwachsenenalter von Gawronski et al. (2012) richtet sich an (junge) Erwachsene mit einem IQ>70 und angemessenen sprachlichen Ausdrucksfähigkeit. Eine GATE-Gruppe besteht aus sechs Teilnehmern und zwei Therapeuten und trifft sich für 15 Sitzungen wöchentlich für 90 Minuten.

Die erste Sitzung dient der Einführung, dem Vorstellen der Teilnehmer sowie dem Sammeln bzw. Äußern von Erwartungen und Befürchtungen. Die zweite Sitzung befasst sich mit Psychoedukation zu Autismus-Spektrum-Störungn, die dritte mit Depression bei Menschen mit Autismus, da diese häufig komorbid auftritt. Dann folgt in der nächsten Sitzung eine Einführung in Entspannungstechniken und das Konzept der Achtsamkeit. In der fünften Sitzung wird ein Stressmodell vorgestellt und Stressauslöser der Teilnehmer diskutiert. In den folgenden vier Sitzungen geht es um den individuellen Umgang mit Stress und die Umsetzung der Strategien gegen Stress. Danach folgen zwei Sitzungen zur Analyse sozialer Situationen, bei der vor allem auf nonverbale Signale und das Erkennen von Gefühlen eingegangen wird. Die letzten vier Sitzungen behandeln die Themen Small Talk, Freundschaft, Konflikte sowie Ressourcen und einen Abschluss.

Die Gruppensitzungen folgen immer demselben Ablauf: Nach der Begrüßung und Besprechung von aktuellen Informationen sowie des Stundenablaufs wird ab der 5. Sitzung eine Achtsamkeitsübung durchgeführt. Als nächstes werden die Hausaufgaben, die meist eine Art Übung und Selbstreflexion im Alltag umfassen, besprochen. Nun folgt das eigentliche Sitzungsthema, das allenfalls durch eine kurze Pause von fünf Minuten unterbrochen wird. Die Sitzung wird durch das Erklären der neuen »Hausaufgaben« und einen Ausblick auf die Folgesitzung abgeschlossen. Jede Stunde wird durch die Therapeuten mittels Power Point-Präsentation, die online herunterladbar ist, durchgeführt und umfasst neben der Theorievermittlung auch Verhaltensübungen in der Gruppe. Die Informations- und Arbeitsblätter sind im Manual abgedruckt und können ebenfalls online von der Verlags-Homepage heruntergeladen werden.

GATE basiert auf einem kognitiv-behaviouralen Therapiekonzept. Die Grundlage der Trainingsentwicklung war eine bedarfsanalytische Untersuchung der Wünsche und Erwartungen Erwachsener mit einer Autismus-Spektrum-Störung an eine Therapie. Entsprechend wurden die Schwerpunkte im Training unter anderem auf die Stressreduktion, Verbesserung der sozialen Kompetenzen sowie das Benennen und Erkennen von Emotionen wie auch den Umgang mit komorbiden Störungen (v. a. Depression) gelegt. GATE dient der angemessenen Bewältigung von Stress sowie der Erweiterung des Verhaltensrepertoires im Kontakt mit Anderen. Dazu müssen sowohl Fertigkeiten erlernt werden, um verlässlich die psychische Verfassung Anderer einzuschätzen, als auch Kompetenzen im Kontakt mit Anderen (z. B. Small-Talk).

Im Manual finden sich Angaben zu einer Pilotevaluation von zwei Gruppentherapien (N = 10). Das Durchschnittsalter der sieben Männer und drei Frauen betrug 31 Jahre und sie waren durchschnittlich intelligent (M = 107, SD = 12). Das Erleben allgemeiner Wirkfaktoren wurde mittels des Stundenbogens für die allgemeine und differenzielle Einzelpsychotherapie (STEP Krampen 2002), der nach jeder Sitzung abgegeben und dann gemittelt wurde, erfasst und als gut eingeschätzt. Als besonders hilfreich wurden die Sitzungen zum Umgang mit sozialem Stress, zum Kommunizieren in sozialen Situationen und zu sozialen Konflikten wahrgenommen. Mit dem Beck-Depressionsinventar (BDI 2, Hautzinger, Keller & Kühner 2006) wurde das Ausmaß komorbider depressiver Symptome erfasst. Sowohl vor als auch nach der Gruppentherapie zeigen die Werte eine milde bis mäßige Ausprägung, die bei Gruppenende deskriptiv tiefer lag, aber nicht statistisch signifikant war. Im Weiteren wurde mit Hilfe eines selbst entwickelten Fragebogens eine Prozessdiagnostik zur Befindlichkeit, dem Maß, wie hilfreich der Sitzungsinhalt erlebt wurde, der Gestimmtheit auf die nächste Sitzung und der Therapeuteneinschätzung durchgeführt. So zeigten die Teilnehmer, dass sie die Gruppenbehandlung als positiv wahrnahmen.

FASTER

Die Freiburger Asperger Spezifische Therapie für Erwachsene von Ebert et al. (2013) richtet sich an Erwachsene mit einer Autismus-Spektrum-Störungen im hochfunktionalen Bereich (IQ>80) und guter Motivation. Das Gruppentraining dauert ca. 30 wöchentliche Termine à 90 Min. und bietet für 6–8 Teilnehmer in einem geschlossenen Setting Platz. Gemäß schriftlicher Aussagen der Autoren werden die Gruppen aktuell über 120 Minuten durchgeführt, um den Bedürfnissen der Gruppenteilnehmer besser gerecht zu werden. FASTER wurde für das Gruppensetting entwickelt, kann aber auch in der Einzeltherapie eingesetzt werden, was sich vor allem bei schweren komorbiden Ängsten, Zwängen und Persönlichkeitsakzentuierungen anbietet. Gemäß Autoren gibt es aktuell auch ein zehnwöchiges stationäres FASTER-Programm, das die Inhalte des ambulanten Programms enthalte und darüber hinaus mit spezifischen Angeboten der Pflege, Musiktherapie und Ergotherapie verbunden werde. Das stationäre FASTER-Training beinhalte eine Mischung aus Einzel- und Gruppentherapie.

FASTER umfasst drei aufeinander aufbauende Module, die jeweils mit einem Angehörigentreffen abgeschlossen werden. Im Basismodul stehen das Kennenlernen, die Erarbeitung der individuellen Verhaltensziele, der Gruppenziele wie auch die Psychoedukation mit der Erarbeitung eines adäquaten Krankheitsmodells und eines Stärken-Schwächen-Profils im Zentrum. Im Aufbaumodul werden das Konzept der Achtsamkeit und das Modell der Situationsanalyse vermittelt sowie die Themen Emotionserkennung, basale verbale und nonverbale Kommunikation (Zuhören, ein Gespräch beginnen, aufrechterhalten und beenden, nonverbale Signale senden und deren Wirkung verstehen) und Konfliktverhalten behandelt. Im Vertiefungsmodul werden komplexere Aspekte von Kommunikation (z. B. Zuhören, Anliegen formulieren) und Interaktion (z. B. Freundschaft, Partnerschaft, Small Talk) besprochen und geübt. Rollenspiele mit Videofeedback werden v. a. im Vertiefungsmodul eingesetzt. Mittels Hausaufgaben vertiefen die Teilnehmer das behandelte Thema und bereiten sich auf das Thema der nächsten Stunde vor. Die Arbeitsmaterialien und Protokollbogen können von einer CD ausgedruckt werden.

FASTER umfasst verhaltenstherapeutische, psychoedukative, übende und sozialpsychiatrische Elemente, bezieht sich aber auch auf bewährte Strategien aus der Dialektisch Behavioralen Therapie (Linehan 1993) und aus der Kinder- und Jugendpsychiatrie wie zum Beispiel TEACCH (Häußler et al. 2003). Zu den Gruppenzielen gehören der Aufbau von Stressbewältigungsstrategien, die Förderung kommunikativer und sozialer Fertigkeiten (inkl. Planung von sozialen Aktivitäten außerhalb der Gruppe und Aufbau von sozialkontakten innerhalb und außerhalb der Gruppe) auch der Abbau dysfunktionaler Strategien, indem die Wirkung der Teilnehmer und ihrer bisherigen sozialen Strategien auf Andere besprochen werden. Individuelle Ziele können zum Beispiel folgende Themen umfassen: Aufbau einer Tagesstruktur, Suche nach einem Ausbildungsplatz, einen Tanzkurs besuchen, Übernahme von mehr Verantwortung in der Familie

Zum Zeitpunkt dieser Publikation liegt eine Prä-Post-Vergleichsstudie aufgrund von mehreren Dropouts mit lediglich Daten von $n = 11–12$ Probanden aus fünf verschiedenen Therapiegruppen vor. Der Depressionswert (gem. Becks Depressionsinventar BDI, Hautzinger, Bailer, Worall & Keller 1994) nahm im Verlauf signifikant ($p = .03$) ab. Der Selbstwert zeigte gem. Multidimensionaler Selbstwertskala (MSWS von Schütz und Sellin 2006) Veränderungen in den Faktoren Emotionaler Selbstwert ($p = .04$), Sicherheit im Kontakt ($p = .04$), Allgemeiner Selbstwert ($p = .03$), aber knapp im Gesamtwert sowie den Faktoren Umgang mit Kritik und Leistungsbezogene Selbstwerteinschätzung. Die Lebensqualität (gem. WHO Quality of Life abbrevated version von Angermeyer, Kilian & Matschinger (2000) zeigte eine signifikante Zunahme im Bereich ›Physisch‹ ($p = .04$) zu körperlichen Beschwerden, Energie und Erholung und im Bereich ›Umwelt‹ ($p = .05$) zu Wohn-, Ausbildungs- und Arbeitsbedingungen, finanziellen Ressourcen und Sozialversorgung. Die Bereiche ›Psychisch‹ (Gefühle, Denken, Lernen, Körperbild, Selbstachtung) und ›Soziale Beziehungen‹ (soziale Unterstützung, sexuelle Aktivität) blieben aber unverändert. Gemäß Aussage der Autoren Ende 2016 ist eine Evaluation mit einer größeren Stichprobe in Planung, es liegen aber noch keine neuen Ergebnisse vor.

SOSTA

Das SOSTA-Trainingsprogramm von Cholemkery et al. (2014) richtet sich an Kinder und Jugendliche im Alter von 8–20 Jahren mit einer Autismus-Spektrum-

Störung und ausreichenden kognitiven (IQ>70) und verbalen Fähigkeiten sowie freiwilliger Teilnahme und einer gewissen Eigenmotivation. Die Kindergruppen (9–13 Jahre) umfassen 4–5 Teilnehmer und die Jugendlichengruppen (14–20 Jahre) 5–7 Teilnehmer und durch jeweils zwei Therapeuten betreut. Das wöchentliche Training wurde mit zwölf manualisierten Sitzungen à 90 Minuten evaluiert. Es wird aber empfohlen sechs zusätzliche Puffersitzungen (»Aktiver Nachmittag«) in den Verlauf einzubauen, um mehr üben und vertiefen sowie gruppenspezifische Themen bearbeiten zu können, den Transfer zu unterstützen oder auch Gruppenaktivitäten (z. B. Party) zu planen und durchzuführen.

SOSTA ist ein manualisiertes Training und behandelt folgende Themen: Benennen, Erkennen und Üben des emotionalen Ausdrucks, Kommunikationsregeln, Kontaktaufnahme und Gestaltung, Fremd- und Selbstwahrnehmung sowie Umgang mit schwierigen Situationen. Das Training umfasst zwölf strukturierte und sechs freie Sitzungen sowie drei Elternabende. Jeder dritte Termin ist eine der freien Sitzungen und dient der Wiederholung und freien Gestaltung gemeinsamer Aktivitäten zur Förderung von Selbstständigkeit und Transfer des Gelernten in Alltagssituationen. Das strukturierte und standardisierte Manual gibt genau vor, in welcher der zwölf vorgegebenen Sitzungen welches Thema mit welchen Übungen behandelt wird. Zudem gibt es in regelmäßigem Rhythmus sechs freie Sitzungen, an denen Themen wiederholt und vertieft werden können. Thematisch sind die Sitzungen wie folgt vorgegeben: 1. Kennenlernen und Einführung 2. Kommunikation 3. Gefühle erkennen 4. Gefühle ausdrücken 5. Gefühle und Situation 6: Impulskontrolle und Selbstregulation von Wut 7. Interaktion und Problemlösen I: Soziale Fehleranalyse (»social autopsies«) 8. Interaktion und Problemlösen II: Kontaktaufnahme und »social scripts« 9. Soziale Wahrnehmung: Freundliches und selbstbewusstes Verhalten 10: Selbst- und Fremdwahrnehmung: Stärken 11: Selbst- und Fremdwahrnehmung II: »social skripts« oder Problemlösen nach dem sogenannten SODA-Modell und 12. Abschluss.

Der Ablauf der Sitzungen ist immer gleich und umfasst nach einer Einführung, einer Wiederholung der Gruppenregeln und der Eingangsrunde den Themenblock und Gruppenspiele. Dann folgt der Wochenauftrag, wie die Hausaufgaben genannt werden. Schließlich folgt die Abschlussrunde, in der die Teilnehmer benennen, was ihnen gefallen und was ihnen nicht gefallen hat, und jeder Teilnehmer von den Therapeuten ein ausschließlich positives Feedback erhält. In jeder Sitzung werden sogenannte Wochenaufträge zur Vertiefung der besprochenen Themen verteilt. Alle Arbeits- und Informationsblätter sowie weitere Übungsmaterialien können von der Verlags-Homepage heruntergeladen werden.

SOSTA ist ein verhaltenstherapeutisches Training mit einer operanten und kognitiven Vorgehensweise. Es arbeitet mit einem Verstärkerplan, um gemeinsam festgelegte Verhaltensweisen (»Verhaltensregeln«) zu trainieren. Durch die positive Verstärkung soll die Auftretenswahrscheinlichkeit des Zielverhaltens erhöht werden. Negative Verstärkung wird kaum eingesetzt. Bei mangelnder Kooperation, störendem und oppositionellem Verhalten, aggressivem Verhalten und Konflikten kommt Verstärkerentzug oder eine verhaltenstherapeutische Auszeit zum Tragen. Pro Stunde können die Teilnehmer gesamthaft vier Punkte für das Einhalten von festen und variabeln Gruppenregeln wie auch individuelle Ziele und Wochenaufträge erhalten. Am Ende jeder Sitzung wird der Verstärkerplan abgerechnet und die Teilnehmer können ihre Punkte gegen etwas aus einer »Belohnungskiste« eintauschen. Rollen- und Gruppenspiele, die nicht ausschließlich spezifisch eine soziale Fertigkeit üben, sondern übliche Kinderspiele für Interaktion, Bewegung und Spaß sind, sind ein wichtiger Teil bei SOSTA.

Die Ziele umfassen den Aufbau sozialer Kompetenzen, die Verbesserung der sozialen Motivation, des Perspektivenwechsels und der Anpassungsfähigkeit sowie das Erlernen von Selbststeuerungsfähigkeiten.

SOSTA ist neben dem mit der schwedischen Stichprobe untersuchten KON-TAKT-Programm das einzige manualisierte Gruppentraining im deutschsprachigen Raum, das in Deutschland mit einer kontrolliert randomisierten Stichprobe an sechs verschiedenen Universitätskliniken für Kinder- und Jugendpsychiatrie mit einer Spezialisierung auf die Diagnostik und Behandlung von Patienten mit einer Autismus-Spektrum-Störung (SOSTA-net) evaluiert wurde (Freitag, Jensen, Elsuni, Sachse et al. 2016). Es ist eine Prä-Post-Untersuchung (IG-N = 101) mit einer Kontrollgruppe (KG-N = 108), welche die normale zur Verfügung stehende Behandlung für die Patienten und das Elterntraining (drei Termine) erhalten hat, und einer Katamnese nach drei Monaten. Die manualgetreue Umsetzung wurde durch Videoaufnahmen und nachfolgender Kodierung von mindestens einer der Therapiestunden überprüft. Die Evaluationsstudie bezieht sich auf Daten aus 14 Gruppen, die jeweils wöchentlich für zwölf Sitzungen für Kinder und Jugendliche, die in altershomogene Gruppen (Umfang 4–5 Jahre) zusammengefasst waren, durchgeführt worden sind und zusätzlich drei Elterngruppentermine umfassten. Die Stichprobe (N = 209, IG-N = 101 bzw. KG-N = 108) umfasst 194 Jungen (IG = 96 bzw. KG = 98) und 15 Mädchen (IG = 5 bzw. KG = 10) mit einem Durchschnittsalter von 12.7 bzw. 12.9 mit einem IQ>70 (IG-Durchschnitts-IQ = 102.5 bzw. KG-Durchschnitts-IQ = 101.4), die im Zeitraum von sechs Monaten vor Trainingsbeginn keine weitere gravierende psychiatrische Erkrankung wie oder schwere aggressive Verhaltensstörungen aufwiesen. Der Prä-Post-Vergleich des Fragebogens zur sozialen Reaktivität (SRS, Bölte et al. 2008) zeigt gemäß Elternangaben eine Symptomabnahme des Gesamtwertes in der Interventions- wie auch der Kontrollgruppe, wobei diese in der Interventionsgruppe signifikant höher ist als in der Kontrollgruppe ist (p = .01, ES = .35). In der Katamnese nach drei Monaten bleiben die Werte der Interventionsgruppe signifikant tiefer als in der Kontrollgruppe (p = .02, ES = .34). Die Angaben der Lehrer im SRS zeigen deskriptiv eine größere Symptomabnahme in der Interventionsgruppe, doch der Vergleich zur Kontrollgruppe ist wie auch beim SDQ nicht signifikant. Nach drei Monaten unterschieden sich die Gruppen nicht mehr. Im Weiteren wurden bei der Katamnese in der Interventionsgruppe signifikant weniger allgemeine Verhaltensprobleme gemessen am Gesamtwert des Strength and Difficulties Questionnaire (SDQ, Rothenberger, Becker, Erhart, Wille & Ravens-Sieber 2008) als in der Kontrollgruppe gefunden. Im Bereich der ängstlich-depressiven Symptomatik des CBCLs (Achenbach 1991a) und ›Probleme mit Gleichaltrigen‹ des SDQ wurde gemäß Elternangaben keine Verbesserungen bei Gruppenende oder nach drei Monaten gefunden. Auch in der Selbstbeurteilung mittels des Depressionsinventars für Kinder und Jugendliche (DIKJ, Stiensmeier-Pelster, Braune-Krickau, Schürmann & Duda

2000) zeigte sich keine signifikante Veränderung. Ein höherer SRS-Wert in den Eltern- oder Lehrerangaben, also eine höhere Symptombelastung im Bereich der sozialen Reaktivität, wie auch ein höherer IQ korrelierten mit einem besseren Erfolg bei Therapieende und der Katamnese-Messung. Alter und Geschlecht hatten keinen Einfluss.

1.9 Entwicklung des Zürcher KOMPASS-Trainings

> *»Die KOMPASS-F-Gruppe verhindert viel Leid. Sie ist präventiv wertvoll z. B. in Bezug auf Vorstellungsgespräche.«* Notiz einer Mutter auf dem Fragebogen zur Evaluation von KOMPASS-F

Für die Behandlung von Kindern, Jugendlichen und jungen Erwachsenen mit einer Autismus-Spektrum-Störung kann nicht auf bereits vorhandene allgemeine Interventionsprogramme zurückgegriffen werden, da diese bestimmte grundlegende sozio-kognitive Fähigkeiten (z. B. das Erfassen von emotionalen und mentalen Zuständen des Gegenübers) und Fertigkeiten (z. B. den kommunikativen Austausch) voraussetzen, die den Kindern fehlen (Ozonoff et al. 1995; Rao et al. 2008). Rao et al. (2008) fordern die Entwicklung einfach handhabbarer Manuale, die in der natürlichen Umwelt der Kinder wie etwa der Schule oder dezentralen Versorgungseinrichtungen implementiert werden können.

Als die Autoren sich mit dem Thema auseinanderzusetzen begannen, gab es im deutschsprachigen Raum noch kein Gruppentherapiemanual. Seit 2004 wurde daher das Gruppentraining KOMPASS in der Klinik für Kinder- und Jugendpsychiatrie und Psychotherapie in Zürich von den beiden Psychologen und personzentrierten Psychotherapeuten Bettina Jenny und Philippe Goetschel entwickelt, regelmäßig mit verschiedenen Therapeutenteams durchgeführt 2011 publiziert und bis 2016 evaluiert. Bald war klar, dass einige Teilnehmer daran interessiert waren, komplexere soziale Fertigkeiten zu besprechen und zu erlernen. 2005 wurde zwar das SOKO-Konzept von Häußler für Erwachsene publiziert, doch die KOMPASS-Autoren wollten andere Schwerpunkte setzen, sodass sie wiederum etwas eigenes, KOMPASS-F für Fortgeschrittene entwickelt und seit 2008 jährlich durchgeführt und evaluiert.

Das Vorgehen (Jenny und Schär 2010) bei der Entwicklung des Praxishandbuchs entspricht in etwa den Vorschlägen von Smith et al. (2007), wie die Forschung zu psychosozialen Behandlungsprogrammen für Menschen mit einer autistischen Störung aufgebaut werden soll. Bereits früher wurde ein Gruppenkonzept für nichtautistische Kinder mit einem Mangel an sozialen und emotionalen Kompetenzen entwickelt, erprobt und evaluiert (Jenny, Goetschel, Käppler, Samson & Steinhausen 2006; Jenny und Käppler 2008). Konzeptuelle Überlegungen zu Gruppenbehandlungen finden sich in Jenny (2011). Die Therapeuten blicken auf eine langjährige einzeltherapeutische Erfahrung mit nicht-autistischen und autistischen Kindern und Jugendlichen und weisen ein breites Erfahrungsspektrum in der Diagnostik und Beratung von Kindern, Jugendlichen und jungen Erwachsenen mit einer autistischen Störung auf. Schließlich wurde ab 2004 das Praxishandbuch zum KOMPASS-Basistraining (Jenny et al. 2011) entwickelt, bisher 20x durchgeführt und bis 2016 evaluiert (► Kap. 7). 2008 wurden neue Materialien entwickelt, um zusätzliche Themen zu bearbeiten und dem Wunsch der Teilnehmer zu entsprechen, ein weiteres Jahr von einem Gruppentraining profitieren zu können. 2008 wurde erstmals eine KOMPASS-F-Gruppe für Fortgeschrittene durchgeführt und findet nun zum 9. Mal statt. Die entsprechende Evaluation wird 2017 (► Kap. 7) abgeschlossen sein. Eine ausführliche Diskussion der personzentrierten Basis des Vorgehens bei KOMPASS findet sich in Jenny et al. (2010).

Nach Remschmidt et al. (2006) soll eine therapeutische Intervention, die Kindern mit einer autistischen Störung gerecht wird, entwicklungsorientiert ausgerichtet sein, störungsspezifisch vorgehen, multimodal die Bandbreite der sich als wirksam erwiesenen Methoden unterschiedlicher Therapietraditionen nutzen sowie auf einem vertieften Verständnis und umfangreicher Erfahrung im klinischen Umgang mit Kindern mit einer Autismus-Spektrum-Störung beruhen. Wie bereits im Basistraining bemüht sich auch KOMPASS-F diesem Anspruch gerecht zu werden (► Kap. 2.2).

Entsprechend anderer aktuellen Ansätzen wurde mit KOMPASS bewusst keine Gruppentherapie, sondern ein *Gruppentraining* entwickelt. In der Gruppentherapie wird das Gruppengeschehen mit den wechselseitigen Beziehungen als therapeutischer Prozess genutzt und die Gruppe als Medium für zu korrigierende emotionale Erfahrungen verstanden (Haar, Zauner & Zech 1979). Ziel ist eine intrapsychische Veränderung. Im Gruppentraining hingegen werden bei definierten Verhaltensauffälligkeiten und -defiziten spezifische Interventionen eingesetzt. Die Gruppe stellt hierfür einen Übungsraum dar, und psychodynamische Prozesse stehen im Hintergrund, was aber keineswegs bedeutet, dass die Interaktionen innerhalb der Gruppe nicht von Bedeutung sind. Das Gruppentraining ist stärker strukturiert und die zu bearbeitenden Themen werden nicht laufend von den Teilnehmenden vorgegeben. Das Gruppentraining stellt eine besonders geeignete Interventionsform für Menschen mit einer autistischen Störung dar, da die soziale Interaktion gefördert wird und die erlernten Fertigkeiten in einer recht realistischen Umgebung mit Gleichaltrigen geübt werden können, was die Generalisierung in den Alltag erleichtert (Barry et al. 2003).

Da es unterdessen verschiedene deutschsprachige evaluierte Gruppentrainings auf dem Markt gibt, stellt sich die Frage, was denn KOMPASS inhaltlich von den anderen Trainings unterscheidet. Die Themenbreite ist unserer Einschätzung nach außergewöhnlich. Zudem ist uns kein anderes Training bekannt, bei dem die sozialen Kompetenzen so konkret und detailliert beschrieben und operationalisiert sind. Nur KOMPASS formuliert zum Beispiel aus, wie einzelne Merkmale der Stimme und Mimik gestaltet werden müssen, um eine bestimmte Emotion darzustellen, wie das Gleichgewicht vom sozialen Geben und Nehmen funktioniert und wie bildliche Sprache, Komplimente oder soziale Lügen formuliert werden können.

Hinzu kommt zu jeder sozialen Kompetenz eine ausführliche Erklärung, weshalb diese wichtig ist und was Menschen ohne Autismus sich dazu denken, wenn man sie nicht zeigt. Nur KOMPASS nimmt sich so viel Zeit, um alle Fertigkeiten einzuüben und bietet auch entsprechend viel Übungsmaterial, das variabel eingesetzt werden kann.

1.9.1 Psychotherapeutischer Hintergrund

Die KOMPASS-Gruppenbehandlung wurde sowohl in der Gestalt des Basis- als auch des Fortgeschrittenen-Trainings aus einem humanistischen Menschenbild und einer personzentrierten Haltung heraus entwickelt und aus personzentrierten Grundlagen, wie es für die Kindertherapie (Weinberger 2001; Boeck-Singelmann, Ehlers, Hensel, Kemper & Monden-Engelhardt 2002; Behr, Hölldampf & Hüsson 2008) weiterentwickelt und auf das Gruppensetting übertragen (Jenny et al. 2006; Jenny et al. 2008) wurden, hergeleitet. Der personzentrierte Ansatz stellt aufgrund der zentralen Stellung von Beziehung und Kommunikation ein in hohem Maße geeignetes Behandlungskonzept für Menschen mit autistischen Interaktions- und Kommunikationsproblemen dar. *»Die personzentrierte Haltung ist primär eine Art und Weise des Seins, die ihren Ausdruck findet in Einstellungen und Verhaltensweisen, die wachstumsförderndes Klima schaffen. Sie ist mehr eine basale Philosophie als nur eine Technik oder eine Methode«* (Rogers 1982, zit. nach Korunka 1992, S. 71). Auf der Ebene der therapeutischen Methoden werden viele verhaltenstherapeutische Techniken wie Prompting, Shaping und Chaining eingesetzt (▶ Kap. 2.2). Es erfolgt aber weder eine Verhaltensanalyse, noch werden Techniken wie zum Beispiel Entspannungsübungen, Selbstinstruktionen oder systematische Verstärkersysteme für Verhaltensweisen eingesetzt. Auch methodische Überlegungen des TEACCH-Ansatzes wurden aufgegriffen (▶ Kap. 2.2). Das KOMPASS-F-Training, das auf prozess- und ressourcenorientierte Aspekte fokussiert, entstand aus der Auseinandersetzung mit den Autismus-spezifischen Bedürfnissen der Klienten und dem Versuch zu verstehen, wie autistische Menschen die Welt wahrnehmen und erleben. Mitterhuber und Wolschlager (2001) betonen, dass erst ausreichendes Wissen um eine Störung und deren Entstehungsbedingungen empathisches Mitvollziehen, eine Zugangsweise zu fremden und zunächst unverständlichen Erlebensformen und entsprechend ein Beziehungsangebot ermöglicht (»wissendes Verstehen«, S. 149). Auch bei autistischen Menschen muss das therapeutische Angebot im Sinne der Grundhaltungen *»in Entsprechung zu den Wahrnehmungsmöglichkeiten und zum Kontaktverhalten der Klienten umgesetzt werden«* (Mitterhuber et al. 2001, S. 149). Der Therapeut muss sich immer die Frage stellen, worauf sich die Empathie zu richten hat, was ein Verständnis für die autistische Wahrnehmungswelt bedingt.

Langjährige eigene klinische Erfahrung der Autoren wie auch die Literatur (z. B. von Zülow 2009) zeigen, dass eine hilfreiche psychologische Haltung bei Menschen mit einer autistischen Wahrnehmungsverarbeitung klarer strukturiert, weniger gesprächsorientiert und konkreter erfolgen muss, als dies bei anderen Klientengruppen notwendig ist. Eine auf die autistische Person zentrierte Therapie muss auch deren Anliegen ernst nehmen, ihre Entwicklungsdefizite kompensieren zu wollen. Eine nachhaltige Möglichkeit, die den Klienten auch bald befähigt, neue soziale Erfahrungen zu machen, besteht zum Beispiel darin, ihm – angeleitet durch Fragen oder Beobachtungsübungen – dabei zu helfen, die impliziten Informationen über die nicht-autistische soziale Welt, in welcher er leben muss und oft auch leben möchte, zu entdecken und ihm diese dann zur Verfügung zu stellen (▸ Kap. 2.2). Aufgrund der störungsspezifischen Voraussetzungen und dem Verständnis der spezifischen Bedürfnisse autistischer Menschen, ergänzen die therapeutische Vorgehensweise eine konkrete Informationsvermittlung und handlungsorientierte Übungen (▸ Jenny et al. 2010). Auf dieser Basis wurden im KOMPASS-Training auch auf der Ebene der therapeutischen Techniken vielfältige Mittel eingesetzt, wie sie im Kapitel 2.2 beschrieben werden.

Sich auf die Person und die Gruppe als Ganzes zu konzentrieren, bedeutet, dass jede Sitzung je nach Persönlichkeit und intellektuellem, sozialem und emotionalem Entwicklungsstand der Teilnehmer, je nach Gruppenprozess, aktueller Gruppendynamik und Verlauf der vorhergehenden Sitzungen neu geplant werden muss. Der aktuelle Gruppenprozess oder wichtige Anliegen einzelner Gruppenmitglieder sind immer wesentlicher als die geplanten Lektionen. Vorrang vor pädagogischen Zielen haben stets die Beziehungsklärung und -verbesserung (Behr 1989). Wann immer im Gruppenverlauf Fragen auftauchen, die die Beziehungsgestaltung der Teilnehmer untereinander oder zu den Therapeuten betreffen, werden diese angesprochen. Meistens erfolgt dies im Plenum, manchmal aber auch nur unter den davon betroffenen Teilnehmern. Die Übungen und Informationen über das implizite soziale Wissen sind nur dann hilfreich und der sozialen und kommunikativen Entwicklung des Betroffenen nachhaltig förderlich, wenn sie in die therapeutische Beziehung und das reale Gruppengeschehen eingebettet sind. Entsprechend werden die Ziele in den Bereichen Kommunikation, Interaktion und Theory of Mind in jeder Gruppe auf etwas anderen Wegen erreicht (▸ Kap. 2.10.5). Das KOMPASS-Praxishandbuch ist daher eine thematisch geordnete Sammlung von Materialien, die sich bewährt haben, und kein Manual mit fertig geplanten Gruppenstunden (▸ Kap. 2.10.5).

Das KOMPASS-Gruppentraining umfasst mit dem psychotherapeutischen auch einen pädagogischen Anteil, der für die Strukturierung von Erfahrungs- und Lernmöglichkeiten (Specht 1993) verantwortlich ist. Die Forderung von Rogers (1988), wonach Kompetenzen gelehrt werden sollen, die ein flexibles Reagieren auf eine sich verändernde Umwelt erlauben, wird erfüllt. Dies ist für autistische Menschen existentiell wichtig: Die soziale Umwelt besteht nur aus Veränderung.

2 Konzeption des KOMPASS-Sozialtrainings in der Gruppe

> *»S. hat unwahrscheinlich viel gelernt. Heute hat sie mit ihren »logischen« Überlegungen viele Verhaltensweisen »auswendig« gelernt und passt sich geschickt an. Manchmal ist es schwer zu erkennen, dass sie doch nicht alles in ihrer Umgebung versteht.«* Notiz einer Mutter auf dem Fragebogen zur Evaluation von KOMPASS-F

2.1 KOMPASS-Basistraining

> *» Während den letzten zwei Jahren habe ich an der Uni Karate gemacht .... Dort habe ich Kollegen kennen gelernt, mit denen ich auch sonst Sachen unternommen habe. Mit einigen davon werde ich auch jetzt noch in Kontakt bleiben. Auch in meiner Klasse habe ich eine Gruppe von Freunden, komme aber auch mit den anderen Studenten gut aus. Das Small Talk Modul der KOMPASS-Gruppe hat dabei sehr geholfen.«* E-Mail einer Teilnehmerin fünf Jahre nach Ende des Basistrainings

Die im KOMPASS-Basistraining (Jenny et al. 2011) erlernten sozialen Fertigkeiten stellen die Grundlage für das Fortgeschrittenen-Training dar. Ohne über diese sozioemotionalen Kompetenzen einigermaßen sicher verfügen zu können, ist das Erlernen der komplexeren Fertigkeiten stark erschwert oder zum Teil sogar nicht möglich.

Der Begriff Basis-Training bezieht sich nicht nur darauf, dass es die ersten Trainingsmodule beinhaltet, sondern verweist auch darauf, dass dabei grundlegende soziale Fertigkeiten vermittelt und eingeübt werden, welche die Basis für die komplexeren Fertigkeiten bilden. Im Modul 1 »Emotionen« (M1) wurde der emotionale Wortschatz differenziert und gefestigt sowie das Erkennen und Ausdrücken von Emotionen eingeübt. Zudem erlernten die Teilnehmer Techniken, wie man auf Gefühle Anderer reagieren und dadurch einen sympathischen, vielleicht sogar einfühlsamen Eindruck machen kann. Im Modul 2 »Small Talk« (M2) wurden die Teilnehmer schrittweise dazu befähigt, wechselseitig sozial zu kommunizieren. Im Modul 3 »Nonverbale Kommunikation« (M3) wurden die einzelnen Aspekte der Körpersprache angeschaut. Ihre Körperhaltungen im Sitzen und Stehen wurden lebendiger, vielfältiger und teilweise angemessener und sie befassten sich mit der physischen Nähe-Distanz-Regulation. Die Bedeutung des Blickkontakts wurde besprochen. Konventionelle und emotionale wie auch ironische Mimik sowie beschreibende, instrumentelle, konventionelle und emotionale Gestik wurden eingeübt. Sie lernten verbale Aussagen stimmlich mittels Lautstärke, Betonung, Sprechtempo, Pausen und Prosodie zu gestalten. Die Teilnehmer lernten, vielfältig und mit verschiedenen Mitteln nonverbal zu kommunizieren, aber auch nonverbale Signale Anderer zu beachten und zu interpretieren. Am Schluss konnten sie viele nonverbale Kommunikationsmittel miteinander verbinden und mit verbalen Aussagen integrieren. Auch an der aktiven Gestaltung des Ersteindrucks wurde gearbeitet und dessen Bedeutsamkeit für soziale Beziehungen besprochen.

2.2 Konzept

> *»Die Therapeutin hat die Themen stets transparent behandelt und »beim Namen genannt«, was sicher entscheidend zum Erfolg beigetragen hat.«* Feedback einer Mutter auf einem Fragebogen.

Die Grundhaltung bei KOMPASS-F ist wie bereits beim KOMPASS-Basistraining personzentriert (▶ Kap. 1.9.1). Der Respekt vor den manchmal andersartigen Bedürfnissen und dem »anderen« Erleben von Menschen mit einer Störung aus dem autistischen Spektrum steht im Zentrum. Der Begriff ›Kompetenztraining‹ soll betonen, dass Menschen mit einer Autismus-Spektrum-Störung über viele Kompetenzen verfügen, die als Ressourcen eingesetzt werden können, dass sie aber auch neue Kompetenzen erlernen. Auf der Ebene der Techniken werden auch verhaltenstherapeutische Elemente einbezogen. Es erfolgt aber keine eigentliche Verhaltensanalyse der individuellen Teilnehmer. KOMPASS arbeitet auch nicht mit einem gezielten Verstärkersystem im Zusammenhang mit (individuell bestimmten) Verhaltensweisen, setzt keine Selbstinstruktionen und Entspannungsübungen ein und baut keine schrittweisen Expositionen ein. Jedoch fließen z. B. therapeutische Techniken von TEACCH (Häußler et al. 2003) mit ein. Die nun folgenden Strategien, mit denen KOMPASS arbeitet, beziehen sich auf das Kapitel über die zentralen Bausteine eines Sozialtrainings (▶ Kap. 1.8.4) und entsprechend auch die Gedanken von Krasny et al. (2003).

Beachten der neuropsychologischen Hintergründe:
KOMPASS-F beachtet die kognitiven Besonderheiten (▶ Kap. 1.7) von Menschen mit einer Autismus-Spektrum-Störung. Die Förderung der Theory of Mind ist bei KOMPASS-F ein eigenständiges, explizites Thema (Modul 6), wird aber bei jedem

Thema und in jeder Therapiesitzung beachtet. Die Therapie spricht die Schwierigkeiten, sich in eine andere Person hineinzuversetzen explizit an und vermittelt Fähigkeiten, wie man sich in den gegebenen sozialen Situationen verhalten kann. Die sozialen Kompetenzen werden so aufgeschlüsselt, dass sie der eher an Details orientierten Informationsverarbeitung entgegenkommen und den Kontext explizit darlegen. Besonderheiten von Menschen mit einer Autismus-Spektrum-Störung. Den Schwierigkeiten mit den exekutiven Funktionen KOMPASS betreffend, werden zum Beispiel durch die klare Nummerierung der Materialien und den Ordner, den strukturierten Therapieablauf mit den Routinen, aber auch den Vorgaben zur Fehleranzahl auf den Arbeitsblättern mit den Fehlertexten oder der Strukturierung der vermittelten sozialen Fertigkeiten bzw. des sozialen Wissens begegnet. Strukturiertes, regelbasiertes, explizites und analytisches Lernen sind wichtige Komponenten des KOMPASS-Trainings und kommen dem Bedürfnis nach »Systemizing« nach. Das Training bemüht sich, den Teilnehmern zu helfen, weniger Vorhersagefehler zu machen und besser mit diesen umzugehen. Die folgenden Strategien stehen ebenfalls im Einklang mit den kognitiven Stärken und Schwächen von Menschen mit einer Autismus-Spektrum-Störung.

Ressourcenorientierung:
Bei der Operationalisierung der Fertigkeiten wird darauf geachtet, die für Menschen aus dem autistischen Spektrum typischen Stärken zu nutzen. Das gute Systematisierungsvermögen wird immer wieder genutzt (z. B. Darstellung der Freundschaftsprofile, Zielbereiche von Komplimenten, Ablaufschema beim Argumentieren, grafische Darstellung von Partnerarbeit). Die Stärke in der Detailverarbeitung wird vor allem zur genauen Beobachtung der sozioemotionalen Signale genutzt (z. B. Perspektivenwechsel, soziale Hypothesen, Ironie). Die Sachorientierung wird im kognitiven Ansatz unter anderem mit den Infoblättern umgesetzt und zeigt sich auch in den Strategien »Implizites explizit machen« und »Rationales vor emotionalem Verstehen«. Das Zusammensein in der Gruppe und die Gruppendynamik profitieren enorm von den Stärken der Jugendlichen und jungen Erwachsenen: Die Teilnehmer sind meist loyal, solidarisch, tolerant, respektvoll, offen, ohne Hintergedanken und zeigen noch viele weitere Stärken.

Sequentielle und progressive Einübung:
Das explizite Lernen von sozialen Verhaltensweisen soll, auf einfachen Fertigkeiten aufbauend, auch komplexere Fertigkeiten vermitteln (Howlin et al. 1999). Jede zu erlernende sozioemotionale Kompetenz wird bei KOMPASS in kleine Teilschritte gegliedert, die zuerst separat vermittelt und geübt und dann miteinander verbunden werden (Remschmidt et al. 2006). Dabei kommen je nach Struktur der zu erlernenden Kompetenz zwei unterschiedliche Umsetzungen dieser Forderung zum Einsatz. Die einen, in KOMPASS-F die meisten Kompetenzen (z. B. Verständnis und Gebrauch von bildlicher Sprache), bestehen aus verschiedenen, gleichwertigen Teilkompetenzen (z. B. Metaphern, Vergleiche, Sprichwörter, aber auch Ironie, Jugendsprache, Witze), die wie in einem Netz alle miteinander zusammenhängen. In diesem Fall wird jede Teilkompetenz, evtl. wiederum in Teilschritte aufgeteilt, geübt und dann mit allen anderen Teilkompetenzen (z. B. Witze mit Doppeldeu-

tigkeiten, Metaphern bei der Verwendung von Jugendsprache) verbunden. Ein weiteres Beispiel ist die Entwicklung von Freundschaft (► Kap. 5.2), die mit sehr vielen anderen Kompetenzen zusammenhängt. Die anderen Kompetenzen besitzen einen inneren Aufbau, der einen bestimmten Ablauf der Teilkompetenzen vorgibt oder suggeriert. In dem Fall wird die Kompetenz (z. B. konstruktives Feedback) in aufeinander aufbauende Teilschritte (1. positive Aussage/Loben, 2. negative Aussage/Kritisieren, 3. Veränderungsvorschlag) gegliedert, die zuerst separat vermittelt und geübt und dann zu einem ganzen Verhaltensablauf zusammengefügt werden. Das Thema ›Argumentieren‹ (► Kap. 4.9) ist ein weiteres Beispiel hierfür.

Shaping:
Aufgrund der Gliederung in Teilfertigkeiten und dem Bereitstellen von »Prompts« kann bei KOMPASS mit langsam ansteigendem Schwierigkeitsgrad geübt werden, sodass jeder einzelne Schritt mit großer Wahrscheinlichkeit erfolgreich bewältigt werden kann. Wenn ein Verhalten im Grundsatz oder in Ansätzen da ist, wird weiter daran gearbeitet, bis es die Zielform erreicht und automatisiert ist. Zum Beispiel wird bei der Ironie vielleicht zuerst nur ein mimisches Signal gezeigt, dann kommt der Mund und schließlich die Stimme dazu. Zudem wird an der Stimme gefeilt, dass sie alle notwendigen emotionalen Schattierungen darstellen kann. Oder bei den sozialen Lügen wird mal eine Technik (z. B. Ausweichen) vermittelt, dann werden noch weitere ergänzt (z. B. übertreiben) und schließlich die Sonderformen (z. B. Kinderlüge) geübt.

Rationales vor emotionalem Verstehen:
KOMPASS ist eine Therapie, die »vom Kopf zum Bauch« bzw. »von oben nach unten« geht, da das rationale Verstehen zuerst anvisiert und dann daraus das emotionale Verstehen begünstigt wird. Bei jeder Zielkompetenz (z. B. Erkennen, Verstehen und Formulieren von Komplimenten) werden deren verschiedene Aspekte und Hintergründe dargestellt sowie die dahinterstehenden sozialen Prinzipien und Konzepte explizit besprochen (Hadwin, Barron-Cohen, Howlin & Hill 1996).

Implizites explizit machen:
Bei KOMPASS wird davon ausgegangen, dass (fast) jede soziale Fertigkeit bewusst erlernt und intellektuell nachvollzogen werden kann (Hadwin et al. 1996). Es soll die kognitive und die affektive Erlebensweise erweitert werden. Zu jedem Thema steht ein Infoblatt (► Kap. 2.9.2) zur Verfügung, das explizit zu jedem Verhaltensaspekt die Überlegungen und Hintergründe sowie Motivationen und Interpretationen detailliert erklärt. Rogers (1988) weist darauf hin, dass Menschen, wenn sie entdecken, dass sie etwas können, auch handeln. So werden die Handlungsmöglichkeiten erweitert, was den Betroffenen die Wahl gibt, sich neuen sozialen Erfahrungen zuzuwenden und soziale Situationen erfolgreich zu bewältigen.

Konzepte statt einzelne Verhaltensweisen:
Im KOMPASS-Sozialtraining geht es nicht darum, den Teilnehmern nur sozial akzeptables Verhalten anzutrainieren, sondern die Teilnehmer sollen die sozialen

Konzepte verstehen und wissen, durch welche Verhaltensweisen sich diese im Alltag konkretisieren. Die Verhaltensweisen lernen sie nicht einzeln, sondern als übergeordnetes Schema (z. B. Kategorien der Komplimente, Strategien für konstruktive Streitgespräche) oder als Anleitung (z. B. Feedback, Verabredung).

Konkretisierung des Abstrakten:
Im KOMPASS-F-Training werden die zu erlernenden Fertigkeiten, wann immer möglich, konkret und teilweise sogar in vorgegeben Verhaltensschritten operationalisiert. Im Modul 5 »Komplexe Interaktion« steht das Konzept ›Freundschaft‹ und die Vorstellung, Freundschaften zu entwickeln und zu pflegen, im Zentrum. Es wird viel Zeit darauf verwendet, diese abstrakten Konzepte durch eine Vielzahl konkreter Verhaltensweisen zu füllen, wie man Interesse an der Entwicklung einer Freundschaft zeigen oder bestehende Beziehung pflegen kann. Auch der Einsatz von Visualisierungen ist zum Konkretisieren hilfreich (z. B. beim Erlebnisaustausch als Brücke zwischen dem Ich-Erzähler und dem Inhalt, um auf den persönlichen Gehalt hinzuweisen).

Abstrahieren von Konkretem:
Um Konkretes zu abstrahieren, damit es vom Einzelfall unabhängig wird und besser generalisiert werden kann, setzt KOMPASS oft Visualisierungen (z. B. Grafiken zum Streitgespräch, zur Partnerarbeit und zum Argumentieren) und Systematisierungen (z. B. Strategien im konstruktiven Streitgespräch, Freundschaftsprofile) ein.

Prompting:
Damit die Betroffenen durch Erfolg lernen, zum Transfer in den Alltag motiviert werden, Selbstvertrauen in ihre sozialen Fähigkeiten entwickeln und ihr Selbstwertgefühl aufbauen können, werden bei allen KOMPASS-Übungen jeweils gerade so viele Hilfsmittel oder »Prompts« (z. B. Erinnerungsstützen, Coach, Platzhalter) bereitgestellt, dass die Übung für die Betroffenen erfolgreich verläuft und sie dabei ein angenehmes emotionales Erlebnis haben. Die Erinnerungskärtchen im Modul 4 »Komplexe Kommunikation« zu den Themen aktives Zuhören, der Erlebnisaustauschrunde und Gruppengespräch sind solche Prompts. Wenn ein Witz zuerst mit Farben und Notizen vorbereitet wird, damit er nonverbal gut gestaltet ist, sind dies Prompts. Auch wenn in einem Spiel zum Formulieren von Komplimenten, als Erinnerungsstützen Kärtchen mit den Kategorien für Komplimente aufliegen, ist dies ein Prompt. Hilfsmittel wie die auf dem Tisch liegenden Leitfragen bei den sozialen Hypothesen oder die Regulierungskarten gelten als Prompts.

Einsatz von Visualisierungshilfen:
Mit verschiedenen Visualisierungsmitteln wird in KOMPASS-F versucht, Abstraktes so gut wie möglich konkret werden zu lassen. Hintergrundinformationen zu den einzelnen Modulen werden in schriftlicher Form gegeben (▶ Kap. 2.9.2) und farblich von Arbeits- oder Protokollblättern unterschieden. Auch die Regulierungskarten (▶ Kap. 3.1) stellen Visualisierungen dar: So kann man beispielsweise einem Teilnehmer verdeutlichen, dass er zu leise spricht, indem man ihm eine Karte

mit einem Megafon vorlegt. Das ständige Wiederholen der verbalen Aufforderung, das den Gruppenablauf stört und die Aufmerksamkeit vom Sachinhalt ablenken würde, wird damit verhindert. Dieses Vorgehen wird außerdem vom Teilnehmer auch besser aufgenommen. Einem ähnlichen Prinzip folgen Hinweiskarten/ Prompts (z. B. zum aktiven Zuhören). Am meisten ausgefeilt ist sicherlich mit der Beziehungsbank die Visualisierung für das Konzept der Reziprozität mit den Gefälligkeiten, die in eine Beziehung »einbezahlt« oder aus einer Beziehung ausbezahlt werden und Beziehungs-Vermögen mit einem Vertrauens-Zins belohnt wird.

Struktur und Vorhersagbarkeit:
Diese beiden Strategien sind bei der Arbeit mit Menschen mit einer Autismus-Spektrum-Störung wesentlich und gehen somit auf die Schwäche der exekutiven Funktionen, das Bedürfnis nach Systemizing und die Schwierigkeiten im Umgang mit Vorhersagefehlern ein. Bei KOMPASS wird nur so viel Struktur wie nötig und so wenig wie möglich eingesetzt, um allenfalls nicht adaptive rigide Verhaltensweisen zu unterstützen, flexibles Anpassen an neue Umstände zu fördern und spontanes Verhalten zu üben. Die KOMPASS-Gruppensitzungen sind strukturiert und laufen immer nach demselben Muster ab (► Kap. 2.8). Auch die Info-, Arbeits-, Protokoll- und Trainingsaufgabenblätter sind immer wieder gleich aufgebaut. Auf grafische Verzierungen jeder Art, wie sonst bei modernen Arbeitsblättern üblich, wird konsequent verzichtet. Zudem laufen Übungen, Wettbewerbe und Spiele immer wieder nach demselben Schema ab und auch die Arbeitsblätter beziehen sich auch ähnliche Meta-Fertigkeiten (z. B. eigene Gedanken zu einem Thema, Beispielsituationen vervollständigen, Fehlersuche im Text des Infoblattes). Zudem sind die ausgegebenen Materialien mithilfe eines festen Farbkonzepts identifizierbar (► Kap. 2.9) und auch thematische Konzepte im Sinne von Anleitungen (z. B. Verabredung) oder Checklisten (z. B. Hygiene) strukturiert. Neben und in dem strukturierten Setting muss zugleich auch Spielraum für flexible Anpassungen an aktuelle Bedürfnisse der Gruppe oder Einzelner bleiben, die jeweils transparent aufgezeigt und begründet werden.

Generalisierung:
Die Generalisierung wird vor allem durch den Einsatz von Protokollblättern (► Kap. 2.9.3) und durch die Trainingsaufgaben angestrebt (► Kap. 2.9.5). Besonders die Arbeitsblätter, mit Hilfe derer sie sich eigene Gedanken über ihre Position zu einem bestimmten Thema (z. B. zum Einsatz sozialer Lügen, sozialen Normen) machen, unterstützen den Transfer des Gelernten. Auch die Interviews (z. B. zum Thema Freundschaft) und Beobachtungsprotokolle (z. B. Gefälligkeiten) verbinden die Alltagswelt mit der der Therapiestunde. Diese erfordern ein erstes Umsetzen des Erlernten in den Alltag – das Ziel des Trainings.

Inzidentelles Lernen:
Neben dem gezielten Erlernen von sozialen Verhaltensweisen wird, wann immer möglich, auch inzidentell gelernt: Spontan gezeigte soziale Kompetenzen werden anerkennend aufgegriffen oder es werden freiere Situationen (z. B. Pause, soziale Aktivität) geschaffen, um das Erlernte spontan anzuwenden und durch konstruk-

tives Feedback weiter auszudifferenzieren. Die wenig strukturierteren Zeiten vor und nach dem Gruppentraining oder während der Pause werden dazu genutzt, beiläufig bestimmte Verhaltensweisen zu fördern (z. B. Small Talk, Tischsitten, prosoziales Verhalten, emotionale Teilhabe). Die Therapeuten geben den Teilnehmern immer wieder eine Rückmeldung, wie ihr Verhalten wahrgenommen wird und nach welchen sozialen Regeln sie dies beurteilen. Dabei werden ebenso gute soziale Kompetenzen wie auch ungünstige Verhaltensweisen aufgegriffen. Dies geschieht möglichst unmittelbar, wenn das Verhalten gezeigt wurde. Manchmal ist dies ganz kurz wie zum Beispiel in den folgenden Situationen: »Weil du deine Körperhaltung etwas gedreht hast, hat B. gemerkt, dass du ihm zuhörst und er dir wichtig ist.« Oder »Wenn du deine Antwort so schnell und vernuschelst sprichst, denke ich, dass es gar nicht wichtig ist, dass ich und die anderen der Gruppe sie verstehen.« Manchmal braucht es auch eine längere Rückmeldung und Erklärung: Zum Beispiel kann einer jungen Frau, die in der Snackpause immer sofort aufsteht und das Einschenken des Saftes für alle übernimmt, erklärt werden, dass dieses Verhalten grundsätzlich soziale Pluspunkte gibt. Wenn man aber zu hilfsbereit ist, kann es sein, dass man nicht mehr ernst genommen und unter dem Etikett ›naiv‹ ausgenutzt wird. Zusätzlich wird erklärt, dass Menschen nicht gerne beobachten, wie sich ein Anderer sozial oder sogar altruistisch verhält, während sie selbst es sich egoistisch bequem machen. Die meisten Menschen nutzen dies nicht dazu, sich selbst zu bessern und sozialer zu verhalten, sondern indem sie das soziale Verhalten oder die Person, die es gezeigt hat, abwerten.

Angebot multipler und unterschiedlicher Lernmöglichkeiten:
Dieser Punkt findet im KOMPASS-Gruppentraining seine Umsetzung durch die Vielfalt der verwendeten Lernmaterialien, die im Praxishandbuch aufgezeigt sind. Mit Video-Feedback, schriftlichen Informationen, schriftlichen Übungen, praktischen Übungen, Rollenspielen, Regelspielen, Besprechen in der Gruppe, Interviews und Beobachtungsaufgaben werden die Sitzungen und das Lernen abwechslungsreich gestaltet.

Auf die Anderen gerichtete Aktivitäten:
Im KOMPASS-Sozialtraining wird der Entwicklung eines Gruppengefühls große Beachtung geschenkt (▶ Kap. 2.5 Ziele). Die Teilnehmenden arbeiten während den Sitzungen immer wieder in (Klein-)Gruppen und stehen auch oft im Kontakt mit Anderen, wenn sie zu Hause die Trainingsaufgaben bearbeiten (z. B. mit Familienmitgliedern, KOMPASS-Teilnehmern). Prosoziales Verhalten wird immer wieder gefördert und beachtet.

Unterstützung des Selbstwerts:
Der Förderung eines guten Selbstwertgefühls wird viel Raum gegeben. Es wird stark ressourcenorientiert gearbeitet: Die Stärken der Teilnehmer werden wahrgenommen, verbalisiert, erarbeitet und unterstützt sowie ungünstige Selbstwahrnehmungen, Verhaltensweisen, Vorstellungen und Bewertungen verändert. Die Therapeuten geben im Hinblick auf den Zuwachs sozialer Kompetenz viel positives Feedback, um den Teilnehmern zu zeigen, dass sie mit ihrem Verhalten

wahrgenommen werden. Sie loben individuell: Zum Beispiel wird bei einem Teilnehmer explizit wertgeschätzt, dass er in den Pausen mehr und länger von sich erzählt und sich als jemanden wahrnimmt, der für die Gruppe wichtig ist, beim Anderen aber, dass er seinen Mitteilungsdrang zugunsten Anderer zurücknehmen kann und nicht ins Monologisieren fällt. Konstruktives Feedback fördert das Selbstvertrauen. Da das Lob wie auch die Kritik immer ganz konkret formuliert und begründet wird, bleiben die Teilnehmer nicht in der Abhängigkeit vom Therapeuten, sondern werden in ihrer zunehmend differenzierteren Selbst- und Fremdwahrnehmung unterstützt. Das bei KOMPASS eingesetzte Lob bedeutet nicht, dass der Teilnehmer etwas tut, das dem Therapeuten gefällt, sondern dass er nun spontan oder in einer Übung genau das tut oder zeigt, was er zu lernen wünscht (z. B. aktives Zuhören, Gefälligkeit zum Beziehungsaufbau zu einem anderen Teilnehmer).

Auswahl relevanter Ziele:
Bei KOMPASS geht es um soziale Regeln und Grundkompetenzen, die für die meisten Menschen selbstverständlich sind (z. B. die unausgesprochenen Höflichkeitsregeln, Strategien zur Pflege von Freundschaften), Menschen mit einer Autismus-Spektrum-Störung aber nicht als selbstverständlich erleben. In Anlehnung an Rogers (1988, S. 170), wonach signifikantes Lernen stattfindet, »*wenn der Lerninhalt vom Lernenden als für seine eigenen Zwecke relevant wahrgenommen wird*«, werden die Ziele der Trainingsstunden so festgelegt, dass sie für die Teilnehmer relevant sind, deren Schwierigkeiten ansprechen und ihren Bedürfnissen entsprechen. Dem Verfolgen individueller Ziele sind durch das vorgegebene Gruppenkonzept und die Themen gewisse Grenzen gesetzt. Dennoch wird immer wieder mit einzelnen Teilnehmern an spezifischen Themen (z. B. lautes Sprechen, Körpersprache, Unterlassen sozial unangemessener Verhaltensweisen) gearbeitet.

2.3 Aufbau

> *»Mir hat der Kurs sehr geholfen, deswegen würde ich gerne den Fortsetzungskurs mitmachen. Danke!«* Notiz eines Teilnehmers auf einem Fragebogen der Evaluation des KOMPASS-Basistrainings

Das Fortgeschrittenen-Training umfasst drei Module und bearbeitet die Themen komplexe Kommunikation im Modul 4, komplexe Interaktion in Modul 5 und Übungen zur Theory of Mind in Modul 6. Um den Charakter des Fortsetzungstrainings und die Bedeutung der grundlegenden Themen (Module 1–3) im KOMPASS-Basistraining zu betonen, wurde die Nummerierung der Module fortgesetzt.

Übersicht über das KOMPASS-F-Training

Modul 4: Komplexe Kommunikation
Erlebnisaustausch
Aktives Zuhören
Gruppengespräche
Bildliche Sprache
Witze
Jugendsprache
Ironie
Konstruktives Feedback
Argumentieren
Konstruktives Streitgespräch

Modul 5: Komplexe Interaktion
Konzept »Freundschaft«
Entwicklung von Freundschaft
Gegenseitigkeit
Komplimente
Grußmitteilungen
Partner- & Teamarbeit
Kompromiss

Modul 6: Theory of Mind
Empathie & Perspektivenwechsel
Soziale Hypothesen
Perspektivenwechsel in der Werbung
Soziale Normen
Soziale Hierarchen
Erscheinungsbild
Soziale Lügen

Jedes Modul ist in verschiedene Einheiten gegliedert. Für jede Einheit werden Informations-, Arbeits- und selten Protokollblätter sowie Übungen und Spiele beschrieben. Das notwendige Material wird im Anhang aufgelistet und kann jeweils als Kopiervorlage via Zugangscode von der Verlagshomepage heruntergeladen werden. Aufgaben, die sich als Trainingsaufgaben eignen, sind mit ⊠ gekennzeichnet. Bei einigen Trainingsaufgaben ist die Mitarbeit einer weiteren Person (z. B. Eltern, Geschwister, Freund, Bezugsperson) erforderlich.

Jede Theorieeinheit, Übung oder jedes Spiel wird mit dem Oberbegriff »Lektion« bezeichnet. Jeder Trainingstermin beinhaltet verschiedene Lektionen. Je nach Dauer der Lektionen sind es im Extremfall nur zwei oder dann vielleicht auch mal fünf. Die Dauer der sogenannten Lektionen variiert nicht nur gemäß Inhalt, sondern auch je nach Gruppenzusammensetzung. Wesentliche Faktoren sind dabei das Alter, die intellektuellen Fähigkeiten der Teilnehmer, der Beeinträchtigungsgrad

Tab. 2.1: Übersicht über die KOMPASS-F-Materialien

	Modul E: Einführung	Modul 4: Komplexe Kommunikation	Modul 5: Komplexe Interaktion	Modul 6: Theory of Mind
Informationsblätter	0	15	11	7
Arbeitsblätter	0	21	23	20
Beobachtungsprotokolle	3	4	2	2
Materialien	14	20	12	18
Übungen und Spiele	4	78	55	72
Videosequenzen	0	1	1	0
Trainingsaufgabenblätter	zu jeder Trainingsstunde			

durch die autistische Störung, die Gruppengröße, die Motivation der Teilnehmer und die aktuelle Gruppendynamik. Auch das Kompetenzniveau in Bezug auf die im Basistraining gelernten Fertigkeiten hat einen bedeutsamen Einfluss. Als Faustregel gilt: Je diskussionsfreudiger und motivierter die Gruppenmitglieder, je stärker einzelne Mitglieder intellektuell beeinträchtigt sind oder je geringer die Basis-Kompetenzen gefestigt sind, desto mehr Zeit muss für die Lektionen eingeplant werden. Bei den einzelnen Theorieteilen, Übungen und Spielen finden sich daher bewusst keine Zeitangaben. Auch der zur Verfügung stehenden Zeitrahmen entscheidet, ob etwas ausführlicher oder auch kürzer besprochen und geübt werden kann. Bei den meisten Spielen stehen so viele Items zur Verfügung, dass sie auch mehrfach durchgeführt werden können. Die Bearbeitung der Arbeitsblätter nimmt je nach Verarbeitungstempo des Teilnehmers und des Schwierigkeitsgrades im Verhältnis zu den Kompetenzen beim Teilnehmer unterschiedlich viel Zeit in Anspruch.

2.4 Indikation und Kontraindikation

> *»L. hat dieses Training geliebt, sie spricht heute offener über ihren Autismus.«* Feedback einer Mutter auf einem Fragebogen zur individuellen Verlaufsuntersuchung.

Das KOMPASS-Gruppensozialtraining richtet sich an Jugendliche und junge Erwachsene mit einer Störung aus dem autistischen Spektrum mit hohem Funktionsniveau. Bei den meisten Teilnehmern handelt es sich um das Asperger-Syndrom, bei manchen um Atypischen Autismus und bei wenigen um High-Functioning-Autismus. Die Teilnehmenden müssen über eine zumindest durchschnittliche Intelligenz sowie überfließende Lese- und Schreibfertigkeiten verfügen. Während die Fertigkeiten des Basis-Trainings auch für Menschen mit einer Lernbehinderung im Rahmen einer Gruppen- oder Einzelbehandlung erlernt werden können, eignet sich KOMPASS-F im Gruppensetting nicht für sie. Ausgewählte, einfachere Unterthemen können aber, allenfalls mit Kürzungen, im Rahmen einer Einzeltherapie besprochen und geübt werden: z. B. aus dem Modul 4 Erlebnisaustausch, aktives Zuhören, konstruktives Feedback und vielleicht auch Ironie, aus dem Modul 5 Konzept ›Freundschaft‹, Entwicklung von Freundschaft, Komplimente, Grußmitteilungen sowie aus dem Modul 6 Erscheinungsbild und soziale Normen sowie eventuell soziale Hypothesen.

KOMPASS-F eignet sich sowohl für Jugendliche als auch für Erwachsene. Es wurde bisher aber nur mit Jugendlichen ab 14 Jahren und jungen Erwachsenen bis 25 Jahren durchgeführt, da sie in einer Gruppe kombiniert werden können. Das Material ist aber auch in Erwachsenen-Gruppen oder im Einzelsetting mit Erwachsenen anwendbar, wie Psychiater und Psychotherapeuten für Erwachsene berichten, denen Auszüge des Materials vor der Publikation bereits übergeben worden ist. Idealerweise haben Teilnehmer von KOMPASS-F bereits das KOMPASS-Basistraining absolviert. In unserer Stichprobe haben alle bei uns oder in einer anderen Institution im Vorjahr oder maximal zwei Jahre früher das KOMPASS-Basistraining besucht. KOMPASS richtet sich an jugendliche Mädchen und junge Frauen wie auch an männliche Jugendliche und junge Männer.

Wenn junge Erwachsene gemeinsam mit Jugendlichen am Training teilnehmen, muss die Lebenssituation der Erwachsenen genau angeschaut werden. Solange sie eher wie Jugendliche leben, vielleicht noch bei den Eltern oder in einer Wohngemeinschaft wohnen, möglicherweise finanziell noch nicht ganz unabhängig sind und eher Jugendliche denn 30-Jährige als Gleichaltrige betrachten, passen sie gut zu den noch minderjährigen Teilnehmern. Bisher haben wir aber nie gemeinsam mit Jugendlichen Erwachsene in die Gruppe aufgenommen, die bereits vollkommen unabhängig und »wie autonome Erwachsene« lebten, fest angestellt waren und vielleicht Kinder hatten. Falls die Teilnehmer in einer kombinierten Gruppe geduzt und gleichzeitig die Therapeuten gesiezt werden, müssen auch die jungen Erwachsenen akzeptieren, von den Therapeuten mit »Du« angesprochen zu werden, diese selbst aber zu siezen.

Zudem sollten die Teilnehmer über ein differenziertes Störungsbewusstsein verfügen und sich in gewissem Maße mit ihrer Diagnose identifizieren. Sie sollen sich angesprochen fühlen, wenn zum Beispiel zwischen der Wahrnehmungsweise »von Menschen mit Asperger-Syndrom« bzw. Wendungen wie »Menschen mit einer autistischen Denkweise« und derjenigen von Nicht-Betroffenen unterschieden wird. Es geht nicht darum, dass die Teilnehmer nicht auch mal mit ihrer Diagnose und den damit einhergehenden Schwierigkeiten hadern, das wird sogar gut durch die Gruppe aufgefangen. Wer sich aber in der Diagnose nicht wiedererkennt und sie ablehnt, ist meist gar nicht breit, sich auf das Erlernen der sozialen Kompetenzen einzulassen. Es gibt auch Menschen mit einer Autismus-Spektrum-Störung, welche die im KOMPASS-F-Training angebotenen sozioemotionalen Kompetenzen als für sie und ihre Art der Lebensführung überflüssig erachten. Zudem eignet sich KOMPASS-F nicht für Menschen mit einer Autismus-Spektrum-Störung, die die Haltung vertreten, dass sie die Erwartungen der nicht-autistischen Gesellschaft nicht interessiert und sie sich auch nicht zu einem gewissen Maß anpassen möchten.

Auch eine gute Portion Eigenmotivation, die durchaus noch von extrinsischer Motivation sowie einem wohlwollenden Druck des sozialen Umfeldes ergänzt sein darf, ist notwendig. Dass dies nicht selbstverständlich ist, zeigen die Überlegungen von Preissmann (2009), wonach sich sogar Erwachsene mit einer Autismus-Spektrum-Störung selten selbst um eine Behandlung bemühen, sondern die Therapie meist durch die Vermittlung Dritter zustande kommt. Zudem weist sie darauf hin, dass Betroffene ihre Behandlungsmotivation anfangs nicht wirklich deutlich machen können. Hierbei ist aber zu bedenken, dass alle Teilnehmer das Basis-Training absolviert haben und somit bereits Erfahrung mit einem Gruppentraining haben und wissen, ob sie in einem solchen Setting sozial lernen wollen. Sie wissen recht gut, worauf sie sich sozial und strukturell einlassen. Bereits die Teilnahme an einer Gruppe mit Gleichaltrigen kann für viele Jugendliche und junge Erwachsene motivierend sein. Die meisten kennen zudem mindestens einen anderen Teilnehmer vom Basistraining her. Außerdem finden sich in der Gruppe immer Teilnehmer, die sich bereits intensiv mit ihren Schwierigkeiten auseinandergesetzt haben und genau wissen, was sie für die soziale und berufliche Integration noch lernen möchten, wodurch sie durchaus auch als Modell für etwas weniger reife Jugendliche dienen können.

Grundsätzlich sind diese komorbiden Erkrankungen (inkl. latenter Suizidalität) auch bei stationärer Behandlung kein Ausschlusskriterium, sofern die Teilnahme mit dem Stationsalltag koordiniert werden kann. Bedingung dafür ist aber, dass zumindest einer der beiden Therapeuten, idealerweise aber beide psychiatrisch ausgebildet sind und über eine anerkannte Psychotherapieausbildung verfügen. Oft stellt die Gruppe eine Art Normalität dar, wenn sie außerhalb der Station durchgeführt wird. Zum einen sind die anderen Teilnehmer nicht Teil des Stationsalltags und der Gruppendynamik auf der Station und zum anderen gehören sie zum Leben »draußen«. Manche Teilnehmer waren vor dem stationären Aufenthalt bereits Teilnehmer der KOMPASS-Basis oder Fortgeschrittenen-Gruppe und werden nach dem Aufenthalt auch weiter teilnehmen. So bietet KOMPASS Kontinuität an.

2.4.1 Indikationsgespräch

Mit jedem potentiellen Gruppenteilnehmer sowie in den meisten Fällen mit seinen Eltern (► Kap. 2.7) wird mindestens ein Indikationsgespräch geführt. Der Therapeut soll dabei eine Vorstellung über die Lebensumstände des Jugendlichen bzw. jungen Erwachsenen gewinnen. Folgende Informationen sind wichtig: Schule/ Ausbildung oder evtl. Art der Anstellung sowie Unterstützungsbedarf dabei, Freizeitgestaltung, soziales Umfeld, Wohnsituation. Auch nach spezifischen Ängsten und rigiden Verhaltensweisen sollte gefragt sowie die relevanten sensorischen Besonderheiten (u. a. Licht- und Lärmempfindlichkeit) sollten angesprochen werden.

Je nach Setting kennen die Therapeuten die Bewerber bereits vom KOMPASS-Basistraining her. Es kann aber auch sein, dass der Kandidat die KOMPASS-Basisgruppe bei einem anderen Anbieter besucht hat oder auf anderem Wege seine sozialen Basiskompetenzen erlernt und verfeinert hat. Anderenfalls muss das Gespräch so gestaltet werden, dass der Therapeut beobachten kann, ob der Bewerber über die Fertigkeiten des KOMPASS-Basistrainings verfügt. Er beobachtet den Einsatz von Körpersprache und initiiert auch eine Gesprächsphase mit Small Talk. Diese wird idealerweise zu Beginn gemacht, bevor das Gespräch im Interview- und Informationsstil beginnt und entsprechend als solches wahrgenommen wird. Wenn der Therapeut unsicher ist, kann er dafür einen separaten Termin ansetzen und gezielt die Fertigkeiten überprüfen.

Außerdem wird das KOMPASS-F-Konzept (Merkblatt: KOMPASS-Gruppenkonzept, **EM1**), das auch schriftlich abgegeben wird, vorgestellt, der Gruppenablauf skizziert sowie auf die Trainingsaufgaben mit dem Belohnungssystem und die Videoaufnahmen (Merkblatt: Einführung – Videoaufnahmeerlaubnis (**EM5**) verwiesen. Zudem wird die Motivation für das Gruppentraining bzw. die behandelten Themen diskutiert. Auch die Ziele des Betroffenen, der Eltern und gegebenenfalls des weiteren Umfeldes werden diskutiert und definiert. Unrealistische Erwartungen der Teilnehmer oder des Umfeldes an das Gruppentraining werden ebenfalls aufgegriffen. Sie beeinflussen allenfalls die Auswahl und Reihenfolge der Themen, die im Training bearbeitet werden (▶ Kap. 2.10.5 und ▶ Kap. 2.10.6). Es ist nicht die Aufgabe der Therapeuten, die Bewerber für das KOMPASS-F-Training zu einer Teilnahme zu überreden, wie es sich manchmal Bezugspersonen wie Eltern und Ausbilder wünschen. Die Teilnahme muss noch mehr als in der Basisgruppe freiwillig sein und in eigener Einsicht in Problembereiche, Veränderungsbereitschaft und Lernmotivation begründet sein. Patrick (2012, S. 49) sagt dazu: *»Der erste Schritt zur Veränderung einer Verhaltensweise ist immer die Akzeptanz der Tatsache, dass eine Veränderung notwendig ist. Das kann für jemanden bereits die größte Herausforderung darstellen.«*

2.4.2 Grenzen

Das KOMPASS-Training ist nicht für alle Jugendliche und junge Erwachsene geeignet. Es muss eine klare psychiatrische Diagnose aus dem autistischen Spektrum vorliegen. Obgleich zuweisende Stellen immer wieder davon ausgehen, dass auch Teilnehmer mit einer anderen psychiatrischen Störung davon profitieren könnten, ist das Training eng auf die Bedürfnisse und den Lernprozess von Klienten mit einer Autismus-Spektrum-Störung zugeschnitten. Wer zu stark autistisch beeinträchtigt ist, wäre mit einer Gruppe von acht bis zehn Teilnehmer und zwei Therapeuten überfordert. Auch ausgeprägte sensorische Besonderheiten, wie sie im autistischen Spektrum gehäuft auftreten, müssen beachtet werden: Für manche wäre eine Gruppe in dieser Größe zu laut, andere vertragen die unvermeidlichen unabsichtlichen Berührungen, die sich in einer sich bewegenden Gruppe in einem vielleicht kleinen Raum ergeben, nicht. Zudem müssen minimale soziale Fertigkeiten sowie die Fähigkeit zu einer gewissen selbständigen Emotionsregulation vorhanden sein, wie sie zum Beispiel für eine Beschulung in einer Kleingruppenschule oder die Ausbildung an einem geschützten Arbeitsplatz notwendig sind. Menschen mit Autismus, die in der Schule oder am Arbeitsplatz für noch für viele Situationen einen »Schatten« (Hilfsperson) benötigen und nicht selbständig eine Aufgabe bearbeiten können, wären für das KOMPASS-Sozialtraining in der Gruppe ungeeignet. Auch für Betroffene mit einer Intelligenzminderung oder für jüngere Kinder ist das Training unter anderem aufgrund der schriftlichen Aufgaben, aber auch wegen der notwendigen Selbstreflexionsfähigkeiten zu schwierig.

Kinder, Jugendliche und Erwachsene, die sich nicht für das KOMPASS-Gruppentraining eignen, können aber durchaus von einzelnen Materialien und vielen Übungen profitieren, wenn diese im Einzelsetting oder in einer Kleinstgruppe mit zwei Kindern sowie gewissen inhaltlichen Anpassungen eingesetzt werden (▸ Kap. 2.10.5).

2.5 Ziele

> *»Guten Abend Frau Jenny*
> *Ich kann diesen Mittwoch leider wieder nicht zur Asperger-Gruppe kommen. … Allgemein möchte ich Ihnen und … sagen, dass es mir in der Gruppe sehr, sehr gut gefällt. Jetzt sehe ich endlich, dass ich nicht der Einzige Mensch auf dieser Welt bin, der ein anderes Denken besitzt als die Mehrheit. Ich kann mich in der Gruppe auch sehr gut entfalten, das heißt, ich kann mit euch sehr offen über Dinge sprechen, die mir zu schaffen machen, was ich sonst unter Gleichaltrigen nicht kann, da sie mich sonst verspotten würden.*
> *X. (Teilnehmer der Gruppe, Anm. der Verfasser) ist dieses Wochenende übrigens zu mir gekommen und hat bei mir ebenfalls übernachtet. … Den Film von Temple Grandin habe ich ihm auch vorgestellt und er fand ihn auch sehr eindrücklich. Wir hatten wirklich sehr viel Spaß zusammen und wir konnten auch ganz gut übers Asperger-Syndrom sprechen. Es ist schon verblüffend wie viele Gemeinsamkeiten ich und X. haben.*
> *Ich freue mich schon wieder auf den Mittwoch in einer Woche! Lassen Sie alle aus meiner Gruppe von mir grüßen! Glg …«* E-Mail eines Teilnehmers von KOMPASS-F

Autismus-Spektrum-Störungen sind tiefgreifende Beeinträchtigungen, welche fast alle Lebensbereiche beeinflussen und zu einer Vielzahl von Schwierigkeiten beim Zusammentreffen mit der nicht-autistischen Welt führen. Das KOMPASS-Gruppentraining kann auch mit diesem 2. Band nicht alle Problembereiche angehen, sondern bietet Informations- und Übungsmaterial für einige wichtige sozio-emotionale und kommunikative Fertigkeiten, deren Verständnis aufgebaut und vertieft und deren Anwendung geübt werden soll. Das KOMPASS-Fortgeschrittenentraining ergänzt die Basisfertigkeiten, die im KOMPASS-Basistraining erarbeitet werden.

KOMPASS soll Jugendlichen und jungen Erwachsenen mit einer Autismus-Spektrum-Störung helfen, die soziale Welt zu entdecken und zu erforschen, sich in der sozialen Umgebung zurechtzufinden und darin »navigieren« zu können. Die Teilnehmer sollen lernen, zu wählen, wann und wie sie bekannten wie auch unbekannten Gleichaltrigen und Erwachsenen begegnen und welchen Eindruck sie beim Gegenüber hinterlassen möchten, im Wissen darum, dass dies die Entwicklung dieses Kontaktes beeinflusst. Das KOMPASS-Training soll als eine Einladung in die nicht-autistische Welt verstanden werden und die Neugierde wecken, wie diese funktioniert. KOMPASS fördert das soziale Verständnis unter anderem für das sogenannte »Hidden Curriculum«. Damit sind die als selbstverständlich betrachteten, impliziten sozialen und kulturellen Regeln, Konventionen und Werthaltungen, die den meisten »typischen« Kindern, Jugendlichen und Erwachsenen klar sind, gemeint. Die Bezeichnung Curriculum verweist darauf, dass man diese im Verlauf der Kindheit, der Schulzeit und Ausbildung lernt, obwohl sie nicht explizit als Schulstoff vermittelt oder im Lehrplan erwähnt, sondern als implizite Botschaft nebenbei vermittelt wird. Dabei geht es nicht nur um zum Beispiel respektvolles Verhalten unter den Schülern und zu Lehrpersonen, sondern auch um Werte zum Beispiel bezüglich sexueller Orientierung, Immigranten und Frauen oder ob Verhaltensnormen wie Mobbing toleriert werden. Auch die Erwartungen an Geschlechterrollen konformes Verhalten oder die Erwartungen, wie man sich als Bursche oder junge Frau zu verhalten hat, um in der sozialen Hackordnung Anerkennung zu genießen, gehören zum Hidden Curriculum.

Die Teilnehmer sollen soziale Handlungsmöglichkeiten mit Freiraum für individuelle Ausgestaltung erlernen. KOMPASS will Betroffenen eine bewusste, kontextabhängige Wahl aus verschiedenen sozialen Verhaltensalternativen ermöglichen. Menschen ohne Autismus-Spektrum-Störung entscheiden dauernd zwischen verschiedenen sozialen Handlungsoptionen: Soll ich mich den sozialen Erwartungen fügen der nicht? Kann ich meine Bedürfnisse im Gespräch klarmachen und allenfalls im Konsens durchsetzen, wie stark soll ich argumentieren oder soll ich einen Kompromiss eingehen? Soll ich egoistisch meine Bedürfnisse durchsetzen, ganz egal, was das Gegenüber möchte oder habe ich (genug Einfühlungsvermögen gezeigt), die Position des Gegenübers verstanden und kann von meinen Bedürfnissen absehen? Möchte ich den Kontakt zu meinem Kollegen am Arbeitsplatz vertiefen, auf welche Art soll ich das anpacken oder interessiert er mich eigentlich gar nicht? Möchte ich meiner Ausbilderin ehrlich antworten oder soll ich mich lieber etwas vage und ausweichend ausdrücken? Mache ich meiner Freundin ein Kompliment, schreibe ich einem mir gut bekannten Mitstudenten eine SMS, um zur abgeschlossenen Bachelorarbeit zu gratulieren, und wie ehrlich beantworte ich die Frage einer anderen Auszubildenden, wie ich ihren neuen Haarschnitt finde? Viele Menschen mit einer Autismus-Spektrum-Störung verfügen nicht über diese Handlungsoptionen, da sie nicht über die entsprechenden sozialen Fertigkeiten verfügen: Kenntnis der sozialen Regeln, argumentative Kommunikation mit Perspektivenwechsel, Strategien der Entwicklung von Freundschaften und Techniken, sozialen Lügen, Grußmitteilungen und Komplimente zu formulieren. KOMPASS vermittelt nur das Wissen über die Fertigkeiten, deren Bedeutung in einem sozialen Gefüge und übt deren Umsetzung ein. Ob die Teilnehmer das Gelernte im Alltag anwenden möchten oder nicht, soll ihre Entscheidung bei verschiedenen Handlungsoptionen bleiben.

KOMPASS gibt den Teilnehmern Wahlmöglichkeiten im sozialen Handeln und ermöglicht ihnen neue (soziale) Erfahrungen. Das Training soll sie befähigen, in einem von Menschen ohne Autismus geprägten Alltag zwischen verschiedenen Verhaltensmöglichkeiten auszuwählen, je nachdem, was ihren aktuellen Bedürfnissen und dem sozialen Kontext am besten entspricht. Somit bedeutet eine Teilnahme an KOMPASS nicht gleichzeitig eine Stellung, dass die Welt der nicht autistischen Menschen besser oder eine Integration und Assimilation von Menschen mit einer Autismus-Spektrum-Störung dringend notwendig ist. Die Autoren sind der Ansicht, dass die Sichtweise von Menschen mit und diejenige von Menschen ohne eine Autismus-Spektrum-Störung zwei gleichberechtigte Zugangsweisen zum Leben stellen. Beide sind in Bezug auf bestimmte Herausforderungen des Lebens mit Vor- und Nachteilen behaftet.

Auch wenn vordergründig »nur« soziale und kommunikative Fertigkeiten geübt und das soziale Verstehen vertieft werden, so geht es längerfristig doch auch um eine Veränderung des Selbstkonzepts und die Integration bisheriger und neuer sozio-emotionaler Erfahrungen. Diese Erfahrungen werden oft erst dann möglich, wenn die geforderte technische Kompetenz (z. B. wechselseitige, soziale, persönliche Gesprächsführung, Entwicklung von Freundschaften) entwickelt wurde. Manche Menschen mit einer Autismus-Spektrum-Störung bemerken erst dann, dass sie auch Freude an der Vertiefung von Kontakten und dem Aufbau verschiedener und vielseitiger Beziehungsformen haben.

Neben dem expliziten Vermitteln sozialer Kompetenzen und der Förderung der sozialen Kognition soll allgemein die soziale Aufmerksamkeit oder Wachheit für das sozio-emotionale Umfeld gefördert werden. Das Interesse für die soziale (Gruppen-)Dynamik soll geweckt werden. Die einzelnen Gruppenmitglieder mit je eigenen Interessen und Bedürfnissen werden (z. B. mittels Erlebnisaustauschrunde, ► Kap. 2.8 ins Wahrnehmungsumfeld eines jeden gerückt. Die Teilnehmer werden so oft wie möglich zu Interaktionen untereinander angeregt, damit gerade auch in der freien Zeit (Warte- und Snackzeit), möglichst wenig Interaktionen über die Therapeuten, sondern direkt unter den Jugendlichen und jungen Erwachsenen laufen. Zudem sollen prosoziale Verhaltensweisen, das Erkennen und Einhalten sozialer Regeln und Konventionen und somit auch höfliche Umgangsformen beiläufig eingeübt werden.

KOMPASS möchte Horizonte öffnen und das Verständnis dafür fördern, was die soziale Umwelt von autistischen Menschen implizit in unterschiedlichen relevanten Lebensbereichen erwartet (z. B. Einbezug der Sichtweise des Gegenübers in argumentativen Gesprächen). Die Teilnehmer sollen sich selbst in Relation zur sozialen Umwelt besser verstehen lernen. Es geht auch um das Verständnis dafür, weshalb bestimmte Verhaltensweisen für Nicht-Betroffene so wichtig sind (z. B. Zeichen des aktiven Zuhörens als Zeichen dafür, wahrgenommen zu werden, oder Austausch von Erfahrungen und Meinungen zur Öffnung der inneren Welt). Wichtig ist außerdem das Verständnis, in welchen Bereichen und wie die Betroffenen diese Erwartungen nicht erfüllen und daher zum Beispiel am Gegenüber uninteressiert wirken.

Auch das Bewusstsein für die eigenen sozialen Signale, mit denen die Jugendlichen und jungen Erwachsenen mit autistischen Besonderheiten ständig, auch unbeabsichtigt, kommunizieren, wird geweckt. Das Bewusstsein für das, was Watzlawick *»Man kann nicht nicht kommunizieren«* (1969, 53) genannt hat, soll geweckt werden. Den Teilnehmern soll bewusst werden, dass sie ständig Bewertungen unterworfen sind und diese auch dann erfolgen, wenn sie etwas nicht tun oder wenn sie selbst von Bewertungen absehen. So lernen sie, den Eindruck, den sie bei Anderen hinterlassen, bewusster zu steuern und nicht mehr nur Opfer von Fehlinterpretationen aufgrund ungenauer oder nicht so beabsichtigter Signale zu bleiben. Es entsteht ein Kompetenzerleben, dass die Betroffenen den Eindruck, den sie bei Anderen hinterlassen, mit beeinflussen können. Sie gewinnen dadurch mehr Kontrolle über ihr Leben, was bei manchen auch zu einer Reduktion der notwendigen Rigidität im Verhalten führt. Es geht daher um die Grundlagen der Selbst- und Fremdwahrnehmung, die sich im Selbstkonzept niederschlagen.

Im KOMPASS-Training wird die Selbstregulationsfähigkeit des Klienten genutzt. Die Teilnehmenden sollen sich bestimmte sozio-emotionale Werkzeuge wie zum Beispiel die Fähigkeit, emotionale Prozesse bei sich und Anderen differenziert benennen und wahrnehmen zu können, aneignen und soziale Prozesse besser verstehen, um der Selbstregulation, die durch rigide Verhaltensweisen gebremst oder blockiert ist, Raum geben zu können.

Das KOMPASS-Training unterstützt die Entwicklung sozialer Motivation sowie von Freude an Interaktionen und emotionaler Teilhabe. In der Gruppe können sozio-emotionale Grunderfahrungen mit Gleichaltrigen gemacht werden, die viele Jugendliche und junge Erwachsene mit einer Autismus-Spektrum-Störung bislang missen mussten und ihnen auch Angst gemacht haben. Für manch einen Teilnehmer stellen die KOMPASS-Gruppen die ersten erfolgreichen Gruppenerfahrungen dar, bei der sie in ihrem »So-Sein« und »Anderssein« akzeptiert und respektiert werden. Die Teilnehmer erleben sich nicht als unverstandene Minderheit, sondern sind innerhalb der Gruppe die Norm bildende Mehrheit. Sie erfahren, dass sie mit ihren sozialen Schwierigkeiten nicht alleine dastehen, sondern einer »Schicksalsgemeinschaft« angehören. In der KOMPASS-Gruppe werden auch die (sozialen) Stärken betont, es wird auf ihnen aufgebaut und sie werden zur Identitätsentwicklung genutzt.

Es ist kein primäres Ziel des Gruppentrainings, dass innerhalb der KOMPASS-Gruppen Freundschaften oder sogar Partnerschaften geschlossen werden, auch wenn dies immer mal wieder im Gruppenverlauf geschieht. Neben den allenfalls großen geografischen Distanzen zwischen den Wohnorten der Gruppenteilnehmer, spricht vor allem der Gedanke dagegen, dass die KOMPASS-Gruppe kein Ersatz für Alltagsfreundschaften sein soll. Die Teilnehmer sollen sich in ihrem aktuellen sozialen Umfeld, also am Wohnort, in der Schule, Lehre oder an der Universität integrieren und dort ihre Wünsche nach Kontakt und Beziehung umsetzen. Man sollte sich aber vor Augen halten, dass mehr und bessere Freundschaften sowie ein größeres soziales Netz bei Kindern (Bauminger, Solomon, Aviezer, Heung, Gazit, Brown & Rogers 2008) wie auch Erwachsenen (Mazurek 2014) mit einer Autismus-Spektrum-Störung zu weniger Einsamkeitsgefühlen führen. Freundschaften federn die Auswirkungen schwieriger Lebensereignisse ab, korrelieren positiv mit Selbstbewusstsein und negativ mit ängstlichen und depressiven Verhaltensweisen, was sich gemäß einer Untersuchung von Mazurek (2014) auch bei Erwachsenen mit einer Autismus-Spektrum-Störung aufzeigen lässt. Es kommt aber immer wieder vor, dass KOMPASS-Teilnehmer nach Gruppenende weiterhin Kontakt pflegen, sodass sich über mehrere Jahre Freundschaften entwickeln. Erfahrungsgemäß sind das oft nicht die Kontakte, die während des Gruppentrainings besonders intensiv waren, sondern eine eigenständige Generalisierung des Gelernten.

Konkret geht es im 4. Modul »Komplexe Kommunikation« um eine Verbesserung der Fähigkeit zwischen Gesagtem und Gemeintem zu unterscheiden bzw. selbst solche Unterscheidungen vorzunehmen. Zudem wird die Fertigkeit gefördert, sich als aktiver, sozialer Gesprächspartner zu erweisen, eigene Bedürfnisse argumentativ zu präsentieren und auch schwierige kommunikative Situationen konstruktiv zu meistern. Ziel des 5. Moduls »Komplexe Interaktion« ist es, dass die Teilnehmer wissen, wie sie langsam ein Netz unterschiedlicher Beziehungen aufbauen und pflegen können, sofern sie das möchten, und wie sie sich als verlässliche Teampartner erweisen können. Im 6. Modul »Theory of Mind« besteht ein wesentliches Ziel darin, dass die Teilnehmer verstehen, was Empathie und Perspektivenwechsel bedeuten und diese auch zum Beispiel bei sozialen Lügen anwenden können. Im Weiteren geht es darum, zu verstehen, was soziale Hypothesen sind sowie wozu und wie sie gebildet werden. Zudem wird eine Vielzahl sozialer Erwartungen besprochen, sodass die Teilnehmer sich eine eigene Meinung dazu bilden können, in wie weit sie welchen Erwartungen und Regeln entsprechen möchten und wie sie dies umsetzen können.

Zusammenfassend geht es bei KOMPASS-F wie bereits in der Basisgruppe darum, die Jugendlichen und jungen Erwachsenen mit einer Autismus-Spektrum-Störung bei der Entwicklung sozio-emotionaler Kompetenzen zu unterstützen, die es ihnen ermöglichen, auf eine sich ständig verändernde soziale Umwelt variable und angemessene Antworten finden zu können, anstatt sich daran zu versuchen, diese Umwelt durch rigide Verhaltensweisen möglichst unverändert zu erhalten. Die Teilenehmer werden somit in ihrer Individuation und Sozialisation unterstützt.

2.6 Rahmenbedingungen

Jede Trainingssitzung dauert 90 Minuten, findet einmal wöchentlich nach der Schule, Lehre, Ausbildung oder Arbeit statt und umfasst eine kleine Snack-Pause. Jede Woche werden Trainingsaufgaben (▶ Kap. 2.9.5) verteilt. Um die Übungsintensität zu erhöhen und eine stärkere Individualisierung zu gewährleisten finden viele Übungen und Spiele in der Halbgruppe statt.

2.6.1 Gruppenzusammensetzung

Poustka et al. (2008) schlagen für Gruppentrainings eine Teilnehmerzahl von maximal acht und mindestens zwei Therapeuten vor, um eine Überforderung der Teilnehmer zu vermeiden, eine individuelle Förderung auch im Gruppenrahmen zu gewährleisten und einen hohen Strukturierungsgrad einhalten zu können. Die anderen evaluierten Sozialtrainings im deutschsprachigen Raum arbeiten bei zwei Therapeuten mit vier bis sechs Teilnehmern (TOMTASS, Paschke-Müller et al. 2013), fünf bis sieben Jugendlichen (SOSTA, Cholemkery et al. 2014) oder sechs Erwachsenen (GATE, Gawronski et al. 2012). Jede KOMPASS-F-Gruppe umfasst acht bis zehn Teilnehmer. Das Sozialtraining wird jeweils von zwei ausgebildeten Therapeuten, idealerweise einem Mann und einer Frau, geleitet, das entspricht einem Betreuungsverhältnis von rund 4–5 : 1. Einmal wurde KOMPASS-F mit sechs und später fünf Teilnehmern unter der Leitung von einer Therapeutin durchgeführt, was machbar, aber nicht ideal war.

Bei der Gruppenzusammensetzung sollten sich die Teilnehmenden nicht zu stark hinsichtlich (Entwicklungs-)Alter, verbalen Fähigkeiten und Lernfähigkeit unterscheiden (Vermeulen 2002). Kinder mit Asperger-Syndrom, Atypischem Autismus und High-Functioning-Autismus weisen ähnliche Profile in ihren sozialen Defiziten auf (Solomon et al. 2004; Macintosh und Dissanayake 2006), sodass diese gut in einer Gruppe zusammengefasst werden können. Bei der Gruppenzusammensetzung ist zu beachten, dass die Entwicklungsthemen der Teilnehmer sich teilweise überschneiden, sodass Gemeinsamkeiten entstehen. Idealerweise setzen sich die Gruppenmitglieder aus beiden Geschlechtern zusammen. Wichtig ist aber, dass keines der Geschlechter in krasser Unterzahl vorhanden ist, da sich der Einsatz mancher sozialen Kompetenzen (z. B. Einsatz von Komplimenten) geschlechtsspezifisch unterscheidet. KOMPASS-F wurde bisher in sechs geschlechtsgemischten und mit einer reinen Gruppe von ausschließlich männlichen Jugendlichen durchgeführt. Damit die Gruppendynamik gut läuft ist darauf zu achten, dass es sowohl eher aktive als auch passive Gruppenmitglieder hat.

2.6.2 Räumlichkeiten

Das KOMPASS-Gruppentraining findet in einem größeren Besprechungsraum statt. Der Vorteil des Besprechungsraums gegenüber einem Therapiezimmer ist, dass es üblicherweise weniger (Spiel-)Material herumliegen hat und meist sehr einfach und klar möbliert ist. Im Raum befindet sich ein langer Tisch mit Sesseln, auf denen die Teilnehmer Platz nehmen können. Sessel eignen sich besser als Stühle, da sie nicht so leicht zu verschieben sind und so die Ordnung im Raum besser gewährleistet ist. Zudem sind sie bequemer und bieten jedem Teilnehmer etwas mehr privaten Raum. Es liegt eine Kiste bereit mit Materialien wie Bleistifte, Radiergummis, Spitzer, Kugelschreiber, Folienschreiber, Kleber, Spielsteine, Spielbretter von Brettspielen (z. B. Eile-mit-Weile) und Token (z. B. Mühlesteine). Meist wird ein Hellraumprojektor/Beamer, manchmal ein Video/DVD-Abspielgerät und gelegentlich ein Beamer benötigt. Ein Rollwagen mit den Snacks für die Pause

(▶ Kap. 2.8) steht auch bereit. Für die Arbeit in Halbgruppen ist ein zusätzlicher Raum mit einem kleineren Tisch und Stühlen notwendig.

Der Ablauf der Sitzungen (▶ Kap. 2.8) ist stark strukturiert und wird wie bereits im Basistraining dadurch visualisiert, dass die verschiedenen Einheiten in Form von Informationskarten (**EM9**) an eine Schnur gehängt werden. Oft kann auf die Visualisierung verzichtet werden, da die Teilnehmer sich bereits vertrauensvoll auf den von den Therapeuten vorbereiteten Ablauf einlassen können. Zudem haben sie bis dann eine Art verlässliche Meta-Struktur (▶ Kap. 2.8) verinnerlicht, sodass sie wissen, dass die Sitzung nach der Begrüßung mit der Erlebnisaustauschrunde beginnt, irgendwann im Ablauf einen Theorieteil erfolgt, immer in irgendeiner Form geübt und gespielt wird, die Pause sicherlich im Stundenverlauf eingefügt ist sowie immer Trainingsaufgaben zu Beginn eingezogen und am Ende der Sitzung neue verteilt werden.

2.7   Elternarbeit

> *»Die Therapie hat unserer Familie geholfen, die Schwierigkeiten unseres Sohnes zu verstehen und zu akzeptieren. Der Austausch bei den Elternabenden und die Offenheit, zu sehen, wie auch andere Eltern für ihre Kinder kämpfen müssen, hat uns gut getan. Die Therapeutin hat uns jederzeit toll unterstützt.«* Notiz einer Mutter auf einem Fragebogen zur Evaluation von KOMPASS-F

Die Mitarbeit der Eltern oder anderer enger Bezugspersonen ist bei KOMPASS-F wichtig, aber im Unterschied zum Basis-Training nicht unverzichtbar. Der vertraute Rahmen der Familie stellt einen idealen Trainingsort dar. Im gemeinsamen Alltag bieten sich vielfältige Gelegenheiten, das Gelernte gezielt oder beiläufig-spontan zu üben. Zudem kennen die Eltern ihre Töchter und Söhne mit all ihren Eigenheiten gut genug, um optimal auf sie eingehen zu können. Somit erfolgt der erste Schritt zur Generalisierung einer erlernten Fertigkeit oft in die Familie.

Der Einbezug der Eltern muss bei erwachsenen Teilnehmern besprochen werden. Da wir die Mitarbeit der Eltern oder anderer Bezugspersonen (z. B. sozialpädagogischer Betreuer in einer Wohngemeinschaft) als sinnvoll und für die Generalisierung wichtig erachten, bestehen wir so weit als möglich auch bei den erwachsenen Teilnehmern auf deren Mitarbeit. Auch Ablösungskonflikte, die es auch bei den jugendlichen und auch bereits erwachsenen Teilnehmern gibt, erachten wir nicht als Kontraindikation für die Zusammenarbeit mit dem unmittelbaren Umfeld. Zudem möchten wir den Unterschied zwischen den volljährigen und minderjährigen Gruppenmitgliedern minimieren, sodass abgesehen von Administrativem (u. a. Unterschriften) für alle dieselben Bedingungen herrschen.

Einige Trainingsaufgaben richten sich gezielt an die Eltern. Im Unterschied zum Basis-Training wurden solche Aufgaben im KOMPASS-F-Training deutlich reduziert, um der Autonomieentwicklung Rechnung zu tragen und diese zu unterstützen. Nur gelegentlich werden die Eltern gebeten, bestimmte Verhaltensweisen zu beobachten, bestimmte Übungen oder Spiele mit den Jugendlichen und jungen Erwachsenen durchzuführen. Wenn die Beziehung zwischen Jugendlichem bzw. jungem Erwachsenen und Eltern zu belastet ist, um gemeinsam zu üben, wird versucht, eine Ersatzperson zu finden, mit welcher der Teilnehmer regelmäßig Kontakt aufnehmen kann und eine einigermaßen entspannte Beziehung pflegt. Dies können ältere, bereits erwachsene Geschwister, Verwandte wie Großeltern oder auch vertraute Nachbarn sein, zu denen sich vielleicht über das Spezialinteresse bereits ein engerer Kontakt ergeben hat.

Zudem ist das Bedürfnis der Eltern nach Unterstützung im oft schwierigen Alltag mit einem Kind mit einer Autismus-Spektrum-Störung groß (Jungbauer und Meyers 2008). Diesem berechtigten Wunsch nach Beratung kann im KOMPASS-F-Training nur bedingt im Rahmen der zwei bis drei Informationsabende (▶ Kap. 2.7.1) nachgekommen werden. Es ist daher wichtig, dass die Familien weiterhin in der Nähe ihres Wohnortes durch die zuweisende Stelle betreut werden. In vielen Fällen haben die Familien aber keine fachliche Bezugsperson. Die Eltern können sich auch bei den Therapeuten melden, wenn sie ein aktuelles Problem oder eine Frage (z. B. Berufseingliederung, Nachteilsausgleich) besprechen möchten.

Da die Eltern immer wieder angeben, dass für sie der Kontakt zu anderen betroffenen Eltern sehr wichtig sei (Jungbauer et al. 2008), lernen die Eltern einander an den Infoabenden kennen. Einige kennen einander bereits von der Basis-Gruppe oder von sozialen Anlässen für die ganze Familie. Zudem findet ein jährlicher sozialer Anlass für die ganzen Familien statt (Spiel- und Grill-Nachmittag), bei welchem sich die Eltern austauschen können. Viele nehmen auch informell Kontakt zueinander auf, da sie wissen, wer zu welchem Thema bereits Erfahrung hat. Außerdem wird über die regionale Selbsthilfegruppe für Eltern von Kindern mit Asperger-Syndrom informiert, sofern es eine solche Einrichtung gibt.

Eltern wünschen sich oft auch eine Unterstützung für die Geschwister (Jungbauer et al. 2008). Gruppen für Geschwister von Kindern, Jugendlichen und jungen Erwachsenen und Teilnehmer mit einer Autismus-Spektrum-Störung auf hohem Funktionsniveau sind eine geeignete Intervention. In der Klinik für Kinder- und Jugendpsychiatrie und –Psychotherapie in Zürich finden diese unregelmäßig statt und umfassen etwa fünf Sitzungen, in welchen über das klinische Bild informiert und die Belastungen im Zusammenleben mit betroffenen Geschwistern ausgetauscht werden.

2.7.1 Informationsabende

Im Verlauf des Trainings finden zwei bis drei Informationsabende statt, der erste etwa nach rund der vierten Sitzung und der zweite nach etwa drei Monaten und allenfalls der letzte nach sechs bis sieben Monaten. Die Infoabende richten sich an die Eltern und weitere Bezugspersonen der Teilnehmer. Während die Eltern standardmäßig eingeladen werden, obliegt es den Jugendlichen und jungen Erwachsenen sowie ihren Eltern sich zu überlegen, wer noch eingeladen werden könnte. Im Einladungsschreiben werden Lehrpersonen, Ausbilder, Arbeitgeber, Einzeltherapeuten vorgeschlagen. Dadurch, dass die Betroffenen selbst entscheiden, wer außer den Eltern eingeladen wird, wird die Thematik der Schweigepflichtsentbindung umgangen. Alle Eltern und Gruppenteilnehmer sind vor Gruppenbeginn darüber informiert, dass bei einzelnen Mitgliedern weitere Fachpersonen anwesend sein werden. Erfahrungsgemäß kommen von zwei bis drei der Teilnehmer pro Gruppe die Lehrpersonen bzw. Ausbilder, gelegentlich mal ein ehemaliger Einzeltherapeut, der die Betreuung des Gruppenteilnehmers nach der Gruppe wieder übernimmt, oder ein Job-Coach.

Alle Eltern haben anlässlich der drei *Infoabende des Basis-Trainings* neben der Erläuterung zu den drei Basis-Modulen »Emotionen«, »Small Talk« und »Nonverbale Kommunikation« eine Einführung zu den neuropsychologischen Grundlagen Theory of Mind, Zentrale Kohärenz und Exekutive Funktionen (▶ Kap. 1.5.1 im Basis-Handbuch) erhalten. Zudem wurden sie über die Arbeitsweise und die therapeutischen Strategien, die bei KOMPASS angewendet werden, informiert. Außerdem wurden damals bereits Fragen der Eltern und anderen Infoabendteilnehmern diskutiert.

Anlässlich des 1. KOMPASS-F-Infoabends erhalten alle Anwesenden die Gelegenheit sich ausführlicher vorzustellen. Dabei sollen die Eltern ihre Töchter und Söhne charakterisieren sowie zwei bis drei Stärken oder Lebensbereiche nennen, die gut laufen. Danach sollen sie ein bis maximal zwei Themen nennen, die aktuell ein Problem darstellen und wegen dieser sie sich sorgen. Ziel dieser Vorstellungsrunde ist es, dass die Anwesenden Gemeinsamkeiten erkennen können und erfahren, wen sie zu welchem Thema vielleicht einmal um Rat bitten können. Manchmal erwähnen Eltern zum Beispiel, sie hätten gerade einen Nachteilsausgleich für den Sohn bei der Lehrabschlussprüfung ausgehandelt, und bieten dazu ihr Knowhow anderen Eltern an. Zudem werden ein bis zwei Module vorgestellt, wobei diejenigen ausgewählt werden, aus denen für den Beginn des Trainings Unterthemen ausgewählt werden. Da wir jeweils mit Themen aus den Modulen »Komplexe Kommunikation« und »Komplexe Interaktion« beginnen, stellen wir auch diese beiden vor. Meistens werden die Themen von den Anwesenden auch diskutiert, da sie dadurch ihr eigens selbstverständlich erscheinendes soziales Verhalten und ihr implizites soziales Wissen hinterfragen. Anschließend bleibt nur noch wenig Zeit für spontane Fragen der Eltern und anderen Anwesenden. Zudem wurde in der Einladungsmail gebeten, dass man Themen, die man im Rahmen des Infoabends diskutieren möchte, im Voraus an die Therapeuten schickt. So werden meist zwei bis drei vorbereitete Themen wie zum Beispiel Partnerschaft und Sexualität bei Menschen mit einer Autismus-Spektrum-Störung, berufliche Aussichten nach der Ausbildung oder geeignete Wohnformen besprochen.

Falls die Eltern einen 3. KOMPASS-F-Infoabend wünschen, wird er fast ausschließlich durch Fragen der Eltern und anderen Bezugspersonen gestaltet. Gesetzt ist das Thema, wie es nach Ende von KOMPASS-F für die Teilnehmer weitergehen kann, das ohne 3. Infoabend bereits am zweiten diskutiert wird.

2.8 Ablauf der KOMPASS-Gruppensitzungen

> *»F. hat sich sehr wohl gefühlt. Jedes Mal, wenn ich sie vom KOMPASS-Training abgeholt habe, hat sie gestrahlt.«* Rückmeldung einer Mutter auf einem Fragebogen zur Evaluation von KOMPASS-F

Beispiel

Struktur der Sitzungseinheiten:
Begrüßung
Trainingsaufgaben abgeben
Erlebnisaustauschrunde
1. Lektion
2. Lektion
Snack-Pause
3. Lektion
4. Lektion
5. Lektion
Neue Trainingsaufgaben
Abschied

Der Ablauf jeder Sitzung ist strukturiert, um dem *need for sameness* (Baron-Cohen 2006) nachzukommen. Dies entspricht dem Bedürfnis der Teilnehmenden nach klaren, vorhersehbaren Abläufen, um Ängste vor Neuem und Unbekanntem möglichst zu vermeiden. Der Ablauf kann mit Informationskarten (Piktogramme **EM9**) visualisiert werden, sofern dies für die Teilnehmer notwendig ist, was zumindest dann, wenn sie das KOMPASS-Basistraining absolviert haben, erfahrungsgemäß nicht mehr notwendig ist.

Jede KOMPASS-Sitzung beginnt mit der Begrüßung der Teilnehmer durch die Therapeuten, wobei die Teilnehmer sich bereits im Wartezimmer getroffen und begrüßt haben. Es folgen das Einsammeln der gelösten Trainingsaufgaben und Verteilen der Belohnungspunkte (▶ Kap. 2.9.5). Am Schluss dieser Einführungsphase wird eine Erlebnisaustauschrunde (▶ Kap. 4.1) durchgeführt.

Dann folgt der eigentliche Kern des Trainings in Form von Lektionen, die von den Therapeuten anhand der im Praxishandbuch aufbereiteten Materialien zusammengestellt und vorbereitet werden (▶ Kap. 2.10.6). So werden zum Beispiel ein Thema bzw. einzelne Aspekte davon diskutiert und ein oder mehrere Abschnitte Informationsblatt besprochen sowie eine Halbgruppen-, eine Partnerübung und ein Spiel durchgeführt. Diese Phase dauert im KOMPASS-Gruppentraining ungefähr 45 bis 50 Minuten und beinhaltet mehrere Aufgaben oder »Lektionen« (Beispiel **EM7**). Zwischen den Lektionen gibt es eine Snack-Pause mit Saft, Obst und einem sowohl süßen als auch salzigen Snack (z. B. Kekse und Salzstangen), die außer einer

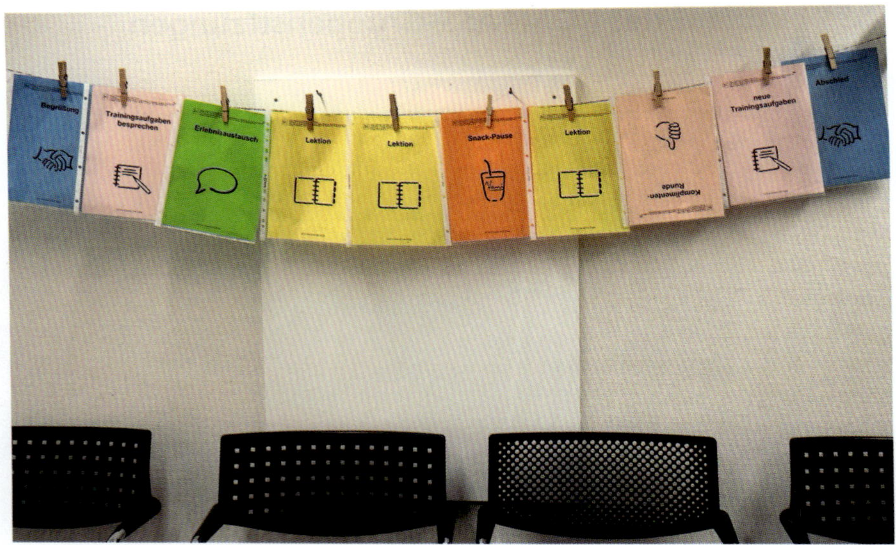

Abb. 2.1: Gruppenstruktur

kurzen Erholung auch die Möglichkeit bietet, sich mit den anderen Gruppenmitgliedern auszutauschen und zu interagieren. Der Abschluss der Trainingssitzung erfolgt entsprechend dem Gruppenbeginn mit den Trainingsaufgaben (Beispiel **EM8**) für die folgende Woche und der Verabschiedung. Wenn genügend Zeit vorhanden ist, kann der Gruppenabschluss gelegentlich mit einer Witz- oder Komplimenten-Runde von 3–5 Minuten markiert werden. Dieser Strukturteil macht erst Sinn, nachdem das entsprechende Thema, das dann vorgezogen würde, behandelt worden ist. Die Witz- oder Komplimenten-Runde, die auch entfallen kann, bietet immer auch etwas Zeitpuffer für Unvorhergesehenes. Das Beispiel einer Stundenvorbereitung (**EM7**) und eines Trainingsaufgabenblattes (**EM8**) kann heruntergeladen werden.

Ein hoher Grad an Strukturierung ist zwar hilfreich, die Teilnehmer sollten aber auch darin unterstützt werden, Veränderungen, Neues und Unerwartetes bewältigen zu können. Somit ist es für alle Teilnehmer nach dem Basis-Training kein Problem, dass es keine festen Plätze gibt, gelegentlich der Ablauf aus einem kommunizierten Grund umgestellt wird und die Therapeuten sich immer Mal wieder vor den Teilnehmern absprechen, ob sie aufgrund des aktuellen Geschehens etwas umstellen wollen. Auch die Übungen sind nicht mehr immer so hoch strukturiert wie noch im Basis-Training.

Obgleich der Gruppenablauf stark strukturiert ist, wird doch innerhalb der Einheiten sehr individuell auf die Teilnehmer eingegangen, sodass im Sinne des personzentrierten Ansatzes neben der starken Strukturierung der Rahmenbedingung inhaltlich auch die individuellen Bedürfnisse berücksichtigt werden. Ganz wichtig ist, dass der aktuelle Gruppenprozess oder wichtige Anliegen einzelner Gruppenmitglieder Vorrang vor den geplanten Trainingseinheiten haben. So braucht es vielleicht nach der Erlebnisaustauschrunde noch eine Ratschlag-, Feedback- oder Komplimenten-Runde, wenn dies ein Teilnehmer wünscht oder notwendig erscheint. Manchmal ergibt sich auch aus einer gruppendynamischen Begebenheit ein Thema, das vorrangig behandelt werden muss. Auch wenn die Gruppendynamik nicht im Vordergrund steht, so ist sie doch ein ganz wesentlicher Teil des Lernprozesses.

2.9 Arbeitsmaterialien des KOMPASS-Gruppentrainings

In diesem Praxishandbuch sind verschiedene Arbeitsmaterialien zusammengestellt, die im Rahmen der bereits durchgeführten KOMPASS-F-Gruppen entwickelt, überprüft und verbessert wurden. Dieses Material, das detailliert beschrieben wird und via Download-Code als Kopiervorlage zur Verfügung steht, lässt sich in drei Kategorien einteilen (▶ Kap. 2.9.2, 2.9.3, 2.9.4): Informationsblätter, Arbeits- und Protokollblätter sowie Übungen und Spiele.

Entsprechend unserer eigenen Erfahrung wie auch der von Häußler et al. (2003) wird auf eine allzu große Methodenvielfalt verzichtet. So kann die Angst der Teilnehmer vor Neuem und Unbekanntem möglichst geringgehalten und der Wiedererkennungseffekt genutzt werden, sodass die Teilnehmer sich nicht zu sehr mit formalen Aspekten auseinandersetzen müssen, sondern sich auf den Inhalt konzentrieren können. Viele der methodischen Formen kennen sie bereits von der Basisgruppe her, so zum Beispiel die Brettspiele oder die Team-Wettbewerbe, in denen immer zwei Teilnehmer gegeneinander antreten und für das Team Punkte sammeln.

Der *Titel der Arbeitsmaterialien* ist systematisch aufgebaut (z. B. Arbeitsblatt: Komplexe Kommunikation – Erlebnisaustausch): Zuerst wird in Groß- und Kleinbuchstaben der Arbeitsmaterialtyp und dann in Großbuchstaben der Modulname genannt, an den sich mit einem Bindestrich abgetrennt gegebenenfalls das Unterthema wiederum in Großbuchstaben anfügt. Zuletzt, wiederum mit einem Gedankenstrichstrich abgetrennt und in Großbuchstaben geschrieben, folgt der spezifische Titel dieses Arbeitsmaterials.

Alle Arbeitsmaterialien sind in der rechten oberen Ecke mit einem *Buchstaben- und Zahlencode* versehen (z. B. **M5I7** für das Infoblatt: Komplexe Interatkion – Komplimente). Die ersten ein bis zwei Stellen bezeichnen das Modul (E, M4, M5, M6), dann folgt ein Buchstabe für den Arbeitsmaterialtyp (I, A, P, M) und zuletzt wird je Materialtyp durchnummeriert (z. B. A1, A2, A3).

E   = Einführungsmodul
M4 = 1. Modul »Komplexe Kommunikation«
M5 = 2. Modul »Komplexe Interaktion«
M6 = 3. Modul »Theory of Mind«
I   = Informationsblätter, genannt Infoblätter

A = Arbeitsblätter
P = Protokollblätter: z. B. Beobachtungs-, Arbeitsprotokolle
M = Material: z. B. Vorlagen für Spiel-, Übungskärtchen

2.9.1 Ordner

Jeder Teilnehmer erhält einen mit seinem Namen beschrifteten Ordner, in dem sich zuvorderst eine mit seinem Namen beschriftete Zeigetasche befindet und danach ein thematisch beschriftetes, farbiges Register folgt. Das Register umfasst zuvorderst das mit »KOMPASS-Gruppe«, und als zweites das mit »Trainingsaufgaben« beschriftete Register sowie viele unbeschriftete Register für die Unterthemen. Im Unterschied zur Basisgruppe werden nicht alle Register im Voraus beschriftet, um die Teilnehmer zu mehr Selbständigkeit bei der Materialorganisation anzuregen. Die Register werden laufend beschriftet, wenn ein neues Unterthema beginnt: z. B. »Soziale Lügen«. Entweder können die Register chronologisch gemäß Ablauf der behandelten Subthemen genutzt werden oder es werden drei separate Register für je die drei Module geführt und dann chronologisch beschriftet. Im Register KOMPASS-Gruppe befindet sich bereits eine Adressliste aller Teilnehmer (inkl. Telefonnummer und E-Mail-Adresse der Teilnehmer und Eltern). Später werden dort die Merkblätter und alle Unterlagen des Einführungsmoduls eingeordnet.

Die Materialien folgen der besseren Übersichtlichkeit wegen und um die für das autistische Spektrum typische Schwäche im Bereich der exekutiven Funktionen aufzufangen, einem Farbkonzept: Infoblätter werden zum Beispiel auf gelbes, Arbeitsblätter auf blaues, Beobachtungsprotokolle auf grünes, Trainingsaufgabenblätter auf rosanes und Administratives wie zum Beispiel Adressliste und Merkblätter auf oranges Papier kopiert.

Erfahrungsgemäß benötigen einige Teilnehmer eine enge Begleitung, um den Ordner sauber zu führen. Viele haben sonst sehr schnell ein Chaos und finden die Blätter nicht mehr. Daher wird auch jetzt noch darauf bestanden, dass die Blätter immer sofort am richtigen Ort eingeordnet werden.

2.9.2 Informationsblätter

Die Informationsblätter, die immer gelb sind, stellen den Theorieteil dar. Die zu erlernenden sozialen Fertigkeiten sowie das entsprechende Hintergrundwissen werden auf den ausgegebenen Informationsblättern zusammengestellt, die so zur Unterstützung des Transfers auch von den Eltern und idealerweise weiteren Bezugspersonen wie Lehrern und Ausbildern) gelesen werden können. Es werden Begriffe definiert, Verhaltensweisen konkret beschrieben, Verhaltensabläufe aufgelistet. Immer wird auch deren soziale Begründung explizit ausformuliert. Auch Preißmann (2009) fordert, Überlegungen und Informationen zu sozialen Themen und Schwierigkeiten schriftlich auszugeben. Die Betroffenen sollen genau wissen, wie die zu erlernenden sozialen Verhaltensweisen vom Gegenüber sachlich wahrgenommen und interpretiert werden (z. B. interessiertes Nachfragen im Gespräch als Interesse am Gegenüber). Die Informationsblätter können beispielsweise

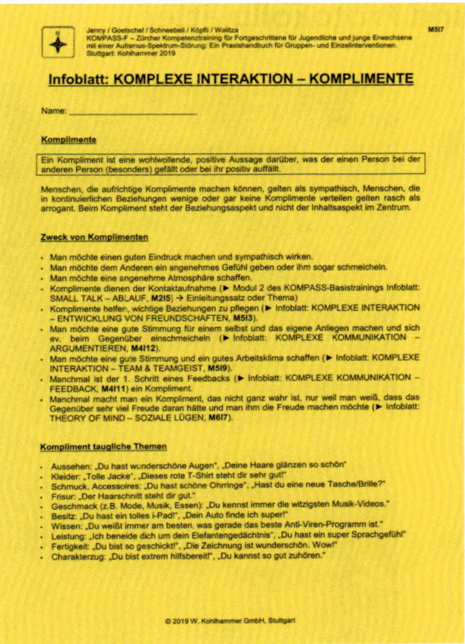

Jenny / Goetschel / Schneebeli / Köpfli / Walitza
KOMPASS-F – Zürcher Kompetenztraining für Fortgeschrittene für Jugendliche und junge Erwachsene mit einer Autismus-Spektrum-Störung: Ein Praxishandbuch für Gruppen- und Einzelinterventionen. Stuttgart: Kohlhammer 2019

M5I7

Infoblatt: KOMPLEXE INTERAKTION – KOMPLIMENTE

Name: _______________________________

Komplimente

> Ein Kompliment ist eine wohlwollende, positive Aussage darüber, was der einen Person bei der anderen Person (besonders) gefällt oder bei ihr positiv auffällt.

Menschen, die aufrichtige Komplimente machen können, gelten als sympathisch, Menschen, die in kontinuierlichen Beziehungen wenige oder gar keine Komplimente verteilen gelten rasch als arrogant. Beim Kompliment steht der Beziehungsaspekt und nicht der Inhaltsaspekt im Zentrum.

Zweck von Komplimenten

- Man möchte einen guten Eindruck machen und sympathisch wirken.
- Man möchte dem Anderen ein angenehmes Gefühl geben oder ihm sogar schmeicheln.
- Man möchte eine angenehme Atmosphäre schaffen.
- Komplimente dienen der Kontaktaufnahme (▶ Modul 2 des KOMPASS-Basistrainings Infoblatt: SMALL TALK – ABLAUF, M2I5) → Einleitungssatz oder Thema)
- Komplimente helfen, wichtige Beziehungen zu pflegen (▶ Infoblatt: KOMPLEXE INTERAKTION – ENTWICKLUNG VON FREUNDSCHAFTEN, M5I3).
- Man möchte eine gute Stimmung für einem selbst und das eigene Anliegen machen und sich ev. beim Gegenüber einschmeicheln (▶ Infoblatt: KOMPLEXE KOMMUNIKATION – ARGUMENTIEREN, M4I12).
- Man möchte eine gute Stimmung und ein gutes Arbeitsklima schaffen (▶ Infoblatt: KOMPLEXE INTERAKTION – TEAM & TEAMGEIST, M5I9).
- Manchmal ist der 1. Schritt eines Feedbacks (▶ Infoblatt: KOMPLEXE KOMMUNIKATION – FEEDBACK, M4I11) ein Kompliment.
- Manchmal macht man ein Kompliment, das nicht ganz wahr ist, nur weil man weiß, dass das Gegenüber sehr viel Freude daran hätte und man ihm die Freude machen möchte (▶ Infoblatt: THEORY OF MIND – SOZIALE LÜGEN, M6I7).

Kompliment taugliche Themen

- Aussehen: „Du hast wunderschöne Augen", „Deine Haare glänzen so schön"
- Kleider: „Tolle Jacke", „Dieses rote T-Shirt steht dir sehr gut!"
- Schmuck, Accessoires: „Du hast schöne Ohrringe", „Hast du eine neue Tasche/Brille?"
- Frisur: „Der Haarschnitt steht dir gut."
- Geschmack (z.B. Mode, Musik, Essen): „Du kennst immer die witzigsten Musik-Videos."
- Besitz: „Du hast ein tolles i-Pad!", „Dein Auto finde ich super!"
- Wissen: „Du weißt immer am besten, was gerade das beste Anti-Viren-Programm ist."
- Leistung: „Ich beneide dich um dein Elefantengedächtnis", „Du hast ein super Sprachgefühl"
- Fertigkeit: „Du bist so geschickt!", „Die Zeichnung ist wunderschön. Wow!"
- Charakterzug: „Du bist extrem hilfsbereit!", „Du kannst so gut zuhören."

Abb. 2.2: Informationsblatt

Verhaltensweisen auflisten, die Freundschaften fördern und pflegen, Hinweise bieten, wie man soziale Lügen formulieren kann, oder ein Schema enthalten, wie man sich Gegenseitigkeit vorstellen und ein Gefühl für deren Ausgewogenheit entwickeln kann. Auch liefern sie Hintergrundinformationen zum jeweiligen Thema, so zum Beispiel weshalb aktives Zuhören so wichtig ist oder warum ein wesentlicher Teil erfolgreichen Argumentierens darin besteht, dass man die Perspektive des Gegenübers einnimmt. Den Teilnehmern wird in dieser hoch strukturierten Form jenes Wissen vermittelt, das Menschen ohne Autismus im Laufe ihres Lebens durch Erfahrung und direktes Beobachten, oft implizit erlernen. Die Informationsblätter stellen eine Art Nachschlagewerk dar, um sich in der nicht-autistischen Welt und mit den dort geltenden Codes zurechtzufinden. Die Idee dahinter ist, dass man Menschen mit einem Asperger-Syndrom über kognitive Wege das Wissen vermitteln möchte, das sie in ihrem Alltag nicht selber erwerben können. Die vielen Beispiele dienen dazu, die Theorie verständlicher, anschaulicher und alltagsrelevanter zu gestalten. Die intensive Diskussion mit den Teilnehmern ist dabei besonders wichtig. Es soll ihnen genug Raum zur Verfügung stehen, um Fragen zu stellen, sich auszutauschen und eigene Erfahrungen einzubringen. Die Teilnehmer sollen aktiv zur Informationsaufnahme beitragen, es soll kein Frontalunterricht mit Theorieblättern werden, sondern stets eine den Teilnehmern angepasste Diskussionsrunde mit vielfältigen Austauschmöglichkeiten. Für manche Teilnehmer sind einige Informationsblätter zu schwierig formuliert, da sie möglichst korrekt und umfassend die Fertigkeit darstellen sollen. Da ihnen das entsprechende Wissen auch im Gruppentraining selbst in einfacheren Worten vermittelt wird, dienen die Informationsblätter dann mehr dem Umfeld, um die Teilnehmer zu unterstützen.

2.9.3 Arbeits- und Protokollblätter

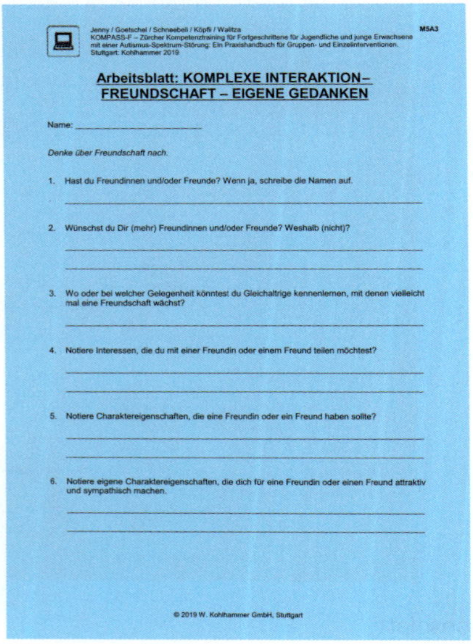

Jenny / Goetschel / Schneebeli / Köpfli / Walitza
KOMPASS-F – Zürcher Kompetenztraining für Fortgeschrittene für Jugendliche und junge Erwachsene mit einer Autismus-Spektrum-Störung: Ein Praxishandbuch für Gruppen- und Einzelinterventionen. Stuttgart: Kohlhammer 2019

M5A3

Arbeitsblatt: KOMPLEXE INTERAKTION – FREUNDSCHAFT – EIGENE GEDANKEN

Name: ______________________

Denke über Freundschaft nach.

1. Hast du Freundinnen und/oder Freunde? Wenn ja, schreibe die Namen auf.
2. Wünschst du Dir (mehr) Freundinnen und/oder Freunde? Weshalb (nicht)?
3. Wo oder bei welcher Gelegenheit könntest du Gleichaltrige kennenlernen, mit denen vielleicht mal eine Freundschaft wächst?
4. Notiere Interessen, die du mit einer Freundin oder einem Freund teilen möchtest?
5. Notiere Charaktereigenschaften, die eine Freundin oder ein Freund haben sollte?
6. Notiere eigene Charaktereigenschaften, die dich für eine Freundin oder einen Freund attraktiv und sympathisch machen.

© 2019 W. Kohlhammer GmbH, Stuttgart

Abb. 2.3: Arbeitsblatt

Die Arbeits- und Protokollblätter, die immer blau beziehungsweise grün sind, können zum Vertiefen des erworbenen Wissens eingesetzt werden und dienen dem Einüben des Erlernten. Anhand verschiedener Aufgaben können die Teilnehmer ihr während des Trainings erworbenes Wissen einfließen lassen, um zum Beispiel auf eine beschriebene Situation zu reagieren oder eine bestimmte Gefühlslage aus einer Aussage zu erkennen. Einige der Arbeitsblätter sollen auch zur Selbstreflexion zum Beispiel in Bezug auf das eigene äußere Erscheinungsbild oder die eigene Einstellung zu sozialen Lügen anregen.

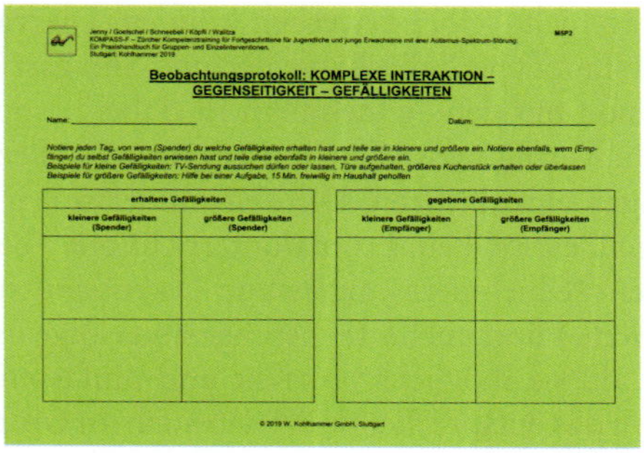

Jenny / Goetschel / Schneebeli / Köpfli / Walitza
KOMPASS-F – Zürcher Kompetenztraining für Fortgeschrittene für Jugendliche und junge Erwachsene mit einer Autismus-Spektrum-Störung: Ein Praxishandbuch für Gruppen- und Einzelinterventionen. Stuttgart: Kohlhammer 2019

M5P2

Beobachtungsprotokoll: KOMPLEXE INTERAKTION – GEGENSEITIGKEIT – GEFÄLLIGKEITEN

Name: ______________________   Datum: ______________________

Notiere jeden Tag, von wem (Spender) du welche Gefälligkeiten erhalten hast und teile sie in kleinere und größere ein. Notiere ebenfalls, wem (Empfänger) du selbst Gefälligkeiten erwiesen hast und teile diese ebenfalls in kleinere und größere ein.
Beispiele für kleine Gefälligkeiten: TV-Sendung aussuchen dürfen oder lassen, Türe aufgehalten, größeres Kuchenstück erhalten oder überlassen
Beispiele für größere Gefälligkeiten: Hilfe bei einer Aufgabe, 15 Min. freiwillig im Haushalt geholfen

| erhaltene Gefälligkeiten | | gegebene Gefälligkeiten | |
kleinere Gefälligkeiten (Spender)	größere Gefälligkeiten (Spender)	kleinere Gefälligkeiten (Empfänger)	größere Gefälligkeiten (Empfänger)

© 2019 W. Kohlhammer GmbH, Stuttgart

Abb. 2.4: Protokollblatt

104

Die Protokollblätter dienen dazu, dass die Teilnehmer im Alltag wacher werden und bestimmte soziale Verhaltensweisen wie zum Beispiel das Erhalten und Geben von Gefälligkeiten bei sich und ihren Mitmenschen beobachten. Sie sollen den Teilnehmern auch indirekt einen Weg weisen, wie sie zu Informationen über angemessene soziale Verhaltensweisen gelangen. Wenn das Gruppentraining beendet ist, müssen sie sich selbst mit ungeschriebenen sozialen Regeln zurechtfinden. Das genaue Beobachten, wie relevante andere Personen soziale Situationen meistern, wird ihnen dabei helfen, diese Konventionen zu erkennen und zu verstehen. Protokollblätter dienen auch dazu, eine praktische Übung wie zum Beispiel Partnerarbeit durchzuführen und deren Verlauf zu notieren.

Die Arbeitsblätter können als Trainingsaufgaben ausgegeben werden, damit sich jeder Teilnehmer nochmals in Ruhe Gedanken über das Besprochene machen kann, oder sie können in Gruppen beziehungsweise gemeinsam mit dem Therapeuten bearbeitet werden.

2.9.4 Übungen und Spiele

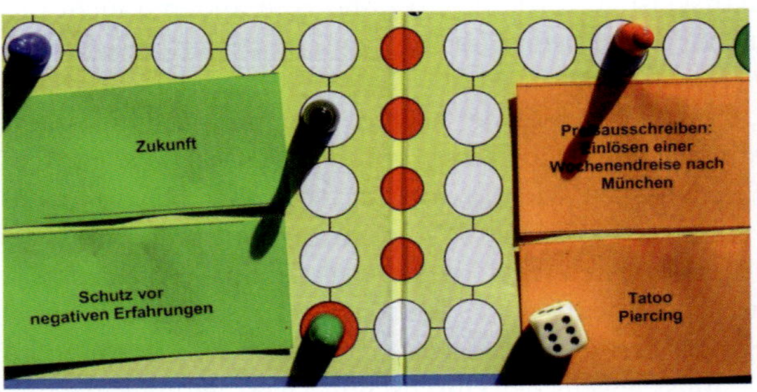

Abb. 2.5: Brettspiel: Thema »Argumentieren«

Übungen und Spiele bilden wie bereits beim KOMPASS-Basistraining auch beim KOMPASS-F-Gruppentraining einen zentralen Baustein. Auf spielerische Art und Weise kann das erworbene Wissen direkt angewendet werden. Nach Rogers (1988, S. 174) wird »*signifikantes Lernen [...] sehr oft durch Tun erreicht*«. Arbeitet man mit einer größeren Gruppe, so kann es hilfreich sein, sie so oft wie möglich in Halbgruppen aufzuteilen. Zum einen ermöglicht dies mehr Übungsmöglichkeiten für die Teilnehmer, zum anderen können die einzelnen Gruppenmitglieder besser betreut werden. Sie erhalten mehr Feedback, auch Teilschritte könne gelobt werden. Zudem erleichtert es den therapeutischen Grundsatz, immer so viel Hilfe zu geben, wie für eine erfolgreiche Bewältigung der Zielfertigkeit, die natürlich auch eine Teilfertigkeit sein kann, notwendig ist. Eine kleinere Gruppe hat zudem den Vorteil, dass sich die Teilnehmer untereinander besser austauschen können. Voraussetzung dafür sind zwei Therapeuten, damit jede Gruppe eine Ansprechperson hat.

Die Übungen und Spiele werden oft als *Mannschaftsspiele* gestaltet. Menschen mit einer Autismus-Spektrum-Störung auf höherem Funktionsniveau haben häufig einen nur gering ausgeprägten Teamgeist, da sie sich als Individualisten erleben und definieren. Sie sollen in der Gruppe lernen, ein Mannschaftsgefühl zu entwickeln, sich kurzzeitig mit einem größeren Ganzen zu identifizieren, einander zu helfen und solidarisch zu sein, da dies eine soziale Kompetenz ist, die von ihrem sozialen Umfeld auch als solche wahrgenommen wird. Der persönliche Erfolg steht dann im Dienste der Mannschaft. Die Mannschaften werden jedes Mal neu zusammengestellt, um zu verdeutlichen, dass dies vorübergehende Gruppierungen sind. Das Erleben, wer nun »dazu« gehört und wer »out« ist, soll sich nicht auf die Personen beziehen, sondern einen spielerischen Als-ob-Charakter behalten. Der Teilnehmer, der jetzt nicht zur eigenen Mannschaft gehört, gehört nachher vielleicht dazu.

Um die Motivation zu steigern, werden die Übungen und Spiele zudem als *Wettbewerb* inszeniert. Entgegen der häufig in der Literatur geäußerten Meinung, wonach Menschen aus dem autistischen Spektrum nicht wettbewerbsorientiert seien, haben wir immer wieder die gegenteilige Erfahrung gemacht. Es ist aber darauf zu achten, dass der Wettbewerb möglichst nicht auf der individuellen Ebene »Jeder gegen Jeden«, sondern auf Team-Ebene stattfindet, um zum einen den Mannschaftsgeist zu fördern (s. o.) und zum anderen nicht die für Menschen mit einer Autismus-Spektrum-Störung typische Fehlerangst und den Perfektionismus zu aktivieren. Die Sieger-Mannschaft erhält jeweils Bonbons, Schokolade oder Cracker, die in der Pause oder nach der Trainingssitzung gegessen werden dürfen. Diese Prämien sind wegen ihres symbolischen Werts sogar den Jugendlichen und jungen Erwachsenen wichtig, die Snacks gar nicht so mögen. Wenn ein Mannschaftswettbewerb zwischen Halbgruppen stattfindet, muss jeweils klar definiert werden, was gemessen wird, da den meisten Spielern Fairness sehr wichtig ist. Oft ist die Anzahl der bearbeiteten Kärtchen oder Aufgaben maßgebend. Wenn es sich einmal ergibt, dass etwas gemessen/gezählt wird, das eine größere Mannschaft bevorteilt, muss jeweils der Durchschnittswert herangezogen werden.

2.9.5 Trainingsaufgaben

> *»Die Trainingsaufgaben haben mir gezeigt, wieviel für uns selbstverständlich ist, und was P. zuerst richtig lernen musste.«* Rückmeldung eines Vaters auf einem Fragebogen zur Evaluation von KOMPASS-F

Zu jeder KOMPASS-Sitzung werden Trainingsaufgaben verteilt, die zu Hause bearbeitet werden müssen. Am Sitzungsende werden diese mündlich erläutert. Sie sind zudem auf dem rosafarbenen Trainingsaufgabenblatt schriftlich festgehalten, wie das Beispiel auf der (Material-Einführung-Beispiel-Trainingsaufgaben, **EM8**) zeigt. Die Trainingsaufgaben werden von den Therapeuten immer eingesammelt und in der folgenden Stunde mit einem kurzen oder auch mal längeren schriftlichen Kommentar sowie eventuellen Korrekturen zurückgegeben. Die Kommentare sollen den Teilnehmern zeigen, dass ihr Einsatz und ihre Gedanken ernst genommen werden und sich der Therapeut auch die Mühe macht, ihre Gedanken nachzuvollziehen.

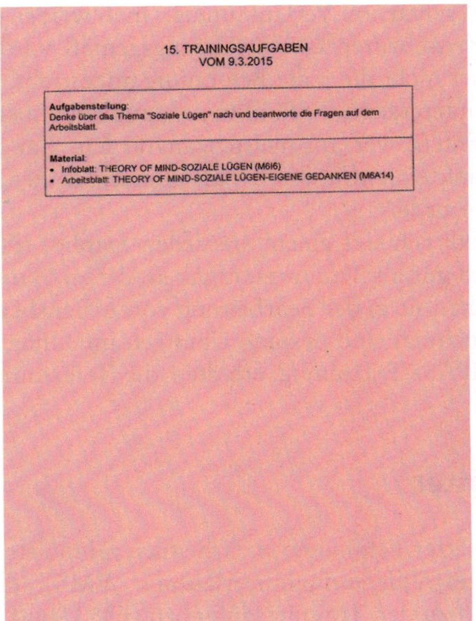

Abb. 2.6: Trainingsaufgaben

Das Ziel der Trainingsaufgaben besteht darin, das in der Gruppe Gelernte zu vertiefen und zu automatisieren, die Aufmerksamkeit für das soziale Alltagsumfeld zu erhöhen sowie die neuen Fertigkeiten mit anderen Personen im natürlichen Umfeld anzuwenden, sodass eine Generalisierung erleichtert wird. Das Bearbeiten der Trainingsaufgaben wird mit Belohnungspunkten honoriert.

Jeder Therapeut muss sich, wenn er in einer Therapie Trainingsaufgaben einsetzt, entscheiden, ob die intrinsische Motivation ausreicht oder ein externes Belohnungsmodell, wie auch immer dieses aussieht, eingesetzt wird. In unserer Erfahrung schätzen die Gruppenteilnehmer die in der Belohnung implizite Anerkennung der Sonderleistung, die sie erbringen.

Ein Belohnungssystem kommen im KOMPASS-Gruppentraining nur im Zusammenhang mit dem Erledigen der Trainingsaufgaben zur Anwendung und stellen ein Token-System dar. Wir haben uns für folgendes Modell entschieden: Für erledigte Aufgaben werden Punkte vergeben, die für einen bestimmten Geldbetrag (0.50 SFR oder 0.40 EUR) stehen. Dieser Betrag wird nicht pekuniär ausgezahlt, sondern die Teilnehmer können sich etwas kaufen und später die Quittung bei den Therapeuten abgeben, die ihnen dann den entsprechenden Betrag zurückzahlen. So wird jeder mit etwas belohnt, das ihm gefällt. Da die Übung hinter den Trainingsaufgaben wichtig ist, können nicht im regulären Rhythmus erledigte Aufgaben auch später nachgereicht und belohnt werden. Gerade die älteren Teilnehmer, die in ihrer Ausbildung immer mal wieder besonders anforderungsreiche Phasen zu bewältigen haben, arbeiten Trainingsaufgaben nach. Manche Teilnehmer sammeln alle Punkte bis fast am Gruppenende und kaufen sich dann ein Buch oder Konzertbillet, andere tauschen im Verlauf immer mal wieder kleinere Beträge für Süßgetränke oder Zeitschriften ein. Erfahrungsgemäß wird aber von etwa der Hälfte der Teilnehmer nicht die reale Belohnung angestrebt, sondern die Teilnehmer sind eher daran interessiert, die Punkte zu sammeln, um untereinander eine Art Wettbewerb zu gestalten, wer am meisten davon hat. Ein überraschend großer Anteil tauscht die Punkte nie ein, was wir als Hinweis deuten, dass die intrinsische Motivation erreicht wurde.

Die im Praxishandbuch mit einem speziellen Symbol (⊠) gekennzeichneten Aufgaben eignen sich gut als Trainingsaufgaben, die zu Hause bearbeitet werden können. Meist bestehen sie in der Bearbeitung von Arbeitsblättern und dem Lesen der Infoblätter. Manchmal sind es auch Übungen im Alltag oder Beobachtungsaufgaben. Im KOMPASS-F-Training erhalten die Teilnehmer jede Woche neue Aufgaben.

2.9.6 Merkblätter

Die orangen Merkblätter beinhalten mehrheitlich administrative Informationen, wie etwa Adressliste, Videoaufnahmeerlaubnis (**EM5**), das Gruppenkonzept (**EM1**), Überlegungen zu den Trainingsaufgaben (**EM3**) und den Gruppenvertrag (**EM6**).

2.10 Trainingsdurchführung

> *»Das KOMPASS-F-Programm hat M. viel gebracht. Sie ist nun überwiegend ›verständlicher‹, offener und ›umgänglicher‹. Vielen Dank für das Engagement der Therapeutinnen mit deren klaren, direkten Art. Wir fühlten uns sehr gut betreut und unterstützt.«* Notiz einer Mutter auf einem Fragebogen zur Evaluation von KOMPASS-F

2.10.1 Setting

Das vorliegende KOMPASS-Praxishandbuch richtet sich in erster Linie an Therapeuten, die im Gruppensetting mit Jugendlichen und jungen Erwachsenen mit einer Autismus-Spektrum-Störung auf höherem Funktionsniveau arbeiten und ihre Sitzungen themenorientiert und individuell zusammenstellen möchten. Das Material kann jedoch auch, teilweise mit kleinen Modifikationen, im Einzelsetting verwendet werden, was während der Entwicklungsphase durch die Therapeuten auch gemacht wurde. Zudem wurden die Materialien bereits an ausgewählte Einzeltherapeuten abgegeben, die damit gemäß deren Aussagen erfolgreich arbeiten. Zudem eignen sich die Materialien für ein Sozialtraining bei Erwachsenen, wobei manche Übungen dann etwas angepasst werden müssen. Viele der Übungen eignen sich auch für die Arbeit mit Kindern, die Informations- und Arbeitsblätter sind dann jedoch zu vereinfachen. Zudem dürfen in dem Fall bei den Spielen nicht alle Kärtchen verwendet werden, sondern der Therapeut muss eine Auswahl treffen, was für das entsprechende Kind relevant ist.

Das KOMPASS-Praxishandbuch ist in der aktuellen Form so konzipiert, dass sich Therapeut und Gruppe beziehungsweise Klient regelmäßig, zum Beispiel wöchentlich in einem ambulanten Setting sehen. Es ist aber auch gut vorstellbar, dass im (teil)stationären Rahmen einer psychiatrischen Betreuungseinrichtung oder in einem Heim mit dem vorliegenden Material gearbeitet wird.

2.10.2 Qualifikation der Therapeuten

Eine KOMPASS-Gruppe wird jeweils von zwei Fachpersonen, meist Psychotherapeuten, geleitet, die sowohl Erfahrung mit Gruppentherapien als auch in der diagnostischen und therapeutischen Arbeit mit autistischen Klienten haben. Wesentlicher als der therapeutische Hintergrund ist die Persönlichkeit der Therapeuten: Die therapeutische Beziehung ist vor allem zu Beginn des Gruppentrainings die wichtigste Kontakterfahrung für die Teilnehmer. Die Gruppe lebt davon, dass sich jeder Betroffene mit seinen Stärken und Schwächen von den Therapeuten angenommen, wertgeschätzt und respektiert fühlt. Nur dann können die Teilnehmer sich auch gegenseitig akzeptieren, was die Grundlage für die Entwicklung des Selbstwertgefühls jedes Einzelnen darstellt. Die Therapeuten benötigen ein hohes Maß an Kongruenz (von Zülow 2009) beziehungsweise Authentizität (Schmid 2008) bei der Selbstoffenbarung und persönlichen Präsenz (Lietaer 2001, zit. nach Wakolbinger 2009). Angesichts der Konkretisierungsschwäche von autistischen Menschen macht erst das kongruente Sein und Handeln die abstrakte Person des Therapeuten konkret und somit wahrnehm- und erfahrbar. Preißmann (2009), die den therapeutischen Kontakt aus der Sicht einer vom Asperger-Syndrom betroffenen Klientin und auch aus der einer Psychotherapeutin kennt, hebt hervor, dass der Therapeut als konkret erfahrbare Person präsent und wahrnehmbar sein muss. Dies kann auch bedeuten, dass er konkrete Informationen über sein (privates) Leben gibt. Weiter betont sie, dass der Therapeut für diese Klientengruppe auch Vorbildfunktion hat. Das Vermitteln konkreter sozialer Fertigkeiten kann nur aus dieser direkten Beziehungserfahrung heraus fruchtbar, das heißt in den Alltag generalisiert werden.

Ein hoher Grad an Empathie-Fähigkeit ermöglicht es den Therapeuten, die von der autistischen Wahrnehmung geprägte Welt zu entdecken. Es geht um Anerkennung und Wertschätzung des Wirklichkeitserlebens des jeweils Anderen (Behr 2009). Die Betroffenen müssen das Interesse der Therapeuten für das eigene Wahrnehmen und Erleben konkret wahrnehmen, um diese selbst genauer zu explorieren. Das echte Interesse der Therapeuten an den einzelnen Teilnehmern und deren positives Erleben dieses Interesses führen jeweils dazu, dass die Teilnehmer auch untereinander Interesse entwickeln, also sozial wacher werden und Kontaktinteresse signalisieren.

Wie bei jeder Therapie von Menschen mit einer Autismus-Spektrum-Störung geht es auch im KOMPASS-F-Training darum, das Interesse an sozialen Interaktionen und an Kommunikation zu wecken, und diese so zu gestalten, dass sie Freude bereiten. In erster Linie sind hierfür auch die Therapeuten und ihre Lust und Freude an der Begegnung ein Vorbild. Bei KOMPASS steht die therapeutische Beziehung im Zentrum und nicht das Praxishandbuch. Auch die Übungen und Spiele sind sämtlich und letztlich diesem Ziel verpflichtet. Das Praxishandbuch soll lediglich das notwendige Hintergrundwissen über das soziale Funktionieren der nicht-autistischen Welt liefern. Die Therapeuten laden die Teilnehmer ein, die nicht-autistische Welt zu explorieren fungieren dabei als Dolmetscher und Touristenführer.

Das KOMPASS-F-Praxishandbuch ist in erster Linie für erfahrene, psychotherapeutisch ausgebildete Fachpersonen gedacht, da die Arbeit mit Menschen mit einer Autismus-Spektrum-Störung immer wieder zu therapeutisch anspruchsvollen Situationen führt und sich in dieser Publikation keine Hinweise zum Umgang mit der Gruppendynamik finden. Weniger erfahrenen Psychotherapeuten ist zu raten, zuerst einzeltherapeutisch mit den Materialien aus dem Manual zu arbeiten. Da für die Arbeit auch einiges pädagogisches Verständnis und didaktische Kenntnisse von Nutzen sind, können auch andere Fachpersonen der psychosozialen und pädagogischen Versorgung mit der Materialsammlung arbeiten, etwa Lehrpersonen und Heilpädagogen, Sozialpädagogen und Sozialarbeiter oder Logopäden. Wichtiger als die Berufsausbildung sind allerdings Vorerfahrungen in der Arbeit mit Kindern und Jugendlichen sowie möglichst jungen Erwachsenen mit einer Autismus-Spektrum-Störung. Ein gewisses Verständnis für und Neugierde auf das autistische Erleben, die besonderen Wahrnehmungsschemata, das Sozialverständnis und deren Verhaltensbesonderheiten autistischer Menschen sind unabdingbar.

2.10.3 Anzahl Therapeuten

Wenn die Materialien im Gruppensetting durchgeführt werden, sollten immer zwei Therapeuten anwesend sein. Die beiden können sich die Leitungsaufgaben inhaltlich oder abwechselnd teilen oder eine Leitungs- und Co-Leitungsfunktion übernehmen. Da die Gruppen durchaus auch größer sein können, ist es wichtig, dass die Übungen in Halbgruppendurchgeführt werden, wozu zwei mit dem Material vertraute Therapeuten notwendig sind. Auch Plenum gibt es oft verschiedene Aufgaben, die gleichzeitig erledigt werden sollten, sodass es sinnvoll ist, sich die Aufgaben aufzuteilen. Bei der Vor- und Nachbereitung ist es sehr hilfreich, wenn man sich mit einander über die Eindrücke austauschen kann.

Manchmal nehmen auch Jugendliche oder junge Erwachsene teil, die mehr Betreuung benötigen: Sei es, dass sie Deutsch oder Schweizerdeutsch nicht so gut beherrschen, kognitiv etwas schwächer sind oder nicht so gut Schreiben können oder sei es das sie psychisch belastet oder sensorisch etwas überfordert sind. Selten ergibt sich aus dem Gruppenverlauf eine Situation, die es erfordert, dass ein Therapeut kurzzeitig einzeln mit einem Teilnehmer arbeitet. Meist geht es dann um die Emotionsregulation eines Teilnehmers. Wenn mal eine spezifische Dynamik (z. B. Missverständnis, verbaler Schlagabtausch) zwischen zwei Teilnehmern auftritt, wird dies fast immer im Plenum besprochen. Wenn es wirklich schwierig ist, können die Therapeuten die Beteiligten doppeln. Etwas öfter kommt ein Teilnehmer bereits bedrückt oder angespannt ins Gruppentraining, was sich spätestens in der Erlebnisaustauschrunde zeigt, und möchte das Angebot einer kurzen Einzelaussprache annehmen. Dann führt ein Therapeut mit dem Teilnehmer im Nebenraum ein Einzelgespräch, bis dieser soweit stabilisiert ist, dass er wieder am Gruppentraining teilnehmen kann oder gemeinsam entschieden wird, dass er nach Hause geht.

Verhaltenstherapeutische Auszeiten, die von einem Therapeuten begleitet werden, gibt es bei KOMPASS nicht. Wenn ein Teilnehmer zum Beispiel mal nicht mehr zu kichern aufhören kann, dreht er freiwillig und alleine eine Runde ums Haus, um sich wieder zu fangen.

Wenn KOMPASS im Einzelsetting oder mit einer Kleingruppe bis drei Teilnehmer durchgeführt wird, reicht natürlich ein Therapeut. Dann fehlt leider der Austausch über die Eindrücke, die der Therapeut von den Teilnehmern hat.

2.10.4 Dropouts und Fehlzeiten

In KOMPASS, wie wir es anbieten, kommt es kaum zu vorzeitigen Austritten, da die Eigenmotivation der Teilnehmer hoch ist. Im Indikationsgespräch (▶ Kap. 2.4.1) ist es nicht Aufgabe der Therapeuten, die Jugendlichen und jungen Erwachsenen zur Teilnahme zu überreden und ihnen aufzuzeigen, wo sie Schwächen haben und wie gut ihnen KOMPASS tun werde. Sie bekommen ein Angebot, für das sie sich unabhängig von ihrem allenfalls jungen Alter selbst entscheiden müssen.

Bereits in den KOMPASS-Basisgruppen kam es in den bisher 13 Jahren bei mehr als 120 Teilnehmern erst zu ganz wenigen vorzeitigen Austritten aus einer Gruppe. Nur einmal geschah dies aufgrund mangelnder Reife und unzureichender Frustrationskontrolle und Bewältigungsstrategie auf Wunsch der Therapeuten. Zudem begann eine Jugendliche planmäßig bereits zwei Monate vor Gruppenende einen Auslandaufenthalt. Vier Jugendliche traten im Gruppenverlauf eine stationäre Behandlung wegen Depression mit Suizidalität und mutistischen Verhaltensweisen an und nahmen dann nur noch unregelmäßig an den Gruppensitzungen teil. Die Gruppendynamik konnte diese Situationen immer problemlos tragen. Wichtig ist es, in Absprache mit den Betroffenen transparent zu informieren und wenn möglich, einen Abschied zu gestalten. In KOMPASS-F kam es in den neun Jahren nie zu einem Dropout, da die Eigenmotivation sehr hoch ist.

Zu Fehlstunden kommt es während einer mehrmonatigen Gruppentherapie immer wieder. Wenn es einzelne Sitzungen sind, können die Teilnehmer meist problemlos wieder einsteigen. In seltenen Fällen, wenn gerade ein komplexes Thema neu eingeführt wurde, bieten wir dem entsprechenden Teilnehmer an, dass er am folgenden Termin 15–20 Min. früher kommt und quasi ein Update erhält. Manchmal kommt es auch zu mehreren Fehlstunden nacheinander, wenn zum Beispiel von der Schule aus ein dreiwöchiger Französischaufenthalt stattfindet oder Auszubildende an mehrwöchigen überbetrieblichen Kursen teilnehmen müssen, die zeitlich die Teilnahme verunmöglichen. In diesen Situationen bieten die Therapeuten ein bis zwei Einzeltermine an, um die verpasste Theorie aufzuholen und die entsprechenden Kompetenzen einüben zu können.

Die Trainingsaufgaben mit allen Unterlagen (inkl. den wichtigen Infoblättern) werden immer an die Abwesenden per Post und E-Mail verschickt. In manchen Fällen bearbeiten die Teilnehmer das Material dann auch selbständig oder mit Hilfe einer Bezugsperson (z. B. Eltern, Ausbilder) nach.

2.10.5 Gebrauch des Praxishandbuchs

Im KOMPASS-Praxishandbuch finden sich keine klaren Vorgaben, was in welcher Sitzung wie zu tun ist. Sich in personzentriertem Sinne auf die Person, also die einzelnen Gruppenteilnehmer zu konzentrieren, bedeutet, dass jede Sitzung neu geplant werden muss. Die Therapeuten holen sich aus der Materialsammlung das Wissen oder diejenigen Übungen heraus, die sie für ihre Arbeit mit einer Gruppe oder einem einzelnen Klienten brauchen. Die Therapeuten sollen mithilfe des KOMPASS-F-Praxisbuchs Übungen individuell für die konkrete Gruppe, mit ihrer einzigartigen Zusammensetzung und Dynamik zusammenstellen. Je nach Alter, Entwicklungsstand, Beeinträchtigungsgrad, aber auch Gruppendynamik und Vorlieben werden die Lektionen geplant.

Beim KOMPASS-Basistraining sollten alle Module und Unterthemen, wenn auch mit einer unterschiedlichen Auswahl an Übungen und Spielen, bearbeitet werden. Das KOMPASS-F-Praxishandbuch hingegen umfasst so viele Themen, dass je nach Gesamtdauer der Gruppe eine Auswahl getroffen werden muss. Dabei sind auch die Interessen, Bedürfnisse und Ziele der Teilnehmer wichtig, die im Indikationsgespräch erhoben wurden (▸ Kap. 2.4.1). Hinweise auf die thematische Planung eines Gruppentrainings finden sich in Kapitel 2.10.6.

Personzentriert zu arbeiten bedeutet auch, dass mit jeder Gruppe anders gearbeitet wird, also kein Gruppentraining als Ganzes einem anderen entspricht. Mit jeder Gruppe werden die anvisierten Ziele in den Bereichen komplexe Kommunikation, komplexe Interaktion und Theory of Mind auf (leicht) anderen Wegen erreicht. Während das eine Spiel in der einen Gruppe sehr gut funktioniert und zu einem bedeutenden Lerneffekt führt, scheint es einer anderen Gruppe weniger zu entsprechen, die mehr von einer anderen Übung profitiert. Manchmal muss eine Verhaltensweise ausführlich und mit verschiedenen Mitteln trainiert werden, dann wieder reichen die Besprechung und Diskussion der sozialen Fertigkeit gemäß Informationsblatt, ein bis zwei Spiele oder Übungen sowie ein Arbeitsblatt als Trainingsaufgaben. Somit wird in der einen Gruppe an einem Unterthema wie Grußmitteilungen zwei oder sogar drei Termine lang verweilt, während in einer anderen Gruppe ein Termin reicht. Vielleicht wird das Thema auch gar nicht behandelt, da die Teilnehmer damit keine Schwierigkeiten haben. Wenn nur einzelne Teilnehmer sich für ein Thema interessieren und damit explizit Schwierigkeiten haben, behandeln wir das Thema dennoch. Wir gehen nicht von der Idee aus, dass das Thema immer für die Mehrheit wichtig sein muss. Zum einen zeigt sich immer wieder, dass auch andere beim Thema nicht sattelfest sind und zum anderen tragen diejenigen, welche diese sozialen Kompetenzen bereits beherrschen, viel Wissen in die Diskussionen bei und können als Modell dienen. Im Verlauf der Gruppe verteilt es sich recht gut, wer etwas schon besser kann und mehr Erfahrungen damit einbringen kann, was ihrem Selbstbewusstsein gut tut. Dieses Buch enthält also verschiedene Ideen und Materialien, die jeweils vor der Gruppensitzung passend zusammengestellt werden müssen.

Oft wird im Verlauf der Stunde deutlich, für welche Übung mehr Zeit eingesetzt werden muss und was schon so gut läuft, dass spontan die Schwierigkeit gesteigert werden kann. Wenn die Gruppenteilnehmer mit ihrem ganzen Engagement in ein Rollenspiel verwickelt sind oder motiviert mithilfe eines Brettspiels üben, so soll dieser wichtigen lustvollen, sozialen Erfahrung auch Zeit gegeben werden. Der aktuelle Gruppenprozess wie auch wichtige Anliegen einzelner Gruppenmitglieder haben Vorrang vor den geplanten Lektionen. Die Erlebnisaustauschrunde wie auch die Snack-Pause bieten Pufferzeiten hierfür.

Im KOMPASS-Praxishandbuch finden sich nicht fertig geplante Gruppenstunden, es wird lediglich eine thematisch geordnete Sammlung von Materialien angeboten, die sich bewährt haben. Zu jedem Modul und Subthema sind alle vorhandenen Materialien nach Informationsblättern, Arbeitsblättern und Beobachtungsprotokollen geordnet sowie Übungen mit einer kurzen Beschreibung und der Auflistung aller benötigten Materialien vorgestellt. Kopiervorlagen aller Informations-, Arbeitsblätter und Beobachtungsprotokolle sowie der meisten Materialien für Übungen und Spiele (z. B. Kärtchen, Bastelanleitungen, Bilder, Videos) können mittels eines Codes im Buch heruntergeladen werden. KOMPASS-F umfasst in vielen Bereichen mehr Übungen als zum Erlernen der Kompetenz notwendig ist, sodass eine Auswahl getroffen werden kann und für langsame Lerner zu vielen Themen ausreichend Übungsmaterial zur Verfügung steht.

Die Therapeuten können und sollen auch eigene Übungen und Spiele entwickeln oder Vorschläge nach ihrem Gutdünken adaptieren. Es findet sich ein ausführliches Kapitel zu den Überlegungen, wie erfolgreiche therapeutische Interventionen aufgebaut sind (▸ Kap. 2.2). Diese Überlegungen sind didaktischer Natur, da hinter jeder Übung die Frage steht, wie sie aufgebaut sein muss, um dem Jugendlichen oder jungen Erwachsenen eine bestimmte Erfahrung zu ermöglichen sowie das Interesse und die Freude an Interaktion und Kommunikation zu wecken.

Dem Gedanken entsprechend, dass die Materialien der Gruppe angepasst werden müssen, finden sich im Praxishandbuch auch keine Zeitangaben. Die Dauer einer Übung oder zur Vermittlung des rationalen Hintergrunds einer sozialen Verhaltensweise ist je nach Gruppe sehr unterschiedlich. Da die KOMPASS-F-Gruppen bei den Autoren nur acht Monate dauern, konnten jeweils nicht alle Themen in jeder Gruppe besprochen werden. Wir haben aber immer Themen aus allen Modulen aufgegriffen. Um alle Themen zu diskutieren, benötigt man sicherlich ein Jahr.

2.10.6 Thematische Zusammenstellung eines Gruppentrainings

Es ist zu beachten, dass die Zuordnung der Themen zu einem Modul nicht immer eindeutig ist. So könnte man etwa die Themen Komplimente und Grußmitteilungen statt dem Modul 5 »Komplexe Interaktion« auch dem Modul 4 »Komplexe Kommunikation« oder wegen des Perspektivenwechsels dem Modul 6 »Theory of Mind« zuordnen. Die Zuordnung ist mit der Frage entstanden, wo der Fokus des Themas liegt: Im Modul »Komplexe Kommunikation« geht es um Formulierungen und Gesprächsprozesse, im Modul »Komplexe Interaktion« um die Entwicklung und Gestaltung einer Beziehung sowie im Modul »Theory of Mind« um den Perspektivenwechsel. Die enge Verknüpfung der Themen untereinander zeigt sich darin, dass bei vielen Themen im Praxishandbuch wie auch auf den Informationsblättern auf andere Themen verwiesen wird. Wenn man die Verweise als Maßstab nimmt, so liegt das Thema »Entwickeln einer Freundschaft« im Zentrum, und die anderen Themen kreisen darum herum. Man kann sich vorstellen, dass die Themen wie in einem Netz angeordnet sind und einander beeinflussen bzw. jede soziale Kompetenz im Zusammenhang mit anderen sozialen Fertigkeiten steht.

Im Unterschied zum KOMPASS-Basistraining müssen die Module nicht in jeweils einem Block durchgearbeitet werden, sondern es wird sinnvoll zwischen den Modulen gewechselt. Die Module bestehen aus verschiedenen Themen, von denen manche enger miteinander verbunden sind und daher zeitlich direkt nacheinander besprochen werden sollten. Diese Themen werden in der nachfolgenden Übersicht (► Kasten) ohne Leerzeile nacheinander aufgeführt. Zu anderen Themen ist der inhaltliche Zusammenhang etwas lockerer, sodass sie keine thematische Einheit bilden. Zwei Themen (Werbung, Kompromiss) werden zwei Mal (das 2. Mal in Klammern) aufgeführt, da sie zu zwei unterschiedlichen Themen einen engen Zusammenhang aufweisen.

Bei der Zusammenstellung des Trainings kann die Themenreihenfolge nach den Bedürfnissen der Gruppenmitglieder erfolgen. Es ist eher hinderlich, um sich auf den Prozess einzulassen, wenn man zu Beginn des Trainings bereits die Themenreihenfolge festgelegt hat. Soziale Fertigkeiten (z. B. aktives Zuhören), die in der konkreten KOMPASS-Gruppe wichtig sind und auch laufend geübt werden können, sollten eher zu Beginn durchgeführt werden. Es ist gut möglich, dass aus zeitlichen Gründen oder mangelnder Relevanz eines Themas nicht in jeder Gruppe alle Themen behandelt werden, es werden aber Themen aus allen drei Modulen besprochen. Im Folgenden wird ein möglicher Ablauf beschrieben und begründet, wie Themenblöcke wiederum zu einer Art Themen Cluster zusammenpassen.

Mit dem Modul 4 »Komplexe Kommunikation« zu beginnen, hat sich bewährt, um die kommunikativen Grundlagen zu erarbeiten und direkt an das Thema »Small Talk« aus dem Modul 2 der Basisgruppe anzuknüpfen. Da der Erlebnisaustausch einen strukturellen Baustein darstellt, wird damit begonnen. Für die Erlebnisaustauschrunde braucht es das aktive Zuhören, das an das Basis-Modul 3 »Nonverbale Kommunikation« anschließt und entsprechend als nächstes behandelt wird. Somit kann diese wichtige soziale Kompetenz auch acht Monate lang geübt werden. Zu diesem Themenblock passt die Kompetenz, wie man ein Gruppengespräch führt. Auch im Erlebnisaustausch werden Andere miteinbezogen und Überleitungen gemacht. Zudem stellen die Pausen wie auch die Gruppendiskussionen, die sich im Verlauf des Trainings immer wieder ergeben, natürliche Übungssituation dar.

Als nächstes könnte man zum Modul 5 »Komplexe Interaktion« wechseln und das Thema Freundschaft und die Entwicklung von Freundschaften aufgreifen, da

3 Einführungsmodul: Kennenlernen

»*Die Behandlung hat N. sehr viel gebracht. Er ist immer mit viel Freude in die KOMPASS-Gruppe gegangen.*« Notiz einer Mutter auf einem Fragebogen der Evaluation

Die erste Gruppensitzung dient dem Kennenlernen aller Gruppenmitglieder, der Weitergabe grundlegender Informationen und dem Erledigen administrativer Aufgaben. Sollte der Fortschritt der Teilnehmer evaluiert werden, könnte ein entsprechender Test (z. B. A Movie for the Assessment of Social Cognition, MASC, Dziobek, Fleck, Kalbe, Rogers, Hassenstab, Brand, Kessler, Woike, Wolf & Convit 2006) durchgeführt oder ein Fragebogen abgegeben werden. Wenn KOMPASS-F als Fortsetzung des KOMPASS-Basistrainings durchgeführt wird, kennen sich entweder bereits alle Teilnehmer oder zumindest jeweils ein Teil. Sie erleben die Gruppetermine als in einen kontinuierlichen sozialen Kontext eingebettet. Die Teilnehmer haben bereits viele Informationen über einander gesammelt, nutzen diese in ihren spontanen Gesprächen und pflegen individuelle und recht unterschiedliche Beziehungen untereinander. Somit muss nicht so viel Zeit für das gegenseitige Kennenlernen aufgewendet werden. Sollten die KOMPASS-F-Module anders eingesetzt werden und die Teilnehmer einander noch nicht kennen, müssen dieselben Überlegungen gelten, die im Einführungs-Modul E des Basistrainings formuliert sind. Es können die Materialien des entsprechenden Moduls benutzt werden.

Als Fortsetzungstraining stehen individuelle Anspannungen der Teilnehmer auch nicht mehr so im Zentrum wie noch bei Beginn des Basistrainings. Wenn sich nicht alle Teilnehmer kennen, da nicht alle aus derselben Basisgruppe stammen, dann sind sie sich meistens bewusst, dass eine neue Gruppendynamik entstehen wird, wieder jeder seinen Platz im sozialen Gefüge finden muss und neue implizite Gruppennormen entstehen werden. So können einige durchaus angespannt und irritiert reagieren.

3.1 Administratives

Administration: Material und Informationen zum KOMPASS-Spzialtraining

Material:
beschriftete Ordner und Mäppchen für die Teilnehmenden, Folie mit der Themenliste aller drei Module = Auszug aus dem (Gruppenkonzept **EM1**)

Beschreibung:
In der ersten Sitzung werden die für das KOMPASS-Gruppentraining notwendigen Materialien verteilt: Jeder Teilnehmer erhält einen mit seinem Namen beschrifteten *Ordner*, in welchem sich ein fast leeres Register befindet (► Kap. 2.9.1). Die beiden ersten Register sind bereits mit »Administratives« und »Trainingsaufgaben« beschriftet. Da zu Beginn meist noch nicht klar ist, welche Unterthemen besprochen werden, werden die Register fortlaufendend beschriftet, wann immer ein neues Unterthema beginnt. Es wird das verwendete *Farbsystem* der Materialien erklärt, das die Übersicht erleichtern soll (► Kap. 2.9.1).

Administration: Trainingsaufgaben

Material:
Merkblatt: Einführung – Trainignsaufgaben (**EM2**) für alle Teilnehmer, Merkblatt: Einführung – Trainingsaufgaben – Belohnungspunkte (**EM3**) für alle Teilnehmer, Übersicht: Einführung – Trainingsaufgaben – Belohnungspunkte (**EM4**)

Beschreibung:
Die Wichtigkeit der Trainingsaufgaben (Merkblatt **EM2**), die sie in der Regel bereits aus dem Basistraining kennen, wird hervorgehoben. Je nach individueller Lebenssituation wird besprochen, mit wem die Trainingsaufgaben, die ein Gegenüber benötigen, durchgeführt werden können, und wer allenfalls an die Trainingsaufgaben erinnert. Damit das Training erfolgreich verläuft und das Gelernte generalisiert werden kann, müssen die erlernten Fertigkeiten auch im Alltag trainiert werden. Die Trainingsaufgaben umfassen rund 20–30 Minuten pro Woche.

Das mit den erledigten Trainingsaufgaben verbundene *Belohnungssystem* wird erklärt. Erledigte Trainingsaufgaben werden von den Therapeuten mit ein bis zwei Punkten belohnt, die jeweils umgehend auf der Übersicht: Trainingsaufgaben – Belohnungspunkte (**EM4**) mit einem Schrägstrich markiert werden. Die Umrechnung der Punkte in die Belohnung erfolgt gemäß Merkblatt: Trainingsaufgaben – Belohnungspunkte (**EM3**). Jeder Punkt kann in einen bestimmten Geldbetrag umgerechnet werden, für den sich der Teilnehmer etwas nach seinen Wünschen kaufen kann. Die Punkte können jeweils in der Snack-Pause oder nach Sitzungsende eingetauscht werden. Sobald die Punkte eingetauscht wurden, streicht sie der Therapeut auf dem Übersichtsblatt ab, sodass ein Kreuzchen entsteht. Viele Teilnehmer sparen sich die Punkte über mehrere Wochen oder sogar das gesamte

Training hinweg auf, um sich dann mit einer größeren Belohnung eine Freude zu machen. Bei KOMPASS-F wurde die Erfahrung gemacht, dass das Sammeln der Punkte zwar wichtig ist, viele Teilnehmer mit zunehmendem Alter wie auch die jungen Erwachsenen die Punkte nicht mehr eintauschen. Somit wäre dann das Ziel einer intrinsischen Belohnung durch die Befriedigung, etwas Nützliches gelernt zu haben, erreicht.

Administration: Videoaufnahmeerlaubnis

Material:
Merkblatt: Einführung – Videoaufnahmeerlaubnis (**EM5**) für alle Teilnehmenden

Beschreibung:
Die Funktion der Videoaufnahmen wurde den Teilnehmenden bereits im Indikationsgespräch erklärt nochmals erläutert. Dabei geht es primär darum, Videoaufnahmen als Feedback-Möglichkeit für die Teilnehmenden zu nutzen (► Kap. 4.1), den Therapeuten bei Bedarf eine videogestützte Supervision zu ermöglichen. Je nach Situation kann es auch wichtig sein, dass man Aufnahmen für eine interne Weiterbildung oder eine externe Fortbildung für unter Schweigepflicht stehende Fachpersonen nutzen kann. Danach unterschreiben sowohl die Teilnehmer als auch die Eltern der nicht volljährigen Teilnehmer (Blatt nach Hause mitnehmen) die Videoaufnahmeerlaubnis.

Administration: Gruppenregeln

Material:
Original des Merkblatts: Einführung – Gruppenregeln & Gruppenvertrag (**EM6**), Folie des Gruppenvertrags, Hellraumprojektor/Beamer, später Kopie des von Allen unterschriebenen Gruppenvertrags für alle Teilnehmenden

Beschreibung:
Im Plenum können die Gruppenregeln, wie sie im Gruppenvertrag vorgegeben und von der Basisgruppe her bekannt sind, wieder aufgefrischt werden.

Gruppenregeln

1. Ich mache bei den Gruppenaktivitäten mit.
2. Ich gebe mir Mühe, niemandem mit Wörtern oder mit Schlägen absichtlich weh zu tun.
3a. Ich sage laut Stop, wenn es mir zu viel wird.
3b. Wenn jemand Stop sagt, höre ich sofort auf und lasse ihn in Ruhe.
4. Ich höre den Anderen zu und lasse sie ausreden.
5. Mit dem einzelnen Gruppenteilnehmer können Zusatzregelungen abgemacht werden.

Im Besonderen wird auch auf die letzte Regel verwiesen, die es erlaubt, mit einzelnen Gruppenmitgliedern weitere individuelle Vereinbarungen zu treffen. Eine solche Vereinbarung kann zum Beispiel lauten, dass der Teilnehmer jedes Mal, wenn er zu leise spricht, ein Kärtchen mit der Abbildung eines Megafons vorgelegt bekommt. Anlässlich jeden Termins, an dem er weniger von diesen Kärtchen auf seinem Stapel hat, erhält er einen Punkt. Diese Punkte können dann je nach Vereinbarung in eine Belohnung (z. B. Computer-Zeitschrift) umgetauscht werden. Unserer Erfahrung nach ereignen sich in KOMPASS-F nie und auch in der Basisgruppe fast nie Konflikte, in denen wir auf die Punkte 2–3 der Gruppenregeln verweisen müssen. Bei jüngeren Teilnehmern muss ganz selten mal an die Regel 4 und in der Anfangsphase der Basisgruppe gelegentlich an die Regel 1 erinnert werden. Bisher haben wir immer darauf verzichtet, die Gruppenregeln nochmals explizit zu besprechen.

Administration: Adressliste

Material:
Adressliste aller Teilnehmenden

Beschreibung:
Damit die Teilnehmenden sich untereinander kontaktieren können, ist es wichtig, dass alle eine Adressliste mit den gültigen Postanschriften, E-Mail-Adressen und Telefonnummern (inkl. Mobiltelefon) besitzen.

Material: Regulierungskarten

Material:
Kärtchen: Regulierungskarten (**EM10**)

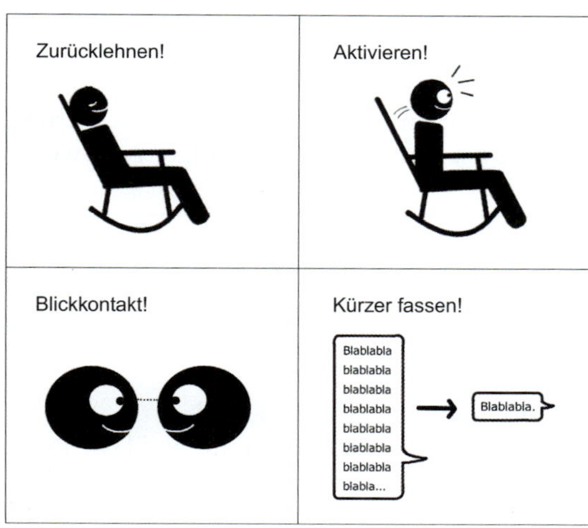

Abb. 3.1: Regulierungskarten: Beispiele

3.3 Kennenlernen

Kennenlerngespräch

Material:
keines

Beschreibung:
Diese Übung nimmt das Gelernte aus dem Modul »Small Talk« des Basistrainings auf. Es setzen sich immer zwei Teilnehmer zusammen und unterhalten sich 5–6 Minuten lang. Zuerst stellt sich jeder kurz vor: Name, Alter, Familie, Wohnort, Schule/Klasse oder Ausbildung/Lehre. Danach findet Small Talk statt. Es geht darum, etwas mehr über Freizeitaktivitäten und Interessen sowie die Lebenssituation herauszufinden. Eher unpersönliche Small Talk-Themen (z. B. Wetter) sind nicht erlaubt.

Erlebnisaustauschrunde

Die Erlebnisaustauschrunde findet immer nach der Begrüßung und dem Abgeben der Trainingsaufgaben als Auftakt zur Gruppensitzung statt (▶ Kap. 4.1).

Spiel: Kennenlernen

Material:
Spielkärtchen: Einführung – Kennenlernen (**EM13**), Spielbrett, Würfel, Spielsteine

Beschreibung:
Einige der Teilnehmer kennen einander bereits vom KOMPASS-Basistraining oder haben einander bereits anlässlich von gruppenübergreifenden sozialen Aktivitäten getroffen. Durch das Spiel sollen die Teilnehmer Wissen übereinander wachrufen und erfragen. Zudem sollen viele Interaktionen initiiert werden. Mitmachen wird bei den Spielern belohnt, indem sie Felder vorrücken dürfen. Die Gruppendynamik spielt etwas, da man immer wieder Mitspieler für eine Aufgabe auswählen muss: Einerseits muss der Gewählte etwas tun, andererseits »schenkt« man ihm so die Chance, selbst auch Felder vorrücken zu können.

Das Spiel wird im Plenum oder der Halbgruppe durchgeführt. Der Reihe nach würfeln die Mitspieler, ziehen ein Kärtchen und befolgen die Anweisung.

Beispiele:
Was machst du, wenn du gestresst bist? Wähle einen Mitspieler aus, der dir eine Frage dazu stellt. Ihr dürft beide drei Felder vorrücken.
Wähle einen Mitspieler aus, der dir erzählt, was er heute in der Mittagspause gemacht hat. Wenn er es macht, darf er drei Felder und du zwei Felder vorrücken.

Erzähle einen Witz oder erfinde in ca. fünf Sätzen eine (Phantasie)Geschichte und rücke fünf Felder vor. Sonst musst du eine Runde aussetzen.

Übung: Witze erzählen

Material:
von den Teilnehmern oder Therapeuten gesammelte Witze

Beschreibung:
Die Teilnehmer sollen einander nach der Erlebnisaustauschrunde Witze erzählen, da sie sich dadurch darstellen und eine gute Stimmung verbreiten können.

Die Teilnehmer sollen als Trainingsaufgaben der ersten Stunde Witze sammeln, sodass jeder ca. zehn Sätze auf einen oder mehrere Witze verteilt hat. Sie sollen Witze durchlesen und deren nonverbale Inszenierung vorbereiten. Dazu sollen sie diejenigen Wörter, die sie gestisch untermalen möchten, mit einer Farbe (z. B. grün) und Wörter, die sie mimisch darstellen möchten, mit einer anderen Farbe (z. B. orange) übermalen. Vor der Pointe sollen sie die Pause mit einem senkrechten Strick klar markieren.

3.4   Repetition »Emotionen«

Es kann sinnvoll sein, die Inhalte des Basistrainings immer mal wieder aufzufrischen. Die in den Modulen »Small Talk« und »Nonverbale Kommunikation« erlernten Fertigkeiten werden automatisch in den Übungen wie auch in spontanen Situationen (u. a. Erlebnisaustauschrunde, ► Kap. 3.3) geübt. Während das Darstellen von Gefühlen und die Verbindung zu Situationen ebenfalls immer wieder in andere Aufgaben integriert geübt wird, muss das Erkennen von mimisch und stimmlich ausgedrückten Gefühlen gezielt vertieft werden. Dazu können Materialien aus dem Basistraining verwendet werden, die damals nicht abschließend ausgeschöpft wurden. Dazu eignet sich besonders die Cambridge Mindreading Face bzw. Voice Battery (Golan, Baron-Cohen & Hill 2006).

Übung: Cambridge Mindreading Face Battery (CAM-FACES)

Material:
CAM-FACES (EM14 = M1M4), Kopien des Protokollblatts: Emotionen – CAM-Gesichter-Übung (EP2 = M1P6) für die Teilnehmenden, Beamer, Folie des Protokollblatts, Hellraumprojektor

Beschreibung:
Der Vorteil der CAM-FACES liegt darin, dass es sich um ganz kurze Filmsequenzen und somit um bewegte Gesichter verschiedener Schauspieler handelt.

1. Zur Vorbereitung laden die Therapeuten die Cambridge Mindreading Face Battery von Golan et al. (2006) von der Homepage (**EM14 = M1M4**) herunter: http://www.autismresearchcentre.com/tests/cam.asp (Zugriff am 28.05.2018)
2. Im nächsten Schritt werden die emotionalen Bezeichnungen der Filmsequenzen am besten so übersetzt, wie sie bei KOMPASS verwendet werden (► Übersicht A auf **EM14 = M1M4**). Es wurde darauf geachtet, dass zu jeder Gefühlsgruppe zwei bis drei Filmsequenzen vorhanden sind. Dieser Schritt erleichtert es den Therapeuten mit den Filmen zu arbeiten, er kann aber auch ausgelassen werden.
3. Schließlich müssen die Filmsequenzen noch gemischt und nummeriert werden (► Übersicht B auf **EM14 = M1M4**), damit zum einen die Teilnehmer die Gefühlsbegriffe bei der Beamer-Präsentation nicht lesen können und diese zum anderen zur Reihenfolge auf dem Protokollblatt passen.

Protokollblatt: Cambridge Mindreading Face Battery (CAM-FACES)

Material:
Kopien des Protokollblatts (**EP2 = M1P6**) für die Teilnehmenden, Folie des Protokollblatts, Beamer, Hellraumprojektor

Beschreibung:
Das Protokollblatt wird für die Übung mit den CAM-Filmsequenzen, wie oben beschrieben, benötigt.

Übung: Cambridge Mindreading Voice Battery (CAM-VOICES)

Material:
CAM-VOICES (**EM14 = M1M4**), Kopien des Protokollblatts: Emotionen – CAM-Stimme-Übung (**EP3 = M1P7**) für die Teilnehmenden, Folie des Protokollblatts, Beamer, Hellraumprojektor

Beschreibung:
Der Vorteil der CAM-VOICES liegt darin, dass es sich um ganz kurze Filmsequenzen mit Sätzen in englischer Sprache handelt. Da die wenigsten Teilnehmer sehr gut Englisch verstehen werden, müssen sie die emotionale Information aus der Stimme heraushören.

1. Zur Vorbereitung laden die Therapeuten die Cambridge Mindreading Voice Battery von Golan et al. (2006) von der Homepage (**EM14 = M1M3**) herunter: http://www.autismresearchcentre.com/tests/cam.asp (Zugriff am 28.05.2018)
2. In einem nächsten Schritt werden die emotionalen Bezeichnungen der Filmsequenzen am besten mit den deutschen Begriffen versehen, wie sie bei KOMPASS verwendet werden (► Übersicht A auf **EM14 = M1M3**). Es wurde darauf geachtet, dass zu jeder Gefühlsgruppe zwei bis drei Filmsequenzen vorhanden sind. Dieser Schritt erleichtert es den Therapeuten mit den Filmen zu arbeiten, er kann aber auch ausgelassen werden.

3. Schließlich müssen die Filmsequenzen noch gemischt und nummeriert werden (► Übersicht B auf **EM14 = M1M3**), damit zum einen die Teilnehmer die Gefühlsbegriffe bei der Beamer-Präsentation nicht lesen können und zum anderen ihre Reihenfolge zu der auf dem Protokollblatt passt.

Protokollblatt: Cambridge Mindreading Voice Battery (CAM-VOICES)

Material:
Kopien des Protokollblatts (**EP3 = M1P7**) für die Teilnehmenden, Folie des Protokollblatts, Beamer, Hellraumprojektor

Beschreibung:
Das Protokollblatt wird für die Übung mit den CAM-Filmsequenzen, wie oben beschrieben, benötigt.

4 Modul 4: Komplexe Kommunikation

> *»Mir hat es viel Spaß gemacht ins KOMPASS zu kommen. Mir hat es sehr geholfen. Die Lehrer/innen haben schon gemerkt, dass ich viel mehr rede. Danke!!! J«* Notiz eines Teilnehmers auf einem Fragebogen der Evaluation

Überblick über das Modul 4 »Komplexe Kommunikation«

Erlebnisaustausch
Aktives Zuhören
Gruppengespräche
Bildliche Sprache
Witze
Jugendsprache
Ironie
Konstruktives Feedback
Argumentieren
Konstruktives Streitgespräch

4.1 Erlebnisaustausch

Menschen mit einer Autismus-Spektrum-Störung fokussieren auch noch im Erwachsenenalter unzureichend darauf, welche Informationen für das Gegenüber von (thematischer) Relevanz sind (Riedel 2015). So beachten sie in sprachlichen Interaktionen unzureichend die Frage, welche Kontextinformationen gegeben werden müssen, sodass das Gegenüber die Thematik verstehen kann. Die Schwächen in der sozialen Kommunikation erschweren es Menschen mit einer Autismus-Spektrum-Störung, mit Interaktionspartnern und somit potentiellen Freunden Informationen auszutauschen und gemeinsame Interessen zu finden (Laugeson et al. 2010). Menschen mit einer Autismus-Spektrum-Störung im gut funktionierenden Spektrum können Gespräche führen, teilen aber entweder zu viele persönliche Informationen oder zu wenige mit und berichten von Themen, die das Gegenüber nicht interessieren (Ghaziuddin und Gerstein 1996, zit. nach Chang et al. 2014). Im Jugendalter ist der Austausch über gemachte Erlebnisse und Erfahrungen, deren emotionale und kognitive Bewertungen, über Ansichten, Vorlieben und Zukunftsvorstellungen, über Befindlichkeiten und Wünsche wichtig und Teil von freundschaftlichen Beziehungen.

Zur Entwicklung von Freundschaften (▶ Kap. 5.2) ist es wichtig, dass man etwas von sich preisgibt und andere Menschen am eigenen (Er-)Leben teilhaben lässt (▶ Infoblatt: Komplexe Interaktion – Entwicklung von Freundschaft (**M5I3**)). Es geht dabei darum, dass jeder etwas von sich erzählt und dadurch etwas von seinem Innenleben, also Erleben preisgibt, das über eine Sachinformation hinausgeht. Vielen Menschen mit einer Autismus-Spektrum-Störung ist nicht bewusst, wie wichtig die persönlichen Informationen und Bewertungen für das Gegenüber sind. Je mehr wir über einen anderen Menschen wissen, desto einfacher ist der Kontakt und desto vorhersehbarer verläuft die gemeinsame Zeit. Letztlich wird er uns dadurch vertrauter, sodass wir uns im Kontakt sicherer fühlen. Da Menschen mit einer Autismus-Spektrum-Störung meist Unvorhersehbares und Ungewisses nicht mögen, stellt es für sie einen großen Gewinn im Kontakt dar, wenn sie lernen, persönliche Informationen preiszugeben und umgekehrt auf die persönlichen Informationen des Gegenübers zu achten (▶ aktives Zuhören Kap. 4.2), da dadurch die Vorhersehbarkeit steigt.

Die Erlebnisaustauschrunde findet immer nach der Begrüßung und dem Abgeben der Trainingsaufgaben als Auftakt zur Gruppensitzung statt. Wenn jemand erzählt, er habe am Wochenende am Familienfest teilgenommen, am letzten Dienstag eine wichtige Prüfung geschrieben oder am Freitagabend mit Arbeitskollegen abgemacht, so sind dies sogenannte »Null-Informationen«, da ausschließlich Fakten berichtet werden. Die erzählten Fakten müssen persönlich bewertet werden: z. B. »Das Familienfest war überraschenderweise nicht langweilig, sondern ganz interessant, da ich eine Cousine getroffen habe, die ein Jahr lang in Tokio ein Austauschjahr gemacht hat.«, »Ich war sehr erleichtert, da ich in den Tagen davor sehr viel gelernt habe. Zur Belohnung habe ich abends eine kleine Radtour gemacht.« oder »Ich war mit einigen Kollegen am See grillen. Ich war zuerst etwas angespannt, da ich die Hälfte der Leute nicht kannte, aber es wurde dann ein richtig entspannter Abend.«

Erfahrungsgemäß gibt es immer einige Menschen mit einer Autismus-Spektrum-Störung, die nicht wissen, was sie erzählen sollen. Sie erleben ihren Alltag als gleichförmig und meinen, man dürfe nur ganz besondere Ereignisse berichten. Hier ist es wichtig darauf hinzuweisen, dass auch immer wiederkehrende Aktivitäten wichtig sind, sofern sie bewertet werden: Zum Beispiel »Ich war wie immer im Badminton. Es war ein Super-Training! Ich war nachher total müde, aber auch entspannt. Eigentlich hatte ich geplant, nachher noch zu lernen, doch das habe ich nicht mehr geschafft. Schade, jetzt gibt es morgen etwas Stress.«

In der Erlebnisaustauschrunde wird auch darauf hingewiesen, vor allem Mimik und Gestik einzusetzen und die Stimme gut zu modulieren, so wie es im KOMPASS-Basistraining im Modul 3 »Nonverbale Kommunikation« (Infoblätter: Nonverbale Kommunikation, **M3I3–7**) eingeübt wurde. Zudem wird weiterhin geübt, während der Erzählung passende Emotionen zu zeigen (Infoblatt: Emotionen – Mimische Darstellung von Gefühlen, **M1I1**). Wenn das notwendig bzw. hilfreich ist, kann der Stimmungszeiger aus dem Basistraining (▶Kap. 4.1.1, Material: Emotionen – Stimmungszeiger, **M1M1**) wieder eingesetzt werden. Er dient der Visualisierung, der emotionalen Differenzierung bei der Bewertung des Erlebnisses und unterstützt die Selbstreflexion.

Die anderen Teilnehmer hören aufmerksam zu und üben aktives Zuhören (▶Kap. 4.2) sowie Gruppengesprächstechniken (▶Kap. 4.3). Die Zuhörer wiederum erhalten dabei die Gelegenheit, auf die Emotionen zu reagieren, so wie es im Basistraining gelernt wurde (Infoblatt: Emotionen – Typisches Reagieren auf Gefühle, **M1I4**). Zudem steht das Thema im Kontext der Bildung sozialer Hypothesen (▶Kap. 6.3).

4.1.1 Informationsblätter

Infoblatt: Erlebnisaustausch ⊠

Material:
Kopien des Infoblatts für die Teilnehmenden (**M4I1**), Folie des Infoblatts, Hellraumprojektor/Beamer

Beschreibung:
Im Plenum wird besprochen, weshalb der Erlebnisaustausch wichtig ist. Die Teilnehmer sollen verstehen, dass der Austausch persönlicher Informationen eine wesentliche Erweiterung des Small Talk ist und eine Voraussetzung für die Entwicklung von Freundschaft darstellt. Es muss gut erklärt werden, wie man diesen Erlebnisaustausch thematisch gestalten kann. Zudem wird nochmals genau darauf hingewiesen, wie die Erzählung des Erlebnisses nonverbal ausgestaltet werden soll.

Dieses Infoblatt zu lesen, eignet sich als Trainingsaufgabe.

4.1.2 Arbeits- & Protokollblätter

Arbeitsblatt: Komplexe Kommunikation – Erlebnisaustausch ⊠

Material:
Kopien des Arbeitsblatts für die Teilnehmenden (**M4A1**), Folie des Arbeitsblatts, Hellraumprojektor/Beamer

Beschreibung:
Mit dem Arbeitsblatt soll geübt werden, Themen zu finden, die sich für einen Erlebnisaustausch eignen, und gleichzeitig im Erzählen die Brücke zu sich selbst zu schlagen. Es wird jeweils eine Person angegeben, die ein Erlebnis nach einem vorgegebenen Kriterium erzählen wird.

Beispiele:
Ein Onkel oder eine Tante: Erzähle etwas, das für dich wichtig, bedeutsam ist. KOMPASS-Teilnehmer: Erzähle ihm etwas Ungewöhnliches, Lustiges oder Seltsames.

4.1.3   Übungen und Spiele

Video: Erlebnisaustausch

Material:
Video: Small Talk zu zweit (KOMPASS-Basisgruppe Modul 2, **M2**) oder Video Erlebnisaustausch – Aktives Zuhören – Gruppengespräch (**M4M21**), Videoabspielgerät, evtl. Kärtchen: Komplexe Kommunikation – Erlebnisaustausch – Instruktionen (**M4M2**)

Beschreibung:
Die Teilnehmer betrachten die Videoaufnahme eines sozialen Gesprächs und achten darauf, wie die Gesprächsteilnehmer von ihren Erlebnissen berichten. Es soll darauf geachtet werden, welchen persönlichen Bezug die Themen haben und wie Gefühle und Bewertungen geäußert werden. Zudem kann die nonverbale Gestaltung durch Gestik, Mimik, Stimme und Körperhaltung beachtet werden.

Variante:
Es wird einfacher, wenn jedem Teilnehmer zum Beispiel mittels 1–2 Kärtchen zugeteilt wird, worauf er achten soll (z. B. Mimik, Meinungen). Am Schluss berichtet jeder, ob er das zu beobachtende Merkmal gesehen hat und in welchem Kontext es gezeigt wurde.

Übung: Einführung der Erlebnisaustauschrunde

Material:
Kärtchen: Komplexe Kommunikation – Erlebnisaustausch – Instruktionen (**M4M2**), Holzbrücken oder große Duplosteine, »Ich«-Kärtchen, evtl. Playmobilfiguren Mann und Frau, evtl. Foto-Karten aller Teilnehmenden

Beschreibung:
Es geht darum, die enge Verbindung zwischen dem Inhalt des Gesagten und der eigenen Person zu verdeutlichen. Das »Ich-Kärtchen kann aus einem Foto des Teilnehmers oder dem Wort »Ich« bestehen, auf das man zur Verdeutlichung noch eine Playmobilfigur des gleichen Geschlechts wie der Sprecher legen kann. Zudem soll die inhaltliche Zusammenfassung, die eine Anekdote oder Erzählung einleitet, eingeübt und deren Brückenfunktion verdeutlicht werden.

Der Teilnehmer, vor dem das »Ich-Kärtchen« und evtl. die Playmobil-Figur oder die Foto-Karte liegt, zieht ein Kärtchen, dessen Instruktion er als Anlass seiner Erzählung nehmen soll: Z. B. »Erzähle etwas, das dich überrascht hat und für dich unerwartet oder neu war«. Er beginnt nun zu erzählen, indem er zuerst die einleitende Brücke (Instruktion) paraphrasiert: Z. B. »Letzte Woche habe ich im Fernsehen eine interessante Sendung über … gesehen. Ich hätte nie gedacht, dass…«. Gleichzeitig legt er die Holzbrücke mit dem Instruktionskärtchen darauf zwischen sich und das Gegenüber bzw. in die Mitte der Gesprächsrunde. Dann fährt er mit dem persönlichen Erlebnis fort. Später können in der regelmäßigen

130

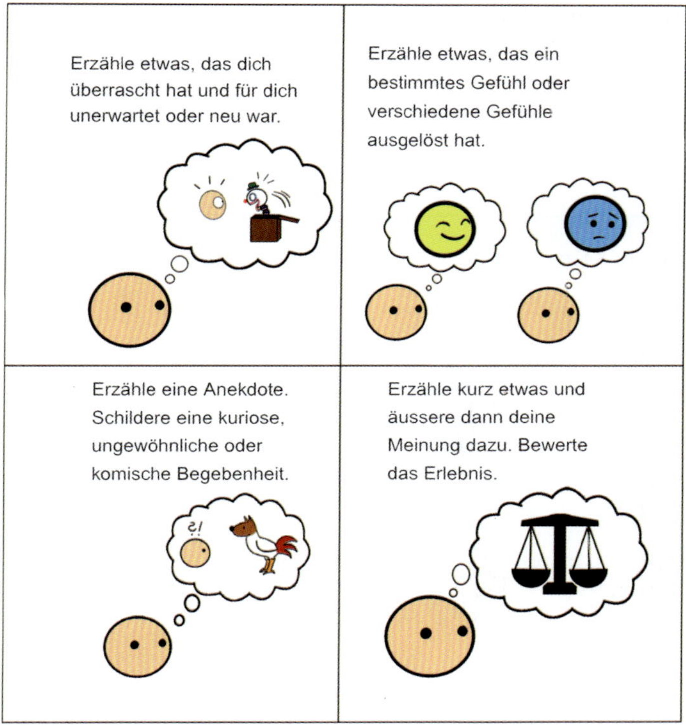

Abb. 4.1: Beispielkärtchen: Erlebnisaustausch

Erlebnisaustauschrunde das Ich-Symbol und die Brücke oder sogar die Instruktionskärtchen weggelassen werden.

Beispiele zu den Kärtchen:
Erzähle etwas, das ein bestimmtes Gefühl oder verschiedene Gefühle ausgelöst hat: *»Heute Morgen war ich sehr enttäuscht, da ...«*
Erzähle eine Anekdote. Schildere eine kuriose, ungewöhnliche oder komische Begebenheit: *»Am letzten Wochenende ist mir etwas Seltsames passiert. Ich ...«*
Erzähle etwas, das dich überrascht hat und für dich unerwartet oder neu war: *»Ich habe gestern einen TED-Talk über das Asperger-Syndrom angeschaut. Was ich nicht wusste, aber total spannend ist, ... Bei mir sehe ich das auch.«*
Erzähle etwas für Dich Wichtiges/Interessantes: *»Letzte Woche war ich in einem überbetrieblichen Kurs. Den Austausch mit Auszubildenden aus anderen Betrieben fand ich sehr interessant. Ich sehe nun ...«*
Erzähle kurz etwas und äußere dann deine Meinung dazu. Bewerte das Erlebnis: *»Meine Schwester hat mir gestern erzählt, dass sie mit ihrem Freund Schluss gemacht hat. Es ist zwar ihre Entscheidung, aber ich finde es total schade, da...«*
Die Instruktions-Kärtchen wurden durch eine ehemalige Teilnehmerin von KOMPASS und KOMPASS-F, Sandra Schneebeli, gezeichnet.

Erlebnisaustauschrunde

Material:
Kärtchen: Komplexe Kommunikation– Erlebnisaustausch – Instruktionen (**M4M2**),
evtl. Tokens (z. B. Mühlesteine)

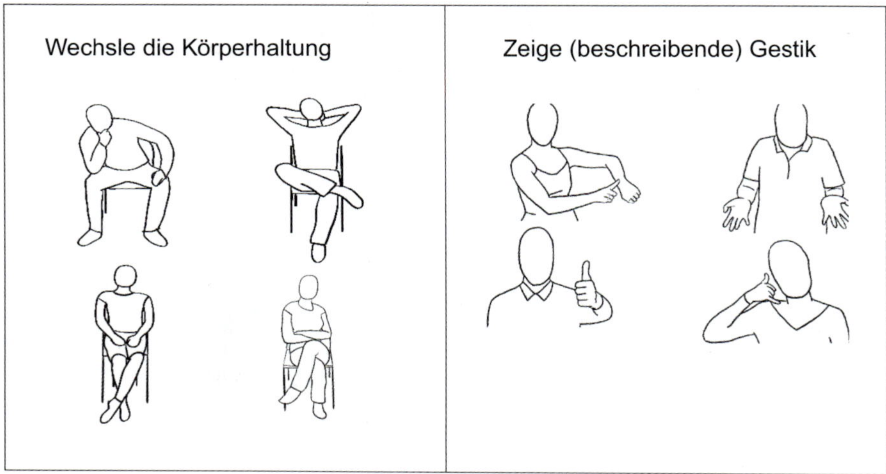

Abb. 4.2: Kärtchen zur Körpersprache

Beschreibung:
Die Erlebnisaustauschrunde stellt einen wesentlichen Teil der Trainingsstruktur
dar. In den ersten Sitzungen werden die entsprechenden Kärtchen auf den Tisch
gelegt. Sie dienen den Teilnehmern als Hilfe, sich für ein geeignetes Ereignis zu
entscheiden und dieses dann zu erzählen. Wenn dieser Prozess automatisiert ist,
werden diese Kärtchen nicht mehr verwendet. Wenn das notwendig bzw. hilfreich
ist, kann der Stimmungszeiger aus dem Basistraining (Emotionen – Benennen von
Gefühlen, **M1M1**) wieder eingesetzt werden.

Zudem können die ergänzenden Kärtchen eingesetzt werden, falls die Teilnehmer eine Erinnerungshilfe benötigen, ihre Erzählung nonverbal zu gestalten.
Die Kärtchen beziehen sich auf das in der KOMPASS-Basisgruppe Gelernte
(► Modul 3 Nonverbale Kommunikation M3I1–7). Die Kärtchen können entweder offen für alle sichtbar auf den Tisch gelegt werden oder im Verlauf spezifisch einzelnen Teilnehmern gegeben werden, die mit einem bestimmten Aspekt
der nonverbalen Kommunikation noch Schwierigkeiten haben. Um den Einsatz
nonverbaler Gestaltungselemente zu unterstützen, können auch immer mal
wieder während der Erzählung Tokens verteilt werden, indem die Therapeuten
immer dann, wenn der Sprecher ein nonverbales Signal wie eine Gestik oder eine
stimmliche Gestaltung einsetzt, ein Token vor den Sprecher legt. Zum einen wird
dem Sprechende dann besser bewusst, wie er seine Erzählung gestaltet, und zum

anderen zeigt es ihm in der Gesamtsumme, wie oft er nonverbale Elemente einsetzt.

Bei KOMPASS-F stellt die Erlebnisaustauschrunde ein so zentrales Element dar, dass daran intensiv gearbeitet wird. Die Therapeuten achten daher darauf, dass die Erzählungen jeweils in sich stimmig und für die Zuhörenden nachvollziehbar sind. Es gibt dafür verschieden Techniken: 1. Während des Erzählens verstärken die Therapeuten z. B. durch ein Daumen-Hoch-Zeichen oder Nicken u. a. den Einsatz von (gelungener) Körpersprache oder dem nonverbalen Element, das dem Sprechenden besonders schwerfällt. 2. Sollte die Schilderung zu unpersönlich sein, stellen die Therapeuten Fragen und fordern auf, einen persönlichen Bezug herzustellen. 3. Ein Therapeut gibt am Schluss kurz eine Rückmeldung und lässt den Sprechenden allenfalls einen Teil nochmals, dann aber mit z. B. passender Stimmlage erzählen. 4. Für den Feinschliff können die Therapeuten den Sprechenden auch unterbrechen und ihn bitten etwas »zurückzuspulen« (wie bei einem Video) und das soeben Gesagte nochmals mit passenden Signalen zu wiederholen. Dies kommt am häufigsten dann zum Einsatz, wenn jemand mit Lächeln von etwas Unangenehmem berichtet. Die Zurückspul-Technik hat sich als sehr erfolgreich erwiesen.

Sobald das Thema aktives Zuhören (▶ Kap. 4.2) besprochen wurde, sollen die Zuhörenden während der Erlebnisaustauschrunde entsprechende Signale zeigen. Wenn auch das Thema Gruppengespräche (▶ Kap. 4.3) behandelt worden ist, sollen die Teilnehmenden verschiedene Techniken anwenden, um das Gespräch gezielt an einen anderen Teilnehmer weiterzureichen oder in die Runde zu geben, und allfällige Signale der Redebereitschaft beachten.

Video-Feedback: Erlebnisaustauschrunde

Material:
Infoblatt: Komplexe Kommunikation – Erlebnisaustausch (**M4I1**), Infoblatt: Komplexe Kommunikation – Aktives Zuhören (**M4I2**), evtl. Infoblatt: Komplexe Kommunikation – Gruppengespräch (**M4I3**), Videoabspielgerät

Beschreibung:
Sofern bereits das aktive Zuhören (▶ Kap. 4.2) und evtl. auch das Thema Gruppengespräch (▶ Kap. 4.3) behandelt wurde, kann eine Erlebnisaustauschrunde auf Video aufgenommen werden, um den Teilnehmern ein Video-Feedback zu ermöglichen. Man wählt gelungene Sequenzen oder Szenen, die grundsätzlich gut sind, aber Verbesserungspotential aufweisen, aus. Die Teilnehmer sollen einander Feedback (▶ Kap. 4.8.1) geben. Die Therapeuten sollen sich ebenfalls unterstützend und lobend äußern sowie auf Verbesserungspotential aufmerksam machen.

4.2 Aktives Zuhören

Sprechen und Zuhören stellen die beiden zentralen Bausteine wechselseitiger Kommunikation dar. Der Sprechende ist dafür verantwortlich, die Aussage so zu formulieren, dass der Zuhörende seinen Gedanken folgen kann. Der Zuhörende hingegen ist dafür verantwortlich, dass die Mitteilung des Sprechenden auf fruchtbaren Boden fällt, also aufgenommen und verarbeitet wird. Aufmerksames Zuhören fordert nach Patrick (2012) nicht nur ein großes Maß an Konzentration und Energie, sondern auch den Wunsch, den Sprechenden zu verstehen und die Bereitschaft, die Dinge aus seiner Perspektive zu betrachten. Patrick nennt als Voraussetzung zudem eine Haltung des Respekts und Akzeptanz, was aber je nach Gesprächspartner aus ethischen Überlegungen in Ausnahmefällen nicht immer notwendig und möglich ist. In familiären und freundschaftlichen Beziehungen sowie innerhalb einer Ausbildungs- oder Arbeitssituation ist eine solche Haltung jedoch wünschenswert. Es ist die Aufgabe des Zuhörenden, nicht primär die Worte zu hören, sondern die Bedeutung der Aussage versuchen zu entschlüsseln und damit dem Sprechenden in seinem Bezugsrahmen zu begegnen.

Für Baron-Cohen (2011) stellt das aktive Zuhören eine der zentralen kommunikativen Fertigkeiten dar, die Menschen mit einer Autismus-Spektrum-Störung erwerben sollen. Es geht beim aktiven Zuhören darum, dass der Zuhörende dem Sprechenden äußerlich zeigt, dass er innerlich präsent ist. Mit dem äußeren Verhalten möchte der Zuhörende etwas über seinen inneren Zustand aussagen, da der Sprechende nicht in den Zuhörenden hineinsehen kann. Das aktive Zuhören ist ein innerer Prozess, der sich meist durch nonverbale Signale äußerlich sichtbar macht (▶ Basis-Modul 3 ›Nonverbale Kommunikation‹, **M3I3–7**). Diese Signale des Zuhörenden sind für den Sprechenden wichtig und beinhalten einen Perspektivenwechsel. Wenn man mit jemandem spricht, möchte man sicher sein, dass das Gegenüber auch zuhört. Aufmerksames Zuhören bedeutet für den Sprecher, dass er wahrgenommen und geschätzt wird, und für den Zuhörenden, dass er als sympathisch und einfühlsam erlebt wird.

Viele Menschen mit einer Autismus-Spektrum-Störung vergessen, dass sie ihre aktive Aufmerksamkeit auf das Gegenüber zeigen müssen. Wenn sie zwar innerlich präsent sind, der Gesprächspartner dies aber nicht wahrnehmen kann, dann ist es für diesen gleich, wie wenn sie nicht genau zuhören oder sogar abgelenkt wären. Daher muss der Zuhörende mittels Perspektivenwechsel die Verantwortung dafür übernehmen, dass sein Mitdenken auch beim Gegenüber ankommt. Mit den Teilnehmern soll demnach nicht nur geübt werden, wie sie ein Gespräch optimal führen (▶ Basis-Modul 2 ›Small Talk‹) und durch entsprechende Signale aktiv zuhören können, sondern sie sollen auch die Gelegenheit haben, über die Wichtigkeit des aktiven Zuhörens nachzudenken, da dies eine wichtige Voraussetzung für kompetente soziale Kommunikation darstellt.

Das Thema ›Aktives Zuhören‹ steht in Beziehung zu Themen aus dem KOMPASS-Basistraining und zu weiteren KOMPASS-F-Themen: Beim mimischen Spiegeln wird das Zeigen von Gefühlen geübt, wie es im Basis-Training vermittelt wurde (Infoblatt: Emotionen – Mimische Darstellung von Gefühlen, **M1I1**). Auch das Reagieren auf die Gefühle des Gegenübers gehört zum aktiven Zuhören und baut auf den Fertigkeiten des Basistrainings auf (Infoblatt: Emotionen – Typisches Reagieren auf Gefühle, **M1I4**). In Gruppengespräche (▶ Kap. 4.3) sind die Signale des aktiven Zuhörens besonders wichtig, um die innere Beteiligung am Geschehen aufzuzeigen. Bei der Entwicklung von (▶ Kap. 5.2) Freundschaft ist es ganz wesentlich, dass das Gegenüber den Eindruck bekommt, dass das, was er erzählt, wichtig ist. Ein guter Zuhörer zu sein, stellt eine wichtige Freundschaftskompetenz dar. Auch bei der Partner- und Teamarbeit (▶ Kap. 5.6) sind die Teammitglieder darauf angewiesen, durch die Signale des aktiven Zuhörens bestätigt zu bekommen, dass sie gehört werden und dass die Anderen mitdenken. Schließlich ist es auch ein positives Zeichen für die Akzeptanz von sozialen Hierarchien (▶ Kap. 6.5), wenn man dem hierarchisch Höhergestellten mittels aktivem Zuhören die innere Beteiligung an dessen Ausführungen signalisiert.

4.2.1 Informationsblätter

Infoblatt: Komplexe Kommunikation – Aktives Zuhören ⊠

Material:
Kopien des Infoblatts für die Teilnehmenden (**M4I2**), Folie des Infoblatts, Hellraumprojektor/Beamer

Beschreibung:
Dieses Informationsblatt beschäftigt sich mit der Frage, was ein guter Zuhörer tut, und stellt diese Beschreibung der Frage gegenüber, was ein uninteressierter Zuhörer tut. Es soll verdeutlicht werden, dass Zuhören an sich ein äußerlich nicht sichtbarer Prozess ist. Somit weiß der Sprecher nicht, ob ihm zugehört wird oder das Gegenüber in Gedanken abschweift. Wenn der Zuhörer signalisieren möchte, dass er interessiert ist und wirklich zuhört, muss er dies durch nonverbale Signale zeigen. Die verschiedenen verbalen und paraverbalen Signale werden besprochen und zum Beispiel anhand der Video-Übung: Aktives Zuhören (▶ Kap. 4.2.3) konkretisiert. Weiter beinhaltet das Infoblatt unangemessene Verhaltensweisen, die in einem Gespräch unbedingt vermieden werden sollen.
Dieses Infoblatt zu lesen, eignet sich als Trainingsaufgabe.

Beispiele:
zugewandte Körperhaltung, mimisches Kommentieren, lautliche Signale (z. B. »Aha.«), Kurzkommentare

4.2.2 Arbeits- & Protokollblätter

Arbeitsblatt: Komplexe Kommunikation – Aktives Zuhören ⊠

Material:
Kopien des Arbeitsblatts für die Teilnehmenden (**M4A2**), Folie des Arbeitsblatts, Hellraumprojektor/Beamer, evtl. Infoblatt: Komplexe Kommunikation – Aktives Zuhören (**M4I2**)

Beschreibung:
Dieses Arbeitsblatt kann als eine Parallelform des zuvor beschriebenen Informationsblatts (**M4I2**, ► Kap. 4.2.1) gesehen werden. Der Text ist derselbe, es hat sich jedoch eine vorgegebene Anzahl Fehler eingeschlichen, die es nun zu finden gilt. Durch den Fehlertext sollen die Teilnehmer angehalten werden, die Informationen genau zu lesen und bei Unsicherheit nochmals auf dem Infoblatt nachzusehen.

Arbeitsblatt: Komplexe Kommunikation – Aktives Zuhören & Guter Eindruck ⊠

Material:
Kopien des Arbeitsblatts für die Teilnehmenden (**M4A3**), Folie des Arbeitsblatts, Hellraumprojektor/Beamer

Beschreibung:
Die Teilnehmer sollen darüber nachdenken, weshalb aktives Zuhören so wichtig ist und wie dies zu einem guten Eindruck führt. Zudem sollen sie sich mit ihrem eigenen Verhalten als Zuhörer auseinandersetzen und notieren, worauf sie vermehrt achten wollen.

Beispiele:
Bitte schreibe zwei Verhaltensweisen auf, die du bereits machst und die beim aktiven Zuhören wichtig sind.
Notiere eine Verhaltensweise, die dir manchmal passiert, die du aber nicht mehr zeigen solltest.

4.2.3 Übungen und Spiele

Video-Übung: Aktives Zuhören

Material:
Video: Small Talk zu zweit (= **M2M**) oder Video Erlebnisaustausch-Aktives Zuhören-Gruppengespräch (**M4M**), Videoabspielgerät

Beschreibung:
Die Teilnehmer betrachten die Videoaufnahme eines sozialen Gesprächs und achten auf die Signale des aktiven Zuhörens. Am Schluss wird zusammengetragen, was beobachtet wurde.

Variante:
Es wird einfacher, wenn jedem Teilnehmer eine Signalart zugeteilt wird und er am Schluss berichten muss, ob und wann er bei einem Gesprächsteilnehmer z. B. einen Kurzkommentar gehört hat.

Übung: Aktives Zuhören & Kennenlernen

Material:
Kärtchen: Komplexe Kommunikation – Aktives Zuhören (**M4M3**)

Beschreibung:
In einer Partnerarbeit erzählt jeweils der eine Teilnehmer von Ferienerlebnissen, während der andere Teilnehmer zuhört und dabei seine Kärtchen mit den Signalen des aktiven Zuhörens abarbeitet, indem er sie vor sich ablegt, sobald er diese Art des Hinweises gezeigt hat. Danach werden die Rollen getauscht.

Kärtchen-Beispiele:
Kommentiere mimisch.
Kommentiere mit lautlichen Signalen.
Äußere einen Kurzkommentar.
Zeige zugewandte Körperhaltung.
Nicke zustimmend.

Übung: Aktives Zuhören & Erlebnisaustausch

Material:
Kärtchen: Komplexe Kommunikation – Aktives Zuhören (**M4M3**), evtl. Tokens (z. B. Mühlesteine)

Beschreibung:
Wann immer der Erlebnisaustauschrunde stattfindet, müssen die Teilnehmer aktives Zuhören zeigen. Solange es notwendig ist, bekommen die Teilnehmenden je ein Kärtchen mit einem Hinweissignal auf aktives Zuhören. Sobald sie es gezeigt haben, legen sie das Kärtchen vor sich auf den Tisch. Beim nächsten Redner werden die Kärtchen in der Runde eins weitergereicht, sodass man jetzt auf ein neues Signal achten und es zeigen muss. Später kann man den Teilnehmern auch 2–3 verschiedene Kärtchen geben. Sobald das aktive Zuhören automatisiert ist, kann auf die Kärtchen verzichtet werden.

Variante 1:
ie Therapeuten verteilen Tokens, wenn die Zuhörenden Signale des aktiven Zuhörens zeigen. Zum einen zeigt dies in der Gesamtmenge an, wie aktiv das Zuhören signalisiert wird. Zum anderen erhalten die Zuhörenden jeweils im Moment eine Rückmeldung, dass ihre Signale wahrgenommen wurden. Außerdem kann die Beobachtung, wenn Andere verstärkt werden, helfen, die Signale zu erkennen und im Bewusstsein zu halten.

Variante 2:
Bei dieser Variante ist das Hinweissignal quasi nicht mehr aktiv, sondern passiv. Jeder Teilnehmer erhält eine Handvoll Tokens. Wann er merkt, dass er ein Signal des aktiven Zuhörens zeigt, legt er einen Token vor sich auf den Tisch. Auf diese Weise wird ihm bewusst, dass er Signale sendet. Gleichzeitig erkennen die Therapeuten, ob das Gefühl des Teilnehmers, »zuhören« aktiv signalisiert zu haben, auch ausreichend sichtbar und somit vom Gegenüber wahrnehmbar ist. Manche Teilnehmer senden sehr diskrete Signale.

Übung: Aktives Zuhören & Gruppengespräch

Material:
Kärtchen: Komplexe Kommunikation – Aktives Zuhören (**M4M3**)

Beschreibung:
Sobald das Thema Gruppengespräch (► Kap. 4.3) besprochen wurde, kann diese Übung durchgeführt werden. Es geht darum, dass die Teilnehmer lernen, sowohl auf das Gespräch zu achten als auch gleichzeitig die Signale des aktiven Zuhörens zu senden.
   Drei oder vier Teilnehmer machen zusammen Small-Talk. Jeder bekommt einen Coach zugeteilt. Die anderen drei bis vier Teilnehmer sind Coaches und verteilen Tokens, wenn der ihnen zugeteilte Small Talker aktives Zuhören zeigt. Er kann ihn auch durch die Signalkarten ermuntern, mehr aktives Zuhören zu zeigen, indem er diese vor ihn hinlegt. Diese Übung kann auch als Wettbewerb durchgeführt werden, welches Team bestehend aus einem Small Talker und seinem Coach am meisten aktives Zuhören gezeigt hat.

Video-Feedback: Aktives Zuhören

Material:
Infoblatt: Komplexe Kommunikation – Aktives Zuhören (**M4I2**), evtl., Infoblatt: Komplexe Kommunikation – Erlebnisaustausch (**M4I1**), evtl. Infoblatt: Komplexe Kommunikation – Gruppengespräch (**M4I3**), Videoabspielgerät

Beschreibung:
Um den Teilnehmern ein Video-Feedback zu ermöglichen, kann man entweder eine Erlebnisaustauschrunde (► Kap. 4.1) oder ein Gruppengespräch (► Kap. 4.3) auf-

nehmen. Man wählt gelungene Sequenzen oder Szenen, die grundsätzlich gut sind, aber Verbesserungspotential aufweisen, aus. Die Teilnehmer sollen einander Feedback (▶ Kap. 4.8.1) geben. Die Therapeuten sollen sich ebenfalls unterstützend und lobend äußern sowie auf Verbesserungspotential aufmerksam machen.

4.3 Gruppengespräch

Zu den typischen sprachpragmatischen Schwierigkeiten von Menschen mit einer Autismus-Spektrum-Störung im hochfunktionalen Bereich gehört auch die Organisation von Konversationen (Riedel 2015). Dazu gehört zum Beispiel der angemessene Sprecherwechsel. Dabei gilt es zu bedenken, dass es nicht nur um die Wechselseitigkeit geht, sondern auch um die Frage, wann der Wechsel wie erfolgt. Nach Riedel (2015) zeigen zum Beispiel Untersuchungen der Konversationsstruktur von nicht-autistischen Probanden, dass es bestimmte Stellen im Redefluss gibt, an denen der Zuhörende den Sprechenden unterbrechen »darf«. Diese Regeln sind aber den Gesprächspartnern nicht bewusst. Nur wenn an einer anderen als der »erlaubten« Stelle unterbrochen wird, wird die Unterbrechung selbst zum Bedeutungsträger. Mit der Unterbrechung wird zum Beispiel starke Ablehnung des Gesagten oder der Person signalisiert. Menschen mit einer Autismus-Spektrum-Störung »kennen« bzw. beherrschen diese impliziten Regeln der Gesprächsstruktur oft nur unzureichend, unterbrechen an den »falschen« Stellen, was dann entsprechend vom Gegenüber interpretiert wird. Der Gesprächspartner kann dies auf der Beziehungsebene verstehen und zum Beispiel als Respektlosigkeit erleben.

Baron-Cohen (2011) betrachtet es als wichtige kommunikative Fertigkeit, die Menschen mit einer Autismus-Spektrum-Störung erlernen sollten, dass sie die grundlegenden Konversationsregeln bezüglich Ehrlichkeit, Relevanz und Höflichkeit einhalten, inhaltliche Anpassung an das Vorwissen des Gegenübers leisten können, ihre Sprache an den konkreten Zuhörer anpassen, am Thema zu bleiben vermögen und Hilfestellungen geben, damit Gesprächspartner Themenwechseln folgen können, und sie den Gesprächspartnern aktiv zuhören. Zur sozialen und beruflichen Integration gehört, dass man in einer Gruppe mitreden kann. Den besten Eindruck hinterlassen jeweils diejenigen Gesprächsteilnehmer, die sich sowohl am Gespräch beteiligen, Andere durch Fragen aktiv miteinbeziehen, aber auch mal Andere reden lassen und zuhören können. Dabei gilt es zu beachten, wie man sich ins Gespräch einbringt, wieder in die Position des Zuhörenden zurücknimmt und Andere aktiv ins Gespräch miteinbezieht. Menschen mit einer Autismus-Spektrum-Störung sind von Gruppengesprächen oft verwirrt: Sie wissen nicht, wo sie gerade ihre Aufmerksamkeit hinrichten sollen und verlieren bei vielen Sprecherwechseln den Überblick. Manche hinken jeweils beim Sprecherwechsel hinterher, da sie das Gesagte des Vorredners noch verarbeiten müssen und verpassen dadurch den nächsten Gesprächsbeitrag. Da dies sehr viel Aufmerksamkeit erfordert, beteiligen sich viele Menschen mit einer Autismus-Spektrum-Störung nicht an Gruppengesprächen, sondern bleiben passiv. Dadurch verpassen sie auch die Gelegenheit, sich inhaltlich zu positionieren und als Gruppenmitglied wahrgenommen zu werden.

Erfahrungsgemäß besteht bei einigen Jugendlichen und jungen Erwachsenen mit einer Autismus-Spektrum-Störung die Gefahr, dass sie das Gruppengespräch moderieren oder leiten, um wieder etwas Kontrolle über das Geschehen zu haben. Dies geschieht meist dadurch, dass sie zu oft eine gerichtete Fortsetzungsfrage stellen und diese zu formal oder korrekt formuliert ist: Z. B. »Hast du auch schon Ferienpläne?« statt »und »Wie steht's mit deinen Plänen?« Falls dies der Fall ist, sollte ihnen erklärt werden, dass sie dadurch eine Position übernehmen, die ihnen nicht zusteht, da sie sich über die anderen Gesprächsteilnehmer erheben (▶ Kap. 6.5 soziale Hierarchien). Zudem kann mit ihnen an Verschleifungen der Formulierungen gearbeitet werden: Dabei geht es darum, dass die Standardsätze nicht zu fixen Floskeln werden, sondern immer wieder etwas anders formuliert werden. Das Gesagte soll also etwas variieren, das Gemeinte aber gleich bleiben.

Wichtig ist, dass im Verlauf des gesamten Gruppentrainings immer wieder darauf geachtet wird, dass auch die ruhigeren, passiveren Teilnehmer sich an Diskussionen beteiligen. So kann man immer mal wieder vor einer Diskussion sogenannte Redekärtchen verteilen, die allen visualisiert zeigen, dass sie die Gesprächsinitiative ergreifen sollen und müssen. Jeder Teilnehmer bekommt 1–3 Kärtchen. Bei jedem Gesprächsbeitrag legt er ein Kärtchen auf den Tisch. Wenn er keine Kärtchen mehr hat, kann er nicht mehr mitdiskutieren, bis die anderen ihre Kärtchen abgearbeitet haben.

Das Thema ›Gruppengespräch‹ stellt eine Erweiterung des Small Talks aus dem Basis-Modul 2 (**M2I5–6**) dar. Der Einsatz von Blickkontakt (▶ Basis-Modul 3 **M3I5**) stellt ein zentrales Element der Gesprächsmoderation dar. Das Thema steht auch in Verbindung zum Thema ›Aktives Zuhören‹ (▶ Kap. 4.2). Der Sprechende ist auf diese Signale angewiesen, um zu erkennen, wer dem Gespräch folgt und das Gespräch allenfalls übernehmen möchte oder kann.

4.3.1 Informationsblätter

Infoblatt: Komplexe Kommunikation – Gruppengespräch ⊠

Material:
Kopien des Infoblatts für die Teilnehmenden (**M4I3**), Folie des Infoblatts, Hellraumprojektor/Beamer

Beschreibung:
Bevor auf dieses Informationsblatt eingegangen wird, soll der Small Talk zu zweit aufgefrischt werden (▶ Übungen 4.3.3). Die Informationen sollen schrittweise besprochen und geübt werden. Zum einen geht es darum, wie man sich in ein bestehendes Gespräch einbringt und wie man durch nonverbale Signale erkennt, ob man willkommen ist. Dabei wird unterschieden, ob die Gruppe sitzt oder steht. Zum anderen soll das Gespräch mit mehreren Personen im Vergleich zum Zwei-

ergespräch erläutert werden. Dabei wird sich am Infoblatt Small Talk – Gesprächsablauf (**M2I5**) aus dem Modul 2 des KOMPASS-Basistrainings orientiert. Im Weiteren soll besonders darauf eingegangen werden, wie man Redebereitschaft signalisiert oder wie man anzeigt, dass man sich momentan nicht äußern möchte.

Ausführlich sollte anhand der Fotos (Komplexe Kommunikation – Gruppengespräch – Nähe-Distanz-Regulation, **M4M7**) erklärt werden, wie Personen im Gruppengespräch die Nähe-Distanz regulieren.
Dieses Infoblatt zu lesen, eignet sich als Trainingsaufgabe.

4.3.2   Arbeits- & Protokollblätter

Arbeitsblatt: Komplexe Kommunikation – Gruppengespräch ⊠

Material:
Kopien des Arbeitsblatts für die Teilnehmenden (**M4A4**), Folie des Arbeitsblatts, Hellraumprojektor/Beamer

Beschreibung:
Die Teilnehmer sollen über Gruppengespräche und ihre Rolle nachdenken.

Beispiele:
Welche Besonderheiten sollen beim Blickverhalten in einem Gruppengespräch beachtet werden?
Welche Möglichkeiten habe ich, um das Gespräch mit einer Fortsetzungsfrage weiter zu reichen?

Beobachtungsprotokoll: Komplexe Kommunikation – Gruppengespräch – Selbstbeobachtung ⊠

Material:
Kopien des Protokollblatts für die Teilnehmenden (**M4P1**), Folie des Protokollblatts, Hellraumprojektor/Beamer

Beschreibung:
Die Teilnehmer sollen z. B. zu Hause mit mindestens zwei weiteren Personen ein Gruppengespräch im Sinne von Small Talk von 4–5 Minuten führen. Danach sollen sie anhand einiger Fragen beurteilen, wie aktiv sie das Gespräch geführt haben. Sollte es nicht möglich sein, ein Gruppengespräch zu führen, soll der Teilnehmer ein Zweiergespräch führen und beurteilen. Zu diesem Selbstbeobachtungs-Protokollblatt gehört auch ein Fremdbeobachtungs-Protokollblatt (**M4P**).

Beobachtungsprotokoll: Komplexe Kommunikation – Gruppengespräch – Fremdbeobachtung ⊠

Material:
Kopien des Protokollblatts für die Teilnehmenden (**M4P2**), Folie des Protokollblatts, Hellraumprojektor/Beamer

Beschreibung:
Die Teilnehmer sollen z. B. zu Hause mit mindestens zwei weiteren Personen ein Gruppengespräch im Sinne von Small Talk von 4–5 Minuten führen. Danach solle eine der beiden anderen Personen anhand einiger Fragen beurteilen, wie aktiv der Teilnehmer das Gespräch geführt hat. Sollte es nicht möglich sein, ein Gruppengespräch zu führen, soll der Teilnehmer ein Zweiergespräch führen und beurteilen. Zu diesem Fremdbeobachtungs-Protokollblatt gehört auch ein Selbstbeobachtungs-Protokollblatt (**M4P1**).

4.3.3 Übungen und Spiele

Repetition: Small Talk Themen

Material:
evtl. KOMPASS-Basistraining Infoblatt: Small Talk – Themen (**M2I3**), Stoppuhr

Beschreibung:
Diese Übung wird zu Beginn des Themas durchgeführt. Small Talk Themen, wie sie im Modul 2 des Basistrainings gelernt wurden, sollen wieder wachgerufen werden. Die Teilnehmer werden in zwei Mannschaften aufgeteilt, die jeweils unabhängig voneinander (z. B. in zwei Zimmerecken) der Reihe nach schnell Themen aufsagen müssen. Die Mannschaft, die innerhalb einer bestimmten Zeitspanne (z. B. vier Minuten) am meisten Themen aufsagen konnte, gewinnt. Das Gewinner-Team kann eine kleine Belohnung (z. B. Schokolädchen) erhalten.

Repetition: Small Talk Ablauf

Material:
aus dem KOMPASS-Basistraining Folie des Infoblatts: Small Talk – Gesprächsgrafik (**M4M5 = M2I6**), Stoppuhr, Hellraumprojektor/Beamer

Beschreibung:
Diese Übung wird zu Beginn des Themas durchgeführt. Zuerst wird der Ablauf des Small Talk anhand der Grafik besprochen. Zu zweit führen dann die Teilnehmer einen Small Talk. Die Therapeuten hören bei allen ins Gespräch hinein. Am Schluss geben sie allen ein Feedback und orientieren sich dabei an der Gesprächsgrafik.

Video: Small Talk zu dritt

Material:
Folie des Infoblatts: Komplexe Kommunikation – Gruppengespräch (**M4I3**), Hellraumprojektor/Beamer, Video: Erlebnisaustausch – Aktives Zuhören – Gruppengespräch, Videoabspielgerät

Beschreibung:
Das Informationsblatt wird besprochen, indem ein Video, das einen Small Talk zwischen drei Personen zeigt, im Plenum angeschaut wird. Die Videoaufnahme wird gemeinsam angeschaut und der Gesprächsablauf schrittweise besprochen. Im Besonderen wird darauf hingewiesen, wie die dritte Person sich ins Gespräch einfügt und wie die Wechsel von einem Sprecher zum nächsten gestaltet werden. Im Weiteren soll besonders der Blickkontakt beachtet werden.

Theorie: in ein Gruppengespräch eintreten

Material:
Folie des Infoblatts: Komplexe Kommunikation – Gruppengespräch (**M4I3**), Fotos, wie man in einer Gruppe steht oder sitzt (Komplexe Kommunikation – Gruppengespräch – Nähe-Distanz-Regulation, **M4I7**), evtl. Hellraumprojektor/Beamer

Beschreibung:
Zuerst wird den Teilnehmern anhand von Fotos und real als Modell gezeigt, wie man in einer Gruppe steht oder sitzt. Mit Hilfe der Fotos können auch Fehler aufgezeigt werden. Es muss darauf hingewiesen werden, dass die Gesprächsteilnehmer immer etwa eine Armlänge bzw. zwei angewinkelte Unterarmlängen Abstand zu einander halten (Abstandsregel ► KOMPASS-Basistraining Infoblatt: Nonverbale Kommunikation – Nähe Distanz & Körperhaltung, **M3I3**). Dies ist der Abstand, bei dem man einander die Hand schütteln könnte. Wenn also eine Person ins Gespräch eintritt oder die Gesprächsrunde verlässt, verändern alle Teilnehmer der Gesprächsrunde ihre Position etwas, um wieder den angemessenen Abstand einzunehmen. Eine Gesprächsgruppe mit wenigen Teilnehmern bildet also einen kleineren Kreisumfang als eine Gruppe mit mehr Teilnehmern.

Ganz wichtig ist es aufzuzeigen, wie sich die Schulterpartien der stehenden Gesprächsteilnehmer sich bewegen, wenn eine Person hinzukommen oder weggeht. Es soll auch aufgezeigt werden, wie diese signalisiert, ob die Gruppe im Gespräch unter sich bleiben möchte oder sich für einen neuen Gesprächsteilnehmer öffnet.

Theorie: in ein Gruppengespräch eintreten II

Material:
Folie des Infoblatts: Komplexe Kommunikation – Gruppengespräch (**M4I3**), Figuren (z. B. Playmobil) oder Spielfiguren.

Beschreibung:
Die korrekte Art, wie man im Gruppengespräch sitzt oder steht, kann auch mit Spielfiguren oder -puppen auf dem Tisch dargestellt werden. Wichtig ist, dass bei der richtigen Lösung nach jedem Hinzufügen oder Entfernen einer Person/Figur, der Kreis sich wieder ändert, sodass sich die Abstände zwischen den Personen wieder regelmäßig verteilen. Im stehenden Gruppengespräch bewegen sich die Figuren seitwärts auf dem Kreisumfang, um den Abstand zwischen den Personen/Figuren gleichmäßig zu verteilen. Zudem bewegen sie sich auf der Achse Richtung Kreismitte hin oder von ihr weg, damit der Kreisumfang größer oder kleiner wird. Die zweite Bewegung verhindert, dass man zu eng steht (Lösung: nach hinten treten) oder zu viel Platz zwischen den Personen entsteht (Lösung; nach vorne treten). Die Körperausrichtung wird beachtet, dass die Schultern in etwa die Kreisform abbilden. Im sitzenden Gruppengespräch rücken die Personen die Stühle etwas, um die Abstände zu regulieren, auch wenn dies weniger gut geht als im stehenden Gespräch.

Übung: in ein Gruppengespräch eintreten I

Material:
Folie des Infoblatts: Komplexe Kommunikation – Gruppengespräch (**M4I3**), Fotos, wie man in einer Gruppe steht oder sitzt (Komplexe Kommunikation – Gruppengespräch – Nähe-Distanz-Regulation, **M4I7**), evtl. Hellraumprojektor/Beamer

Beschreibung:
Die Übungen sollen im Plenum durchgeführt werden. In der Gesprächsrunde muss man kein reales Gespräch führen oder höchstens einen leichten Small Talk. Es würde reichen, einander anzuschauen. Wer sich aber aus dem Gespräch verabschiedet, muss immer eine Begründung anführen, wie die Teilnehmer es vom Gesprächsabschluss des Small Talk im KOMPASS-Basistraining kennen (►Infoblatt: Small Talk – Gesprächsablauf, M2I5)

In der 1. Übung stehen wie bei der Fotoserie zwei Personen im Gespräch. Dann kommt immer ein neues Gruppenmitglied hinzu und die Gruppe stellt sich jeweils neu auf. Wenn alle Teilnehmer im Gespräch sind, verlässt wieder immer ein Teilnehmer die Runde. Wenn die Gruppe mind. sieben Teilnehmer umfasst, kann man auch üben, wie sich aus einer Gruppe von sieben oder mehr Teilnehmern bald zwei kleinere Gruppen bilden, da der Gesprächsabstand zu groß wird, sodass sich rasch Untergespräche zwischen näher bei einander Stehenden bilden.

In der 2. Übung dirigiert der Therapeut oder ein Teilnehmer die Gruppe, indem er jeweils ansagt, wer ins Gespräch eintreten oder die Runde verlassen soll.

Für die 3. Übung sitzen die Hälfte der Teilnehmer und ein Therapeut in einer Gruppe zusammen, die andere Hälfte und ein Therapeut stehen beieinander. Beide Gruppen machen Small Talk. Nun wechselt ein Teilnehmer von der stehenden in die sitzende Gruppe. Sobald er dort »angekommen« ist, wechselt der nächste von der sitzenden in die stehende Gruppe. Dabei muss der wechselnde Teilnehmer sich jeweils aus der Gruppe verabschieden und darauf achten, ob und wann er in die neue Gruppe hineinkommt. Die Gruppe darf durchaus auch einmal üben, jemanden nicht in die Gruppe hineinzulassen. Dann sollte aber die ehemalige Gruppe den Teilnehmer wiederaufnehmen.

Übung: in ein Gruppengespräch eintreten II

Material:
Folie des Infoblatts: Komplexe Kommunikation – Gruppengespräch (**M4I3**), Figuren (z. B. Playmobil) oder Spielfiguren.

Beschreibung:
In der Halbgruppe kann mit den Figuren geübt werden, wie sie in ein Gespräch eintreten, sich bewegen, wenn andere Personen ins Gruppengespräch dazukommen oder sich daraus entfernen, und selbst aus der Gruppe heraustreten. Jeder Teilnehmer erhält/wählt eine Figur, die am Gruppengespräch im Stehen oder Sitzen teilnimmt. Der Therapeut kann den Teilnehmern sagen, wann sie in die Gruppe aus den Figuren hinzutreten oder sich daraus entfernen sollen. Dann müssen jeweils die anderen Teilnehmer ihre Figuren korrigierend nachrücken.

Wichtig ist, dass bei der richtigen Lösung nach jedem Hinzufügen oder Entfernen einer Person/Figur, der Kreis sich wieder ändert, sodass sich die Abstände zwischen den Personen wieder regelmäßig verteilen. Im stehenden Gruppengespräch bewegen die Figuren sich seitwärts auf dem Kreisumfang, um den Abstand zwischen den Personen/Figuren gleichmäßig zu verteilen. Zudem bewegen sie sich auf der Achse Richtung Kreismitte hin oder von ihr weg, damit der Kreisumfang größer oder kleiner wird. Die zweite Bewegung verhindert, dass man zu eng steht (Lösung: nach hinten treten) oder zu viel Platz zwischen den Personen entsteht (Lösung; nach vorne treten). Die Körperausrichtung wird beachtet, dass die Schultern in etwa die Kreisform abbilden. Im sitzenden Gruppengespräch rücken die Personen die Stühle etwas, um die Abstände zu regulieren, auch wenn dies weniger gut geht als im stehenden Gespräch.

Übung: Blickverhalten & allgemeine Fortsetzungsfrage

Material:
Folie des Infoblatts: Komplexe Kommunikation – Gruppengespräch (**M4I3**)

Beschreibung:
Der Therapeut richtet einen Einleitungssatz an einen Teilnehmer. Dieser antwortet darauf und kommentiert. Dabei beachtet er das Blickverhalten, das sich zuerst auf den Fragenden richtet und dann spätestens beim Kommentar alle miteinbeziehen muss. Dann schließt er mit einer an alle gerichtete Fortsetzungsfrage ab (z. B. »Wie macht ihr das, wenn …«) und blickt wiederum alle an. Einer der Teilnehmer nimmt das Gespräch auf. Jeder Teilnehmer muss einmal auf eine solche Fortsetzungsfrage reagieren und dann selbst wieder eine an alle richten. Wer den Gesprächsfaden übernimmt, beantwortet und kommentiert die Fortsetzungsfrage und bleibt mit seiner Fortsetzungsfrage möglichst beim Thema.

Themen-Vorschläge:
Es eignen sich alle Small-Talk-Themen wie z. B. Ferienpläne oder Wochenender-
lebnisse (▶ KOMPASS-Basistraining Modul **M2I1**)

Übung: Blickverhalten & gerichtete Fortsetzungsfrage

Material:
Folie des Infoblatts: Komplexe Kommunikation – Gruppengespräch (**M4I3**)

Beschreibung:
Der Therapeut richtet einen Einleitungssatz an einen Teilnehmer. Dieser antwortet
darauf und kommentiert. Dabei beachtet er das Blickverhalten, das sich zuerst auf
den Fragenden richtet und dann spätestens beim Kommentar alle miteinbeziehen
muss. Dann schließt er mit einer spezifisch an einen anderen Teilnehmer gerichteten
Fortsetzungsfrage ab (z. B. Wie machst du das, wenn …«), dem er Blickkontakt
geben muss. Der nächste Teilnehmer soll möglichst frei gewählt werden. Wenn dies
zu schwierig ist, wird die Reihenfolge im Voraus (z. B. der Reihe rund) festgelegt.
Wer den Gesprächsfaden übernimmt, beantwortet und kommentiert die Fortsetzungsfrage und bleibt mit seiner Fortsetzungsfrage möglichst beim Thema.

Varianten:
Sofern das Signalisieren von Redebereitschaft bereits besprochen wurde, kann
vereinbart werden, dass der sprechende Teilnehmer darauf achten muss, wer Redebereitschaft signalisiert und soll diesen direkt mit der gerichteten Fortsetzungsfrage ansprechen.

Themen-Vorschläge:
Es eignen sich alle Small-Talk-Themen wie z. B. Ferienpläne oder Wochenender-
lebnisse (▶ KOMPASS-Basistraining Modul **M2I1**)

Übung: Erlebnisaustausch-Runde mit Signalisieren von Redebereitschaft

Material:
Kärtchen: Komplexe Kommunikation – Gruppengespräch – Instruktionen
(**M4M6**): nur »Signalisiere Redebereitschaft«, evtl. Folie Infoblatt: Komplexe
Kommunikation – Gruppengespräch (**M4I3**)

Beschreibung:
In der Erlebnisaustausch-Runde erhält jeder Teilnehmer ein Kärtchen, das ihn
daran erinnert, aktiv Redebereitschaft zu signalisieren, wenn er als nächster sprechen möchte. Wie die Redebereitschaft signalisiert wird, ist dem Infoblatt unter
dem Abschnitt »Gesprächsübergänge« nachzulesen. Zu Beginn kann dies dadurch
erleichtert werden, dass die Reihenfolge bereits im Voraus festgelegt wird:
Erfahrungsgemäß fällt es den einen Teilnehmern sehr schwer, sich für Redebereitschaft zu entscheiden, und die anderen sollten lernen, etwas zu warten. Daher

können die Kärtchen für die Anderen verdeckt nummeriert werden, sodass aber jeder Teilnehmer weiß, zu welchem Zeitpunkt er in der Reihenfolge reden muss. Wer als gemäß Nummerierung der Redebereitschaftskärtchen an vierter Position dran kommt, muss während der Aussagen des dritten Sprechers Redebereitschaft zeigen. Da die anderen Teilnehmer nicht sehen, wer als nächster an der Reihe ist, müssen sie alle beobachten, um das Signal zu erkennen, wem sie das Gespräch weiterreichen: z. B. »Und du (Blickkontakt), was hast du in den letzten Tagen so erlebt?«

Übung: Redebereitschaft signalisieren & Gesprächsübergabe

Material:
Kärtchen: Komplexe Kommunikation – Gruppengespräch – Instruktionen (M4M6): nur »Signalisiere Redebereitschaft), Kärtchen: Small Talk – Einleitungssätze (M4M4 = M2M4)

Beschreibung:
Jeder hat ein Redebereitschafts-Kärtchen, das er abgibt, sobald er gesprochen hat. Der erste Teilnehmer zieht einen Einleitungssatz, antwortet und kommentiert so lange, bis einer der anderen Teilnehmer seine Aufmerksamkeit durch Redebereitschaft signalisiert. Diesem übergibt er das Gespräch mit einer direkten Fortsetzungsfrage. Dieser nächste Teilnehmer zieht einen neuen Einleitungssatz.

Variante:
Der Teilnehmer, der Redebereitschaft signalisiert hat, antwortet wirklich auf die Fortsetzungsfrage, kommentiert und bleibt auch mit seiner Fortsetzungsfrage beim Thema. Dies geht so lange, bis einer der Teilnehmer keine Fortsetzungsfrage mehr weiß und ein neues Thema anschneidet oder einen neuen Einleitungssatz zieht.

Übung: einfaches, strukturiertes Gruppengespräch

Material:
Auszug aus einem Zeitungsartikel, Internet oder einem Themen-Blog zu einem aktuellen Thema, zu dem man verschiedene Meinungen haben kann (Themenvorschläge M4M1)

Beschreibung:
In der Halbgruppe lesen die Teilnehmer den Text und der Therapeut umreißt kurz die wesentlichen Punkte und beschreibt unterschiedliche Positionen, sodass die Teilnehmer nicht zu viel über Argumente nachdenken müssen. Dann wird über das Thema diskutiert, wobei jeder Sprecher zuerst auf das vorher Gesagte Bezug nehmen und dann seine Meinung äußern muss. Schließlich muss er das Gespräch direkt an einen Teilnehmer gerichtet weiterleiten oder eine ungerichtete Aufforderung, sich zu äußern (z. B. »Wie seht ihr das?«), in die Runde werfen.

Übung: thematisches Gruppengespräch

Material:
Kärtchen: Komplexe Kommunikation – Gruppengespräch – Instruktionen (**M4M6**), weitere Themenvorschläge (**M4M1**)

Beschreibung:
Die Teilnehmer führen im Plenum oder in der Halbgruppe ein thematisches Gruppengespräch. Ein Teilnehmer beginnt, indem er ein Thema aufwirft (z. B. »Wie macht ihr das in eurer Familie mit Geschenken?«). In der Tischmitte liegen verdeckt die Kärtchen mit den Gesprächsinstruktionen. Jeder Teilnehmer zieht eine Karte, legt sie verdeckt wieder auf den Tisch, sobald er sie abgearbeitet hat, und nimmt eine neue.

Variante:
Jeder Teilnehmer beginnt mit 3–4 Kärtchen, die er abarbeiten muss. Dies führt dazu, dass die aktiven Gesprächsteilnehmer schnell keine Kärtchen mehr haben und ruhiger werden, sodass mehr Raum für die ruhigeren Teilnehmer entsteht. Gleichzeitig steigt natürlich der Druck auf sie, sich zu äußern.

Themen-Vorschlag:
Wie und ob bestimmte, zur aktuellen Jahreszeit passende Feste/Ereignisse (z. B. Neujahr, Fasching, Geburtstage) gefeiert werden bzw. wie man sie lieber feiern würde? Wie mit Geschenken umgegangen wird?

Videoaufnahme: Gruppengespräch

Material:
Videoaufnahme- und abspielgerät (**M4M21**), Themenvorschläge (**M4M1**)

Beschreibung:
Im Plenum oder in der Halbgruppe wird ein thematisches und/oder Small Talk artiges Gruppengespräch geführt und aufgenommen. Anschließend wird die Video-Aufnahme gemeinsam visioniert, und die Teilnehmer geben einander Feedback. Die Therapeuten zeigen auf, wer wann wie etwas Konstruktives für das Gruppengespräch beiträgt und welche Bedeutung dies für den Gesprächsverlauf hat. Idealerweise findet das Visionieren erst in der folgenden Gruppenstunde statt, sodass die Therapeuten die Aufnahme zuerst anschauen und analysieren können.

Übung: Visualisieren eines Gruppengesprächsverlaufs

Material:
farbige Kärtchen: pro Gesprächsteilnehmer der Halbgruppe eine Farbe, Themen-vorschläge (**M4M1**)

Beschreibung:
Durch diese Übung, die von Winner (2003) inspiriert ist, soll der Gesprächsprozess visualisiert werden. Bei jedem Gesprächsbeitrag legt der Teilnehmer eines seiner farbigen Kärtchen hin, sodass eine sogenannte »Gesprächsstraße« entsteht. Themenwechsel können mit Richtungsänderungen (Abzweigungen) dargestellt werden. Der Therapeut kann bei der Abzweigung jeweils das neue Thema auf das Kärtchen notieren.

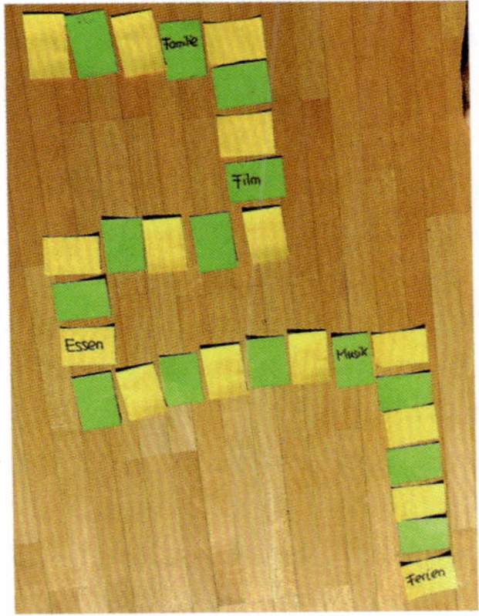

Abb. 4.3: Beispiel: Zweier-Gespräch

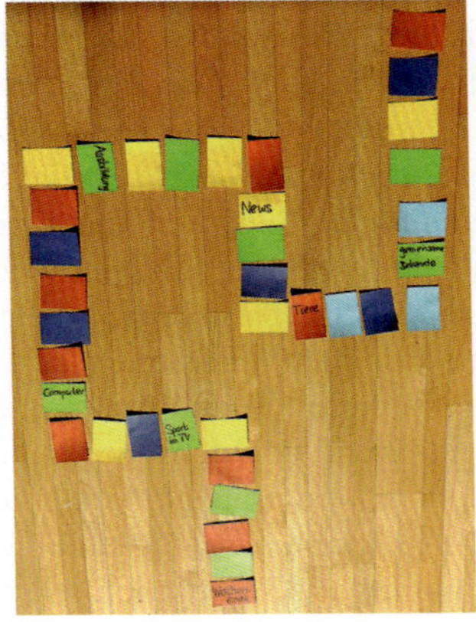

Abb. 4.4: Beispiel: Gruppengespräch

Video-Feedback: Gruppengespräch

Material:
Infoblatt: Komplexe Kommunikation – Gruppengespräch (**M43**), evtl. Infoblatt: Komplexe Kommunikation – Aktives Zuhören (**M42**), evtl. Videoabspielgerät

Beschreibung:
Um den Teilnehmern ein Video-Feedback zu ermöglichen, kann man eines der oben beschriebenen thematischen Gruppengespräche aufnehmen. Man wählt gelungene Sequenzen oder Szenen, die grundsätzlich gut sind, aber Verbesserungspotential aufweisen, aus. Die Teilnehmer sollen einander Feedback (▸ Kap. 4.8.1) geben. Die Therapeuten sollen sich ebenfalls unterstützend und lobend äußern sowie auf Verbesserungspotential aufmerksam machen. Sofern das Thema Aktives Zuhören (▸ Kap. 4.2) bereits besprochen wurde, können diese Signale auch beobachtet werden.

4.4 Bildliche Sprache

»Insbesondere bei hochfunktionalen Autismusformen fällt dem aufmerksamen Gegenüber immer wieder ein sehr »spezieller« Umgang mit Sprache auf, den viele Menschen mit Autismus-Spektrum-Störungen aufweisen und den wiederum sprachlich zu beschreiben einem dann gar nicht so leicht fällt: Auf der einen Seite findet sich eine geradezu kristalline Klarheit der Semantik und eine überdurchschnittliche verbale Differenzierungsfähigkeit; auf der anderen Seite bereiten der Gesprächsfluss, die paraverbale Kommunikation und das Verstehen von indirektverbal ausgedrückten Botschaften (durch die Blume Gesagtes, Metaphern, Ironie u. a.) dann oft ganz erstaunliche Schwierigkeiten« (Riedel 2015).

Nach Riedel (2015) ist die Studienlage zu den sprachpragmatischen Auffälligkeiten von Menschen mit einer Autismus-Spektrum-Störung unvollständig und zum Teil widersprüchlich. Es gilt zu beachten, dass insbesondere Erwachsene mit Autismus im gut funktionierenden Spektrum oft über differenzierte Kompensationsstrategien verfügen, mit dem sie primäre Defizite zumindest in Teilbereichen auszugleichen vermögen (z. B. Auswendiglernen von Metaphern).

Während bei Menschen mit Asperger-Syndrom und High-functioning Autismus in der Phonologie, Semantik und Syntax nicht beeinträchtigt sind, haben sie oft Schwierigkeiten, aus Sätzen die gemeinten Bedeutungen herauszulesen (Frith und Snowling 1983, zit. nach Joliffe und Baron-Cohen 1999). Auch das Verständnis sogenannter »indirekter Sprechakte« ist bei Menschen mit einer Autismus-Spektrum-Störung beeinträchtigt (Riedel 2015): Dabei geht es um den Einbezug situationaler Faktoren, die darauf hinweisen, dass eine semantische Frage (z. B. »Haben Sie eine Uhr?«) pragmatisch eine Aufforderung (z. B. »Bitte sagen Sie mir die Uhrzeit.«) darstellt. Diese Verschiebungen sind für Betroffene nur schwer nachvollziehbar und nicht intuitiv zugänglich. Frith (1989, zit. nach Joliffe et al. 1999) geht davon aus, dass die schwächer entwickelte zentrale Kohärenz dafür verantwortlich ist. Betroffene neigen dazu, sich auf kleine Informationsschnipsel zu konzentrieren statt ein globales kohärentes Muster von Informationen zu erkennen. Wörter und Wortkombinationen werden lokal und nicht global verarbeitet (▶ KOMPASS 2011, Kap. 1.5.1), was u. a. zu einer wortwörtlichen Interpretation führt. Dass Sätze oft mehrdeutig sind, bereiten auch Erwachsenen mit einer Autismus-Spektrum-Störung im hochfunktionalen Bereich Schwierigkeiten, da der Kontext nicht in ausreichendem Maße beigezogen wird, um die Vieldeutigkeit aufzulösen (Riedel 2015). Nur schon eine Betonung im Satz, kann eine Bedeutung mitschwingen lassen, wie sich beim Satz »Ich denke nicht, dass Paul mein Buch genommen hat.« sehr gut zeigen lässt, wenn man immer ein neues Wort betont. Das Gegenüber versteht intuitiv, was gemeint ist, wenn die Betonung auf zum Beispiel auf »ich« oder »Paul« oder erst recht »genommen« liegt. Erwachsene mit einer Autismus-Spektrum-Störung haben auch mehr Mühe als Nicht-Betroffene, einen gesprochenen Satz, der aufgrund phonologisch gleichlautender Begriffe oder uneindeutiger Syntax nicht eindeutig zu interpretieren ist, durch die Bezugnahme auf den Kontext korrekt zu verstehen (Joliffe et al. 1999). Entsprechend haben sie Mühe mit Mehrdeutigkeiten und sie verstehen oft Witze, die darauf beruhen, nicht.

150

Auch alltägliche Missverständnisse können dadurch entstehen. Zudem scheint grundsätzlich das Bedürfnis, einem Text eine kohärente Bedeutung zu geben, reduziert, wie Experimente von Joliffe et al. (1999) zeigen.

Möglicherweise wählen Menschen mit einer Autismus-Spektrum-Störung beim Verstehen bildlicher Sprache eine nicht optimale Verarbeitungsstrategie. Seit Temple Grandin ihr Buch »Thinking in Pictures« (2006) publiziert hat, wird die Hypothese diskutiert, dass Menschen ohne Autismus-Spektrum-Störung im Allgemeinen sowohl visuelle als auch verbale mentale Repräsentationen benutzen, um Aufgaben, die sowohl mittels visueller oder verbaler Repräsentationen bearbeitet werden können, zu lösen, während Menschen mit einer Autismus-Spektrum-Störung eine Disposition besitzen, überwiegend visuelle Repräsentationen oder, wenn auch weniger häufig, überwiegend verbale Repräsentationen zu nutzen (Kunda und Goel 2011). Demnach scheint es aufgabenbezogen eine Frage der Flexibilität bei der Auswahl des passenden Verarbeitungsstils zu sein, indem Menschen mit einer Autismus-Spektrum-Störung weniger flexibel und entsprechend vermehrt unabhängig von der Aufgabenstellung die Repräsentationsart benutzen. Bildliche Sprache verarbeiten manche Menschen mit einer Autismus-Spektrum-Störung demnach vorwiegend durch visuelle mentale Repräsentationen, während Nicht-Betroffene dabei verbale Prozesse aktivieren.

Verschiedene Autoren, darunter Whitehouse et al. (2006, zit nach Kana, Keller, Cherkassky, Minshew & Just 2006) weisen darauf hin, dass Menschen mit Autismus vermehrt visuelle Verarbeitungsstrategien wählen, selbst bei Material, das dies nicht dringend verlangt. Diese verstärkte visuell-räumliche Verarbeitung von sprachlichen Stimuli, zeigt sich in einer Aktivierung parietaler und okzipitaler Gehirnregionen (Kana et al. 2006). Man konnte zeigen, dass nicht autistische Kontrollpersonen eine stärkere Verbindung zwischen frontalen und parietalen Gehirnregionen zu zeigen, die bei der Integration von räumlich-visuellen und sprachlichen Informationen zum Zug kommen. Diese Verbindung ist bei Personen mit einer Autismus-Spektrum-Störung schwächer ausgeprägt und die Verarbeitung auch stärker auf den einen (visuell-räumlichen) Aspekt konzentriert. Nach Kana et al. (2006) könnte es sich bei der verminderten Integration auch um ein allgemeines Defizit von Menschen mit Autismus handeln. Somit wäre die visuell-räumliche Verarbeitung eine Strategie, um Schwierigkeiten auszugleichen.

Die intuitive Interpretation nichtwörtlicher Sprache, also zum Beispiel von Metaphern, fällt auch hochfunktionalen Erwachsenen oft schwer (Riedel 2015). Menschen mit einer Autismus-Spektrum-Störung haben mehr Mühe als nicht betroffene Gleichaltrige, Metaphern zu verstehen (Olofson, Casey, Oluyedun, Van Herwegen, Becerra & Rundblad 2014). In der Untersuchung von Riedel et al. (2014) mussten Probanden Sätze und Bilder matchen, die in einem konkreten oder einem metaphorischen Zusammenhang standen. Probanden mit Asperger-Syndrom waren beim Verstehen metaphorischer Bedeutungen signifikant langsamer und ungenauer als Kontrollpersonen. In der neurotypischen Entwicklung sind einfache Formen von Metaphern für Kinder im Altern von drei Jahren verständlich (Winner et al. 1980 zit. nach Olofson et al. 2014), komplexere, die oftmals in Geschichten vorkommen, mit neun Jahren (Reyan und Kiernan 1995 zit. nach Olofson et al. 2014). Ein Erklärungsmodell ist die Theorie der konzeptuellen Metapher (Lakoff und Johnson 1980, 1990 zit. nach Olofson et al. 2014). Konzeptuelle Metaphern benützen ein konkretes, sensumotorisches Kernkonzept um ein abstraktes Zielkonzept zu veranschaulichen: z. B. »Unsere Beziehung führt nirgendwo hin.« Oder »Dieses Semester ist wie im Flug vergangen«. Die Theorie der konzeptuellen Metaphern geht davon aus, dass beim Verständnis dieser Metaphern nicht die Fähigkeit, die Rede zu interpretieren, entscheidend ist, sondern die Fähigkeit, eine zugrundeliegende Verbindung zwischen den beiden Konzepten herzustellen. Die Entwicklung des Verständnisses konzeptueller Metaphern baut nach Grady et al. (1997, zit. nach Olofson et al. 2014) auf primären konzeptuellen Metaphern auf, die wir in der Kindheit formen: Z. B. die Vorstellung, dass der Begriff »mehr« einer vertikalen Bewegung nach oben entspricht, wie wenn man z. B. ein Glas mit Wasser füllt. Weitere abstraktere Konzepte bauen auf diesen frühen Erfahrungen auf. Entsprechend ist nach Olofson et al. (2014) die Fähigkeit für das Verständnis von Metaphern bei Personen mit einer Autismus-Spektrum-Störung dann vorhanden, wenn sie über ein entsprechendes linguistisches Verständnis und somit über primäre konzeptuelle Metaphern verfügen. In ihrer Studie konnten Olofson et al. (2014) nachweisen, dass Kinder und Jugendliche mit einer Autismus-Spektrum-Störung sowohl lexikalische als auch neue primäre konzeptuelle Metaphern verstehen. Dies unterstützt die Theorie, dass das Verständnis von Metaphern nicht auf der Salienz der Sprache oder dem Kontext beruht, sondern auf zugrundeliegenden konzeptuellen Verknüpfungen und insofern von Personen mit einer Autismus-Spektrum-Störung auch gemeistert werden kann. Trotzdem liegt ihre Leistung unter derjenigen der Versuchspersonen ohne einer Autismus-Spektrum-Störung. Studien mit neurologisch unauffälligen und hirngeschädigten Personen konnten zeigen, dass die linke Hemisphäre bei der Präsentation eines Wortes stark verwandte Bedeutungen aktiviert, während die rechte Hemisphäre ein breiteres Feld an Verbindungen zu weniger salienten und figurative Wörtern herstellt. Wörtliche oder bekannte Metaphern werden demnach vermehrt links hemisphärisch verarbeitet, während unübliche, neue Metaphern eine rechtshemisphärische Aktivierung verstärken (Chiraello 2003; Faust und Lavidor 2003; Jung-Beemann 2005 alle zit. nach Gold und Faust 2010). Gold und Faust (2010) konnten zeigen, dass Personen mit Asperger-Syndrom im Gegensatz zu Kontrollpersonen keine verstärkte Aktivierung der rechten Hemisphäre bei der Verarbeitung neuer Metaphern aufweisen. Die Autoren schließen daraus, dass die Schwierigkeit von Menschen mit Asperger-Syndrom, Metaphern zu verstehen, nebst pragmatischen Defiziten auch eine starke neurolinguistische, semantische Komponente aufweist.

Dass es durchaus Sinn macht, das Verständnis von Metaphern zu trainieren, zeigt folgende Untersuchung. Metaphern sind nicht nur für die Kommunikation und das Verständnis von Geschichten von zentraler Bedeutung, sondern beeinflussen auch das schulische Lernen, da Metaphern auf dem zentralen Mechanismus des Vergleichs zweier Konzepte basieren. Dieses Vergleichen ist zum Beispiel beim analogen Schlussfolgern innerhalb der Problemlösefertigkeiten von Bedeutung. Jakobson und Wickman (2007, zit. nach Olofson et al. 2014) konnten zeigen, dass die tiefe Rate an spontanem Gebrauch von Metaphern mit einer schlechteren

Leistung in wissenschaftlichen Fächern zusammenhängt. Das Verständnis von Metaphern nimmt also auch einen wichtigen Platz in der Bildung ein.

Die Befundlage zum Verständnis von Prosodie ist nicht eindeutig. Der pragmatische Aspekt der Prosodie zeigt sich in subtilen prosodischen Veränderungen, die zum Beispiel Sprecherwechsel anzeigen, einen Aussage-Fokus oder -Kontrast setzen sowie Hinweise auf die Einstellungen und Emotionen des Sprechers geben (Cruttenden 1997; Cutler, Dahan & van Donselaar 1997 beide zit. nach Chevallier, Noveck, Happé & Wilson 2009). Im Alltag sehen Kliniker immer wieder, dass Menschen mit einer Autismus-Spektrum-Störung Mühe haben, den pragmatischen Aspekt von Prosodie zu erfassen und bei ihrer Interpretation des Gesagten miteinzubeziehen. Forschungsbefunde zeigen jedoch keine spezifische Schwäche mit dem pragmatischen Anteil der Phonologie. Chevallier et al. (2009) konnte zum Beispiel zeigen, dass Personen mit Asperger-Syndrom sowohl in Bezug auf die Genauigkeit als auch in Bezug auf die Reaktionszeiten bei grammatikalischer Prosodie vergleichbare Leistungen zu Personen ohne Asperger-Syndrom zeigen. Chevallier, Noveck, Happé & Wilson (2011) testeten die Hypothese, dass Prosodie unterschiedliche Ebenen der Theory of Mind beinhaltet und es demnach unterschiedlich schwierige Aufgaben für Personen mit einer Autismus-Spektrum-Störung zu unterscheiden gibt. Sie fanden bei Jugendlichen mit und ohne einer Autismus-Spektrum-Störung im High-Functioning Bereich keine Unterschiede sowohl in der Leistung als auch in der Reaktionszeit selbst bei Aufgaben, mit höheren Anforderungen an die Perspektivenübernahme bzw. die Theory of Mind beinhalteten. Auch Zusatzuntersuchungen zum Ausschluss möglicher Kompensationsstrategien fanden keinen relevanten Unterschied. Diese Ergebnisse sind insofern von großem Interesse, da sie auf einen oft beobachteten Unterschied zwischen Laboruntersuchungen und Schwierigkeiten in der natürlichen Umwelt hinweisen.

Neben dieser häufig zitierten Auffassung, dass Menschen mit einer Autismus-Spektrum-Störung ein spezifisches Defizit der bildlichen Sprache aufweisen, findet sich auch eine andere Sichtweise, die u. a. durch Gernsbacher und Pripas-Kapit (2012) vertreten wird. Sie gehen davon aus, dass dieses Defizit mit einer allgemeinen Sprachverständnisschwierigkeit einhergeht und nicht von dieser getrennt werden kann. Norbury (2005, zit. nach Gernsbacher et al. 2012) zeigte zum Beispiel, dass nur Kinder mit allgemeinen Sprachschwierigkeiten unabhängig vom Störungsbild auch Defizite beim Verständnis von Metaphern zeigen. So haben nach Landa und Goldberg (2005 zit nach Gernsbacher et al. 2012) Menschen mit und ohne einer Autismus-Spektrum-Störung mit einer Schwäche im Sprachverständnis auch Schwierigkeiten metaphorische, idiomatische, mehrdeutige oder ganz allgemein komplexe Sprache zu verstehen. Wenn die Untersuchungsergebnisse auf Unterschiede im Sprachverständnis hin kontrolliert werden, finden sich keine Unterschiede mehr zwischen Probanden mit und ohne Autismus im Verständnis bildlicher Sprache (Norbury 2005, zit nach Gernsbacher et al. 2012).

Da nach unserer klinischen Erfahrung viele Kinder, Jugendliche und junge Erwachsene Schwierigkeiten mit dem Verständnis von bildlicher Sprache haben und diese v.a. auch viel weniger als Gleichaltrige einsetzen, wird das Thema in KOMPASS-F behandelt.

4.4.1 Informationsblätter

Infoblatt: Komplexe Kommunikation – Bildliche Sprache Sprichwörter & Redewendungen ⊠>

Material:
Kopien des Infoblatts für die Teilnehmenden (**M4I4**), Folie des Infoblatts, zwei Folien von visualisierten Sprichwörtern (**M4M1**), z. B. »Den Stier bei den Hörnern packen.«, »Den Nagel auf den Kopf treffen.«, Hellraumprojektor/Beamer

Beschreibung:
Anhand der beiden Sprichwörter wird darüber diskutiert, wie das durch Sprache hervorgerufene Bild zur Bedeutung passt. Es geht darum, dass sie merken, dass sie Sprichwörter und Redewendungen nicht wortwörtlich lesen dürfen, sondern nach dem Symbolgehalt des Bildes fragen müssen. Zudem wird vermittelt, dass Sprichwörter und Redewendungen feste Formulierungen sind, die nicht frei verändert werden können und über die Zeit tradiert werden. Daher können sie manchmal etwas altertümliche Wörter oder Wortformen beinhalten und beziehen sich oft auf Bilder, die früher zum Alltagsleben der Menschen gehörten.
Dieses Infoblatt zu lesen, eignet sich als Trainingsaufgabe.

Infoblatt: Komplexe Kommunikation – Bildliche Sprache Sprichwörter & Redewendungen und ihre Bedeutung ⊠>

Material:
Kopien des Infoblatts für die Teilnehmenden (**M4I5**)

Beschreibung:
Die Liste umfasst rund 140 gängige Sprichwörter und Redewendungen. Dabei wurde sich an einer Liste aus dem Internet orientiert. Die Bedeutung der Sprichwörter wurde selbst formuliert. Die Teilnehmer können mit Hilfe dieser Liste Sprichwörter lernen.

Beispiele:
Abwarten und Tee trinken: Man soll Geduld haben (= abwarten) und sich Zeit nehmen (= Tee trinken). Die Zubereitung von Tee beansprucht Zeit, da er ziehen muss.
Alle/Viele Wege führen nach Rom: Es gibt mehrere Lösungsmöglichkeiten (= Wege) für ein Problem, eine Aufgabe oder ein Ziel (= Rom). Rom war als Zentrum der katholischen Kirche jahrhundertelang für viele Menschen ein wichtiger Bezugspunkt.

Infoblatt: Komplexe Kommunikation – Bildliche Sprache – Metaphern & Vergleiche ⊠

Material:
Kopien des Infoblatts für die Teilnehmenden (**M4I6**), Folie des Infoblatts, Hellraumprojektor/Beamer

Beschreibung:
Im Plenum werden Metaphern und Vergleiche erklärt und Beispiele dazu gesammelt.
Dieses Infoblatt zu lesen, eignet sich als Trainingsaufgabe.

Beispiele:
Metaphern: Glückskäfer, Pechsträhne, Zeitpunkt, ein hohes Tier, bitterkalt, haarscharf
Vergleiche: schlau wie ein Fuchs, bärenstark, wie ein Wirbelwind

Infoblatt: Komplexe Kommunikation – Bildliche Sprache – Mehrdeutigkeiten ⊠

Material:
Kopien des Infoblatts für die Teilnehmenden (**M4I7**), Folie des Infoblatts, Hellraumprojektor/Beamer

Beschreibung:
Im Plenum wird erklärt, was unter Doppel- und Mehrdeutigkeiten gemeint ist und Beispiele dazu gesammelt. Es können auch Beispiele laut vorgelesen werden, ohne dass die Teilnehmer sie geschrieben sehen. Dann sollen sie die beiden Bedeutungen erkennen.
Dieses Infoblatt zu lesen, eignet sich als Trainingsaufgabe.

Beispiele:
Schloss, Birne, anziehen, durcheinander sein, Es ist fünf vor Zwölf.

4.4.2 Arbeits- & Protokollblätter

Arbeitsblatt: Komplexe Kommunikation – Bildliche Sprache – Duden ⊠

Material:
Duden »Redensarten«, Kopien des Arbeitsblatts für die Teilnehmenden (**M4A5**), Folie des Arbeitsblatts, Hellraumprojektor/Beamer

Beschreibung:
Mit Hilfe dieses Arbeitsblattes sollen die Teilnehmer dazu angehalten werden, im Duden zu blättern und sich einen Überblick zu verschaffen. Sie sollen selbst for-

mulieren, was bildliche Sprache ist. Dann sollen sie verschiedene Redewendungen unter unterschiedlichen Gesichtspunkten heraussuchen.

Beispiele:
Notiere zwei Redensarten aus dem Duden, die du lustig oder seltsam findest.
Notiere drei Redensarten aus dem Duden, in denen ein Tier vorkommt.

Arbeitsblatt: Komplexe Kommunikation – Bildliche Sprache – Sprichwörter ergänzen ⊠

Material:
Kopien des Arbeitsblatts für die Teilnehmenden (**M4A6**), Folie des Arbeitsblatts, Hellraumprojektor/Beamer, evtl. Duden »Redensarten« und Internetzugang

Beschreibung:
Die Teilnehmer sollen mit gängigen Sprichwörtern vertraut gemacht werden und müssen daher die angefangenen Sprichwörter korrekt ergänzen. Die Teilnehmer können hierzu den Duden benutzen oder im Internet suchen. Wichtig ist, dass sie die Sprichwörter daraufhin durchgehen, ob sie das eine oder andere auch selbst verwenden könnten.

Beispiele:
Wer die Wahl hat, …: »*hat die Qual.*«
Wo Rauch ist, …: »*ist auch Feuer.*«

Arbeitsblatt: Komplexe Kommunikation – Bildliche Sprache – Sprichwörter – Richtig oder Falsch? ⊠

Material:
Kopien des Arbeitsblatts (nur S. 1–2) für die Teilnehmenden (**M4A7**), Folie des Arbeitsblatts, Hellraumprojektor/Beamer, evtl. Duden »Redensarten« und Internetzugang

Beschreibung:
Es ist ganz wichtig, dass man Sprichwörter im exakt gültigen Wortlaut sagt, ganz egal wie altmodisch es klingt. Daher sollen die Teilnehmer die korrekten Formulierungen einüben. Der Therapeut liest ein Sprichwort vor (S. 3 und 4 des Arbeitsblattes) und die Teilnehmer geben auf dem Arbeitsblatt an, ob das Sprichwort korrekt ist oder nicht. Wenn es falsch ist, sollen sie die korrigierten Wörter aufschreiben oder zumindest notieren, welche Wörter ersetzt werden müssten.

Beispiele:
Aus den Augen, aus der Sicht: »*dem Sinn*«
Doppel genäht hält besser: √

Arbeitsblatt: Komplexe Kommunikation – Bildliche Sprache – Redensarten ⊠

Material:
Kopien des Arbeitsblatts für die Teilnehmenden (**M4A8**), Folie des Arbeitsblatts, Hellraumprojektor/Beamer, evtl. Duden »Redensarten« und Internetzugang

Beschreibung:
Man muss entscheiden, ob die Redensart richtig formuliert ist oder nicht. Die Teilnehmer können hierzu den Duden benutzen oder im Internet suchen. Wenn die Redensart falsch ist, unterstreicht man das falsche Wort und schreibt das korrekte hinter den Satz.

Beispiele:
Asiaten haben oft Angst, das Gesicht zu verlieren: √
Sie wickelt ihn ganz schön um den Daumen: *»(kleinen) Finger«*

Arbeitsblatt: Komplexe Kommunikation – Bildliche Sprache – Vergleiche mit Adjektiven ⊠

Material:
Kopien des Arbeitsblatts für die Teilnehmenden (**M4A9**), Folie des Arbeitsblatts, Hellraumprojektor/Beamer

Beschreibung:
Das Arbeitsblatt umfasst eine Liste von häufigen Adjektiven. Zu jedem soll ein typischer sowie ein origineller Vergleich gefunden werden.

Beispiele:
leicht wie …: *»eine Feder«, »eine aufblasbare Schwimmente«*
schlau wie …: *»ein Fuchs«, »eine Krähe, die eine Nuss knackt.«*

Arbeitsblatt: Komplexe Kommunikation – Bildliche Sprache – Metaphern & Vergleiche ⊠

Material:
Kopien des Arbeitsblatts für die Teilnehmenden (**M4A10**), Folie des Arbeitsblatts, Hellraumprojektor/Beamer

Beschreibung:
Die Teilnehmer sollen sich thematisch (z. B. Metaphern für das Thema Wetter, Gefühle oder Sterben/Tod) mit bildlicher Sprache auseinandersetzen.

Beispiele:
Notiere fünf Farbnuancen mit bildlicher Sprache: *»himmelblau«, »feuerrot«, »grasgrün«, »taubengrau«, »zitronengelb«*

Notiere zwei Komplimente mit bildlicher Sprache: *»Du bist mutig wie ein Löwe.«*, *»Deine Haare glänzen wie Seide.«*

4.4.3 Übungen und Spiele

Einführung: Bildliche Sprache

Material:
Folie mit zwei Sprichwörtern, eines Witzes und einer Doppeldeutigkeit (► Infoblätter 4.1.1), Hellraumprojektor/Beamer

Beschreibung:
Um in das Thema einzuführen, werden die Beispiele bildlicher Sprache gemeinsam angeschaut und deren Gemeinsamkeiten diskutiert. Es soll klarwerden, dass Sprache auf verschiedenen Ebenen stattfindet und man Gesagtes und Gemeintes erkennen und unterscheiden muss.

Übung: Sprichwörter & Redewendungen

Material:
Folien und Kopien von visualisierten Sprichwörtern (**M4M1** z. B. aus Welton & Telford 2004, oder Spiel »Die Wände haben Ohren«)

Beschreibung:
Jeweils zu zweit erhalten die Teilnehmer vier Kopien der visualisierten Sprichwörter und Redewendungen. Sie sollen sich deren Bedeutung überlegen. Zudem sollen sie zusammen überlegen, wie sich diese aus dem Bild und vielleicht historischen Kontext herleiten lassen. Im Plenum stellt jede Gruppe dann den anderen die Bedeutung und mögliche Herleitung von zwei Sprichwörtern oder Redewendungen vor. Die Therapeuten helfen den Teilnehmern.

Übung: »Miss oder Mister Redensart«

Material:
Duden »Redensarten« (**M4M1**)

Beschreibung:
Bereits im Vorfeld wurde besprochen, wie man selbständig in der Buchhandlung oder online ein Buch kauft. Die Eltern wurden am Infoabend (► Kap. 2.7.1) oder per E-Mail informiert, dass sie ihrer Tochter/ihrem Sohn den entsprechenden Geldbetrag geben.

Um den Duden einzuführen, schmökert jeder Teilnehmer im Buch und sucht zwei witzige, unerwartete, »sau-blöde« oder originelle Redensarten heraus. Diese ausgewählten Redensarten werden im Plenum vorgestellt und deren Herkunft zusammenfassend vorgetragen. Ein Therapeut notiert die Redensart auf einer Folie.

Am Schluss wird anhand der Liste auf der Folie abgestimmt, welche Redensart »den Vogel abgeschossen« hat. Diese »Miss Redensart« oder der »Mister Redensart« erhält eine kleine Belohnung (z. B. Schokolädchen).

Falls Teilnehmer keinen Duden kaufen möchten, da sie lieber mit dem Internet arbeiten, stellt der Therapeut Bücher zur Verfügung.

Übung: Bedeutung von Sprichwörtern ⊠

Material:
Material: Komplexe Kommunikation – Bildliche Sprache – Liste von Sprichwörtern (**M4M9**), Duden »Redensarten«, Internetzugang

Beschreibung:
Während einiger Wochen erhalten die Teilnehmer jede Woche als Trainingsaufgaben eine E-Mail, mit der ihnen mit untenstehendem Text zwei Sprichwörter aus der Sprichwortliste zugeteilt werden. Sie sollen die Bedeutung des Sprichwortes herausfinden, indem sie im Duden nachschlagen, im Internet suchen oder Familie und bekannte Fragen. Aus diesen Sprichwörtern und den von den Teilnehmern dazu geschriebenen Bedeutungen kann eine Liste für die ganze Gruppe hergestellt werden. Alternativ kann am Schluss auch das Infoblatt mit den Sprichwörtern und ihren Bedeutungen (**M4I5**) abgegeben werden.

Lieber KOMPASS-Teilnehmer,
Wir mailen dir unter deinem Namen zwei Redewendungen. Schreibe direkt in der Mail die Bedeutung des Sprichworts oder der Redensart dazu. Wenn du sie nicht kennst, so frage ein Familienmitglied oder Kollegen oder schau im Duden oder Internet nach. Wir sammeln alle Erklärungen aller KOMPASS-Mitglieder und stellen Euch am Schluss eine Liste zusammen, auf der ihr die Bedeutungen nachlesen könnt. Wenn du in der einen Woche keine Zeit hast, so senden wir dir in der folgenden Woche die alten Redensarten zusammen mit zwei neuen zu. Danke vielmals.

Mannschaftswettbewerb: Sprichwörter & Redewendungen erkennen

Material:
Folien und Kopien von visualisierten Sprichwörtern (**M4M1** z. B. aus Welton et al. 2004, oder Spiel »Die Wände haben Ohren«)

Beschreibung:
Die Spieler teilen sich in zwei Mannschaften auf und stellen sich in zwei Reihen, sodass stets zwei Teilnehmer gegeneinander antreten. Ein Therapeut zeigt eine visualisierte Redensart. Wer das Sprichwort oder die Redensart zuerst korrekt nennt, gibt seiner Mannschaft einen Punkt. Nun schließen die beiden vordersten Teilnehmer zuhinterst in der Reihe an und die jetzt vorn stehenden Spieler dürfen gegeneinander antreten. Sollten die beiden vordersten eine nicht korrekte Antwort gegeben haben, dürfen alle anderen Teilnehmer eine Lösung rufen. Nach jeder

Runde soll auf neue Gegner-Paarungen geachtet werden, was sich bei einer ungleichen Anzahl Teammitglieder von selbst ergibt oder sonst bewusst herbeigeführt werden muss. Das Gewinner-Team kann eine kleine Belohnung (z. B. Schokolädchen) erhalten.

Variante:
Diese Übung kann auch als Einzelarbeit gemacht werden, indem jeder für sich das Sprichwort oder die Redewendung notiert.

Mannschaftswettbewerb: Sprichwörter & Redewendungen ergänzen

Material:
Material: Komplexe Kommunikation – Bildliche Sprache – Liste von Sprichwörtern & Redewendungen (**M4M9**)

Beschreibung:
Die Spieler teilen sich in zwei Mannschaften auf und stellen sich in zwei Reihen, sodass stets zwei Teilnehmer gegeneinander antreten. Ein Therapeut beginnt mit der ersten Hälfte eines Sprichwortes (z. B. »Wer andern eine Grube gräbt, …«). Wer die 2. Hälfte des Sprichwortes (z. B. …fällt selbst hinein.«) als Erster korrekt nennt, gibt seiner Mannschaft einen Punkt. Nun schließen die beiden vordersten Teilnehmer zuhinterst in der Reihe an, und die jetzt vorn stehenden Spieler dürfen gegeneinander antreten. Sollten die beiden vordersten eine nicht korrekte Antwort gegeben haben, dürfen alle anderen Teilnehmer eine Lösung rufen. Nach jeder Runde soll auf neue Gegner-Paarungen geachtet werden, was sich bei einer ungleichen Anzahl Teammitglieder von selbst ergibt oder sonst bewusst herbeigeführt werden muss. Das Gewinner-Team kann eine kleine Belohnung (z. B. Schokolädchen) erhalten.

Variante:
Diese Übung kann auch als Einzelarbeit gemacht werden, indem jeder für sich die Ergänzung notiert.

Memory: Sprichwörtern & Redewendungen

Material:
Memory »Die Wände haben Ohren« (**M4M1**)

Beschreibung:
Es wird in der Halbgruppe gespielt. Wie beim Memory müssen passende Kartenpaare gefunden werden. Immer ein Bild passt zu einem Sprichwort oder einer Redewendung.

Variante:
Wer ein Kartenpaar gefunden hat, muss die Bedeutung des Sprichwortes oder Redewendung erklären. Wenn sie nicht oder unvollständig zutrifft, können die Mitspieler und letztlich auch der Therapeut ergänzend helfen.

Brettspiel: Sprichwörtern & Redewendungen ergänzen

Material:
Material: Komplexe Kommunikation – Bildliche Sprache – Liste von Sprichwörtern & Redewendungen (**M4M9**)

Beschreibung:
Es wird in der Halbgruppe gespielt. Der Spieler würfelt und zieht. Der Therapeut liest die erste Hälfte eines Sprichwortes (z. B. »Wer andern eine Grube gräbt, …«). Der Spieler muss das Ende (z. B. »…fällt selbst hinein.«) ergänzen und darf vier Felder vorrücken, wenn es komplett richtig ist, oder zwei Felder, wenn die Ergänzung annähernd korrekt ist (z. B. »… fliegt/stolpert selbst hinein/hinunter.«). Wenn die Lösung nicht (ganz) korrekt ist, dürfen die Mitspieler möglichst rasch die korrekte Lösung nennen. Der Schnellste darf zwei Felder vorrücken.

Mannschaftswettbewerb: Sprichwörtern & Redewendungen – Richtig oder falsch?

Material:
Material: Komplexe Kommunikation – Bildliche Sprache – Liste von Sprichwörtern & Redewendungen (**M4M9**) oder Arbeitsblatt: Komplexe Kommunikation – Bildliche Sprache – Sprichwörter – Richtig oder falsch? (**M4A7**)

Beschreibung:
Die Spieler teilen sich in zwei Mannschaften auf und stellen sich in zwei Reihen, sodass stets zwei Teilnehmer gegeneinander antreten. Ein Therapeut nennt ein Sprichwort oder eine Redewendung, macht dabei manchmal aber einen Fehler. Hierzu kann er das Arbeitsblatt (**M4A7**) verwenden, sofern es nicht anderweitig verwendet wird. Die beiden vordersten Teilnehmer rufen möglichst schnell »Richtig!« oder »Falsch!« und geben, sofern die Antwort korrekt war, ihrer Mannschaft einen Punkt. Wenn die Redensart falsch war, darf der entsprechende Teilnehmer zuerst sagen, wie die Redensart korrekt heißt. Wenn diese Antwort falsch war, dürfen alle Anderen sagen, wie das Sprichwort korrekt heißt. So kann nochmals eine der Mannschaften einen Punkt ergattern. Nun schließen die beiden vordersten Teilnehmer zuhinterst in der Reihe an, und die jetzt vorn stehenden Spieler dürfen gegeneinander antreten. Nach jeder Runde soll auf neue Gegner-Paarungen geachtet werden, was sich bei einer ungleichen Anzahl Teammitglieder von selbst ergibt oder sonst bewusst herbeigeführt werden muss. Die Gewinner erhalten eine kleine Belohnung (z. B. Schokolädchen).

Variante:
Diese Übung kann auch als Einzelarbeit gemacht werden, indem jeder für sich »+« oder »-« mit richtiger Lösung notiert.

Brettspiel: Sprichwörter & Redewendungen – Richtig oder falsch?

Material:
Infoblatt: Komplexe Kommunikation – Bildliche Sprache – Liste von Sprichwörtern & Redewendungen (**M4M9**)

Beschreibung:
Es wird in der Halbgruppe gespielt. Der Spieler würfelt und zieht. Der Therapeut nennt ein Sprichwort oder eine Redewendung richtig (z. B. »auf Wolke sieben schweben.«) oder falsch (z. B. »auf Wolke fünf schweben.«). Der Spieler muss entscheiden, ob das Sprichwort bzw. die Redewendung korrekt oder falsch war. Wenn er richtig merkt, dass die Formulierung korrekt war, darf er zwei Felder vorrücken. Wenn er richtig merkt, dass die Formulierung falsch war, kann er zwei Felder vorrücken. Wenn er nun noch die korrekte Version nennen kann, darf er nochmals zwei Felder vorrücken. Wenn ihm das nicht gelingt, dürfen die Mitspieler die Lösung nennen und der Schnellste entsprechend zwei oder sogar vier Felder vorrücken. Der Sieger kann eine kleine Süßigkeit (z. B. Schokolädchen) bekommen.

Brettspiel: Bedeutung von Sprichwörtern & Redewendungen

Material:
Infoblatt: Komplexe Kommunikation – Bildliche Sprache – Sprichwörter & Redewendungen und ihre Bedeutung (**M4I5**)

Beschreibung:
Es wird in der Halbgruppe gespielt. Der Spieler würfelt und zieht. Der Therapeut nennt ein Sprichwort oder eine Redewendung (z. B. »Einem geschenkten Gaul schaut man nicht ins Maul.«.«). Der Spieler muss nun erklären, was das Sprichwort bzw. die Redewendung bedeutet. Wenn die Erklärung gem. Therapeut korrekt ist, darf der Spieler vier Felder vorrücken. Wenn die Erklärung nicht ganz richtig war, so darf er zwei Felder vorrücken, wenn sie falsch ist, keine Felder vorrücken. Wenn die Erklärung falsch oder nicht ganz treffend ist, können die Mitspieler die Erklärung liefern oder ergänzen. Der Schnellste kann entsprechend zwei oder sogar vier Felder vorrücken. Der Sieger kann eine kleine Süßigkeit (z. B. Schokolädchen) bekommen.

Übung: Themenspezifische Vergleiche

Material:
leere Kärtchen in unterschiedlichen Farben, evtl. Stoppuhr

Beschreibung:
Es werden Halbgruppen gebildet. Die Teilnehmer sammeln so viele Vergleiche wie möglich zu folgenden Themen: mit Tieren (z. B. »schnell wie eine Gazelle«), mit Pflanzen (z. B. »weich wie eine Pfirsichhaut«) und weiteren Objekten aus der Natur (z. B. »schwer wie ein Stein«). Meist regt ein Beispiel assoziativ zu weiteren Bei-

spielen an. Der Therapeut schreibt die Beispiele auf Kärtchen auf, die pro Thema eine andere Farbe aufweisen. Im Plenum werden die Kärtchen thematisch aufgelegt, sodass alle Teilnehmer alle lesen können.

Variante:
Die Übung kann als Mannschaftswettbewerb durchgeführt werden, indem im Voraus die Zeit pro Thema festgelegt und dann die Anzahl der gefundenen Vergleiche ausgezählt werden. Das Gewinner-Team kann eine kleine Süßigkeit (z. B. Schokolädchen) bekommen.

Übung: Themenspezifische Metaphern

Material:
leere Kärtchen in unterschiedlichen Farben, evtl. Stoppuhr

Beschreibung:
Es werden Halbgruppen gebildet. Die Teilnehmer sammeln so viele Metaphern wie möglich zu folgenden Themen: Gefühle (z. B. »vor Wut schnaubend«), Farben (»schneeweiß«), Glück & Unglück (»Pechsträhne«), Tod (z. B. »ins Gras beißen«) sowie unter Einbezug eines Tieres (z. B. »mucksmäuschenstill«). Meist regt ein Beispiel assoziativ zu weiteren Beispielen an. Der Therapeut schreibt die Beispiele auf Kärtchen auf, die pro Thema eine andere Farbe aufweisen. Im Plenum werden die Kärtchen thematisch aufgelegt, sodass alle Teilnehmer alle lesen können.

Variante:
Die Übung kann als Mannschaftswettbewerb durchgeführt werden, indem im Voraus die Zeit pro Thema festgelegt und dann die Anzahl der gefundenen Vergleiche ausgezählt werden. Das Gewinner-Team kann eine kleine Süßigkeit (z. B. Schokolädchen) bekommen.

Spiel: Vergleiche

Material:
Spielkärtchen: Komplexe Kommunikation – Vergleiche mit Adjektiven (**M4M11**), Spielbrett, Spielsteine, Würfel

Beschreibung:
Der Reihe nach wird gewürfelt und die entsprechende Zahl gezogen. Dann nimmt der Spieler ein Kärtchen mit einem angefangenen Vergleich (z. B. »stark wie …«) und muss eine passende Ergänzung finden (z. B. »…ein Bär«). Er darf dann vier Felder vorrücken. Sobald er einen Vergleich genannt hat, dürfen die anderen auch einen passenden nennen und zwei Felder vorrücken, sofern der Vergleich passend ist. Alternativ kann auch festgelegt werden, dass nur derjenige Spieler, der am schnellsten einen weiteren Vergleich genannt hat, zwei Felder vorrücken kann. Dadurch wird die Reaktionsgeschwindigkeit mittrainiert. Im diesem Fall ist es

wichtig, dass der Spieler das Kärtchen verdeckt zieht und die Mitspieler den ge-suchten Vergleich erst beim Formulieren hören. Es geht zum einen darum, dass die Mitspieler auch mitdenken, und zum anderen um aufzuzeigen, dass es immer viele Möglichkeiten und nicht nur einen richtigen Vergleich gibt. Der Sieger kann eine kleine Süßigkeit (z. B. Schokolädchen) bekommen.

Spiel: Verwendung von Bildlicher Sprache

Material:
Spielkärtchen: Komplexe Kommunikation – Bildliche Sprache – Formulieren (**M4M10**), Spielbrett, Spielsteine, Würfel

Beschreibung:
Der Reihe nach wird gewürfelt und die entsprechende Zahl gezogen. Der Spieler zieht ein Kärtchen, wie oder wozu er bildliche Sprache formulieren soll: z. B. bildliche Sprache mit einer Eigenschaft eines Tieres (z. B. »… wie ein Fuchs«). Der Spieler formuliert einen bildlichen Satz gem. Instruktion und kann vier Felder vorrücken. Wer auch ein passendes Beispiel weiß, kann dies nennen und zwei Felder vorrücken. Alternativ kann auch festgelegt werden, dass nur ein weiterer Spieler, derjenige der am schnellsten ist, einen weiteren Vergleich nennen darf. Es geht zum einen darum, dass die Mitspieler auch mitdenken, und zum anderen um aufzu-zeigen, dass es immer viele Möglichkeiten und nicht nur einen richtigen Vergleich gibt. Der Sieger kann eine kleine Süßigkeit (z. B. Schokolädchen) bekommen.

Beispiele:
Formuliere einen Satz mit bildlicher Sprache für Liebe oder Verliebtsein: *z. B. »Sie schwebt auf Wolke sieben.«*
Formuliere einen Satz mit bildlicher Sprache für das Wetter: *z. B. »Da braut sich etwas zusammen.«*
Formuliere einen Satz mit bildlicher Sprache und verwende dazu Sonne, Mond oder Sterne: *z. B. »Macht nichts, morgen scheint wieder die Sonne«*
Formuliere einen Satz mit bildlicher Sprache und verwende dazu eine Farbe: *z. B. »Sie sieht oft schwarz, während er dafür die rosa Brille auf hat.«*

Spiel: Komplexe Kommunikation – Richtig oder falsch?

Material:
Spielkärtchen: Komplexe Kommunikation – Bildliche Sprache – Formulieren (**M4M10**), Spielbrett, Spielsteine, Würfel

Beschreibung:
Der Reihe nach wird gewürfelt und die entsprechende Zahl gezogen. Der Spieler zieht ein Kärtchen, wie oder wozu er bildliche Sprache formulieren soll. Wenn er eine gerade Zahl gewürfelt hat, muss die bildliche Wendung korrekt sein. Wenn er eine ungerade Zahl hat, muss sie falsch oder unpassend sein. Der Spieler kann vier

Felder vorrücken. Der Mitspieler, der bei einer absichtlich falschen Wendung möglichst schnell nun die korrekte oder passende Wendung formuliert, darf zwei Felder vorrücken. Es geht zum einen darum, dass die Mitspieler auch mitdenken, und zum anderen um aufzuzeigen, dass es immer viele Möglichkeiten und nicht nur einen richtigen Vergleich gibt. Der Sieger kann eine kleine Süßigkeit (z. B. Schokolädchen) bekommen.

Beispiele:
Bildliche Sprache zum Thema Liebe (z. B. »*Schmetterlinge im Bauch haben*«) oder zu Gefühlen (»*vor Wut kochen*«). Bildliche Sprache mit Farbnuancen (z. B. »*durch die rosa Brille*«) oder Eigenschaften von Tieren (z. B. »*schlau wie ein Fuchs*«).

4.5   Witze

Humor stellt einen wichtigen Bestandteil der sozialen Entwicklung von Kindern dar und zeigt seinen Einfluss auf weitere Bereiche wie Spiel (Bruner und Sherwood 1976, zit. nach Lyons und Fitzgerald 2004), Verständnis für emotionale Einstellungen, Erwartungen und Absichten Anderer (Dunn 1988, zit. nach Lyons et al. 2004) sowie gemeinsame Aufmerksamkeit (Mundy, Sigman & Kasari 1993, zit. nach Lyons et al. 2004), also die Fertigkeiten, die Kindern und Jugendlichen mit einer Autismus-Spektrum-Störung Mühe bereiten. Witze erzählen sowie auf Witze passend reagieren zu können, sind soziale Kompetenzen. Besonders im Jugend- und jungen Erwachsenenalter kann die Fähigkeit, Witze erzählen zu können oder nicht, die soziale Integration beeinflussen. Gute Witze erzählen zu können, kann den sozialen Status erhöhen. Umgekehrt kann man sozialen Respekt verlieren, wenn man entweder Witze nicht versteht oder wiederholt Witze schlecht erzählt. Zudem fördert es das Gemeinschaftsgefühl, wenn man gemeinsam über einen Witz, egal wie blöd er auch sein mag, lacht. Humor stellt ein komplexes Konstrukt dar, das sprachliche Fertigkeiten, Pragmatik, Perspektivenwechsel, Theory of Mind, exekutive Funktionen, episodisches Gedächtnis, Selbstwahrnehmung und zentrale Kohärenz vereint. Somit bezieht sich Humor auf viele Fertigkeiten, die bei Menschen mit einer Autismus-Spektrum-Störung Schwächen darstellen (Lyons et al. 2004).

Bereits Asperger (1944) beschrieb Schwierigkeiten mit Humor als Merkmal von Autismus und Asperger-Syndrom. Nach Ozonoff und Miller (1996, zit nach Landa und Goldberg 2005) haben Jugendliche wie auch gemäß Riedel (2015) Erwachsene mit hochfunktionalem Autismus Schwierigkeiten bei Erzählen und Verständnis von Witzen. Dies erklären sich die Autoren durch die eingeschränkte Flexibilität, die es den Jugendlichen schwierig macht, Aussagen im nicht wörtlichen Sinn zu interpretieren. Menschen mit einer Autismus-Spektrum-Störung verfügen aber durchaus über grundlegende Fähigkeiten des Humors, diese entsprechen jedoch oft nicht ihrem sonstigen Entwicklungsstand (Lyons et al. 2004). Zudem gilt es zu bedenken, dass viele anekdotische Berichte von humorvollen Menschen mit einer Autismus-Spektrum-Störung zeugen (Everard 1976; Ricks und Wing 1975, beide zit. nach Lyons et al. 2004). Lyons et al. (2004) weisen darauf hin, dass insbesondere Jugendliche mit Asperger-Syndrom bzw. Autismus-Spektrum-Störungen und guten sprachlichen Fähigkeiten durchaus verbalen Humor zeigen und verstehen. Dieser ist aber eher kognitiver Natur, beruht auf sprachlichen und logischen Prinzipien und dreht sich oftmals um Themen, mit denen sich die Jugendlichen intrinsisch stark beschäftigen. Diese Art von Humor wirkt aber oft gelernt. Zudem kommt das Element der gemeinsamen Interaktion sowie der affektiven Reziprozität deutlich weniger zum Tragen. Auch hier zeigen sich folglich die Besonderheiten von Jugendlichen mit Autismus weniger in einem klaren Fehlen einer Verhaltensweise als vielmehr in deren Qualität.

Die Schwierigkeiten der pragmatischen Kommunikation führen u. a. zu Problemen, Witze zu verstehen (Grynszpan, Nadel, Constant, Le Barillier, Carbonell, Simonin et. al. 2011, zit nach Schohl et al. 2014). Probleme bei der Sprachpragmatik wie zum Beispiel dem Verständnis nicht wörtliche Sprache oder Humor, werden auch von der Phonologie beeinflusst, da in ihr sowohl grammatikalische als auch pragmatische Funktionen vereint sind (Frith und Snowling 1983, zit. nach Joliffe et al. 1999). Auf grammatikalischer Ebene sind Betonung und Rhythmus wichtig, um Laute in Wörter und Sätze zu unterteilen, und die Intonation zeigt die Art des Satzes (z. B. Fragesatz, Ausruf) an. Pragmatisch betrachtet wird das Gemeinte einer Aussage durch subtile prosodische Änderungen ersichtlich (z. B. Emotionen des Sprechers).

Um einen Witz gut erzählen zu können, muss er nonverbal ausgestaltet werden (▶ Basis-Modul 3 »Nonverbale Kommunikation« M3I3–7). Humor ist eine soziale Kompetenz, die unter Freunden hoch im Kurs steht. Somit ergibt sich eine Verbindung zum Thema ›Entwicklung von Freundschaften (▶ Kap. 5.2). Zudem ergibt sich ein Bezug zum Thema ›Bildliche Sprache‹ (▶ Kap. 4.4). Viele Witze spielen mit Sprache bzw. dem Spannungsfeld zwischen Gesagtem und Gemeintem.

4.5.1 Informationsblätter

Infoblatt: Komplexe Kommunikation – Witze ⊠

Material:
Kopien des Infoblatts für die Teilnehmenden (M4I8), Folie des Infoblatts, Hellraumprojektor/Beamer, evtl. Übungskärtchen): Komplexe Kommunikation – Witzsorten (M4M12)

Beschreibung:
Im Plenum wird besprochen, weshalb Witze gut erzählen zu können, wichtig ist. Es wird vermittelt, dass »die Kunst« des Witzeerzählens lernbar ist. Die verschiedenen Techniken werden besprochen.

Es geht auch um verschiedene Sorten von Witzen, die anhand der Kärtchen oder gem. Infoblatt veranschaulicht werden können. Teilnehmer, die Mühe haben,

Witze zu verstehen, können deren Funktionsweise und Schemata lernen. Dabei werden folgende unterschieden: Gesagtes & Gemeintes, Wortspiele, Frage-Witze, Rätsel-Witze, die zwei Dinge verbinden, die an sich nicht zusammengehören, Witze, in denen soziale Regeln gebrochen werden, absurde Witze, Zielgruppenwitze, Witze als Kommentar zum Tagesgeschehen & aktuellen Themen.

Dieses Infoblatt zu lesen, eignet sich als Trainingsaufgabe.

4.5.2 Arbeits- & Protokollblätter

Beobachtungsprotokoll: Komplexe Kommunikation – Witze erzählen ⊠

Material:
Kopien des Protokollblatts für die Teilnehmenden (**M4P3**), Folie des Protokollblatts, Hellraumprojektor/Beamer

Beschreibung:
Sammle Witze (▶ Kap. 4.5.3). Die Teilnehmer sollen jeden Tag einem Familienmitglied oder einem anderen geeigneten Zuhörer einen Witz erzählen. Der Zuhörer soll auf dem Protokollblatt eine Rückmeldung dazu geben, wie gut der Witz erzählt wurde. Dabei wird auf das Blickverhalten, die Sprechweise und eine lebendige nonverbale Ausgestaltung wie auch die Schluss-Pointe geachtet.

4.5.3 Übungen und Spiele

Übung: Witzsorten

Material:
Folie des Infoblatts: Komplexe Kommunikation – Witze (**M4I8**), Material: Komplexe Kommunikation – Witze (**M4M12**), Tokens (z. B. Spielsteine)

Beschreibung:
Bei Teilnehmer, die Mühe haben, die Pointe eines Witzes zu verstehen, kann es Sinn machen, die Einteilung der Witze in die Kategorien zu üben. Die Kategorien repräsentieren ein bestimmtes Schema, nach dem der Witz funktioniert. Diese Schemata können gelernt werden. Es muss festgehalten werden, dass diese Kategorien bei weitem nicht alle Witzsorten umfassen, sondern nur häufige Schemata repräsentieren.

Zuerst werden die Kategorien anhand des Infoblattes erklärt. In einem zweiten Schritt erhalten die Teilnehmer die auf den Kärtchen gedruckten Witze und legen sie zu den Kategorien-Kärtchen. Danach lesen die Teilnehmer die Witze und legen ein Token auf den Witz, falls sie mit der Zuordnung nicht einverstanden sind. Diese Witze werden gemeinsam diskutiert. Schließlich können die Teilnehmer eigene Witze erzählen, die dann zugeordnet werden. Man kann auch umgekehrt vorgehen und nach Witzen fragen, die in eine bestimmte Kategorie passen.

Übung: Witze lebendig erzählen ⊠

Material:
Folie des Infoblatts: Komplexe Kommunikation – Witze (**M4I8**), Material: Komplexe Kommunikation – Witze erzählen (**M4M13**) oder Witze aus Zeitungen, Zeitschriften (z. B. Spick), Internet

Beschreibung:
In der Halbgruppe üben die Teilnehmer, wie man einen Witz lebendig erzählt. Die Witze sollten kopiert abgegeben werden, sodass die Teilnehmer sich auf dem Papier Notizen zur Gestaltung machen können. Z. B. können sie mit einer Farbe gestisch und mit einer anderen mimisch zu untermalende Wörter unterstreichen. Auch stimmliche Elemente können signalisiert werden. Auch die Pause vor der Pointe soll markiert werden. Hierbei kann man sich auch auf die Übungen und Materialien des Moduls 3 ›Nonverbale Kommunikation‹ (**M3**) aus der KOMPASS-Basisgruppe stützen. Idealerweise sehen die Teilnehmer immer nur denjenigen Witz, den sie nachher in der Runde auch präsentieren (ein Witz pro Blatt). Wenn sie die Witze der Anderen bereits im Voraus lesen können, sind sie nicht mehr lustig.

Übung: Witzrunde ⊠

Material:
Zeitungen, Zeitschriften, Internet

Beschreibung:
Die Teilnehmer sollen mindestens drei etwas längere Witze (mind. fünf Sätze) sammeln. Sie können ihre Familien oder im Freundes- und Bekanntenkreis nach guten Witzen fragen. Auch Zeitungen (z. B. Gratis-Zeitungen), Zeitschriften und das Internet bieten gute Quellen. Die Teilnehmer sollen die Witze lesbar aufgeschrieben, ausgeschnitten oder ausgedruckt mitbringen. Während einiger Wochen kann das KOMPASS-Training mit einer Witzrunde abgeschlossen werden. Je nach Zeit können 1–3 Teilnehmer einen Witz erzählen.

Video-Feedback: Witze erzählen

Material:
Infoblatt: Komplexe Kommunikation – Witze (**M4I8**), Videoabspielgerät

Beschreibung:
Eine Witzrunde kann auf Video aufgenommen werden, um den Teilnehmern ein Video-Feedback zu ermöglichen. Die Teilnehmer sollen einander Feedback (► Kap. 4.8.1) geben. Die Therapeuten sollen sich ebenfalls unterstützend und lobend äußern sowie auf Verbesserungspotential aufmerksam machen.

4.6   Jugendsprache

Jugendsprache zu verstehen, ist für die meisten Jugendlichen und jungen Erwachsenen mit einer Autismus-Spektrum-Störung wichtig. Wer Jugendsprache nicht versteht, wirkt entweder kindlich-naiv oder zu erwachsen. Beides wirkt auf Jugendliche unattraktiv und unsympathisch. Jugendsprache v.a. in extremeren Ausformungen selbst anzuwenden, passt hingegen nicht zu allen Jugendlichen und jungen Erwachsenen. Je korrekter und normrigider der Jugendliche mit oder ohne eine Autismus-Spektrum-Störung ist, desto inkongruenter wirkt bei ihm der Gebrauch von Jugendsprache. Es entsteht der Eindruck, dass der Jugendliche/ junge Erwachsene gewollt Andere, die extreme Jugendsprache anwenden, imitiert. Dies wiederum wirkt entweder anbiedernd und verkrampft »cool« oder so, als ob er die Anderen durch das Nachäffen verhöhnen wolle. Wenn sich eine Person unstimmig verhält, löst dies Irritation aus. Entweder wird die Person dann belächelt oder im schlimmsten Fall sogar aggressiv angegangen. Daher ist es wichtig, mit jedem Jugendlichen über die Fremdwahrnehmung (► Kap. 6.1) zu sprechen und zu schauen, in welcher Ausprägung Jugendsprache passt oder nicht. Manche, sehr korrekte Jugendliche mit einer Autismus-Spektrum-Störung wollen keine Jugendsprache sprechen. Dies wiederum kommt bei den Gleichaltrigen auch nicht gut an, da sie es als Anbiedern an die Welt der Erwachsenen erleben.

Das Thema ›Jugendsprache‹ bezieht sich auch auf das Thema ›Bildliche Sprache‹ (► Kap. 4.4): Jugendsprache ist oft sehr bildlich und spielt mit Sprache bzw. dem Spannungsfeld zwischen Gesagtem und Gemeintem.

4.6.1   Informationsblätter

Infoblatt: Komplexe Kommunikation – Jugendsprache ⊠

Material:
Kopien des Infoblatts für die Teilnehmenden (**M4I9**), Folie des Infoblatts, Hellraumprojektor/Beamer

Beschreibung:
Im Plenum wird anhand von Beispielen besprochen, was Jugendsprache ist. Wir besprechen, wozu Jugendsprache eingesetzt wird. Im Weiteren geht es darum, wann Jugendsprache verwendet und wann nicht verwendet werden soll. Zudem geben wir allen Teilnehmern ein Feedback, ob sie je nach ihrem Persönlichkeitstyp den aktiven Gebrauch von Jugendsprache eher vermeiden oder eher lernen sollen. Es gibt Teilnehmer mit einer Autismus-Spektrum-Störung, zu denen Jugendsprache nicht passt. Es muss beachtete werden, dass die Beispiele auf diesem Infoblatt schnell veralten, was am Wesen von Jugendsprache liegt. Somit müssen ständig neue Veranschaulichungen gesucht werden.

Dieses Infoblatt zu lesen, eignet sich als Trainingsaufgabe.

Beispiele:
»guttenbergen«, »chillaxen«, »voll krass«, »dope«

4.6.2 Arbeits- & Protokollblätter

Arbeitsblatt: Komplexe Kommunikation – Jugendsprache ⊠

Material:
Kopien des Arbeitsblatts für die Teilnehmenden (**M4A11**), Folie des Arbeitsblatts, Hellraumprojektor/Beamer

Beschreibung:
Das Arbeitsblatt beinhaltet eine Kopie des Artikels von Wikipedia oder Zeitungsausschnitte zum Jugendwort des Jahres. Es kann als Einleitung zum Thema verwendet werden, um den Teilnehmern einen Eindruck davon zu geben, um welche Art von Wörtern es geht. Im Abschluss werden die unbekannten Wörter erklärt.

Arbeitsblatt: Komplexe Kommunikation – Jugendsprache – Eigene Gedanken ⊠

Material:
Kopien des Arbeitsblatts für die Teilnehmenden (**M4A12**), Folie des Arbeitsblatts, Hellraumprojektor/Beamer

Beschreibung:
Die Teilnehmer sollen über das Wesen von Jugendsprache und wie sie selbst diese einsetzen nachdenken.

Beispiel:
Notiere fünf Aussagen zum Thema ›Jugendsprache‹, die dir aufgrund der Gruppendiskussion wichtig erscheinen.

4.6.3 Übungen und Spiele

Diskussion: Jugendsprache I

Material:
Folie des Infoblatts: Komplexe Kommunikation – Jugendsprache (**M4I9**), Hellraumprojektor/Beamer, Folienschreiber

Beschreibung:
Diese Diskussion eignet sich zur Einführung ins Thema. Die Therapeuten definieren Jugendsprache. Danach werden jugendsprachliche Ausdrücke gesammelt und notiert, die bei der Besprechung des Infoblattes (▸ Kap. 4.6.1) wieder gebraucht

werden können. Im Weiteren wird die Frage diskutiert, wer warum und in welchen Situationen Jugendsprache anwendet. Dann wird über den Einsatz von Jugendsprache diskutiert: Was sind die Vor- und Nachteile des Gebrauchs von Jugendsprache? In wie weit muss Jugendsprache Kontext abhängig verwendet werden? Wie sieht es mit der Abhängigkeit vom Gegenüber/Ansprechpartner aus? Die Therapeuten geben die Teilnehmer ein Feedback, ob Jugendsprache zu ihnen passt oder nicht (► Einleitung).

Diskussion: Jugendsprache II

Material:
Zeitungsartikel zum Thema Jugendsprache oder das Material **M4M1**

Beschreibung:
Es finden sich immer wieder gut geschriebene Zeitungsartikel zum Thema Jugendsprache, die auch aktuelle Beispiele enthalten. Man kann diese lesen lassen und dann mit den Teilnehmern diskutieren. Jedes Jahr wird das Jugendwort des Jahres gekürt, was zu Zeitungsartikeln führt.

Mannschaftswettbewerb: Jugendsprache

Material:
Infoblatt: Komplexe Kommunikation – Jugendsprache (**M4I9**), evtl. von den Teilnehmern ausgefüllte Arbeitsblätter: Komplexe Kommunikation – Jugendsprache – Eigene Gedanken (**M4A12**)

Beschreibung:
Die Spieler teilen sich in zwei Mannschaften auf und stellen sich in zwei Reihen, sodass stets zwei Teilnehmer gegeneinander antreten. Die Therapeuten lesen ein Jugendslang-Wort vor. Dabei orientieren sie sich an den von den Teilnehmern gesammelten Wörter, am Infoblatt und gem. Internet. Es ist zu beachten, dass sich jugendsprachliche Ausdrücke schnell ändern und teilweise in der Schweiz und Österreich andere Wörter als in Deutschland gebräuchlich sind.

Die beiden vordersten Spieler sollen schnell erraten, was das Wort heißt. Wer zuerst eine korrekte Antwort nennt, gibt seiner Mannschaft einen Punkt. Nun schließen die beiden vordersten Teilnehmer zuhinterst in der Reihe an, und die jetzt vorn stehenden Spieler dürfen gegeneinander antreten. Sollten die beiden vordersten eine nicht korrekte Antwort gegeben haben, dürfen alle anderen Teilnehmer eine Lösung rufen. Nach jeder Runde soll auf neue Gegner-Paarungen geachtet werden, was sich bei einer ungleichen Anzahl Teammitglieder von selbst ergibt oder sonst bewusst herbeigeführt werden muss. Das Gewinner-Team kann eine kleine Belohnung (z. B. Schokolädchen) erhalten.

4.7　Ironie

Ironie ist ein sprachliches Stilmittel. Wenn man etwas ironisch sagt, sagt man das Gegenteil von dem, was man meint, aber so, dass das Gegenüber dennoch versteht, was gemeint ist. Ironie entsteht, wenn man eine Aussage so formuliert, dass der Satzinhalt genau das Gegenteil aussagt, von dem, was man eigentlich meint. So widerspricht der Satzinhalt der wahren Meinung und dem eigentlichen Gefühl des Sprechers. Durch sogenannte Ironie-Signale in Mimik und Stimme, aber auch durch den Gesamtzusammenhang wird klar, dass der Satz nicht wortwörtlich gemeint ist. Menschen mit einer Autismus-Spektrum-Störung haben Schwierigkeiten, nichtwörtliche Sprache wie Ironie intuitiv zu interpretieren (Riedel 2015). Die pragmatischen Kommunikationsprobleme führen u. a. zu Schwierigkeiten, Ironie zu verstehen (Grynszpan et al. 2011, zit nach Schohl et al. 2014). Während typische Kinder Ironie mit 10–12 Jahren lernen, lernen manche Jugendliche mit einer Autismus-Spektrum-Störung sie erst viel später. Vielen reagieren auf irritiert auf ironische Bemerkungen, da sie merken, dass etwas Anderes gemeint als gesagt ist. Ironie zu erkennen, ist für sie demnach hilfreich.

Da Ironie eine gewisse Leichtigkeit in eine Beziehung bringen kann, stellt sie auch eine soziale Kompetenz im Zusammenhang mit der Entwicklung und Pflege von Freundschaft (▸ Kap. 5.2) dar. Gerade auch männliche Freunde setzen sehr viel Ironie ein. Dann muss jeweils genau, die Grenze zwischen ironischem Albern und Ernst wahrgenommen werden. Dabei gilt es zu beachten, dass Menschen, die einander besser kennen, nicht mehr immer (alle) Ironie-Signale verwenden. Wenn das Gegenüber z. B. die politische Einstellung oder den Musikgeschmack des Sprechenden genau kennt, dann kann er auch eine »trockene« ironische Bemerkung ohne Signale machen (z. B. Blick von der Zeitung hoch und »Mit der treffenden Aussage zum Thema Mobility Pricing hat die Partei X in mir eine neue Wählerin gewonnen.« oder »X ist in der Stadt, unser Wochenendprogramm steht demnach.«). Wer treffende ironische Sprüche bringen kann, gewinnt v.a. in männlichen Peer-Gruppen Status. Somit ist es auch für Jugendliche und Erwachsene mit einer Autismus-Spektrum-Störung wichtig, Ironie einsetzen zu können.

Wie Ironie mimisch und stimmlich signalisiert werden kann, wird auch im Basis-Modul 3 »Nonverbale Kommunikation« (M3I6–7) erklärt.

4.7.1　Informationsblätter

Infoblatt: Komplexe Kommunikation – Ironie ⊠

Material:
Kopien des Infoblatts für die Teilnehmenden (**M4I10**), Folie des Infoblatts, Hellraumprojektor/Beamer

Beschreibung:

Im Plenum wird besprochen, was Ironie ist. Es geht dabei um die Funktionsweise und Zielsetzung. Ein wichtiger Teil liegt darauf, den ironischen Gehalt einer Aussage durch mimische und stimmliche Signale anzukünden. Es wird Wert daraufgelegt, dass die Teilnehmer verstehen, dass eine ironisch gemeinte Aussage, die nicht von nonverbalen Ironie-Signalen begleitet wird, nicht ironisch ist, da das Gegenüber die Ironie nicht erkennen kann. Dabei wird auf die beiden Infoblätter zur Mimik (**M3M6**) und Stimme (**M3I7**) des KOMPASS-Basistrainings verwiesen. Zudem kann zur Verdeutlichung ein Youtube-Film (Hinweis auf dem Infoblatt) angeschaut und besprochen werden. Die TV-Serie »The Big Bang Theory« lebt von ironischen Bemerkungen. Zur Illustration kann ein Ausschnitt, den man z. B. im Internet findet, angeschaut werden.

Je nach sprachlichen Fertigkeiten und Reife der Teilnehmer sowie je nach Verlauf der Diskussion und der Beiträge der Teilnehmer kann auf den Unterschied zwischen Ironie, Sarkasmus und Zynismus eingegangen werden, da diese Begriffe alltagssprachlich oft als Synonyme verwendet werden. Beim Sarkasmus muss genauer erklärt werden, wie man wahrnehmen kann, ob etwas sarkastisch gemeint ist. Möglicherweise verfügen nicht alle Teilnehmer über eine sichere innere Referenz, wie die Qualität der Beziehung ist und ob sie sich verletzt fühlen.

Dieses Infoblatt zu lesen, eignet sich als Trainingsaufgabe.

Beispiele:

Wenn die Arbeit lausig gemacht wurde oder etwas heruntergefallen ist: »*Das hast du ja wieder mal toll hingekriegt.*«
Nachdem der Wind die Frisur ganz zerzaust hat: »*Die Frisur ist in Paris jetzt en vogue.*«

4.7.2 Arbeits- & Protokollblätter

Arbeitsblatt: Komplexe Kommunikation – Ironie ⊠

Material:
Kopien des Arbeitsblatts für die Teilnehmenden (**M4A13**), Folie des Arbeitsblatts, Hellraumprojektor/Beamer, evtl. Infoblatt: Komplexe Kommunikation – Ironie (**M4I10**),

Beschreibung:
Dieses Arbeitsblatt kann als eine Parallelform des zuvor beschriebenen Informationsblatts (**M4I10**, ▸ Kap. 4.7.1) gesehen werden. Der Text ist derselbe, es hat sich jedoch eine vorgegebene Anzahl Fehler eingeschlichen, die es nun zu finden gilt. Durch den Fehlertext sollen die Teilnehmer angehalten werden, die Informationen genau zu lesen und bei Unsicherheit nochmals auf dem Infoblatt nachzusehen.

4.7.3 Übungen und Spiele

Filmchen & Diskussion: Ironie – Sarkasmus – Zynismus

Material:
Youtube-Film von Dr. Allwissend (**M4M1**)

Beschreibung:
Die Filme können angeschaut und diskutiert werden. Diese Diskussion eignet sich nicht immer. Je nach Reife und sprachlichen Kompetenzen können die Teilnehmer gar nichts mit dem Thema anfangen. Manchmal thematisieren sie spontan, dass mit den Begriffen »ironisch«, »sarkastisch« und »zynisch« umgangssprachlich oft dasselbe gemeint sei.

TV-Serie zur Illustration: The Big Bang Theory

Material:
Auszug aus der US-amerikanische Sitcom, ›The Big Bang Theory‹ von Chuck Lorre & Bill Prady 2007 (**M4M1**)

Beschreibung:
Die TV-Serie »The Big Bang Theory«, in der die Figur des Sheldon deutliche Züge eines Asperger-Syndroms aufweist, lebt von ironischen Bemerkungen. Im Besonderen gibt es eine Folge, in der Ironie und das fehlende Verständnis von Ironie durch Sheldon das Thema ist.

Übung: Ironie-Signale

Material:
Spielkärtchen: Komplexe Kommunikation – Ironie (**M4M14**), Spiegel

Beschreibung:
Die Teilnehmer benutzen die Beispiel-Sätze auf den Kärtchen, um vor dem Spiegel die mimischen Ironie-Signale einzuüben. In einem 2. Schritt werden die stimmlichen Signale geübt. Und schließlich werden mimische und stimmliche Signale kombiniert. Die Teilnehmer können die eingeübten Sätze anschließend den anderen Halbgruppenmitgliedern präsentieren und erhalten ein Feedback.

Beispiele:
Zeige ernsthaft Mitleid, mit jemandem, der sich verletzt hat: *»Oh, das tut sicher weh!«*
Zeige ironisch Mitleid, weil du findest, das Gegenüber übertreibe: *»Oh, das tut sicher weh!«*
Lobe ernsthaft: *»Bei dieser Geometrieprüfung hast du dir wirklich Mühe gegeben.«*

Tadle ironisch: *»Bei dieser Geometrieprüfung hast du dir wirklich Mühe gegeben.«*

Spiel: Ironie oder Ernst

Material:
Spielkärtchen: Komplexe Kommunikation – Ironie oder Ernst? (**M4M15**), Spielbrett, Würfel, Spielsteine

Beschreibung:
In der Halbgruppe wird gespielt. Der Spieler würfelt, läuft die gewürfelte Zahl und nimmt sich ein Spielkärtchen. Gem. Instruktion auf dem Kärtchen macht er eine ernsthafte oder eine ironische Aussage. Wenn er es gut macht, kann er vier Felder vorrücken. Wer von den Mitspielern zuerst erraten hat, ob es ernsthaft oder ironisch gemeint war, darf zwei Felder vorrücken. Der Sieger kann eine kleine Süßigkeit (z. B. Schokolädchen) bekommen.

Beispiele:
Du antwortest ernsthaft auf ein Kompliment zu deinen schönen Ferienfotos: *»Danke, ich möchte einmal Fotograf bei einer berühmten Agentur werden.«*
Da dir das Kompliment peinlich ist, antwortest du ironisch-übertreibend: *»Danke, ich möchte einmal Fotograf bei einer berühmten Agentur werden.«*

Übung: So-tun-als-ob: »Das war nur ein Spaß«

Material:
leere Kärtchen

Beschreibung:
Bei dieser Übung geht es um die selbstironischen Aussagen, bei denen man etwas aus Spaß sagt und dies auch so signalisiert. Die Teilnehmer notieren fünf wahre Aussagen über sich selbst und fünf unwahre. Dann mischt jeder seine Kärtchen und liest sie einem Übungspartner vor, der anhand der Mimik merken muss, ob die Aussage ernst gemeint oder nur ein Spaß war.

Beispiele:
wahr: *»Ich habe als Kind fünf Mal die Dorfmeisterschaften in Leichtathletik gewonnen.«*
nicht wahr: *»Ich gehe gerne eisklettern und plane im Sommer eine Tour über den Bernina-Gletscher.«*

Übung: Erlebnisaustausch mit Ironie

Material:
keines oder evtl. ein Erinnerungskärtchen auf dem »Ironie« steht.

Beschreibung:
Die Teilnehmer müssen in der Erlebnisaustauschrunde einmal eine ironische Formulierung machen und diese mit den Ironie-Hinweisen signalisieren. Das Kärtchen, das jeweils der Sprechende in der Hand hält, kann zur Erinnerung dienen.

Video-Feedback: Ironie

Material:
Infoblatt: Komplexe Kommunikation – Ironie (**M4I10**), Videoabspielgerät

Beschreibung:
Sofern eine der Übungen oder der Erlebnisaustausch mit Ironie zur Gruppenarbeit auf Video aufgenommen wurde, kann man den Teilnehmern ein Video-Feedback ermöglichen. Die Teilnehmer sollen einander Feedback (▶ Kap. 4.8.1) geben. Die Therapeuten sollen sich ebenfalls unterstützend und lobend äußern sowie auf Verbesserungspotential aufmerksam machen.

4.8 Konstruktives Feedback

Ein Feedback ist eine subjektive Beurteilung eines Verhaltens oder einer Leistung einer anderen Person. Ein Feedback zu geben, bedeutet, dass man einem Gegenüber erzählt, wie man sein Verhalten oder seine Leistung wahrnimmt und erlebt. Das Gegenüber erhält so eine ausformulierte Fremdwahrnehmung. Diese Fremdwahrnehmung kann der Selbsteinschätzung (Selbstwahrnehmung) entsprechen oder auch nicht. Wenn das Feedback für den Empfänger hilfreich sein soll, dann muss es konstruktiv formuliert sein. Hilfreich ist eine Rückmeldung dann, wenn sie einerseits klar die Perspektive des Feedback-Gebers formuliert und andererseits Verbesserungsmöglichkeiten für die Zukunft aufzeigt. Durch Feedback erfährt der Empfänger, wie er und sein Verhalten auf Andere wirken und ob er die expliziten und impliziten Erwartungen seiner Umwelt erfüllt. Dadurch kann er eine genauere Vorstellung von sich selbst entwickeln und sich entscheiden, ob und wann er sich an die Erwartungen anpasst und wann nicht.

Menschen mit einer Autismus-Spektrum-Störung sind oft zu direkt in ihren Rückmeldungen. Ungefragt oder gefragt äußern sie ihre Einschätzung zu etwas und sind sich zu wenig bewusst, wie das Gegenüber diese Rückmeldung aufnimmt. Wenn die sachlich gemeinte Kritik dann nicht wie erwartet ankommt und das Gegenüber vielleicht sogar beleidigt oder verärgert reagiert, verstehen sie nicht, was (auf der Beziehungsebene) passiert ist. Die Teilnehmer haben im Verlauf des KOMPASS-Trainings schon oft anderen Teilnehmern ein Feedback geben müssen.

Bisher wurden die sogenannten Feedback-Regeln ad hoc genannt, aber nie systematisch vermittelt. Nun werden die Formulierungsregeln für positives Feedback besprochen. Für Teilnehmer, die Englisch lesen, kann auch auf das Buch »The Asperkid's (Secret) Book of Social Rules« von Jennifer Cook O'Toole (2012) verwiesen werden.

Beim Feedback müssen die Teilnehmer einen Perspektivenwechsel (▶ Kap. 6.1) vollziehen, damit das Gegenüber das Feedback gut annehmen und allenfalls umsetzen kann. Zudem ergibt sich ein Zusammenhang zum Thema ›Komplimente‹ (▶ Kap. 5.4): Zum einen kann man ein Kompliment als eine besondere Form des Feedbacks betrachten und zum anderen kann der Schritt 1 des konstruktiven Feedbacks nicht nur ein Lob, sondern auch ein Kompliment enthalten. Eine weitere Verbindung besteht zum Thema ›Freundschaft‹ (▶ Kap. 5.2): Bei der Frage, ob man in einer informellen Situation einem Gegenüber ein Feedback geben darf oder nicht, muss das Profil der Beziehung, also der Frage wie eng eine Freundschaft bzw. locker eine Bekanntschaft ist, eingeschätzt werden. Auch in sozialen Hierarchien (▶ Kap. 6.5) gibt es Regeln zum Feedback. Außerdem sind Arbeitspartner und Teammitglieder (▶ Kap. 5.6) auf Feedback untereinander angewiesen, um die gestellte Aufgabe gut zu erledigen.

4.8.1 Informationsblätter

Infoblatt: Komplexe Kommunikation – Konstruktives Feedback ⊠

Material:
Kopien des Infoblatts für die Teilnehmenden (**M4I11**), Folie des Infoblatts, Hellraumprojektor/Beamer

Beschreibung:
Im Plenum wird diskutiert, was ein Feedback ist und wozu es dient. Danach werden die einzelnen Formulierungsregeln erläutert. Auch der Ablauf von Feedback wird besprochen: In einem ersten Schritt wird gelobt, damit das Gegenüber weiß, dass auch positive Aspekte beachtet wurden. Dann wird in einem zweiten Schritt kritisiert. Und als Drittes wird ein Veränderungsvorschlag gemacht. Kurz wird auch darauf eingegangen, wie schlechtes Feedback aussieht, das meist anklagend im Ärger gesagt wird und sich implizit aus den Formulierungsregeln ergibt. Es ist auch wichtig, dass mit den Teilnehmern diskutiert wird, wie man auf ein Feedback reagiert und was man vermeiden sollte. Im Weiteren wird das heikle Thema besprochen, wie hierarchische Beziehungen Feedback beeinflussen.

Ganz wichtig ist, dass jeder der Schritte aus einem eigenständigen Satz besteht, bei dem die Stimme am Schluss absinkt (z. B. »Ich finde es toll, dass du für uns alle Muffins gebacken hast. Du hast nicht aufgeräumt, so dass die Küche jetzt wie ein Schlachtfeld aussieht. Ich erwarte, dass du noch bevor du ins Bett gehst, die Küche aufräumst.«) V.a. das Loben soll nicht direkt mit einem »Aber« angehängt werden, da so das Lob relativiert würde (z. B. »Ich finde es toll, dass du für uns alle Muffins gebacken hast, aber jetzt ist die Küche eine Sauerei, weil Du nicht aufgeräumt hast.«).

Die Einführung ins Thema kann durch die Video-Einführung: Feedback (▸ Kap. 4.8.3) unterstützt werden.

Dieses Infoblatt zu lesen, eignet sich als Trainingsaufgabe.

4.8.2 Arbeits- & Protokollblätter

Arbeitsblatt: Komplexe Kommunikation – Konstruktives Feedback ⊠

Material:
Kopien des Arbeitsblatts für die Teilnehmenden (**M4A14**), Folie des Arbeitsblatts, Hellraumprojektor/Beamer

Beschreibung:
Die Teilnehmer üben anhand von vorgegebenen Situationen, Feedback zu geben. Sie müssen jeweils eine positive und eine negative Aussage formulieren und dann konstruktives Feedback geben.

Beispiel:
Martin und sein Mitarbeiter müssen gemeinsam bis Ende der Woche einen Bericht über ein Bauprojekt verfassen. Der Mitarbeiter hat bis Donnerstagmittag immer noch nicht die notwendige Auskunft bei der Baubehörde eingeholt. Feedback von Martin an den Mitarbeiter:
Loben: »*Du hast in den letzten Wochen viel für das Projekt und die laufenden Geschäfte gearbeitet.*«
Kritisieren: »*Du weißt, dass die Auskunft der Baubehörde zentral für den Bericht ist. Du hast aber nicht angerufen. Jetzt kommen wir unter Zeitdruck, was mich ärgert.*«
Veränderungsvorschlag: »*Ich schlage vor, du rufst jetzt gleich an und gibst mir bis Mittag Bescheid. Ich habe mir am Nachmittag Zeit für den Bericht freigemacht.*«

4.8.3 Übungen und Spiele

Es finden sich nur wenige spezifische Übungen, da das Thema, angemessen Feedback zu geben, in die anderen Themen integriert wird. Wann immer die Teilnehmer untereinander Feedback geben, kann man auf das Infoblatt und die Feedbackregeln verweisen.

Video-Einführung: Feedback

Material:
Youtube-Film (▶ **M4M1**)

Beschreibung:
Zur Einführung ins Thema kann der Youtube-Film angeschaut werden. Der Kommunikationsberater erwähnt zwar fünf Schritte, doch seine beiden ersten Schritte sind nur die Bitte um ein Feedback sowie die Ansprache des Feedback-Gebers an den Feedback-Nehmer. Dann folgt unser Schritt 1 des Lobens. Unser Schritt 2 des Kritisierens wird ausgelassen und mit dem Veränderungsvorschlag verbunden. Der letzte Schritt des Fachmanns umfasst die Reaktion des Feedback-Empfängers, wie sie auch auf dem Infoblatt beschrieben wird.

Übung: Konstruktives Feedback geben

Material:
Internet, z. B. Youtube-Film (**M4M1**)

Beschreibung:
Man kann ein Filmchen von Youtube anschauen und dann den Protagonisten ein Feedback geben. Falls man bei der Einführung das Youtube-Video angeschaut hat, kann man für den Sprecher ein Feedback formulieren. Man kann auch als Kontrast gezielt ein schlechtes Feedback geben.

Spiel: Konstruktives Feedback geben

Material:
Kärtchen: Komplexe Kommunikation – Konstruktives Feedback (**M4M16**), Spielbrett, Spielfiguren, Würfel

Beschreibung:
Der Spieler würfelt und läuft. Dann nimmt er ein Kärtchen, auf der eine der Situationen des Arbeitsblattes: Komplexe Kommunikation – Feedback (**M4A14**) notiert ist. Er muss an den nächsten Spieler gerichtet konstruktives Feedback geben und darf für jeden der drei Schritte jeweils zwei Felder vorrücken (max. sechs Felder). Wenn möglich soll der Spieler seine Spielfigur immer direkt nach jedem Feedback-Schritt vorrücken, damit ihm bewusst wird, welchen Schritt er soeben formuliert. Der Spieler nach ihm reagiert auf das Feedback und darf zwei Felder vorrücken.

Ganz wichtig ist, dass jeder der Schritte aus einem eigenständigen Satz besteht, bei dem die Stimme am Schluss absinkt (z. B. »Ich finde es toll, dass du für uns alle Muffins gebacken hast. Du hast nicht aufgeräumt, so dass die Küche jetzt wie ein Schlachtfeld aussieht. Ich erwarte, dass du noch bevor du ins Bett gehst, die Küche aufräumst.«) V.a. das Loben soll nicht direkt mit einem »Aber« angehängt werden, da so das Lob relativiert würde (z. B. »Ich finde es toll, dass du für uns alle Muffins gebacken hast, aber jetzt ist die Küche eine Sauerei, weil Du nicht aufgeräumt hast.«).

Variante:
Zum Beispiel ab der 3. Runde gilt folgende Zusatzregel: Wenn der Spieler eine ungerade Zahl gewürfelt hat, darf er schlechtes Feedback geben und drei Felder vorrücken. Er darf einen Mitspieler auswählen, der zur selben Situation positives Feedback gibt und für jeden Schritt jeweils ein Feld vorrücken darf (max. drei Felder).

Rollenspiel: Konstruktives Feedback geben und erhalten

Material:
Kärtchen: Komplexe Kommunikation – Konstruktives Feedback (**M4M16**)

Beschreibung:
Die Situationen auf den Kärtchen, die teilweise denjenigen des Arbeitsblattes Komplexe Kommunikation – Konstruktives Feedback (**M4A14**) entsprechen, werden in der Halbgruppe im Rollenspiel dargestellt. Man kann durchaus auch absichtlich eine Situation mit schlechtem Feedback inszenieren. Die zuschauenden Teilnehmer geben anschließend dem Feedback-Geber ein Feedback, was er gut und allenfalls schlecht gemacht hat und was er vielleicht noch besser machen könnte.

Ganz wichtig ist, dass jeder der Schritte aus einem eigenständigen Satz besteht, bei dem die Stimme am Schluss absinkt (z. B. »Ich finde es toll, dass du für uns alle Muffins gebacken hast. Du hast nicht aufgeräumt, so dass die Küche jetzt wie ein Schlachtfeld aussieht. Ich erwarte, dass du noch bevor du ins Bett gehst, die Küche aufräumst.«) V.a. das Loben soll nicht direkt mit einem »Aber« angehängt werden, da so das Lob relativiert würde (z. B. »Ich finde es toll, dass du für uns alle Muffins gebacken hast, aber jetzt ist die Küche eine Sauerei, weil Du nicht aufgeräumt hast.«).

Übung: Konstruktives Feedback & Soziale Hierarchie

Material:
Kärtchen: Theory of Mind – Soziale Hierarchie – Personen (**M6M12**), Würfel, evtl. Infoblatt: Komplexe Kommunikation – Konstruktives Feedback (**M4I11**),

Beschreibung:
Die Übung in der Halbgruppe kombiniert die Themen soziale Hierarchie und konstruktives Feedback, sofern dieses Thema bereits besprochen worden ist. Der Spieler würfelt. Wenn er eine gerade Zahl würfelt, muss er einer ihm untergebenen Person ein Feedback geben. Wenn er eine ungerade Zahl würfelt, muss er einer ihm übergeordneten Person auf deren Frage hin ein Feedback geben. Als Anlass des Feedbacks kann sich der Spieler etwas ausdenken, oder er nimmt eine Präsentation (z. B. eines Produktes, Konzeptes). Der Teilnehmer wählt eine Person unter den Anwesenden aus, an den er das Feedback richtet, oder richtet es an den Spieler nach ihm. Das Gegenüber kann übungshalber auf das Feedback reagieren. Die Teil-

nehmer können selbst formelle bzw. informelle Hierarchiepositionen auswählen und sich von den Kärtchen: Theory of Mind – Soziale Hierarchie – Personen inspirieren lassen. Wenn die Teilnehmer mehr Struktur benötigen, sollen sie jeweils ein Kärtchen aus einer der Hierarchie-Ketten ziehen.

Variante:
Statt zu würfeln können der Spieler und die Person, die das Feedback bekommt, jeweils ein Positionskärtchen aus derselben Hierarchie-Kette (z. B. Gastgewerbe) ziehen.

Übung: Konstruktives Feedback geben – Trainingsaufgaben

Material:
Folie des Infoblatts: Komplexe Kommunikation – Konstruktives Feedback (**M4I11**), Trainingsaufgaben der letzten vier Termine

Beschreibung:
Die Teilnehmer geben sich selbst in der Halbgruppe ein Feedback, wie sie mit ihrer Pflicht, die Trainingsaufgaben zu erledigen, zufrieden sind. In einem zweiten Schritt geben sie dem Therapeuten ein Feedback über die Art der Trainingsaufgaben. Die Verbesserungsvorschläge können und sollen auch aufgenommen werden.

Übung: Feedback Runde

Material:
Folie des Infoblatts: Komplexe Kommunikation – Konstruktives Feedback (**M4I11**), evtl. Lose mit den Namen der Teilnehmer.

Beschreibung:
Die Teilnehmer können einander ein Feedback geben. Entweder wählt jeder Teilnehmer selbst aus, wem er ein Feedback geben möchte, oder die Therapeuten geben die Paarungen vor, oder es wird Los gezogen. Zuerst überlegt sich jeder in Einzelarbeit, was er dem Gegenüber als Feedback geben könnte und bereitet sich mit den drei Schritten vor. Anschließend werden die Feedbacks im Plenum gegeben und der Empfänger des Feedbacks soll gem. den Vorgaben auf dem Infoblatt kurz (ein bis maximal zwei Sätze) reagieren. Nun können die Zuhörenden dem Feedback-Geber ein Feedback geben, was er gut und allenfalls schlecht gemacht hat und was er vielleicht noch besser machen könnte.

Video-Feedback: Konstruktives Feedback

Material:
Infoblatt: Komplexe Kommunikation – Konstruktives Feedback (**M4I11**), Videoabspielgerät

Beschreibung:
Sofern ein Rollenspiel oder eine der Übungen mit konstruktivem Feedback auf Video aufgenommen wurde, kann man den Teilnehmern ein Video-Feedback ermöglichen. Man wählt gelungene Sequenzen oder Szenen, die grundsätzlich gut sind, aber Verbesserungspotential aufweisen, aus. Die Teilnehmer sollen einander Feedback (► Kap. 4.8.1) geben. Die Therapeuten sollen sich ebenfalls unterstützend und lobend äußern sowie auf Verbesserungspotential aufmerksam machen.

4.9 Argumentieren

> *Vielen herzlichen Dank für Ihre tolle Unterstützung während den zwei Jahren im KOMPASS. Es hat mir recht gut geholfen, doch ich weiß, dass ich noch viel an mir ändern kann und muss. Im sozialen Bereich hat sich vor allem in der Schule vieles verändert. Ich kann mich jetzt eben viel besser ausdrücken, wenn ich etwas zu sagen habe, also meine Meinung besser durchsetzen.«* Karte eines Teilnehmers zum Abschluss von KOMPASS-F

Mit einem Argument oder einer Argumentationskette wird ein Anliegen oder eine Meinung belegt. Damit wird versucht, das Gegenüber vom eigenen Anliegen oder der eigenen Meinung zu überzeugen. Manchmal geht es auch darum die Meinung des Gegenübers als falsch oder fehlerhaft darzustellen. Ein Argument kann entweder aus für das Gegenüber nachvollziehbaren Fakten oder Überlegungen oder aber aus rein persönlichen Ansichten bestehen. Manchmal beinhalten Argumente auch Aussagen (z. B. Schmeicheleien), die das Gegenüber dazu verführen sollen, der eigenen Meinung zuzustimmen. Beim Argumentieren wird versucht, die Ansicht oder Position des Gegenübers aufzugreifen und durch eigene Argumente zu entkräften oder zu widerlegen. Argumentieren bedarf somit der Fähigkeit zum Perspektivenwechsel. Nicht nur muss das Argument gut an den Gesprächspartner angepasst werden, sondern auch die Wahl eines geeigneten Zeitpunkts und einer passenden Situation für das Gespräch benötigen einen Perspektivenwechsel. Oft vergessen Menschen mit einer Autismus-Spektrum-Störung diesen Perspektivenwechsel und gehen mit ihrem Anliegen direkt auf das Gegenüber los. Der taktierende Charakter des Argumentierens missfällt manchen, da sie darin ein unehrliches Vorgehen sehen. Im Alltag ist es für sie aber wichtig, zu erkennen, wenn das Gegenüber argumentiert. Selbst argumentieren zu können, kann ihnen helfen, ihre Anliegen sozial verträglicher umzusetzen.

Der Ablauf des Argumentationsgesprächs wurde an das Schema des Gesprächsablaufs bei Small Talk (► Kap. Basis-Modul 2, **M2I5–6**) angelehnt. Argumentieren erfordert Perspektivenwechsel (► Kap. 6.1). Die Thematik steht auch in engen Zusammenhang zum Thema ›Perspektivenwechsel & Werbung‹ (► Kap. 6.4): Werbung argumentiert. Argumentieren zu können, fördert gute Beziehungen sei es in Freundschaften (► Kap. 5.2) oder bei Partner- und Teamarbeiten (► Kap. 5.6).

4.9.1 Informationsblätter

Infoblatt: Komplexe Kommunikation – Argumentieren ⊠

Material:
Kopien des Infoblatts für die Teilnehmenden (**M4I12**), Folie des Infoblatts, Hellraumprojektor/Beamer

Beschreibung:
Im Plenum wird besprochen, was Argumentieren bedeutet und weshalb es wichtig ist, gut zu argumentieren. Dann wird das Thema auf das Durchsetzen eigener Bedürfnisse eingeschränkt und argumentative Sachdiskussionen nicht weiter besprochen. Es wird unter dem Gesichtspunkt des Perspektivenwechsels über geeignete Zeitpunkte und Situationen für solche Gespräche diskutiert. Dabei muss betont werden, dass Situation und Zeitpunkt in erster Linie für das Gegenüber geeignet sein muss. Die Teilnehmer sollen verstehen, dass sie sich vor einem argumentativen Gespräch im Klaren sein sollen, was sie maximal wollen und womit sie sich minimal zufriedengeben würden. Im Weiteren wird mit den Teilnehmern ein Gesprächsablaufschema besprochen, dass den Perspektivenwechsel zwingend macht: Es geht darum, erwartete Gegenargumente bereits vorweg selbst zu formulieren. Daher werden typische Gedanken, die hinter elterlichen Gegenargumenten liegen, angeschaut: Vertrauen, Schutz vor negativem Einfluss, Schutz vor negativen Erfahrungen, Gesundheit, Schutz vor Schäden, Schule/Ausbildung, Schulleistungen, Altersgrenze, Zukunft, Verzicht, Geduld/auf etwas warten können, Umgang mit Geld, Umgang mit Zeit. Ein Zeitungsartikel zum Thema Debattiermeisterschaften schließt das Infoblatt ab.
Dieses Infoblatt zu lesen, eignet sich als Trainingsaufgabe.

Infoblatt: Komplexe Kommunikation – Argumentieren – Gesprächsgrafik

Material:
Kopien des Infoblatts für die Teilnehmenden (**M4I13**), Folie des Infoblatts, Hellraumprojektor/Beamer

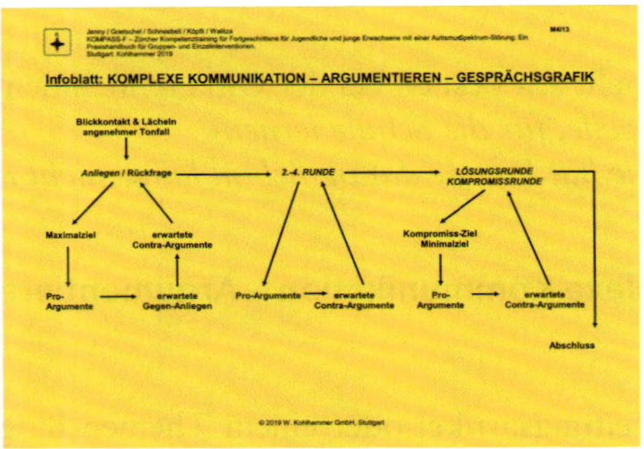

Abb. 4.5: Grafik: Argumentieren

Beschreibung:
In Anlehnung an die Gesprächsgrafiken zu Small Talk (▶ Basisgruppe M2I6) wird der Ablauf eines Argumentationsgesprächs schematisch dargestellt.

4.9.2 Arbeits- & Protokollblätter

Arbeitsblatt: Komplexe Kommunikation – Argumentieren ⊠

Material:
Kopien des Arbeitsblatts für die Teilnehmenden (**M4A16**), Folie des Arbeitsblatts, Hellraumprojektor/Beamer, evtl. Infoblatt: Komplexe Kommunikation – Argumentieren (**M4I12**)

Beschreibung:
Dieses Arbeitsblatt kann als eine Parallelform des zuvor beschriebenen Informationsblatts (**M4I12**, ▶ Kap. 4.9.1) gesehen werden. Der Text ist derselbe, es hat sich jedoch eine vorgegebene Anzahl Fehler eingeschlichen, die es nun zu finden gilt. Durch den Fehlertext sollen die Teilnehmer angehalten werden, die Informationen genau zu lesen und bei Unsicherheit nochmals auf dem Infoblatt nachzusehen.

Arbeitsblatt: Komplexe Kommunikation – Argumentieren – Pro & Contra-Argumente ⊠

Material:
Kopien des Arbeitsblatts für die Teilnehmenden (**M4A17**), Folie des Arbeitsblatts, Hellraumprojektor/Beamer

Beschreibung:
Die Teilnehmer sollen zu verschiedenen möglichen Anliegen hypothetische Pro- und Contra-Argumente formulieren. Bei den Gegenargumenten sollen sie sich in die Position der Eltern hineinversetzen.

Beispiel:
Anliegen: Wunsch, nicht am Besuch bei der Oma teilnehmen zu müssen
Argumente: »*Langeweile, für die Schule lernen*«
Gegenargumente: »*Sie hat Freude daran. Schon lange nicht mehr gesehen*«

Arbeitsblatt: Komplexe Kommunikation – Argumentieren – Sachdiskussion

Material:
Auszug aus einem Zeitungsartikel oder einem Themen-Blog zu einem aktuellen Thema, zu dem man verschiedene Meinungen haben kann (z. B. Street Viewing, Schuluniformen, Online-Freundschaften, Schulfach »Risiken des Internets«, Kos-

tenübernahme von Abtreibungen durch die Krankenkasse), Kopien des Arbeitsblatts für die Teilnehmenden (**M4A18**), Folie des Arbeitsblatts, Hellraumprojektor/Beamer

Beschreibung:
Das Arbeitsblatt wird gemeinsam mit der entsprechenden Übung: SACHDISKUSSION (▶ Kap. 4.9.3) bearbeitet. Anhand eines Sachthemas sollen die Teilnehmer lernen, sich Maximal- und Minimalziele zu setzen, Argumente für ihre Position zu formulieren und sich mögliche Gegenargumente einfallen lassen. Das Thema Schuluniformen kann kontrovers diskutiert werden: Weltweit gehen mehr Kinder mit Schuluniform zur Schule als ohne. Der angefügte Artikel soll als Einführung gelesen werden.

Variante:
Man kann das Arbeitsblatt auch für eine andere Sachdiskussion verwenden und einen anderen Artikel kopieren.

Arbeitsblatt: Komplexe Kommunikation – Argumentieren – Filmauswahl

Material:
Kopien des Arbeitsblatts für die Teilnehmenden (**M4A20**), Kopien einer Auswahl von Film-Kurzbeschreibungen aus dem Wochenprogramm der Stadt oder einer Videothek, Folie des Arbeitsblatts, Hellraumprojektor/Beamer

Beschreibung:
Das Arbeitsblatt gehört zur passenden Übung (▶ Kap. 4.9.3). Es dient als Notiz- und Vorbereitungsblatt. Die Therapeuten beschließen, ob ein Film gemeinsam im Kino gesehen werden soll oder ob einer in einer Videothek ausgeliehen wird. Die entsprechende Filmauswahl soll nicht mehr als zehn Filme umfassen.

Arbeitsblatt: Komplexe Kommunikation – Argumentieren mit den Eltern ⊠

Material:
Kopien des Arbeitsblatts für die Teilnehmenden (**M4A19**), Folie des Arbeitsblatts, Hellraumprojektor/Beamer

Beschreibung:
Die Teilnehmer sollen sich für ein reales Anliegen einsetzen. Sie können mit den Therapeuten im Voraus besprechen, was sich eignet. Dann sollen sie sich anhand des Arbeitsblattes für das Gespräch vorbereiten und das Gespräch fühlen. Die Teilnehmer können in der folgenden Stunde von ihren Erfahrungen berichten. Zu diesem Arbeitsblatt gehört das Beobachtungsprotokoll: Komplexe Kommunikation – Argumentieren mit den Eltern (**M4P4**).

Beobachtungsprotokoll: Komplexe Kommunikation – Argumentieren mit den Eltern ⊠〉

Material:
Kopien des Protokollblatts für die Teilnehmenden (**M4P4**), Folie des Arbeitsblatts, Hellraumprojektor/Beamer

Beschreibung:
Die Eltern sollen den Teilnehmern eine Rückmeldung geben, wie gut sie argumentiert haben. Dabei soll deren Augenmerk v.a. darauf liegen, ob das Gegen-Anliegen formuliert und Gegenargumente vorweggenommen wurden. Zu diesem Protokollblatt gehört das Arbeitsblatt: Komplexe Kommunikation – Argumentieren mit den Eltern (**M4A19**).

4.9.3   Übungen und Spiele

Übung: Einführung – Aufnehmen der Argumente

Material:
leere Kärtchen, Themenvorschläge (**M4M1**)

Beschreibung:
Die Teilnehmer sollen ein Bewusstsein dafür entwickeln, dass sie dem Gegenüber aufmerksam zuhören und seiner Argumentation innerlich folgen müssen. In der Halbgruppe werden zweier Teams gebildet. Zu einem vorgegebenen Thema äußert sich jeder 90 Sekunden lang und begründet seine Meinung. In einem ersten Schritt sprechen die beiden nacheinander. Anschließend, z. B. im Plenum der Halbgruppe, fasst der Zuhörer zusammen, was das Gegenüber vorgebracht hat.

In einem zweiten Schritt sollen neue Partner gebildet und ein neues Thema gewählt werden. In Stillarbeit notiert sich jeder einige Argumente für seine Position. Nun dürfen beide Partner während drei Minuten quasi durcheinander sprechen. Unter diesen »natürlichen« Gesprächsbedingungen ist es viel schwieriger, dem Gegenüber zuzuhören, da man gleichzeitig mit den eigenen Argumenten beschäftigt ist. Danach sollen sie, evtl. wiederum im Plenum der Halbgruppe, vortragen, was das Gegenüber gesagt und wie es seine Meinung begründet hat.

Spiel: Maximal- und Minimalziel

Material:
Kärtchen: Komplexe Kommunikation – Argumentieren – Anliegen (**M4M17**), Spielbrett, mind. zwei Spielsteine, evtl. Würfel und Spielsteine für alle

Beschreibung:
Es wird in Halbgruppen gearbeitet. Jede Halbgruppe spielt mit nur einem Spielstein, sodass die Gruppen vergleichen können, wer in der vorgegebenen Spielzeit

weitergekommen ist und demnach mehr und vielleicht bessere Minimalziele gefunden hat. Der Therapeut zieht ein Kärtchen (z. B. Piercing) und formuliert ein Anliegen in Form eines Maximalzieles, indem er drei konkrete Merkmale nennt: z. B. »Ich möchte mir nächste Woche ein Nasen-Piercing stechen lassen und habe mir eine kleine Eidechse dazu ausgesucht«. Der Spieler muss nun ein Minimalziel formulieren, das sich in mindestens ein Merkmal und maximal drei Merkmalen vom Maximalziel unterscheidet: z. B. »Ich mache das Piercing vorerst nur am Bauchnabel, wo es weniger sichtbar ist. Ich warte noch zwei Monate, falls ich bis dann meine Meinung geändert habe. Ich fange mal mit etwas weniger Auffälligem an und nehme einen kleinen Ring.« Für jedes unterscheidende Merkmal darf der Spieler die Gruppenspielfigur ein Feld vorrücken. Der Sieger kann eine kleine Süßigkeit (z. B. Schokolädchen) bekommen.

Variante 1:
Wenn es gut läuft, kann jeweils ein Teilnehmer das Anliegen konkretisieren. Dabei wird geübt, Anliegen konkret beschreibend zu formulieren.

Variante 2:
Jeder Teilnehmer spielt mit einem eigenen Spielstein für sich. In dem Fall muss jeweils zuerst gewürfelt werden, um auf dem Spielbrett etwas Variation zu erhalten.

Spiel: Argumentationsschlaufe

Material:
Kärtchen: Komplexe Kommunikation – Argumentieren – Anliegen (**M4M17**), Folie des Infoblatts: Komplexe Kommunikation – Argumentieren – Gesprächsgrafik (**M4I13**), Spielbrett, mind. zwei Spielsteine, evtl. Würfel und Spielsteine für alle

Beschreibung:
Es wird in Halbgruppen gearbeitet. Jede Halbgruppe spielt mit nur einem Spielstein, sodass die Gruppen vergleichen können, wer in der vorgegebenen Spielzeit weitergekommen ist und demnach mehr Argumentationsschlaufen absolviert hat.

Der Spieler zieht ein Kärtchen (z. B. neues Mobiltelefon) und formuliert ein konkretes Anliegen, wobei ihm der Therapeut dabei helfen kann. Nun formuliert er eine Argumentationsschlaufe: Maximalziel/Anliegen (z. B. *»Ich hätte gerne ein neues Mobiltelefon der Marke …«*) – vermutetes Gegen-Anliegen (z. B. *»Du findest sicher, dass es das alte noch lange tut.«*) – maximal zwei Pro-Argumente (z. B. *»Mein altes Telefon kann keine Filmchen drehen, was eben total cool ist. Zudem haben die neun tolle Reminder-Funktionen, damit man weniger Termine vergisst.«*) – max. zwei vermutete Contra-Argumente (z. B. *»Ich weiss, die Filmchen sind manchmal ganz schön blöd. Zudem sind die neuen … noch recht teuer, man muss ja nicht immer das Neuste und Teuerste haben.«*) – Rückfrage (z. B. *»Was meinst du?«*). Für jeden Gesprächsschritt kann der Spieler ein Feld vorrücken, was bei jeweils zwei Pro- bzw. Contra-Argumenten sieben Felder ausmacht. Der Sieger kann eine kleine Süßigkeit (z. B. Schokolädchen) bekommen.

Variante:
Jeder Teilnehmer spielt mit einem eigenen Spielstein für sich. In dem Fall muss jeweils zuerst gewürfelt werden, um auf dem Spielbrett etwas Variation zu erhalten.

Spiel: Gegenargumente

Material:
Kärtchen: Komplexe Kommunikation – Argumentieren – Anliegen (**M4M17**), Kärtchen: Komplexe Kommunikation – Argumentieren – Typische Konzepte für Gegenargumente (**M4M18**), Infoblatt: Komplexe Kommunikation – Argumentieren – Gesprächsgrafik (**M4I13**), Spielbrett, Würfel, Spielsteine

Beschreibung:
Es wird in der Halbgruppe gespielt. Der Spieler zieht ein Anliegen-Kärtchen (z. B. Teilnahme an einer Party bei bekannten, welche die Eltern nicht kennen) und ein Kärtchen (z. B. Schutz vor negativen Erfahrungen) mit einem Konzept für ein Gegenargument. Der Therapeut greift ein, falls das Konzept nicht für ein Gegenargument taugt und gibt ein anderes Konzept-Kärtchen. Der Spieler nennt sein Maximalziel (z. B. »*Ich möchte am nächsten Samstagabend an die Party bei …*«) und rückt ein Feld vor. Er macht ein Pro-Argument (z. B. »*All meine Freunde gehen an die Party, da … 18 Jahre alt wird.*«) und rückt ein Feld vor. Er formuliert ein Contra-Argument unter Berücksichtigung des Konzeptes (z. B. »*Ich weiss, du denkst, dass dann viel Alkohol gebechert wird oder ich sogar betrunken gemacht werde.*«) und rückt zwei Felder vor. Er stellt eine Rückfrage (z. B. »*Was sagst du?*«) und rückt ein Feld vor. Der Sieger kann eine kleine Süßigkeit (z. B. Kaugummi, Schokolädchen) bekommen.

Übung: Argumentative Sachdiskussion

Material:
Auszug aus einem Zeitungsartikel oder einem Themen-Blog zu einem aktuellen Thema, zu dem man verschiedene Meinungen haben kann (Themenvorschläge **M4M1**), Kopien des Arbeitsblatts Komplexe Kommunikation – Argumentieren – Sachdiskussion (**M4A18**), Folie des Infoblatts: Komplexe Kommunikation – Argumentieren – Gesprächsgrafik (**M4I13**), Hellraumprojektor/Beamer, Tokens in verschiedenen Farben

Beschreibung:
Die Bearbeitung des Arbeitsblattes (**M4A18**, ▶ Kap. 4.9.1) dient der Vorbereitung. Jeder bereitet sich einzeln oder in Partnerarbeit mit Hilfe des Arbeitsblattes auf die Diskussion vor. Die Diskussion kann zu zweit oder in einer Kleingruppe geführt werden. Je kleiner die Diskussionsgruppe ist, desto einfacher geht es. Jeder Teilnehmer bekommt Tokens in einer bestimmten Farbe. Wann immer er einen Schritt der Argumentationsschlaufe macht, also z. B. ein eigenes Anliegen oder Gegenanliegen, Pro- oder Contra-Argumente nennt oder eine Rückfrage stellt, darf er ein

Token in die Tischmitte legen. Die Tokens visualisieren die Argumentationsaktivität der Teilnehmer.

Übung: Diskussion für eine Filmauswahl

Material:
Kopien des Arbeitsblatts Komplexe Kommunikation – Argumentieren – Filmauswahl (**M4A20**) für die Teilnehmenden, Kopien einer Auswahl von Film-Kurzbeschreibungen aus dem Wochenprogramm der Stadt oder einer Videothek, Folie des Arbeitsblatts, Folie des Infoblatts: Komplexe Kommunikation – Argumentieren – Gesprächsgrafik (**M4I13**), Hellraumprojektor/Beamer, evtl. Vergrößerung des Infoblattes, Spielfiguren

Beschreibung:
Die Bearbeitung des Arbeitsblattes (**M4A20** ▶ Kap. 4.9.2) dient der Vorbereitung. Es muss im Voraus entschieden werden, ob es sich um eine »So-tun-als-ob«-Übung handelt oder ob der Film real gesehen wird. Im ersten Teil bereitet sich jeder einzeln vor und sucht sich drei Filme aus, die er gerne sehen würde. Dann überlegt er sich zu jedem Film seine Pro-Argumente und mögliche Contra-Argumente. Der 2. Teil ist eine Partnerarbeit: Die beiden Teilnehmer müssen sich auf zwei Filme einigen, die sie gerne sehen möchten. Sie sollen mit einander argumentieren. Der 3. Teil findet im Plenum statt und alle Teams argumentieren gegeneinander, wobei sich die Teams immer gemeinsam für die eigene Filmauswahl einsetzen. Am Schluss soll ein Film ausgewählt werden. Die Therapeuten begleiten die Teilnehmer während der ersten beiden Schritte. Zudem moderieren sie die Plenumsdiskussion stark und verweisen immer wieder auf das Ablaufschema des Gesprächs. Dieses kann zur Visualisierung vergrößert in der Tischmitte liegen. Eine weitere Hilfe sind Spielfiguren, die auf dem Schema platziert werden, um anzuzeigen, wer wo steht bzw. was wer gerade welchen Schritt formuliert.

Übung: Argumentative Gruppendiskussion

Material:
Folie des Infoblatts: Komplexe Kommunikation – Argumentieren – Gesprächsgrafik (**M4I13**), Hellraumprojektor/Beamer, Tokens

Beschreibung:
Die Teilnehmer diskutieren über ein fiktives Thema gem. Vorgabe der Therapeuten (Themenvorschläge ▶ M4M1) oder einer eigenen Idee: Z. B. soll Geld für eine gemeinsame Reise (z. B. Klassenfahrt, Studienreise) nach Berlin oder zur Anschaffung neuer, leistungsstarker Computer mit freiem Internetzugang (z. B. in der Schule, am Arbeitsplatz) verwendet werden. Zuerst wird allen Zeit gegeben, sich innerlich vorzubereiten, indem sie sich eine Meinung bilden und Pro- und Contra-Argumente sammeln. Wer will kann sich frei Notizen machen. Um die Situation möglichst realitätsnahe zu gestalten, gibt es kein vorbereitetes Arbeitsblatt. Damit die Dis-

kussion nicht nur unter den aktiven Teilnehmern geführt wird, erhalten alle Teilnehmer je fünf Tokens, die sie abarbeiten müssen. Bei jeder Wortmeldung können sie einen Token in die Tischmitte legen. Die Therapeuten moderieren das Gespräch und binden die aktiveren Diskutierer vielleicht etwas zurück. Sie können gut parallel zum Gespräch auch loben (z. B. »Passendes Contra-Argument ausgedacht!«, »Gut, dass du rückfragst.«).

Video-Feedback: Argumentieren

Material:
Infoblatt: Komplexe Kommunikation – Argumentieren – Gesprächsgrafik (**M4I13**), Videoabspielgerät, Themenvorschläge (**M4M1**)

Beschreibung:
Sofern eine der Übungen zum Argumentieren auf Video aufgenommen wurde, kann man den Teilnehmern ein Video-Feedback ermöglichen. Man wählt gelungene Sequenzen oder Szenen, die grundsätzlich gut sind, aber Verbesserungspotential aufweisen, aus. Die Teilnehmer sollen einander Feedback (▶ Kap. 4.8.1) geben. Die Therapeuten sollen sich ebenfalls unterstützend und lobend äußern sowie auf Verbesserungspotential aufmerksam machen.

Folgende Übungen eigenen sich besonders für Video-Feedback: Argumentative Gruppendiskussion, argumentative Sachdiskussion oder Diskussion über eine Filmauswahl.

4.10 Konstruktives Streitgespräch

Auseinandersetzungen und Streit gehören zum Leben. Bei Auseinandersetzungen geht es darum, den Schaden möglichst gering zu halten, damit der Kontakt nach dem Konflikt weiterbestehen kann. Kinder und Jugendliche mit einer Autismus-Spektrum-Störung stellen sich oft vor, dass man mit Freunden keinen Streit habe. Vermutlich wird dieses Konzept durch ihr Schwarz-Weiß-Denken und ihre Schwierigkeiten mit relativem, kontextuellem Denken beeinflusst. Zudem haben Manche Erfahrung damit, dass sie mit Jugendlichen, die nicht ihre Freunde sind, Streit haben bzw. von ihnen provoziert und drangsaliert werden. Daher ist es wichtig, mit ihnen darüber zu sprechen, dass Streit auch zu Freundschaft gehört. Man kann ganz nach dem Sprichwort »Was sich liebt, neckt sich.« sagen, dass Auseinandersetzungen auch als Zeichen dafür gesehen werden können, dass man einander wichtig und nahe ist. Wenn sich eine Freundschaft erst entwickelt, können gut geführte Auseinandersetzungen die Beziehung sogar vertiefen. Man kann sich dabei als ein verlässlicher Partner zeigen, der Konflikte fair austrägt. Somit ist es sinnvoll, den Jugendlichen und jungen Erwachsenen zu zeigen, wie sie konstruktiver streiten können. Zudem sind Strategien der konstruktiven Auseinandersetzung auch in anderen Beziehungen wie der Familie oder am Arbeitsplatz wichtig.

Konfliktlösestrategien können nach Blake und Mouton (1964) in vier Kategorien eingeteilt werden, je nachdem, wie wichtig das Anliegen für einen selbst und das Gegenüber ist: Wenn nur das Eigeninteresse hoch ist, wird verhandelt. Wenn sowohl das Eigeninteresse als auch das Interesse des Gegenübers hoch sind, entsteht häufig Konfrontation und beide versuchen das Gegenüber zu überstimmen. Wenn nur das Fremdinteresse hoch ist, steigt die eigene Kompromissbereitschaft. Wenn beider Interessen am Anliegen gering ist, entsteht oft Vermeidung als Strategie.

Im Unterschied zu Kindern wählen Jugendliche öfters Verhandlungsstrategien als Konfrontation oder Vermeiden (Lauersen et al. 2001 zit nach Hochhauser, Weiss, & Gal 2015). In der Adoleszenz werden also zunehmend mehr Konfliktlösestrategien gewählt, bei denen auf das Gegenüber Rücksicht genommen wird, und der alleinige Einbezug der eigenen Interessen wird seltener (Vygotsky 1987, zit nach Hochhauser et al. 2015). Diese Strategie benötigt sowohl Perspektivenübernahme als auch einen Sinn für Reziprozität (Nakkula und Nikitopoulos 2001, zit nach Hochhauser et al. 2015). Zusätzlich findet sich einen Zusammenhang zwischen sozialen Konfliktlösungsstrategien und der Tiefe von Freundschaft (Laursen und Hartup 2002, zit nach Hochhauser, Weiss & Gal 2015). Durch den Wechsel von Strategien, die die eigene Person favorisieren, hin zu mehr Verhandlungsstrategien erleben Jugendliche ohne eine Autismus-Spektrum-Störung mehr positive Interaktionen und belohnende Beziehungen (Lauersen et al. 1996, zit nach Hochhauser et al. 2015).

In Konflikten zeigen Jugendliche mit einer Autismus-Spektrum-Störung deutlich weniger Verhandlungsstrategien als ihre Peers (Hochhauser et al. 2015). Im Besonderen zeigen sie Schwierigkeiten bei den Einflussfaktoren Selbstvertrauen, Kooperation, Kommunikation und Kompromissfertigkeiten. Gleichzeitig verbessert sich bei Jugendlichen mit einer Autismus-Spektrum-Störung die Verhandlungsstrategie nicht über das Alter hinweg (Barnhill 2007, zit nach Hochhauser, M., Weiss, P.L. & Gal, E. 2015). Schlechte Konfliktlösungsstrategien von Jugendlichen mit einer Autismus-Spektrum-Störung hängen nicht nur mit der Qualität von Freundschaft, sondern auch vermehrter Einsamkeit (Kalyva und Agalitotis 2009, zit nach Hochhauser et al. 2015), Mobbing (Church, Alisanki & Amanullah 2000, zit nach Hochhauser et al. 2015) sowie Depression und Ängstlichkeit (Bellini 2004; Whithouse, Durkin, Jaquet & Ziatas 2009, beide zit nach Hochhauser et al. 2015) zusammen.

Die Auseinandersetzung wird in KOMPASS-F aufgrund des heftigen emotionalen Gehaltes mit Feuer oder einem Brand verbildlicht. Es werden die typischen eskalierenden Verhaltensweisen, wofür das Bild des Zünders verwendet wird, gesammelt und besprochen. Verbale Verhaltensweisen, die »Öl ins Feuer« giessen, sind die folgenden: egozentrische Sichtweise, Dominieren, verletzende Kritik, Beschämen, nachtragendes Verhalten, verstocktes Schweigen, aggressives Verhalten und Drohungen. Hinzu kommen noch nonverbale Signale, die die Stimmung aufheizen, bei denen auf Modul 3 des KOMPASS-Basistrainings Infoblätter: Nonverbale Kommunikation (**M3I2-7**) verwiesen wird.

Demgegenüber stehen flexible, konstruktive Verhaltensweisen, die den Streit eher eindämmen: Vollzug eines Perspektivenwechsels, Kompromisse, sachliche Kritik, konstruktives Feedback, keine Schuldzuweisung und Eingeständnis eigener Fehler, Ansprechen des Streitauslösers, Erklären. Auch hier wird auf die nonverbale Kommunikation eingegangen, die hilft, die Auseinandersetzung auf einer Intensitätsstufe zu halten, mit der beide Streithähne emotional noch zurechtkommen. Die konstruktiven Strategien funktionieren nur dann, wenn man sich emotional angemessen regulieren kann. Das Thema der Emotionsregulation, die vielen Menschen mit einer Autismus-Spektrum-Störung und vielen Menschen ohne Autismus-Spektrum-Störung so schwerfällt, wird bei KOMPASS jedoch nicht behandelt. Zum einen gibt es in anderen Trainings (▶ Kap. 1.8.5) Hinweise dazu und zum anderen sind die Autoren aufgrund ihrer Erfahrung davon überzeugt, dass die emotionalen Bewältigungsstrategien am besten im Einzelsetting besprochen werden, da sie sehr individuell an den Jugendlichen bzw. den Erwachsenen angepasst werden müssen.

Das Infoblatt wurde nach Ideen von Gutstein und Sheeley (2002) entwickelt. Der Ablauf des Argumentationsgesprächs wurde an das Schema des Gesprächsablaufs bei Small Talk (▶ Basis-Modul 2, M2I5–6) angelehnt. Die Thematik bietet eine Verbindung zu den Themen ›Konstruktives Feedback‹ (▶ Kap. 4.8). Oft endet ein Streitgespräch in einem Kompromiss (▶ Kap. 5.7). In Freundschaften und Bekanntschaften wird auch gestritten (▶ Kap. 5.2).

4.10.1 Informationsblätter

Infoblatt: Komplexe Kommunikation – Konstruktives Streitgespräch (M4I14) ⊠

Material:
Kopien des Infoblatts für die Teilnehmenden (**M4I14**), Folie des Infoblatts, Hellraumprojektor/Beamer

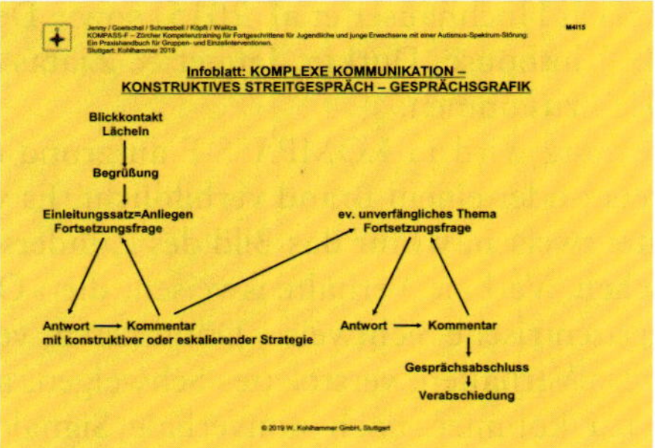

Abb. 4.6: Grafik: Konstruktives Streitgespräch

Beschreibung:
Den Teilnehmern wird vermittelt, dass Auseinandersetzungen ein Teil des Alltagslebens sind. Wesentlich ist die Unterscheidung, ob die Auseinandersetzungen konstruktiv geführt werden, dass die Beziehung bestehen bleibt, oder ob sie destruktiv zu Kränkung und Distanzierung führt. Dennoch soll auch klar vermittelt werden, dass es keine moralische Frage ist, ob man gut bzw. konstruktiv oder schlecht bzw. eskalierend streitet. Eskalierende Auseinandersetzungen wird es immer geben, sie sollen nur seltener auftreten als konstruktive Gespräche.

Die eskalierenden und konstruktiven Verhaltensweisen werden erläutert. Danach werden verschiedene konstruktive kommunikative Strategien besprochen, die sich in Auseinandersetzungen als hilfreich erwiesen haben. Gem. den eigenen Erfahrungen und der Diskussion können eskalierende und konstruktive Verhaltensweisen angesprochen werden.

Als letztes wird der Gesprächsablauf dargestellt. Dabei soll unbedingt darauf hingewiesen werden, dass wie beim Small Talk, das Gespräch aktiv an das Gegenüber übergeben wird, sodass es sich eingeladen fühlt, zu reagieren. Die Fortsetzungsfrage kann durch einen Fortsetzungskommentar ersetzt werden. Dieser Kommentar schließt mit nonverbalen Hinweisen (u. a. Blickkontakt, Schweigen), die signalisieren, dass nun das Gegenüber das Gespräch übernehmen soll und kann. Es ist wichtig, dass die Person, die das Streitgesprächs begonnen hat, es auch mit einer Verabschiedung oder einer Überleitung zu einem neuen Thema (Brückenkommentare ► Modul 2 Infoblatt: Small Talk – Gesprächsablauf, **M2I5**) abschließt. Die Darstellung des Gesprächsablaufs kann mit einem Rollenspiel der Therapeuten, die das Beispiel durchspielen, erfolgen. Es ist zu beachten, dass es ein positives Beispiel ist, in dem der Gegenüber auf die konstruktiven Strategien der Person A ebenfalls mit konstruktiven Strategien reagiert.

Dieses Infoblatt zu lesen, eignet sich als Trainingsaufgabe.

Infoblatt: Komplexe Kommunikation – Konstruktives Streitgespräch – Gesprächsgrafik (M4I15) ⊠

Material:
Kopien des Infoblatts für die Teilnehmenden (**M4I15**), Folie des Infoblatts, Hellraumprojektor/Beamer

Beschreibung:
In Anlehnung an die Gesprächsgrafiken zu Small Talk (► Basisgruppe M2I6) wird der Ablauf eines Streitgesprächs schematisch dargestellt.

Arbeitsblatt: Komplexe Kommunikation – Konstruktives Streitgespräch (M4A21) ⊠

Material:
Kopien des Arbeitsblatts für die Teilnehmenden (**M4A21**), Folie des Arbeitsblatts, Hellraumprojektor/Beamer

Beschreibung:
Mit Hilfe des Arbeitsblattes sollen die Teilnehmer konstruktive Strategien in Auseinandersetzungen einüben. Idealerweise wird mind. ein Beispiel bereits in der Gruppensitzung gemeinsam besprochen und eine Lösung notiert.

Beispiel:
Situation: Julia und Roman haben in der Schule eine Party für das ganze Schulhaus organisiert, obwohl Roman mit seinen sportlichen Verpflichtungen wenig Zeit hat. Julia ist für Essen und Trinken zuständig, Roman für die Musikanlage. Kurz vor Festbeginn stellt sich heraus, dass Roman die Lautsprecher vergessen hat. Julia hat überhaupt kein Verständnis für Romans Verhalten.
Strategie 2: *»Es ist mir vor unseren Mitschülern voll peinlich, dass die Party schlecht organisiert ist.«*
Frei wählbare Strategie (Nr. 3): *»Ich weiß, dass du wenig Zeit hast und immer im Stress bist, aber dann hättest du rechtzeitig Hilfe organisieren sollen.«*

4.10.2 Übungen und Spiele

Einführung: Streitgespräche

Material:
leere Kärtchen

Beschreibung:
In Einzelarbeit sollen die Teilnehmer sich einen kürzlich erlebten Streit vergegenwärtigen und dann dazu Stichwörter aufschreiben: Wer hat was gemacht? Wie hat der Streit begonnen, wie hat er geendet? Wie hat sich der Teilnehmer vor, während und nach dem Streit gefühlt? Anschließend (z. B. während der Snack-Pause) sortiert der Therapeut die Kärtchen: typische Auslöser, eskalierende Verhaltensweisen, konstruktive Verhaltensweisen, Ausgang der Auseinandersetzung und Verlauf der Befindlichkeit. Im Plenum werden nun die Kärtchen betrachtet und diskutiert. Vielleicht werden weitere typische Auslöser von Auseinandersetzungen genannt. Hoffentlich gibt es verschiedene Schlusssituationen auf dem Notizkärtchen. Ansonsten muss der Therapeut ergänzen, dass manche Auseinandersetzungen besser als andere enden. Daraus folgt, dass es unterschiedliche Verhaltensweisen geben muss, die den Ausgang mitbestimmen. Nun wird auf die eskalierenden und konstruktiven Verhaltensweisen, die später besprochen werden, verwiesen. Die bei dieser Einführung erarbeiteten Materialien bzw. Themen können allenfalls später wiederverwendet bzw. aufgegriffen werden. Alternativ eignet sich auch die folgende Diskussion zur Einführung ins Thema.

Diskussion: Streitgespräche

Material:
DVD von Schneewind & Böhmert (2009) (**M4M1**)

Beschreibung:

Im Plenum wird ein Youtube-Video, auf dem ein Streit sichtbar ist, angeschaut, zusammengefasst und anschließend gemäß bestimmten Fragen diskutiert. Mögliche Fragen sind die folgenden:

Wer hat versucht, den Streit sachlich zu führen? Wer hat ihn emotional geführt?

Wie haben die Protagnosten den Steit angeheizt?

Wie haben sie ihn eher beruhigt?

Wie haben sich die Protagonisten vor, während und nach dem Streit gefühlt?

Was sind erfahrungsgemäß typische Streitauslöser?

Brettspiel: Konstruktive vs. Eskalierende Strategien

Material:

Kärtchen: Komplexe Kommunikation – Konstruktives Streitgespräch – Situationen (**M4M19**), Spielbrett, Spielfiguren, Würfel

Beschreibung:

Der Spieler würfelt und zieht seine Spielfigur und nimmt ein Kärtchen mit einer Konfliktsituation. Wenn er eine gerade Zahl gewürfelt hat, formuliert er einen konstruktiven Satz, indem er sich an den Strategien für konstruktive Streitgespräche orientiert. Wenn er eine ungerade Zahl würfelt, kann er einen eskalierenden Satz (»Zünder« gem. Infoblatt **M4I14**) formulieren. In beiden Fällen darf der Spieler vier Felder vorrücken. Man kann dieselben Situationen auch mehrfach benutzen.

Viele Teilnehmer empfinden es als lustvoll und unterhaltsam, das Gespräch gezielt eskalierend zu führen. Zudem wird dann der Unterschied zwischen beiden Gesprächsformen deutlicher, was zu einer Diskussion darüber führen kann, wie es den beiden Partnern in den beiden Gesprächsformen geht. Außerdem führt dies dazu, dass nicht impliziert eine moralische Aussage gemacht wird, dass es schlecht sei, wenn man eskalierend streitet.

Variante 1:

Wenn ein Mitspieler noch eine (weitere) konstruktive Strategie formuliert, kann er zusätzlich zwei Felder vorrücken.

Variante 2:

Es werden nur noch konstruktive Strategien erlaubt. Der Spieler kann mehrere Strategien in der Replik anwenden und dann für jede Strategie zwei Felder vorrücken.

Beispiel:

Alessia wird im Hallenbad von drei anderen Mädchen wegen ihres Bikinis gefoppt. Ihre Freundin Klara hilft ihr nicht, schweigt und geht sich etwas Zutrinken holen. Später konfrontiert Alessia Klara.

Spiel: Konstruktive Strategien

Material:
Kärtchen: Komplexe Kommunikation – Konstruktives Streitgespräch – Situationen (**M4M19**), Kärtchen: Komplexe Kommunikation – Konstruktives Streitgespräch – Strategien (**M4M20**), Spielbrett, Spielfiguren, Würfel

Beschreibung:
Der Spieler würfelt, zieht seine Spielfigur und nimmt sowohl ein Kärtchen mit einer Konfliktsituation als auch eines mit einer Strategie. Er formuliert nun eine Äußerung gemäß der entsprechenden Strategie und kann vier Felder vorrücken. Man kann dieselben Situationen auch mehrfach benutzen. Der Sieger kann eine kleine Süßigkeit (z. B. Schokolädchen) bekommen.

Variante:
Wenn ein Mitspieler einen Satz nach einer weiteren konstruktiven Strategie formuliert, kann er zwei Felder vorrücken.

Rollenspiel: Konstruktives Streitgespräch

Material:
Kopien des Infoblatts für die Teilnehmenden (**M4I14**), Folie des Infoblatts, Hellraumprojektor/Beamer

Beschreibung:
Die Darstellung des Gesprächsablaufs kann mit einem Rollenspiel der Therapeuten, die das auf dem Infoblatt aufgeführte Beispiel durchspielen, erfolgen. Es ist auch möglich, dass ein Therapeut mit verschiedenen Stimmen und evtl. Ändern der Sitzposition beide Parts des Gesprächs vorspielt. Danach können zwei oder mehr Teilnehmer den Gesprächsablauf nochmals mit verteilten Rollen vorlesen.

Rollenspiel: Konstruktives & eskalierende Streitgespräche

Material:
Kärtchen: Komplexe Kommunikation – Konstruktives Streitgespräch – Situationen (**M4M19**), evtl. Würfel

Beschreibung:
Immer zwei Teilnehmer machen ein Rollenspiel zur beschriebenen Ausgangssituation. Die Strategie-Kärtchen können als Hilfe in Sichtweite hingelegt werden. Die Spieler können sich zuerst vorbereiten und sich z. B. diejenigen Kärtchen, die sie vielleicht einsetzen möchten, vor sich hinlegen.

Variante:
Es wird gewürfelt, ob das Gespräch eskalierend (ungerade Zahl) oder konstruktiv (gerade Zahl) sein soll. Viele Teilnehmer empfinden es als lustvoll und unterhaltsam, das Gespräch gezielt eskalierend zu führen. Zudem wird dann der Unterschied zwischen beiden Gesprächsformen deutlicher, was zu einer Diskussion darüber führen kann, wie es den beiden Partnern in den beiden Gesprächsformen geht. Außerdem führt dies dazu, dass nicht impliziet eine moralische Aussage gemacht wird, dass es schlecht sei, wenn man eskalierend streitet.

Einfachere Variante:
Ein Therapeut spielt einen Part.

Beispiel:
Francesco reist zu Neujahr das erste Mal nach Mailand, wo ihn seine Cousine Giovanna vor dem Bahnhof auf der Haupttreppe abholen soll. Es graupelt und ist saukalt. Giovanna kommt nach 30 Minuten Verspätung fröhlich lachend auf den völlig durchnässten, frierenden Francesco zu und erzählt etwas von zufälligen Begegnungen mit ihrer alten Schulfreundin. Francesco konfrontiert Giovanna.

Video-Feedback:

Material:
Infoblatt: Komplexe Kommunikation – Konstruktives Streitgespräch – Gesprächsgrafik (**M4I15**), Videoabspielgerät

Beschreibung:
Sofern eines der Rollenspiele mit Streitgesprächen auf Video aufgenommen wurde, kann man den Teilnehmern ein Video-Feedback ermöglichen. Man wählt gelungene Sequenzen oder Szenen, die grundsätzlich gut sind, aber Verbesserungspotential aufweisen, aus. Die Teilnehmer sollen einander Feedback (▶ Kap. 4.8.1) geben. Die Therapeuten sollen sich ebenfalls unterstützend und lobend äußern sowie auf Verbesserungspotential aufmerksam machen.

5 Modul 5: Komplexe Interaktion

Überblick über Modul 5: Komplexe Interaktion

Konzept »Freundschaft«
Entwicklung von Freundschaft
Gegenseitigkeit
Komplimente
Grußmitteilungen
Partner- & Teamarbeit
Kompromiss

5.1 Konzept »Freundschaft«

Kinder mit einer Autismus-Spektrum-Störung im High-Functioning-Bereich nehmen ihre sozialen Schwächen wahr (Knott, Dunlop & MacKay 2006) und schätzen ihre sozialen Fertigkeiten (z. B. Umgang mit Gruppen, Entwicklung von Freundschaften) signifikant niedriger ein als die gleichaltrige Kontrollgruppe. Die sozialen Kompetenzen werden durch die Eltern noch geringer eingeschätzt. Eine der Aufgaben des Jugendalters besteht darin, sich in die Peer-Gruppe einzufügen. »Dazu zu gehören« ist in diesem Alter zentral und hilft der Identitätsbildung. Während sich Kinder v.a. auf ihre nachsichtigen, akzeptierenden Eltern verlassen, geht es im Jugendalter darum, sich dem Urteil weniger nachsichtiger Gleichaltriger zu überlassen, woran viele Jugendliche mit einer Autismus-Spektrum-Störung scheitern (Tantam 2003, zit. nach Chang et al. 2014). Da die meisten Jugendlichen mit einer Autismus-Spektrum-Störung im gut funktionierenden Spektrum in Regelschulen, allgemeinen Sonderschulen oder Privatschulen, die alle nicht ausschließlich für Schüler mit einer Autismus-Spektrum-Störung sind, beschult werden, stehen auch alle vor der Herausforderung, sich in eine »nicht-autistische Gemeinschaft« einzufügen, und sind den üblichen sozialen Erwartungen ausgesetzt. Die Integration in eine Klasse, in der nicht ausschließlich Schüler mit einer Autismus-Spektrum-Störung beschult werden, hat den Vorteil, dass die Jugendlichen mit einer Autismus-Spektrum-Störung von den Gleichaltrigen angemessenes Verhalten durch Beobachtung lernen können. So sind sie unter anderem in der Schule stärker sozial engagiert, wenn sie in Kontakt mit Jugendlichen ohne einer Autismus-Spektrum-Störung stehen (Sigman und Ruskin 1999, zit. nach Kasari, Locke, Gulsrud & Rotheram-Fuler 2011).

In der Elternbefragung von Portway und Johnson (2003) beschrieben diese ihre Kinder mit Asperger-Syndrom bereits im Schulalter als einsam. Freundschaften zu knüpfen sei ihnen immer schwergefallen. Die Jugendlichen fühlten sich bereits früh anders und unglücklich und gingen zwar zur Schule, sahen sich aber nie Teil dieses sozialen Gefüges. Im Vergleich zu Gleichaltrigen haben Kinder und Jugendliche mit einer Autismus-Spektrum-Störung weniger Freunde (Koning und Magill-Evans 2001). Aufgrund ihrer geringeren sozialen Responsivität sind sie in Gruppen, die sich nicht primär über ein gemeinsames Interesse definieren, oft nicht integriert und nehmen eine Außenseiterposition ein: Sie werden durch Gleichaltrige und Geschwister sozial ausgegrenzt und geschnitten, geschlagen und geplagt oder sogar gemobbt (Little 2001).

Nach Frankel und Mayatt (2003, zit. nach Laugeson et al. 2009) unterscheidet sich das Beziehungsnetz von Kindern mit und ohne einer Autismus-Spektrum-Störung deutlich: Kinder mit einer Autismus-Spektrum-Störung stehen stärker in der Peripherie des sozialen Netzes ihrer Schulklasse, berichten von weniger Freunden und werden auch seltener von Klassenkameraden als Freund bezeichnet als ihre Peers. Sie werden jedoch nicht häufiger aktiv abgelehnt, sondern eher übersehen oder ignoriert. Nach Aussagen der Mütter (Bauminger und Shulman 2003) beeinflussen folgende Faktoren die Freundschaften ihrer Kinder mit einer Autismus-Spektrum-Störung: Charaktereigenschaften des Freundes, hohes soziales Interesse und soziale Aktivität ihres Kindes, physische Nähe (gemeinsame Klasse, Nachbarschaft), ähnliche Interessen und aktive Unterstützung der Eltern und Lehrpersonen. Im Gegensatz dazu sind Freundschaften unter typisch entwickelten Kindern deutlich spontaner entstanden und weniger durch das nahe Umfeld der Kinder unterstützt.

Einsamkeit besitzt nach Weiss (1973, zit. nach Bauminger und Kasari 2000) eine emotionale und eine sozial-kognitive Komponente. Emotionale Einsamkeit beschreibt die subjektive Reaktion auf fehlende emotionale Beziehungen, die in Traurigkeit, Angst oder Leere münden. Sozial-kognitive Einsamkeit entsteht, wenn die Person die eigenen sozialen Beziehungen als unbefriedigend erlebt und dadurch Ausschluss, Unbedeutsamkeit oder Langeweile erlebt. Jugendliche mit einer Autismus-Spektrum-Störung im high-functioning Bereich beziehen seltener beide Aspekte in ihre Definition von Freundschaft ein. Sie konzentrieren sich oft nur auf sozial-kognitive Aspekte und setzen die Gefühle weniger oft mit Einsamkeit in Verbindung (Bauminger et al. 2000). Obwohl alle Studienteilnehmer mindestens einen Freund nannten, berichten sie von größerer Einsamkeit als Gleichaltrige. Die Tatsache einen Freund zu haben, scheint die Gefühle der Einsamkeit nicht zu mindern, was damit zusammenhängen könnte, dass Jugendliche mit einer Autismus-Spektrum-Störung Freundschaften weniger umfassend definieren als typische Jugendliche. Zudem schätzen sie selber die Qualität ihrer Freundschaften tiefer ein (Bauminger et al. 2000; Kasari et al. 2011). Während Freundschaft und Einsamkeit bei typischen Jugendlichen also eng miteinander verbunden sind, fällt Jugendlichen mit einer Autismus-Spektrum-Störung diese Verbindung schwieriger. Ihnen scheint der »affektive Klebstoff« zu fehlen, der diese eng verwandten Konzepte verbindet (Bauminger et al. 2000). Die Ergebnisse von Bauminger et al. (2000) unterstützen die emotionalen Defizite von Jugendlichen mit einer Autismus-Spektrum-Störung, während sie auf gute sozial-kognitive Fertigkeiten hinweisen.

Jedoch sind sich gerade Jugendliche mit einer Autismus-Spektrum-Störung im High-Functioning-Bereich mit einer guten Intelligenz ihrer sozialen Integrationsprobleme oft nur allzu bewusst und leiden darunter (Grynszpan et al. 2011, zit. nach Schohl et al. 2014). Je mehr sich die Kinder und Jugendlichen ihrer sozialen Defizite bewusst sind und je höher ihr IQ, desto höher ist das Risiko einer depressiven oder ängstlichen Erkrankung (Mazurek und Kanne 2010). Angststörungen stellen gar die häufigste komorbide Diagnose bei Kindern mit einer Autismus-Spektrum-Störung dar (Simonoff et al. 2008 zit. nach Mazurek et al. 2010). Kinder mit einer Autismus-Spektrum-Störung berichten von deutlich mehr Gefühlen und Situationen von Einsamkeit als Gleichaltrige (Bauminger et al. 2000; Bauminger et al. 2003) und weisen mehr depressive, ängstliche und internalisierende Verhaltensauffälligkeiten als Gleichaltrige auf (Mazurek et al. 2010).

Es gibt eine enge Verknüpfung zwischen erlebter Einsamkeit und affektiven Problemen (Bauminger et al. 2000). Untersuchungen zeigen, dass bei typischen Kindern und Jugendlichen ohne einer Autismus-Spektrum-Störung die Tatsache, ein bis zwei Freunde zu haben, die Anpassung im Erwachsenenleben verbessert (Buhrmester 1990 zit. nach Schohl et al. 2014). Freundschaften federn die Auswirkungen schwieriger Lebensereignisse ab, korrelieren positiv mit Selbstbewusstsein und negativ mit ängstlichen und depressiven Verhaltensweisen. Einen Freund zu haben, schützt bei typischen Kindern sogar dann vor Einsamkeit, wenn man von der größeren Gruppe der Gleichaltrigen nicht akzeptiert wird (Parker und Asher 1993, zit. nach Mazurek 2014). In der Untersuchung von Mazurek (2014) lässt sich auch bei Erwachsenen mit einer Autismus-Spektrum-Störung der schützende Effekt von Freundschaften bei schwierigen Lebensereignissen und gegenüber emotionale Probleme aufzeigen, sogar, wenn man die Ergebnisse für die autistischen Symptome kontrolliert. Mehr und bessere Freundschaften sowie ein größeres soziales Netz führen in dieser Untersuchung auch bei Erwachsenen mit einer Autismus-Spektrum-Störung zu weniger Einsamkeitsgefühlen. Da aber nur ein kleiner Teil der Erwachsenen mit einer Autismus-Spektrum-Störung Freundschaften und/ oder Partnerschaften pflegt (► Kap. 1.6) und 50 % der Jugendlichen mit einer Autismus-Spektrum-Störung keinen einzigen Freund haben (Howlin 2000b), profitieren sie also auch nicht von deren salutogenen Effekten. In der Wahrnehmung von männlichen Jugendlichen mit einer Autismus-Spektrum-Störung hängt Einsamkeit mit subjektiv fehlender oder geringerer Unterstützung durch Mitschüler, Freunde und Eltern zusammen (Lasgaard, Nilsen, Eriksen et al. 2010). Shattuck et al. (2012, zit. nach Mazurek 2014) kann aufzeigen, was Einsamkeit konkret bedeutet: 43 % der Jugendlichen mit einer Autismus-Spektrum-Störung treffen nie Freunde oder Mitschüler außerhalb der Schule oder organisierter Aktivitäten und über 50 % erhalten nie Telefonanrufe von Freunden oder werden zu sozialen Aktivitäten eingeladen. Fehlende soziale Einbettung gemessen an Anzahl Freunden hängt zudem mit der Schwere der Symptomatik zusammen: Je stärker die Person mit einer Autismus-Spektrum-Störung betroffen ist, desto weniger wahrscheinlich ist es, dass sie einen Freund hat (Mazurek et al. 2010). Daraus folgt, dass es in jedem Lebensalter wichtig ist, Menschen mit einer Autismus-Spektrum-Störung zu helfen, das soziale Netz zu vergrößern, Freundschaften aufzubauen und zu vertiefen und Gefühle der Einsamkeit zu verringern. So kann ein Baustein zur Prävention von emotionalen Problemen gelegt werden.

Kinder und Jugendliche mit einer Autismus-Spektrum-Störung verfügen oft über ein unreifes oder ungewöhnliches Konzept von Freundschaft (Botroff et al. 1995, zit. n. Attwood 2000). Wenn sie Freundschaften pflegen, so zeigen sich interessante Unterschiede, aber auch Gemeinsamkeiten zu Freundschaften von typischen entwickelten Jugendlichen (Bauminger et al. 2008). Freundschaften gleichen sich in Alter und Geschlecht (Bauminger et al. 2008; Bauminger et al. 2003; Kasari et al. 2011; Bauminger-Zviely & Agam-Ben-Artzi 2014) wie auch betreffend einer ausgeglichenen Rollenverteilung (Bauminger et al. 2008). Unterschiede sind in den klassischen Bereichen sichtbar, die Menschen mit einer Autismus-Spektrum-Störung Schwierigkeiten bereiten: Das Spielverhalten ist stärker auf Parallelspiel ausgerichtet als auf koordinatives Spiel und klassisches Freundschaftsverhalten. Positiver Affekt, Teilen, Schaffen und Suchen von Nähe, stetige Absprachen oder soziale Konversation kommen bei Kindern und Jugendlichen mit einer Autismus-Spektrum-Störung seltener vor und sie teilen weniger gemeinsame Freude (Bauminger et al. 2008; Bauminger-Zviely et al. 2014). Dennoch unterscheidet sich die Dauer der Freundschaften zwischen Jugendlichen mit einer Autismus-Spektrum-Störung und typisch entwickelten Jugendlichen nicht, obwohl die Freundschaft sowohl vom Jugendlichen mit einer Autismus-Spektrum-Störung als auch von seinem Freund als weniger intim und nah beschrieben wird (Bauminger et al. 2008). Andere Untersuchungen zeigen, dass bei Jugendlichen mit einer Autismus-Spektrum-Störung die Freundschaften durchschnittlich deutlich kürzer dauern (Bauminger et al. 2003). Dass Jugendliche mit einer Autismus-Spektrum-Störung durchaus auch affektive und sozial-kommunikative Kompetenzen in eine Freundschaft einbringen, zeigt sich, wenn ihr Umgang mit Freunden mit demjenigen mit Bekannten verglichen wird. In Beziehungen zu Freunden zeigen Kinder mit einer Autismus-Spektrum-Störung deutlich mehr Nähe, gemeinsame Freude und gemeinsames Engagement als in Interaktion mit Bekannten (Bauminger-Zviely et al. 2014).

Jugendliche mit hochfunktionalem Autismus unterhalten öfters Freundschaften zu anderen beeinträchtigten Jugendlichen als typische Jugendliche und treffen sich seltener (Bauminger et al. 2008; Baumingeret al. 2003). Gemischte Dyaden, also Freundschaft zwischen einem Kind mit einer hoch funktionierenden einer Autismus-Spektrum-Störung und einem typisch entwickelten Kind weisen jedoch mehr kooperatives Verhalten, gemeinsames So-tun-als-ob-Spiel, dyadisches Engagement und Synchronizität auf als Dyaden zwischen zwei beeinträchtigten Kindern (Bauminger-Zviely et al. 2014). Kinder mit einer Autismus-Spektrum-Störung scheinen folglich von Freundschaften zu Gleichaltrigen ohne Beeinträchtigung zu profitieren. Auch die gemeinsamen Aktivitäten unterscheiden sich zwischen Jugendlichen mit einer Autismus-Spektrum-Störung und ihren typisch entwickelten Peers (Bauminger et al. 2003).

In KOMPASS-Gruppen wird explizit darauf eingegangen, dass es für Freundschaften wichtig ist, dass beide Seiten wissen, welchen Stellenwert die Freundschaft für das Gegenüber einnimmt. Bei Kindern, Jugendlichen und Erwachsenen mit Autismus herrscht oft Unklarheit über die »*Rangliste*« der Freunde (Preissmann 2013, S. 64). Üblicherweise erwarten die beiden Interaktionspartner einen mehr oder minder ausgeglichenen Rang. Im Besonderen zeichnen sich sogenannte ›beste Freunde‹ dadurch aus, dass sie einander gegenseitig als ›besten Freund‹ bezeichnen. Eine sehr schiefe Rangverteilung kann eine Beziehung belasten, da dann unterschiedliche Erwartungen an einander gestellt werden, die zu Irritationen führen. Wenn die unterschiedlichen Stellenwerte für beide transparent und akzeptiert sind, können sich beide in dieser Beziehung wohl fühlen. Das Risiko von schiefen Rangverteilungen besteht bei Menschen mit einer Autismus-Spektrum-Störung durchaus: Da sie oft nur ganz wenige oder sogar nur eine freundschaftliche Beziehung haben, bekommt sie oft sehr viel Bedeutung und somit einen hohen Rang oder sogar den 1. Rang. Der Freund hat aber mit großer Wahrscheinlichkeit einen größeren oder sogar großen Freundeskreis und der Freund mit einer Autismus-Spektrum-Störung spielt dadurch nicht die gleich wichtige Rolle in seinem Leben. Dies kann zu Spannungen und vielen Enttäuschen oder sogar Kränkungen beim Menschen mit einer Autismus-Spektrum-Störung sowie vielleicht auch Hilflosigkeit, wenn der Mechanismus nicht verstanden wird, führen. Erfahrungsgemäß kommt es immer wieder vor, dass der nicht-autistische Partner, die Freundschaft mit bestimmten Aktivitäten, im Kindesalter mit besonderen Spielen oder Situationen verbindet. So spielt er zum Beispiel in der Freizeit mit dem Kind mit einer Autismus-Spektrum-Störung über viele Jahre mit dessen elektrischer Eisenbahn. Doch auf dem Pausenplatz teilt er seine Zeit unter allen Freunden auf und will vielleicht die Freundschaft mit dem Kind mit einer Autismus-Spektrum-Störung, v.a. wenn dieses einen tiefen sozialen Status hat, auch nicht zu sehr betonen, da er dadurch soziale Anerkennung verlieren würde. Solche sozialen Dynamiken rund um die Definitionen von Beziehungen zu verstehen, fällt Menschen mit einer Autismus-Spektrum-Störung sehr schwer, besonders da sie unfair sind und sich nur sozial erklären und verstehen lassen.

Bei KOMPASS-F wird der Begriff »Beziehungen« als Oberbegriff für alle Formen von kontinuierlichem Kontakt verwendet. Es ist zu beachten, dass dieser Begriff für manche Jugendliche und junge Erwachsene schwierig ist. Sie assoziieren sofort »sexuelle« Beziehung« und reagieren irritiert, wenn es um den Kontext von Freundschaft, Kollegschaft und Bekanntschaft geht. Eine Schweizer Besonderheit stellt der Begriff ›Kollege‹ bzw. ›Kollegin‹ dar, der v.a. im Jugendalter wichtig wird. Vereinfacht gesagt: Kinder haben Freunde und Kollegen, v.a. männliche Jugendliche haben oft keine Freunde, sondern nur Kollegen, Erwachsene haben wieder

Freunde und Kollegen. Viele Jugendliche können mit den Begriffen ›Freund‹ und ›Freundin‹ nicht viel anfangen bzw. verbinden sie sofort mit einer Lebensbeziehung also »meinem/deinem/ihrem/seinem Freund‹ bzw. ›meiner/deiner/seiner/ihrer Freundin‹. Jugendliche Mädchen haben noch eher Freundinnen. Kollegen sind in der Schweiz eine ganz wichtige Gruppe von Gleichaltrigen. Es gibt »lockere Kollegen«, die z. B. die sympathischen Mitschüler oder die sympathischen Mitglieder im Sportclub umfasst. Die »engen Kollegen« oder »guten Kollegen« sind die Freunde.

Die verschiedenen Profile von Kontakten voneinander zu trennen ist nicht so einfach, wie es auf dem Infoblatt: Komplexe Interaktion – Freundschaftsprofile (M5I2) scheint. Es kommt oft auf den Einzelfall, also die konkrete Person und Situation, an. Erfahrungsgemäß sind hierbei auch kulturelle Einflüsse aktiv: In manchen Familien ist es üblich, sehr großzügig auch wichtige oder teure Dinge auszuleihen, in anderen ist man eher vorsichtig und leiht sie nur in engen Beziehungen aus. Diese Vorgaben sollen eine Diskussionsgrundlage bieten. Auch die Frage, in welchen Beziehungsformen Sexualität eine Rolle spielt und spielen darf, ist abhängig von den Werten der Mitglieder (z. B. moralisch, religiös, kulturell bedingt) und muss mit Fingerspitzengefühl behandelt werden. Dabei darf auch nicht vergessen werden, dass für manche Jugendliche mit einer Autismus-Spektrum-Störung intime Beziehungen und Sexualität sehr belastet und manchmal sogar mit großer Abwehr, Verunsicherung oder Ekel verbunden sind. Man kann in der KOMPASS-Gruppe die nicht wertende Position einnehmen, dass man über die Werte spricht, die aktuell von der Mehrheit der Jugendlichen und jungen Erwachsen gelebt wird: Sexualität ist Teil von intimen Partnerschaften. Man kann aber auch mit Menschen, mit denen man keine Liebesbeziehung pflegt, Sex haben (One-Night-Stand, Seitensprung). Sexuelle Intimität in Freundschaften wird als schwierig betrachtet, während Sex in lockeren Bekanntschaften weniger Probleme nach sich zieht. Man kann darauf hinweisen, dass es für eine Freundschaft kritisch werden kann, wenn unverbindlicher Sex plötzlich Teil davon wird. Somit ist nach unverbindlichem Sex die Beziehung mit einem Bekannten oder einer Bekannten, einem Arbeitskollegen oder einer Arbeitskollegin oder gemäß schweizerischem Sprachgebrauch einem Kollegen oder einer Kollegin einfacher zu handhaben als mit einem Freund oder einer Freundin. Im Weiteren gibt es Freundschaften, in denen man einander mehr anvertraut als in der Partnerschaft. Dort werden manchmal Schwierigkeiten in der Partnerschaft oder Geheimnisse wie z. B. eine sexuelle Beziehung außerhalb der Partnerschaft besprochen. Manche Menschen getrauen sich in einer Freundschaft eher, sich zu öffnen und auch schwierige Seiten von sich selbst anzusprechen, die man in der Partnerschaft eher nicht anspricht, aus Angst den Partner oder die Partnerin zu verlieren oder zu verletzen. Dies kann auch damit zusammenhängen, dass manche Freundschaften bereits viel länger dauern als (noch junge) Partnerschaften. Für Jugendliche und junge Erwachsene mit einer Autismus-Spektrum-Störung gibt es verschiedene Bücher, die das Thema Sexualität und »romantische«/sexuelle Beziehungen beleuchten: Leider bisher nur auf Englisch gibt es das hilfreiche Buch von Maxine Aston (2012) »What Men with Asperger Syndrome Want to Know About Women, Dating and Relationships». Ebenfalls empfehlenswert ist das Buch von Rudy Simone (2012) »22 Things a

Women with AS Wants her Partner to Know«. Auch in den deutschsprachigen Büchern »Aspergirls – Die Welt der Frauen und Mädchen mit Asperger« von Rudy Simone (2012) und »Überraschend anders: Mädchen & Frauen mit Asperger« von Christine Preissmann (2013), aber auch dem englischen »Girls growing up on the autism spectrum« von Shana Nichols (2009) finden sich viele Tipps.

Sehr konkret und sachlich sind die Informationen im Training »Ich bin in der Pubertät« (Boudesteijn 2016a und b). Für den Trainer gibt es das separat erhältliche Buch »Die Psychosexuelle Entwicklung bei Jugendlichen mit Autismus« mit Hinweise zur Umsetzung und für die Jugendlichen mit einer Autismus-Spektrum-Störung das Arbeitsbuch. Hier werden Themen wie Freundschaft, Verliebtsein, Beziehungen, Kontaktsuche, Grenzen, Sexualität (inkl. Verhütung, Umgang mit Schwangerschaft und Geburt) diskutiert.

5.1.1 Informationsblätter

Infoblatt: Komplexe Interaktion – Freundschaft ⊠

Material:
Kopien des Infoblatts für die Teilnehmenden (**M5I1**), Folie des Infoblatts, Hellraumprojektor, evtl. von den Teilnehmern ausgefüllte Arbeitsblätter: Interaktionen – Freundschaft – Interview (**M5A1**)

Beschreibung:
Falls das Arbeitsblatt: Interaktionen – Freundschaft – Interview (**M5A1**) im Voraus bearbeitet wurde, können die Teilnehmer sich in der Diskussion der Thematik darauf beziehen. Zuerst wird der Begriff Freundschaft definiert. Dabei ist zentral, dass es sich nicht nur um gemeinsame Aktivitäten und geteilte Interessen sowie allenfalls Zuneigung handelt, sondern um eine gemeinsame Geschichte, die auch kurz sein darf, gegenseitiges Interesse, Respekt, Akzeptanz und Vertrauen. Die Teilnehmer sollen verstehen, dass in Freundschaften auch bei gemeinsamen Unternehmungen die Beziehung im Vordergrund steht oder mindestens gleichwichtig wie die Aktivität ist. Zudem werden konkrete Verhaltensweisen besprochen, die typisch für Freundschaften sind. Die Teilnehmer sollen verstehen, dass die meisten Menschen verschiedene Freunde haben und diese Freundschaften sich nicht gegenseitig konkurrenzieren, sondern unterschiedliche Bedürfnisse abdecken und oft auch aus einem anderen biografischen Kontext stammen. Es wird auch über sogenannte »falsche Freunde« und mögliche Hinweissignale darauf gesprochen.

Dieses Infoblatt zu lesen, eignet sich als Trainingsaufgabe.

Infoblatt: Komplexe Interaktion – Freundschaft sprofile ⊠

Material:
Kopien des Infoblatts für die Teilnehmenden (**M5I2**), Folie des Infoblatts, Hellraumprojektor

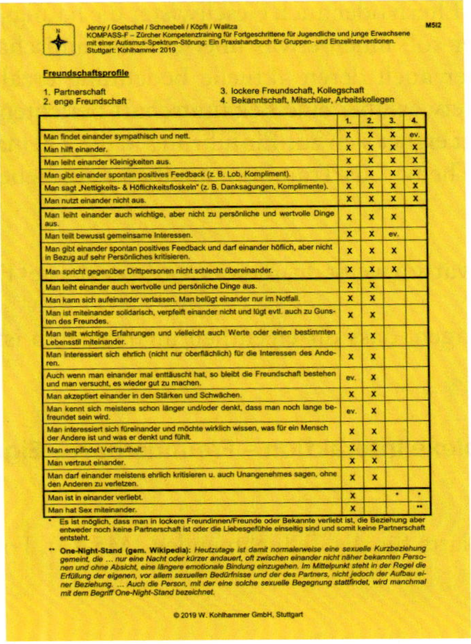

Jenny / Goetschel / Schneebeli / Köpfli / Walitza
KOMPASS-F – Zürcher Kompetenztraining für Fortgeschrittene für Jugendliche und junge Erwachsene mit einer Autismus-Spektrum-Störung: Ein Praxishandbuch für Gruppen- und Einzelinterventionen. Stuttgart: Kohlhammer 2019

M5I2

Freundschaftsprofile

1. Partnerschaft
2. enge Freundschaft
3. lockere Freundschaft, Kollegschaft
4. Bekanntschaft, Mitschüler, Arbeitskollegen

	1.	2.	3.	4.
Man findet einander sympathisch und nett.	X	X	X	ev.
Man hilft einander.	X	X	X	X
Man leiht einander Kleinigkeiten aus.	X	X	X	X
Man gibt einander spontan positives Feedback (z. B. Lob, Kompliment).	X	X	X	X
Man sagt „Nettigkeits- & Höflichkeitsfloskeln" (z. B. Danksagungen, Komplimente).	X	X	X	X
Man nutzt einander nicht aus.	X	X	X	X
Man leiht einander auch wichtige, aber nicht zu persönliche und wertvolle Dinge aus.	X	X	X	
Man teilt bewusst gemeinsame Interessen.	X	X	ev.	
Man gibt einander spontan positives Feedback und darf einander höflich, aber nicht in Bezug auf sehr Persönliches kritisieren.	X	X	X	
Man spricht gegenüber Drittpersonen nicht schlecht übereinander.	X	X	X	
Man leiht einander auch wertvolle und persönliche Dinge aus.	X	X		
Man kann sich aufeinander verlassen. Man belügt einander nur im Notfall.	X	X		
Man ist miteinander solidarisch, verpfeift einander nicht und lügt evtl. auch zu Gunsten des Freundes.	X	X		
Man teilt wichtige Erfahrungen und vielleicht auch Werte oder einen bestimmten Lebensstil miteinander.	X	X		
Man interessiert sich ehrlich (nicht nur oberflächlich) für die Interessen des Anderen.	X	X		
Auch wenn man einander mal enttäuscht hat, so bleibt die Freundschaft bestehen und man versucht, es wieder gut zu machen.	ev.	X		
Man akzeptiert einander in den Stärken und Schwächen.	X	X		
Man kennt sich meistens schon länger und/oder denkt, dass man noch lange befreundet sein wird.	ev.	X		
Man interessiert sich füreinander und möchte wirklich wissen, was für ein Mensch der Andere ist und was er denkt und fühlt.	X	X		
Man empfindet Vertrautheit.	X	X		
Man vertraut einander.	X	X		
Man darf einander meistens ehrlich kritisieren u. auch Unangenehmes sagen, ohne den Anderen zu verletzen.	X	X		
Man ist in einander verliebt.	X		*	*
Man hat Sex miteinander.	X			**

* Es ist möglich, dass man in lockere Freundinnen/Freunde oder Bekannte verliebt ist, die Beziehung aber entweder noch keine Partnerschaft ist oder die Liebesgefühle einseitig sind und somit keine Partnerschaft entsteht.

** One-Night-Stand (gem. Wikipedia): *Heutzutage ist damit normalerweise eine sexuelle Kurzbeziehung gemeint, die ... nur eine Nacht oder kürzer andauert, oft zwischen einander nicht näher bekannten Personen und ohne Absicht, eine längere emotionale Bindung einzugehen. Im Mittelpunkt steht in der Regel die Erfüllung der eigenen, vor allem sexuellen Bedürfnisse und der des Partners, nicht jedoch der Aufbau einer Beziehung. ... Auch die Person, mit der eine solche sexuelle Begegnung stattfindet, wird manchmal mit dem Begriff One-Night-Stand bezeichnet.*

© 2019 W. Kohlhammer GmbH, Stuttgart

Abb. 5.1: Infoblatt: Freundschaftsprofile

Beschreibung:

Falls das Arbeitsblatt: Interaktionen – Freundschaft – Interview (**M5A1**) im Voraus bearbeitet wurde, können die Teilnehmer sich in der Diskussion der Thematik darauf beziehen. Das Infoblatt wird gemeinsam im Rahmen der entsprechenden Übung (▶ Kap. 5.1.3) besprochen. Die Teilnehmer sollen verstehen, dass es, je nachdem wie nahe einem eine Person steht, unterschiedliche Profile von Beziehungen gibt. Grundsätzlich erfüllt die engere Beziehungsform immer auch die Kriterien für die lockerere. Da dies manchen der Teilnehmer bereits klar sein dürfte, wird auch darauf verwiesen, dass dieses Denkmodell bei der Partnerschaft nicht immer aufgeht.

Dieses Infoblatt zu lesen, eignet sich als Trainingsaufgabe.

5.1.2 Arbeits- & Protokollblätter

Arbeitsblatt: Komplexe Interaktion – Freundschaft – Interview ⊠

Material:
Kopien des Arbeitsblatts für die Teilnehmenden (**M5A1**), Folie des Arbeitsblatts, Hellraumprojektor

Beschreibung:
Die Teilnehmer führen idealerweise mit einer gleichaltrigen Person und einer älteren Person ein Interview zum Thema Freundschaft und Bekanntschaft. Erfah-

rungsgemäß sind die Eltern oder auch Geschwister die häufigsten Interviewpartner. Ihr Gesprächspartner soll ihnen etwas über eine Freundschaft und deren Entstehungsgeschichte, aber auch deren aktuelle Bedeutung erzählen. Im Unterschied dazu sollen sie auch etwas über eine Bekanntschaft berichten.

Dieses Arbeitsblatt eignet sich zur Einführung in die Thematik und sollte in dem Fall vor Beginn des Themas als Trainingsaufgaben aufgegeben werden.

Beispiele:
Wie merkst du oder warum weißt du, dass sie/er deine (beste) Freundin/dein (bester) Freund ist?
Was darf sie/er dir sagen, dass dir eigentlich unangenehm ist und du nicht gerne hörst?

Arbeitsblatt: Komplexe Interaktion – Freundschaft – Eigene Gedanken ⊠

Material:
Kopien des Arbeitsblatts für die Teilnehmenden (**M5A3**), Folie des Arbeitsblatts, Hellraumprojektor

Beschreibung:
Die Teilnehmer sollen dazu angehalten werden, darüber nachzudenken, welche Freundschaftserfahrungen sie bisher gemacht haben und was sie sich punkto Freundschaft wünschen. Sie denken darüber nach, welche Interessen sie teilen möchten, welche Charaktereigenschaften ihnen an einem Freund oder einer Freundin wichtig sind. Sie werden auch zu einem Perspektivenwechsel angehalten mit der Frage, welche persönlichen Qualitäten sie in eine Freundschaft einbringen (würden). Auch die Frage, wo sie möglicherweise (neue) Freunde kennenlernen könnten, wird gestellt.

Dieses Arbeitsblatt eignet sich zur Einführung in die Thematik und sollte in dem Fall zu Beginn des Themas als Trainingsaufgaben aufgegeben werden.

Beispiele:
Notiere eigene Charaktereigenschaften, die dich für eine Freundin oder einen Freund attraktiv und sympathisch machen.
Was würdest du von einer Freundin oder einem Freund nicht akzeptieren?

Arbeitsblatt: Komplexe Interaktion – Freundschaft ⊠

Material:
Kopien des Arbeitsblatts für die Teilnehmenden (**M5A4**), Folie des Arbeitsblatts, Hellraumprojektor, evtl. Infoblatt: Komplexe Interaktion – Freundschaft (**M5I1**)

Beschreibung:
Dieses Arbeitsblatt kann als eine Parallelform des zuvor beschriebenen Informationsblatts (**M5I1**, ▶ Kap. 5.1.1) gesehen werden. Der Text ist derselbe, es hat sich jedoch eine vorgegebene Anzahl Fehler eingeschlichen, die es nun zu finden gilt.

Durch den Fehlertext sollen die Teilnehmer angehalten werden, die Informationen genau zu lesen und bei Unsicherheit nochmals auf dem Infoblatt nachzusehen.

Arbeitsblatt: Komplexe Interaktion – Freundschaftsprofile ⊠

Material:
Kopien des Arbeitsblatts für die Teilnehmenden (**M5A5**), Folie des Arbeitsblatts, Hellraumprojektor

Beschreibung:
Nachdem das dazu gehörende Infoblatt (**M5I2**) besprochen wurde, sollen die Teilnehmer zur Vertiefung der Thematik selbst nochmals darüber nachdenken, welche Merkmale und Verhaltensweise zu welcher Art von Beziehung (Partnerschaft, enge Freundschaft, lockere Freundschaft/Kollegschaft, Bekanntschaft/Mitschüler/Arbeitskollegen) gehören. Die Merkmale, die im Rahmen des Infoblattes und der Übung: Komplexe Interaktion – Freundschaftsprofile besprochen wurden, findet sich gemischt auf dem Arbeitsblatt wieder. Die Teilnehmer sollen ankreuzen, zu welchen Formen von Beziehung diese Verhaltensmerkmale passen. Erfahrungsgemäß ergibt sich daraus in der folgenden Stunde nochmals eine Diskussion über die Zuordnung einzelner Verhaltensmerkmale, indem die Therapeuten diejenigen herausgreifen, die von mehreren Teilnehmern anders zugeordnet wurden.

5.1.3 Übungen und Spiele

Diskussion: Das Wesen von Freundschaft

Material:
Kopien des Infoblatts: Komplexe Interaktion – Freundschaft (**M5I1**), Folie des Infoblatts, Hellraumprojektor, von den Teilnehmern ausgefüllte Arbeitsblätter: Komplexe Interaktion – Freundschaft – Interview (**M5A1**)

Beschreibung:
Mit dieser Diskussion wird das Infoblatt: Komplexe Interaktion – Freundschaft (**M5I1**) erarbeitet. Da das Arbeitsblatt: Komplexe Interaktion – Freundschaft – Interview (**M5A1**) im Voraus als Trainingsaufgaben bearbeitet wurde, können die Teilnehmer sich in der Diskussion neben ihren eigenen Erfahrungen auch darauf beziehen.

Zuerst werden Merkmale von Freundschaft gesammelt. Dabei ist zentral, dass es sich nicht nur um gemeinsame Aktivitäten und geteilte Interessen sowie allenfalls Zuneigung handelt, sondern um eine gemeinsame Geschichte, die auch kurz sein darf, gegenseitiges Interesse, Respekt, Akzeptanz und Vertrauen. Die Teilnehmer sollen verstehen, dass in Freundschaften auch bei gemeinsamen Unternehmungen die Beziehung im Vordergrund steht oder mindestens gleich wichtig wie die Aktivität ist. Zudem werden konkrete Verhaltensweisen besprochen, die typisch für Freundschaften sind. Im Weiteren sollen die Teilnehmer verstehen, dass die meisten

Menschen verschiedene Freunde haben und diese Freundschaften sich nicht gegenseitig konkurrenzieren, sondern unterschiedliche Bedürfnisse abdecken und oft auch aus einem anderen biografischen Kontext stammen.

Übung: Freundschaftsprofile

Material:
Folie des Infoblatts: Interaktionen – Freundschaftsprofile (**M5I2**), Token (z. B. Mühlesteine)

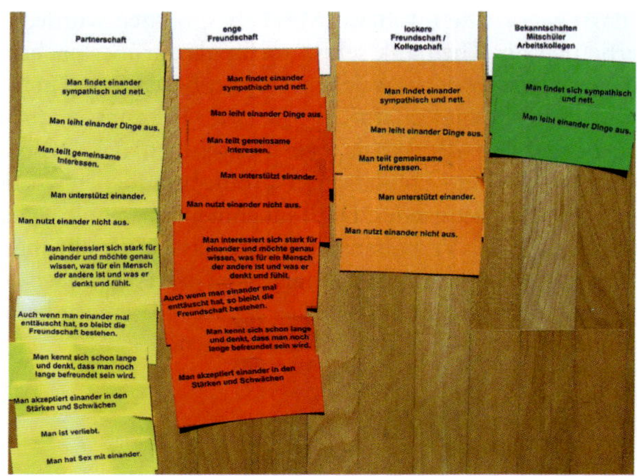

Abb. 5.2: Übung: Freundschaftsprofile

Beschreibung:

1. Im Plenum definiert der Therapeut die vier Begriffe: Partnerschaft, enge Freundschaft, lockere Freundschaft oder Kollegschaft, wie es in der Schweiz heißt, sowie Bekanntschaften wie z. B. Mitschüler oder Arbeitskolleginnen.
2. In der Halbgruppe legt der Therapeut die Kärtchen mit den vier Freundschaftsbezeichnungen auf den Tisch. Er nimmt einen Kärtchenstapel (eine Farbe) und legt die passenden Kärtchen unter die Bezeichnung Bekanntschaft und erklärt dabei, was er sich dazu überlegt. 3. Anschließend erhalten immer zwei Teilnehmer jeweils die Hälfte eines Kärtchenstapels (eine neue Farbe) und sollen die passenden Aussagen zu »enge Freundschaft« bzw. »lockere Freundschaft« legen. Die Teilnehmer, die am selben Profil arbeiten, sollen nicht miteinander diskutieren. In dieser Zeit legt der Therapeut die Kärtchen zu »Partnerschaft«. 4. Die Teilnehmer lesen die Aussagen durch und legen jeweils ein Token auf dasjenige Kärtchen, über welches sie diskutieren möchten, da sie nicht einverstanden sind. Wenn ihnen bei einem Profil ein Kärtchen fehlt, notieren sie es von Hand auf ein Post-it, kleben es ins Profil und legen einen Mühlestein darauf. 5. Nun wird über diejenigen Kärtchen diskutiert, die einen Mühlestein haben.

Wenn wenig Zeit vorhanden ist, legen die Therapeuten im Voraus die Kärtchen gemäß der Aufstellung auf dem Infoblatt. In der Halbgruppe wird direkt mit Schritt 3 begonnen.

Wettbewerb: Freundschaftsprofile

Material:
Infoblatt: Komplexe Interaktion – Freundschaftsprofile (**M5I2**)

Beschreibung:
Die Spieler teilen sich in zwei Mannschaften auf und stellen sich in zwei Reihen, sodass stets zwei Teilnehmer gegeneinander antreten. Der Therapeut liest eine Profilaussage zu lockerer oder enger Freundschaft vor und die Spieler müssen möglichst rasch sagen, ob das Merkmal nur zu enger Freundschaft oder auch zu lockerer Freundschaft gehört. Wer zuerst antwortet, gibt seinem Team einen Punkt. Nun schließen die beiden vordersten Teilnehmer zuhinterst in der Reihe an, und die jetzt vorn stehenden Spieler dürfen gegeneinander antreten. Sollten die beiden vordersten eine nicht korrekte Antwort gegeben haben, dürfen alle anderen Teilnehmer eine Lösung rufen. Nach jeder Runde soll auf neue Gegner-Paarungen geachtet werden, was sich bei einer ungleichen Anzahl Teammitglieder von selbst ergibt oder sonst bewusst herbeigeführt werden muss.

Diskussion: Falsche Freunde

Material:
Folie des Infoblatts: Komplexe Interaktion – Freundschaft (**M5I1**)

Beschreibung:
Mit dieser Diskussion kann der letzte Abschnitt des Infoblatts erarbeitet werden. Im Plenum wird darüber diskutiert, was mit »falschen« Freunden gemeint ist und wie man sie erkennen kann.

Anschließend kann der entsprechende Abschnitt des Infoblatts (► Kap. 5.2.1) gemeinsam gelesen werden.

Übung: Freundschafts-Feedback

Material:
Folie des Infoblatts: Komplexe Interaktion – Freundschaftsprofile (**M5I2**), leere Kärtchen (eher dickes Papier), Stifte, evtl. Waage mit zwei Waagschalen (»Stärken«, »Schwächen«), von den Therapeuten vorbereitete Feedback-Kärtchen zu allen Teilnehmern, 2x Lose mit den Namen der Halbgruppen-Teilnehmer in jeweils getrennten Behältern, evtl. Folie des Infoblatts: Komplexe Interaktion – Entwickeln einer Freundschaft (**M5I3**),

Beschreibung:

Die Teilnehmer sollen einander ein Feedback geben, was ihre Stärken und welches ihre Schwächen als potentielle Freundin bzw. potentieller Freund sind. Auch die Therapeuten geben hierzu eine Rückmeldung.

Im der Halbgruppe zieht jeder Teilnehmer aus jedem Glas ein Los. Wenn er denselben Namen zwei Mal erwischt hat, tauscht er ihn aus. Nun notiert jeder zu dem gezogenen Namen mind. zwei Stärken und mind. eine Schwäche in Bezug auf Freundschaft oder die Entwicklung von Freundschaft. Nun werden die Kärtchen dem Gegenüber als Feedback ausformuliert mitgeteilt. Wenn eine Waage vorhanden ist, werden die Kärtchen in die entsprechend beschrifteten Waagschalen gelegt. Am Schluss legt der Therapeut seine Kärtchen hinein und schliesst das Feedback positiv ab. Dann kommt der nächste Teilnehmer dran.

Die Übung kann natürlich auch mit nur einem Feedback pro Teilnehmer gemacht werden. Dann steigt aber das Risiko, dass vielleicht keine hilfreichen Stärken genannt werden.

5.2 Entwicklung von Freundschaft

Bei Kindern, Jugendlichen und Erwachsenen im gut funktionierenden Teil des Störungsspektrums besteht meist der Wunsch nach einem gewissen Ausmaß an sozialen Kontakten. Ihre soziale Ungeschicklichkeit und unzureichende soziale Kompetenzen hindern sie jedoch am erfolgreichen Aufbau von Freundschaften (Bauminger et al. 2003). Ab dem Jugendalter steigt der soziale Anpassungsdruck, in ein soziales Netz eingebettet zu sein, was bei Menschen mit einer Autismus-Spektrum-Störung oft zu einem hohen Leidensdruck führt (Remschmidt et al. 2006).

Freundschaften sind ein wichtiges Übungs- und Erfahrungsfeld für grundlegendes prosoziales Verhalten (Asher et al. 1996 zit. nach Bauminger et al. 2008). Typische Jugendliche lernen die wesentlichen sozialen Regeln der Freundschaft über Beobachtung, was für Jugendlichen mit einer Autismus-Spektrum-Störung meist nicht ausreicht. Damit sie sich in der komplexen sozialen Umwelt zurechtfinden, brauchen sie zusätzliche Unterstützung (Baxter 1997 zit. nach Laugeson et al. 2009). Von den zentralen autistischen Symptomen lassen sich selbststimulierendes Verhalten sowie rezeptive oder expressive Sprachprobleme durch Interventionen und Reifung vergleichsweise leicht verbessern, während soziale Schwierigkeiten eher einen chronischen Verlauf haben (Orsmond et al. 2004, zit. nach Laugeson et al. 2012). Unterdessen gibt es aber eine Vielzahl von Trainings (►Kap. 1.8.5), welche die sozialen Kompetenzen bedeutsam verbessern können. Frankel et al. (2010) können mit ihrem Children's Friendship Training sogar das soziale Netz von Kindern mit einer Autismus-Spektrum-Störung gezielt vergrößern. Nach dem Training berichten die Kinder von größerer Popularität und weniger Einsamkeit als die Warte-Kontrollgruppe. Auch die Eltern sehen Fortschritte: ihre Kinder haben mehr Verabredungen zum Spielen und verbringen die Zeit häufiger mit interaktiven Tätigkeiten. Nach Frankel und Mayatt (2003, zit. nach Laugeson et al. 2009) spielen auch die Eltern eine wichtige Rolle für die Freundschaften ihrer Kinder, sowohl durch direkte Anleitung als auch durch Unterstützung ihrer Kinder im Aufbau eines Beziehungsnetzes.

Freundschaften werden meist über drei Dimensionen definiert: Gemeinschaft, Intimität-Vertrauen und Nähe-Zuneigung (Buhrmester 1996 zit. nach Bauminger et al. 2008). Menschen mit einer Autismus-Spektrum-Störung fällt es schwer, Verhaltensweisen aus allen drei Dimensionen zu zeigen. Die sozialen Schwierigkeiten sind im Schulalltag der Kinder und Jugendlichen meist sehr auffällig. Auf dem Spielplatz unterscheiden sich 90 % Kinder mit einer Autismus-Spektrum-Störung von ihren Klassenkameraden durch nur vier konkrete Verhaltensweisen: geringes soziales Engagement, Unverständnis für persönliche Distanz, Isolation und unangemessenes Verhalten (Ingram, Mayes, Troxell & Calhoun 2007 zit. nach Kasari et al. 2011).

Kinder mit einer Autismus-Spektrum-Störung haben weniger Freunde als Gleichaltrige (Bauminger et al. 2003; Koning und Magill-Evans 2001). Gemäß Sigman & Ruskin (1999, zit. nach Frankel, Myatt, Sugar, Whitham, Gorospe & Laugeson 2010) haben nur 27 % der Kinder mit einer Autismus-Spektrum-Störung einen besten Freund, während 41 % der Kinder mit anderen Entwicklungsbeeinträchtigungen einen hatten. Rowley, Chandler, Baird et al. (2012, zit. nach Mazurek 2014) zeigen einen noch deutlicheren Unterschied auf, indem 34 % der Kinder mit einer Autismus-Spektrum-Störung gemäß ihren Eltern mindestens einen guten Freund haben, während 71 % der Kinder mit anderen Beeinträchtigungen und sogar 93 % der typischen Kinder mindestens einen Freund haben. Im Jugend- und jungen Erwachsenenalter haben nur noch 8 % mindestens einen guten Freund und 21 % pflegen eine Freundschaft, in der gewisse Interessen geteilt werden (Orsmond, Krauss & Seltzer 2004). Zudem treffen sich nur 21 % wöchentlich mit einem Freund und nur 13 % mit irgendeinem Schulkameraden oder Arbeitskollegen. Ihre Freundschaften überdauern eine kürzere Zeitspanne und beinhalten weniger häufige Treffen (Bauminger et al. 2003; Shattuck et al. 2012, zit. nach Mazurek 2014).

Jugendliche mit einer Autismus-Spektrum-Störung pflegen Freundschaften, die weniger tragfähig sind als Gleichaltrige (Bauminger et al. 2000). Während nach Frankel und Mayatt (2003, zit. nach Laugeson et al. 2009) 64 % der Kinder ohne einer Autismus-Spektrum-Störung reziproke Freundschaften pflegen, finden sich diese nur bei 18 % der Kinder mit einer Autismus-Spektrum-Störung. Ihre Freundschaften sind eher unilateral als reziprok. Diese qualitativen und quantitativen Unterschiede lassen sich auch auf dem Spielplatz beobachten: Kinder mit einer Autismus-Spektrum-Störung zeigen unabhängig von ihrem sozialen Status deutlich weniger soziales Engagement in der freien Spielsituation als ihre Peers. Selbst Kinder mit einer Autismus-Spektrum-Störung, die reziproke Freundschaften pflegen, sind nicht stärker sozial engagiert als Kinder ohne reziproke Freundschaften. Der Spielplatz als chaotischer und überfüllter Ort stellt folglich eine große Herausforderung an Kinder mit einer Autismus-Spektrum-Störung. Wenn tatsächlich Interaktionen zwischen Kinder mit einer Autismus-Spektrum-Störung und den Gleichaltrigen stattfinden, sind diese stärker durch das Kind ohne eine Autismus-Spektrum-Störung initiiert und geleitet. Das Kind mit einer Autismus-Spektrum-Störung scheint durch die Spielplatzsituation stark gefordert oder gar überfordert zu sein (Kasari et al. 2011).

Preissmann (2013) weist noch auf einen ganz anderen Aspekt hin: Menschen mit Autismus haben Mühe alle Ansprüche, die an einen Freund gestellt werden, zu erfüllen. Einige wie Ehrlichkeit, Zuverlässigkeit, Loyalität, Verschwiegenheit und Treue mögen einfacher zu erfüllen sein. Doch die geforderte Anteilnahme, das klare Interesse am Gegenüber, spontane Hilfsbereitschaft sowie v.a. die langen vertrauten Gespräche und die Flexibilität (z. B. für ein spontanes Treffen) sind oft schwieriger zu erfüllen. Preissmann (2013) beschreibt u. a. anhand vieler autobiografischer Berichte, dass viele Kinder in jungen Jahren lieber alleine sind oder dann Erwachsene vorziehen, da Kinder oft als störend erlebt werden. Andere Kinder können die Spiele bzw. Spielideen (z. B. mit den Autos Ordnung schaffen, in dem sie wie auf einem Parkplatz sortiert werden) oft gar nicht verstehen. Umgekehrt versteht das Kind mit einer Autismus-Spektrum-Störung die typischen Spielideen (z. B. mit den Autos eine Verfolgungsjagd gestalten) nicht, was auf beiden Seiten zu Frustration und Misserfolgserlebnissen führt. Freundschaften im Jugendalter sind komplexer und für Jugendliche mit einer Autismus-Spektrum-Störung noch anspruchsvoller, da sie sich nicht mehr wie im Kindesalter um gemeinsame Aktivitäten entwickeln, sondern das (auch verbale) Teilen von Erfahrungen, Gefühlen, Wünschen, Ansichten und Interessen zentral werden. Daher stellt die Erfahrungsaustauschrunde (▸ Kap. 4.1) einen wichtigen KOMPASS-Baustein dar.

Kinder mit einer Autismus-Spektrum-Störung sind viermal häufiger von Mobbing betroffen als Gleichaltrige (Little 2002 zit. nach Attwood 2004). Nach Attwood (2004) weisen Opfer von Mobbing-Attacken bestimmte Eigenschaften auf: Einerseits gibt es die eher passiven Opfer, die körperlich schwach, schüchtern und unsportlich sind und nur ein kleines soziales Netz haben, und andererseits die proaktiven Opfer, die geringe soziale Kompetenzen und Fertigkeiten zur Freundschaftspflege haben. Schüler mit einer Autismus-Spektrum-Störung fallen oft gleich in beide Kategorien, was sie anfälliger dafür macht, ausgegrenzt, provoziert oder sogar gemobbt zu werden. Zudem ziehen sie sich oft zurück, da ihnen sowohl erfolgreiche Copingstrategien als auch ein soziales Netzwerk, das ihnen ›Schützenhilfe‹ leistet und sich solidarisiert, fehlen. Hinzu kommt, dass für Kinder und Jugendliche mit einer Autismus-Spektrum-Störung aufgrund von Schwierigkeiten in der Theory of Mind nicht immer klar ist, ob sie nun geplagt werden oder ob es sich beim Verhalten ihrer Peers um »normale« Umgangsformen handelt.

Nach Rao et al. (2008) schätzen Jugendliche mit einer Autismus-Spektrum-Störung ihre sozialen Kompetenzen wie u. a. die Entwicklung von Freundschaft im Schnitt um eine Standardabweichung geringer ein als gleichaltrige Nichtbetroffene. Immer wieder haben Menschen mit einer Autismus-Spektrum-Störung die Vorstellung, dass man mit jemandem befreundet ist oder nicht und dass diese Beziehungsdefinition unmittelbar mit dem Kennenlernen beginnt. Die Vorstellung, dass Freundschaften sich mal langsamer und mal schneller entwickeln und beide Partner dabei aktiv sind, ist ihnen oft fremd. Es geht bei diesem Thema also darum, ihnen aufzuzeigen, dass die Entwicklungszeit der Freundschaft auch eine Zeit ist, in der man sich die Freundschaft verdienen muss. Beide Partner tasten einander ab, ob das Gegenüber es auch Wert ist, als Freund bezeichnet zu werden. In dieser Zeit ist es besonders wichtig, dem potentiellen Freund immer wieder zu signalisieren, was man ihn z. B. sympathisch, interessant und potentiell vertrauenswürdig findet, und gleichzeitig auch zu zeigen, dass man selbst ebenfalls sympathisch, interessant und potentiell vertrauenswürdig ist. Das Gegenüber soll merken, dass es meiner Freundschaft würdig sein könnte und man selbst seiner Freundschaft würdig wäre.

Im Weiteren geht es darum, das Gegenüber am eigenen (Innen)Leben teilhaben zu lassen und am (Innen)Leben des Gegenübers teilzuhaben. Wie im Kapitel zum Erlebnisaustausch (▶ Kap. 4.1) sollen die Teilnehmer verstehen, dass sie einem (potentiellen) Freund Bedeutsames erzählen sollen. Gleichzeitig geht es darum, Informationen darüber zu sammeln, was die andere Person ausmacht, für sie wichtig ist und sie prägt. Es wird erklärt, dass wir über alle unsere Verwandten, Bekannten, lockeren wie auch engen Freunde sowie unseren Partnern eine Art Archiv anlegen, indem wir wichtige und unwichtige Informationen ablegen. Dieses Wahrnehmen, Sammeln und Archivieren von Informationen machen Menschen mit einer Autismus-Spektrum-Störung erfahrungsgemäß deutlich weniger als Andere, als Nichtbetroffene. Diese Informationen beziehen sich auf Fakten, Fertigkeiten, Charaktermerkmale, vergangene Erlebnisse, Wünsche und Zukunftsvorstellungen. Wenn man einer Person begegnet, dann ruft man diese Informationen ab, was den Kontakt erleichtert. Dadurch entsteht Kontinuität, auf der sich eine Bekanntschaft vertiefen und zu Freundschaft entwickeln kann. Für Teilnehmer, die Englisch lesen, kann auch auf das Buch »The Asperkid's (Secret) Book of Social Rules« von Jennifer Cook O'Toole (2012) verwiesen werden.

Das Kapitel über die Entwicklung von Freundschaften steht mit allen anderen Kapiteln in Beziehung, da alle sozialen Kompetenzen in freundschaftlichen Beziehungen zum Tragen kommen und die Entwicklung von Freundschaften unterstützen. Das Thema der Entwicklung und Pflege von Bekanntschaften und Freundschaften ist so zentral, dass sich zu fast allen anderen Themen Bezüge ergeben. Ohne gelegentlichen Small Talk (▶ Modul 2 »Small Talk« des KOMPASS-Basistrainings) entwickelt sich keine Freundschaft, durch Erfahrungs- und Erlebnisaustausch hält man einander auf dem Laufenden (▶ Kap. 4.1), aktives Zuhören (▶ Kap. 4.2), konstruktives Feedback (▶ Kap. 4.8), Argumentieren (▶ Kap. 4.9) und konstruktive Streitgespräche (▶ Kap. 4.10) nehmen das Gegenüber ernst, Ironie (▶ Kap. 4.7) und das gemeinsame Erzählen von Witzen (▶ Kap. 4.5) bringen Spaß, ein guter Sinn für Gegenseitigkeit und Großzügigkeit beim Verteilen von großen und kleinen Gefälligkeiten (▶ Kap. 5.3) balancieren die Beziehung aus, Komplimente (▶ Kap. 5.4) und Grußmitteilungen (▶ Kap. 5.5) »schmieren« die Beziehung und halten sie geschmeidig. Aber auch soziale Lügen (▶ Kap. 6.7) und das Einhalten sozialer Normen (▶ Kap. 6.5) unterstützen die Kontaktgestaltung.

5.2.1 Informationsblätter

Infoblatt: Komplexe Interaktion – Entwickeln einer Freundschaft ⊠

Material:
Kopien des Infoblatts für die Teilnehmenden (**M5I3**), Folie des Infoblatts, Hellraumprojektor

213

Beschreibung:
Wie in der Einleitung beschrieben, wird den Teilnehmern vermittelt, dass eine Freundschaft sich über eine gewisse Zeit hinweg entwickelt. Durch konkrete Verhaltensweisen kann man zeigen, dass man der Freundschaft des Gegenübers würdig wäre. Dabei geht es um verbale Signale wie zum Beispiel Begrüßen, Komplimente und der Hinweis auf geteilte Interessen und Ansichten. Doch auch nonverbale Hinweissignale wie zum Beispiel Lächeln, Zuwenden und Blickkontakt sind wichtig. Hinzu kommen konkrete Aktivitäten wie zum Beispiel das gemeinsame Erledigen einer Aufgabe oder das spontane Leisten von Hilfe. Die Teilnehmer sollen verstehen, dass sie von den vielen Verhaltensweisen, die eine Entwicklung und die Pflege von Freundschaft unterstützen, nicht alle zeigen müssen, aber doch ein breites Repertoire derjenigen Verhaltensweisen, die zu ihnen und allenfalls dem Gegenüber passen, einsetzen sollen.

In einem zweiten Teil geht es darum, wie man konkret eine Freundschaft pflegt. Der wesentliche Aspekt dabei ist, dass die Teilnehmer lernen, dabei aktiv zu sein. Es wird auch darüber gesprochen, wie man Freundschaften aufs Spiel setzt oder einschlafen lässt, was in den meisten Fällen mit mangelnder aktiver Pflege und passivem Zuwarten zusammenhängt. Dieser Teil des Infoblattes kann mittels der Diskussionen über förderliche und hinderliche Verhaltensweisen für die Entwicklung von Freundschaften (▶ Kap. 5.2.3) bearbeitet werden.

Dieses Infoblatt zu lesen, eignet sich als Trainingsaufgabe.

5.2.2 Arbeits- & Protokollblätter

Arbeitsblatt: Komplexe Interaktion – Freundschaft – Interview ⊠

Material:
Kopien des Arbeitsblatts für die Teilnehmenden (**M5A1**), Folie des Arbeitsblatts, Hellraumprojektor

Beschreibung:
Die Teilnehmer führen idealerweise mit einer gleichaltrigen Person und einer älteren Person ein Interview zum Thema Freundschaft und Bekanntschaft. Erfahrungsgemäß sind die Eltern oder auch Geschwister die häufigsten Interviewpartner. Ihr Gesprächspartner soll ihnen etwas über eine Freundschaft und deren Entstehungsgeschichte, aber auch deren aktuelle Bedeutung erzählen. Im Unterschied dazu sollen sie auch etwas über eine Bekanntschaft berichten.

Dieses Arbeitsblatt eignet sich zur Einführung in die Thematik und sollte in dem Fall vor Beginn des Themas als Trainingsaufgaben aufgegeben werden.

Beispiele:
Geschichte der Freundschaft: Wie wurde sie/er deine (beste) Freundin oder dein (bester) Freund? Wie und wo habt ihr euch kennengelernt?
Verlässlichkeit: Kannst du kurz eine Situation schildern, als du sehr froh warst, dass du eine (beste) Freundin oder einen (besten) Freund hattest? Wie ging es Dir damals?

Arbeitsblatt: Komplexe Interaktion – Asperger-Syndrom & Freundschaft ⊠

Material:
Kopien des Arbeitsblatts für die Teilnehmenden (**MA**), Folie des Arbeitsblatts, Hellraumprojektor, Internetzugang

Beschreibung:
Die Teilnehmer sollen zur Unterstützung der Selbstreflexion im Internet recherchieren, was von Asperger-Syndrom Betroffene, Bezugspersonen und Fachleute zum Thema Freundschaft bei Menschen mit Asperger-Syndrom schreiben. Sie sollen dadurch für die Thematik sensibilisiert werden und gleichzeitig sehen, dass Schwierigkeiten, Freundschaften zu entwickeln und zu pflegen, für Menschen mit Asperger-Syndrom nichts Besonderes sind. Diese Normalisierung soll zudem etwas Druck von Ihnen nehmen, in diesem Bereich versagt zu haben. Die Teilnehmer sollen die Adressen von hilfreichen Homepages abspeichern und den Therapeuten mailen, damit diese allen KOMPASS-Mitgliedern zugänglich gemacht werden können.

Beispiele:
Welche Schwierigkeiten werden für Menschen mit Asperger-Syndrom beim Aufbau von Freundschaften beschrieben?
Welche Ratschläge finden sich im Internet?

Arbeitsblatt: Komplexe Interaktion – Entwickeln einer Freundschaft ⊠

Material:
Kopien des Arbeitsblatts für die Teilnehmenden (**M5A6**), Folie des Arbeitsblatts, Hellraumprojektor, evtl. Infoblatt: Komplexe Interaktion – Entwickeln einer Freundschaft (**M5I3**)

Beschreibung:
Dieses Arbeitsblatt kann als eine Parallelform des zuvor beschriebenen Informationsblatts (**M5I3**, ► Kap. 5.2.1) gesehen werden. Der Text ist derselbe, es hat sich jedoch eine vorgegebene Anzahl Fehler eingeschlichen, die es nun zu finden gilt. Durch den Fehlertext sollen die Teilnehmer angehalten werden, die Informationen genau zu lesen und bei Unsicherheit nochmals auf dem Infoblatt nachzusehen.

Arbeitsblatt: Komplexe Interaktion – Wissenssammlung zu einer nahen Beziehung (M5A7) ⊠

Material:
Kopien des Arbeitsblatts für die Teilnehmenden (**M5A7**), Folie des Arbeitsblatts, Hellraumprojektor

Beschreibung:
Um der Botschaft Nachdruck zu verleihen, dass es wichtig ist, Informationen über ein Gegenüber zu sammeln, und aufzuzeigen, worauf sich diese Informationen

beziehen könnten, füllen die Teilnehmer dieses Arbeitsblatt aus. Es soll sie dazu anregen, über 1–2 für sie wichtige Personen nachzudenken.

Beispiele:
Notiere den Musikstil, ein Musikstück oder eine Band, die A besonders mag.
Was wünscht A sich für die Zukunft? Beruflich oder in der Freizeit?

Arbeitsblatt: Komplexe Interaktion – Wissenssammlung zu einem Gruppenmitglied (M5A8)

Material:
Kopien des Arbeitsblatts für die Teilnehmenden (**M5A8**), Folie des Arbeitsblatts, Hellraumprojektor

Beschreibung:
Um der Botschaft Nachdruck zu verleihen, dass es wichtig ist, Informationen über ein Gegenüber zu sammeln, und aufzuzeigen, worauf sich diese Informationen beziehen könnten, wird im Plenum oder in der Halbgruppe das Arbeitsblatt zu einem Teilnehmer ausgefüllt, der viel von sich preisgibt. Anschließend wird es für ein Mitglied ausgefüllt, dass wenig von sich erzählt und gleichzeitig die Chance genutzt, dieses Mitglied erzählen zu lassen, um die Lücken zu füllen. Es soll sie dazu anregen, über einen Teilnehmer der KOMPASS-Gruppe nachzudenken. In der Halbgruppe oder in Partnerarbeit können die Arbeitsblätter zu den restlichen Gruppenmitgliedern ausgefüllt werden. Anschließend werden die Lücken bzw. Leer-Stellen in einem Frage-Bazar gefüllt. Die Arbeitsblätter werden am Schluss kopiert und allen Teilnehmern verteilt.

Beispiele:
Mit wem versteht A sich gut?
Was macht A glücklich? Was macht A traurig?

Lernprotokoll: Komplexe Interaktion – Entwickeln einer Freundschaft ⊠

Material:
Kopien des Protokollblatts für die Teilnehmenden (**M5P1**), Folie des Arbeitsblatts, Hellraumprojektor

Beschreibung:
Die Teilnehmer sollen die wichtigsten Verhaltensweisen zur Entwicklung und Pflege von Freundschaften auswendig lernen.

Beispiele:
Regelmäßiges Begrüßen & Verabschieden
Reagieren auf die Gefühle des Gegenübers

5.2.3 Übungen und Spiele

Diskussion: Kennenlernen

Material:
Komplexe Interaktion – Freundschaft – Interview (**M5A1**)

Beschreibung:
Im Plenum oder in der Halbgruppe wird anhand der Informationen aus den Interviews diskutiert, wo man Gleichgesinnte und sympathische Gleichaltrige, also potentielle Freunde kennenlernen kann. Es wird zudem gesammelt, wie man jemandem zeigen kann, dass er sympathisch ist.

Diese Übung eignet sich als Einstieg in das Thema.

Diskussion: Förderliche Verhaltensweisen für die Entwicklung von Freundschaft

Material:
Kärtchen: Komplexe Interaktion – Entwicklung & Pflege von Freundschaft (**M5M3**), Folie des Infoblatts: Komplexe Interaktion – Entwickeln einer Freundschaft (**M5I3**), Arbeitsblatt: Komplexe Interaktion – Freundschaft – Interview (**M5A1**)

Beschreibung:
Mit dieser Diskussion kann das Infoblatt Komplexe Interaktion – Entwickeln einer Freundschaft (**M5I3**, ► Kap. 5.2.1 erarbeitet werden. Im Plenum oder in der Halbgruppe sucht sich jeder drei Kärtchen aus, die er als freundschaftsfördernd betrachtet. Dann stellen die Teilnehmer einander die Verhaltensweisen vor und begründen, weshalb diese Verhaltensweise Freundschaft fördert und pflegt. Danach sucht sich jeder allenfalls noch ein Kärtchen heraus zu dem er Fragen hat. Idealerweise gibt es 1–2 Teilnehmer, die Erfahrung mit einer Freundschaft haben und erzählen können, wie sich die Freundschaft entwickelt hat und was sie tun, damit der Freund sie selbst als Freund wahrnimmt. Es hat noch einige leere Kärtchen, um weitere Verhaltensweisen zu notieren, zu denen sich noch kein entsprechendes Kärtchen findet.

Anschließend wird der entsprechende Abschnitt des Infoblatts (► Kap. 5.2.1) besprochen.

Variante:
Das Thema eignet sich auch als Gruppengesprächsthema, sofern das Thema (► Kap. 4.3) bereits besprochen wurde.

Diskussion: Hinderliche Verhaltensweisen für die Entwicklung von Freundschaft

Material:
Kärtchen: Komplexe Interaktion – Hindernisse für Freundschaft (**M5M4**), Folie des Infoblatts: Komplexe Interaktion – Entwickeln einer Freundschaft (**M5I3**), Hellraumprojektor

Beschreibung:
Mit dieser Diskussion kann das Infoblatt (▶ Kap. 5.2.1) erarbeitet werden. Im Plenum oder in der Halbgruppe sucht sich jeder drei Kärtchen aus, die er auch als einer Freundschaft abträglich erachtet. Dann stellen die Teilnehmer einander die Verhaltensweisen vor und begründen, weshalb diese Verhaltensweisen die Entwicklung von Freundschaft behindern. Danach sucht sich jeder allenfalls noch ein Kärtchen heraus zu dem er Fragen hat. Vielleicht gibt es 1–2 Teilnehmer, die Erfahrung mit einer Freundschaft haben, die zu Ende ging oder sich nicht weiterentwickelt hat. Anschließend wird der entsprechende Abschnitt des Infoblatts (▶ Kap. 5.2.1) besprochen.

Anschließend wird der entsprechende Abschnitt des Infoblatts (**M5I3**) besprochen.

Variante:
Das Thema eignet sich auch als Gruppengesprächsthema, sofern das Thema (▶ Kap. 4.3) bereits besprochen wurde.

Diskussion: Potentielle Freunde & Freundinnen finden

Material:
Folie des Infoblatts: Komplexe Interaktion – Entwickeln einer Freundschaft (**M5I3**), evtl. Arbeitsblatt: Komplexe Interaktion – Freundschaft – Eigene Gedanken (**M5A3**)

Beschreibung:
Im Plenum wird darüber ausgetauscht, wie bzw. wo die Teilnehmer ihre aktuellen oder früheren Freunde gefunden haben. Dann sollen sie darüber nachdenken, was ihnen an ihren (früher) vorhandenen oder an potentiellen Freunden und Freundinnen wichtig ist bzw. wäre. Schließlich wird besprochen, wie man merken kann, wer sich allenfalls als Freund oder Freundin eignen könnte.

Falls das Arbeitsblatt (**M5A3**) bereits ausgefüllt wurde kann in der Diskussion darauf zurückgegriffen werden. Anderenfalls stellt die Diskussion eine Vorbereitung dazu dar.

Anschließend wird der entsprechende Abschnitt des Infoblatts (**M5I3**) besprochen.

Diskussion: Sich verabreden

Material:
Folie des Infoblatts: Komplexe Interaktion – Entwickeln einer Freundschaft (**M5I3**), Hellraumprojektor

Beschreibung:
Im Plenum wird diskutiert, ob die Teilnehmer sich verabreden und wie sie es allenfalls machen bzw. weshalb sie es nicht machen. Dann wird besprochen, was die Teilnehmer bei Verabredungen gerne machen oder machen würden bzw. was sie nicht gerne machen (würden). Es soll auch diskutiert werden, welche Pannen erfahrungsgemäß auftreten können (z. B. Man verpasst einander) und was dagegen unternommen werden könnte (klare Rahmenbedingungen). Schließlich soll das Grundskript mit den sechs Schritten, wie man sich verabredet, besprochen werden. Anschließend wird der entsprechende Abschnitt des Infoblatts (**M5I3**) besprochen.

Rollenspiel: Sich verabreden

Material:
Papier, Stifte, Kärtchen: Komplexe Interaktion – Entwicklung & Pflege von Freundschaft (**M5M3**) oder Folie des Ablaufes (**M5M3**), evtl. Lose mit den Namen der Teilnehmer, evtl. Hellraumprojektor

Beschreibung:
Die Teilnehmer sollen sich 3–5 Unternehmungen aufschreiben, für die sie sich gerne einmal verabreden würden. Dann werden in der Halbgruppe, evtl. via Losentscheidung, Paare gebildet, die sich im Rollenspiel miteinander verabreden sollen. Die Therapeuten geben den Paaren Rückmeldungen. Entweder werden anschließend innerhalb der Rollenspiel-Paare die Rollen getauscht oder es werden so neue Paare gebildet, dass nun die andere Hälfte der Teilnehmer, die Initiative zur Verabredung ergreifen muss. Die Teilnehmer können selbst wählen, ob sie das Rollenspiel persönlich oder via Telefon machen (dann setzen sie sich mit dem Rücken zu einander hin). Die Teilnehmer können als Hilfsmittel für den Ablauf, wie man sich verabredet, entweder das entsprechende Kärtchen nehmen, oder der Ablauf wird via Hellraumprojektor an die Wand projiziert, sodass alle sich daran orientieren können.

Diskussion: Eine Verabredung absagen

Material:
Folie des Infoblatts: Komplexe Interaktion – Entwickeln einer Freundschaft (**M5I3**), Hellraumprojektor

Beschreibung:
Im Plenum wird diskutiert, wie die Teilnehmer Verabredungen absagen, welche Kommunikationswege sie benutzen und welche Gründe zu Absagen führen kön-

nen. Dann wird erfragt, wie sie sich fühlen, wenn jemand Anderer eine Verabredung mit ihnen absagt, um so auf das empathische Reagieren auf die Gefühle des Gegenübers zu sprechen zu kommen. Wenn zu diesem Zeitpunkt das Thema der sozialen Lüge (▶ Kap. 6.7) noch nicht besprochen wurde, wird einfach kurz festgehalten, dass es manchmal besser ist, bei der Begründung der Absage aus Freundlichkeit zu lügen. Schließlich soll das Grundskript mit den fünf Schritten, wie man sich verabredet, besprochen werden.

Anschließend wird der entsprechende Abschnitt des Infoblatts (**M5I3**) besprochen.

Rollenspiel: Eine Verabredung absagen

Material:
Papier, Stifte, Kärtchen: Komplexe Interaktion – Entwicklung & Pflege von Freundschaft (**M5M3**), evtl. Hellraumprojektor

Beschreibung:
Nun sollen sich dieselben Rollenspiel-Paare aus der Übung »Rollenspiel: Sich verabreden« wieder zusammentun und die getroffene Verabredung absagen. Die Therapeuten geben den Paaren Rückmeldungen. Die Teilnehmer können selbst wählen, ob sie das Rollenspiel dies persönlich oder via Telefon machen (dann setzen sie sich mit dem Rücken zu einander hin). Die Teilnehmer können als Hilfsmittel für den Ablauf, wie man absagt, entweder das entsprechende Kärtchen nehmen, oder der Ablauf wird via Hellraumprojektor an die Wand projiziert, sodass alle sich daran orientieren können.

Spiel: Freundschaft

Material:
Kärtchen: Komplexe Interaktion – Abschlussspiel (**M5M12**), Spielbrett, Spielfiguren, Würfel

Beschreibung:
Die Kärtchen zum Thema Freundschaft müssen aus den Kärtchen des Abschlussspiels herausgesucht werden. Dieses Spiel eignet sich als Abschluss des Themas Freundschaft. Der Spieler würfelt, läuft und zieht ein Kärtchen. Wenn er die Frage beantworten kann, rückt er gemäß der Vorgabe auf dem Kärtchen vor. Wenn er die Frage nicht oder nicht vollständig beantworten kann, kann er das Kärtchen einem anderen Spieler reichen. Die Auswahl des begünstigten Mitspielers führt dazu, dass er die soziale und/oder spielerische Dynamik beachten kann und muss. Der Sieger kann eine kleine Süßigkeit (z. B. Schokolädchen) bekommen.

5.3 Gegenseitigkeit

Das Prinzip der Gegenseitigkeit stellt ein Grundprinzip menschlichen Handelns dar, da Menschen voneinander gegenseitig abhängig sind. Durch Gegenseitigkeit entstehen gegenseitiges Vertrauen und Beziehungen. Zum einen gibt es die unmittelbare Gegenseitigkeit, indem man dem Gegenüber Dasselbe oder etwas Gleichwertiges gibt, wie man es selbst erhalten hat, sodass innerhalb derselben Situation ein Ausgleich entsteht (z. B. Kauf, Partnerarbeit). Oft wird die unmittelbare Gegengabe, die etwa im selben (emotionalen) Wert zu sein hat, vom Geber erwartet. Wer sich nicht daran hält, gilt als Dieb, Betrüger, egoistisch, nicht vertrauenswürdig, unfair und ausbeuterisch. Zum anderen gibt es die aufgeschobene Gegenseitigkeit (z. B. Einladung und Gegeneinladung, Komplimente, Hilfeleistungen). Wenn man darauf vertraut, dass man den Interaktionspartner wiedersieht (z. B. in der Familie, bei Freundschaften, in der Ausbildung), muss die Gegengabe nicht unmittelbar erfolgen, sondern kann aufgeschoben werden und wird auch nicht unmittelbar erwartet. Diese Form der Gegenseitigkeit ist für das menschliche Zusammenleben ganz wichtig. Sie beruht aber darauf, dass man dem Gegenüber vertraut. Daher wird es am häufigsten innerhalb von bestehenden Beziehungen angewendet. Die Gegengaben können auch über eine gewisse Zeit aufsummiert und dann in einer besonders großen Gegengabe zurückgegeben werden. Wer sich nicht daran hält, nützt andere und deren Vertrauen aus und gilt als egoistisch und unsympathisch. Ihm wird nicht mehr vertraut.

Menschen mit einer Autismus-Spektrum-Störung haben oft Mühe, die impliziten Regeln der Reziprozität zu befolgen. Zum einen sind sie sich derer nicht bewusst und zum anderen legen sie quasi kein »Archiv« an, in dem sie die Gefälligkeiten Anderer abspeichern. So entsteht oft auch kein Gefühl oder Maß dafür, wann sie etwas aktiv zum Beispiel in Form von Gefälligkeiten für die Beziehung oder den Kontakt machen sollten. Da sie in der Interaktionsgestaltung im Allgemeinen eher passiv als aktiv sind, fühlt sich das Gegenüber manchmal zu kurz gekommen und erlebt die Interaktionen mit Menschen mit einer Autismus-Spektrum-Störung als nicht so angenehm.

In der Studie von Mazurek und Kanne (2010) wiesen die Kinder und Jugendlichen mit einer Autismus-Spektrum-Störung, die zwar Freundschaften pflegten, deren Freundschaften aber einen geringen Grad an Gegenseitigkeit aufwiesen, mehr depressive und ängstliche Symptome als solche ohne Freunde auf. Entweder werden diese Kinder in ihren Freundschaften vermehrt auf ihre Schwächen aufmerksam und leiden darunter, oder Freundschaften mit geringer Reziprozität sind dem Selbstvertrauen abträglich, da sie mehr versprechen als einhalten. Entsprechend hat der Aufbau des Konzeptes der Reziprozität nicht nur einen Einfluss auf freundschaftliche Interaktionen, sondern dient indirekt auch der Prävention emotionaler Störungen.

Dieses Thema steht in enger Verbindung mit dem Modul »Theory of Mind« (▶ Kap. 6), da es für eine ausgewogene Balance in einer Beziehung eines kontinuierlichen Perspektivenwechsels bedarf. Das Prinzip der Gegenseitigkeit ist für die

Entwicklung und Pflege einer Beziehung, sei es im Rahmen einer Bekanntschaft oder Freundschaft (▶ Kap. 5.2) zentral. Komplimente (▶ Kap. 5.4) und Grußmitteilungen (▶ Kap. 5.5) sind Formen von Gefälligkeiten, die zwischen den Interaktionspartnern ausgewogen verteilt werden sollten.

5.3.1 Informationsblätter

Infoblatt: Komplexe Interaktion – Gegenseitigkeit ⊠

Material:
Kopien des Infoblatts für die Teilnehmenden (M5I4), Folie des Infoblatts, Hellraumprojektor

Beschreibung:
Die Teilnehmer werden in das Prinzip der Reziprozität eingeführt. Eine Vertiefung findet mit dem nächsten Infoblatt (M5I4) statt. Sie lernen, dass das Prinzip der Gegenseitigkeit unmittelbar angewendet werden kann oder dass der eine gewisse Zeit in der Schuld des Anderen stehen kann und erst später ausgleicht. Die Gegenseitigkeit kann unmittelbar erfüllt werden, sodass wie z. B. beim Kauf eines Produktes mittels Bargeld oder beim Tauschhandel wieder Gleichstand herrscht und keiner dem Anderen mehr etwas schuldig ist. Man kann aber auch erst in der Zukunft eine Leistung ausgleichen wie z. B. beim Kauf gegen Rechnung oder auf Kredit. Es soll betont werden, dass es sich oft nicht um materielle Einsätze, sondern um soziale Gefälligkeiten handelt.
Dieses Infoblatt zu lesen, eignet sich als Trainingsaufgabe.

Infoblatt: Komplexe Interaktion – Gegenseitigkeit – Die Beziehungsbank ⊠

Material:
Kopien des Infoblatts für die Teilnehmenden (M5I5), Folie des Infoblatts, Hellraumprojektor

Beschreibung:
Die Beziehungsbank stellt eine Konkretisierung des abstrakten Prinzips der Reziprozität dar. Die Teilnehmer lernen, dass es darum geht, dass beide Beziehungspartner sich aktiv um die Beziehung bemühen. Das aktive Bemühen wird in Form von Gefälligkeiten, die unterschiedlich groß sein können, konkretisiert. Das Prinzip der Gegenseitigkeit wird mit Hilfe der Übung: Die Beziehungsbank (▶ Kap. 5.3.3) mit den Teilnehmern gemeinsam schrittweise entwickelt.
Dieses Infoblatt zu lesen, eignet sich als Trainingsaufgabe.

Infoblatt: Komplexe Interaktion – Gegenseitigkeit – Die Beziehungsbank – Grafik ⊠

Material:
Farbkopien des Infoblatts für die Teilnehmenden (**M5I5**), Folie des Infoblatts, Hellraumprojektor

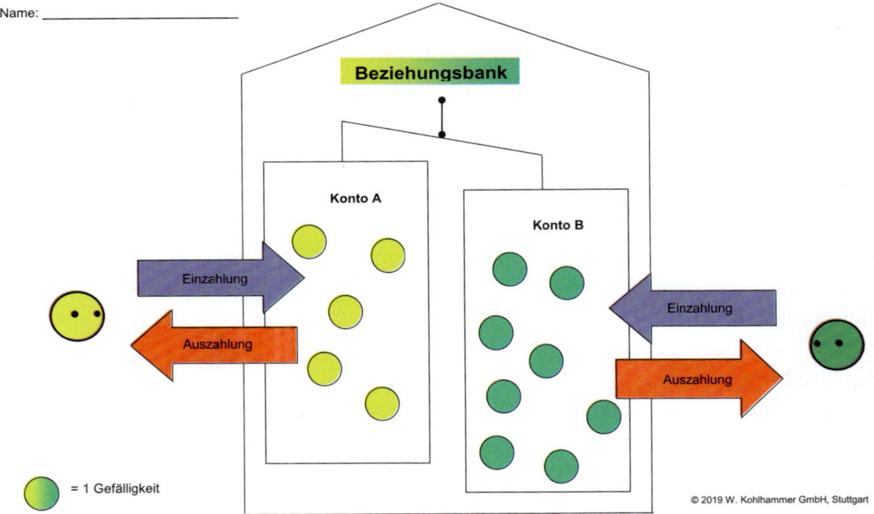

Abb. 5.3: Grafik: Gegenseitigkeit – Die Beziehungsbank

Beschreibung:
Diese Grafik veranschaulicht das Prinzip der »Beziehungsbank«, wie es auf dem Infoblatt: Interaktionen – Gegenseitigkeit – Die Beziehungsbank (**M5I5**) erläutert und mittels der Übung Die Beziehungsbank vermittelt wird. Die Grafik dient als Visualisierungshilfe bei den Übungen zum Thema.

5.3.2 Arbeits- & Protokollblätter

**Arbeitsblatt: Komplexe Interaktion – Gegenseitigkeit –
Die Beziehungsbank ⊠**

Material:
Kopien des Arbeitsblatts für die Teilnehmenden (**M5A9**), Folie des Arbeitsblatts,
Hellraumprojektor, evtl. Infoblatt: Komplexe Interaktion – Gegenseitigkeit – Die
Beziehungsbank (**M5I5**)

Beschreibung:
Dieses Arbeitsblatt kann als eine Parallelform des zuvor beschriebenen Informationsblatts (M5I5, ▶ Kap. 5.3.1) gesehen werden. Der Text ist derselbe, es hat
sich jedoch eine vorgegebene Anzahl Fehler eingeschlichen, die es nun zu finden
gilt. Durch den Fehlertext sollen die Teilnehmer angehalten werden, die Informationen genau zu lesen und bei Unsicherheit nochmals auf dem Infoblatt
nachzusehen.

Arbeitsblatt: Komplexe Interaktion – Gegenseitigkeit – Eigene Gedanken ⊠

Material:
Kopien des Arbeitsblatts für die Teilnehmenden (**M5A10**), Folie des Arbeitsblatts,
Hellraumprojektor

Beschreibung:
Die Teilnehmer sollen darüber nachdenken, welche kleinen und großen Gefälligkeiten sie innerhalb einer spezifischen Person erhalten haben, machen könnten und
sich wünschen. Zudem sollen sie das Gefälligkeiten-Vermögen einschätzen und sich
überlegen, ob sie bereits einmal Schulden gemacht haben oder machen könnten.

Beispiele:
Notiere drei kleine Gefälligkeiten, die du dieser Person bereits einmal gemacht hast.
Notiere zwei große Gefälligkeiten, die du gerne von dieser Person erhalten würdest.

**Arbeitsblatt: Komplexe Interaktion – Gegenseitigkeit – Ein- & Auszahlung
von Gefälligkeiten**

Material:
Kopien des Arbeitsblatts für die Teilnehmenden (**M5A11**), Folie des Arbeitsblatts,
Hellraumprojektor

Beschreibung:
Das Arbeitsblatt wird für die Übung Komplexe Interaktion – Gegenseitigkeit – Ein-
& Auszahlung von Gefälligkeiten (▶ Kap. 5.3.3) benötigt. Die Teilnehmer können

darauf notieren, welche Person in der präsentierten Situation allenfalls eine Ein- und welche eine Auszahlung vornimmt und diese dahingehend einschätzen, ob sie groß oder klein ist.

Arbeitsblatt: Komplexe Interaktion – Gegenseitigkeit – Beziehungskonto

Material:
Kopien des Arbeitsblatts für die Teilnehmenden (**M5A12**), Folie des Arbeitsblatts, Hellraumprojektor, Stifte, Folie des Infoblatts: Komplexe Interaktion – Gegenseitigkeit – Die Beziehungsbank (**M5I5**)

Beschreibung:
Das Arbeitsblatt wird für die Übung Komplexe Interaktion – Gegenseitigkeit – Beziehungskonto (►Kap. 5.3.3) benötigt. Die Teilnehmer können darauf notieren, welche Ein- und Auszahlung sie getätigt haben und ob es eine große oder kleine ist.

Beobachtungsprotokoll: Gegenseitigkeit – Gefälligkeiten ⊠

Material:
Kopien des Protokollblatts für die Teilnehmenden (**M5P2**), Folie des Protokollblatts, Hellraumprojektor

Beschreibung:
Die Teilnehmer sollen für die kleinen und großen Gefälligkeiten im Alltag aufmerksam werden. Daher notieren sie eine Woche lang, wem sie welche Gefälligkeiten erweisen und von wem sie welche erhalten. Gleichzeitig unterscheiden sie kleine und große Gefälligkeiten.

5.3.3   Übungen und Spiele

Übung: Sammeln von Gefälligkeiten

Material:
leere Kärtchen, Stifte, Token (z. B. Mühlsteine)

Beschreibung:
In Einzel- oder Partnerarbeit notieren die Teilnehmer kleine und große Gefälligkeiten auf Kärtchen. Die kleinen Gefälligkeiten werden links und die großen rechts auf den Tisch gelegt. Anschließend lesen alle die Kärtchen. Wenn jemand z. B. mit der Zuordnung nicht einverstanden ist, legt er einen Token auf das Kärtchen. Am Schluss wird über die Kärtchen mit einem Token darauf diskutiert.

Einführung: Die Beziehungsbank

Material:
Folie des Infoblatts: Komplexe Interaktion – Gegenseitigkeit – Die Beziehungsbank (**M5I5**), A3 Blatt mit der aufgezeichneten Bank, zwei A4-Konto-Blätter, eine Waage mit zwei Waagschalen, zwei Figuren, Mühlesteine, je zwei Ein- und Auszahlungspfeile (Kopiervorlagen ▶ **M5M5**), evtl. Kärtchen der Übung: Sammeln von Gefälligkeiten oder Post-it

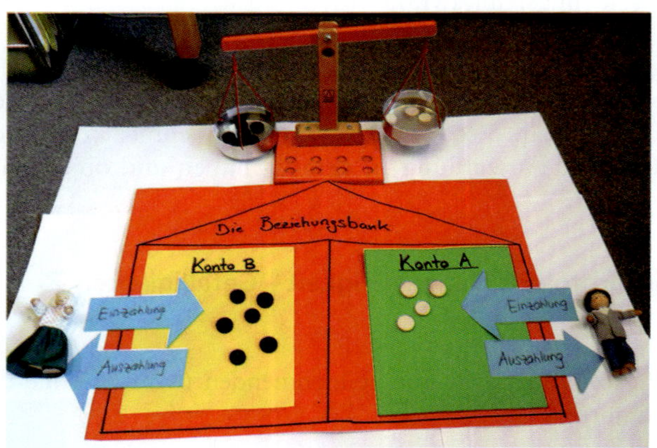

Abb. 5.4: Aufbau: Gegenseitigkeit – Die Beziehungsbank

Beschreibung:
Das Prinzip der Beziehungsbank, wie es auf dem Infoblatt (**M5I5**, ▶ Kap. 5.3.1) beschreiben ist, wird konkretisierend entwickelt. Es wird erklärt, dass jeder mit denjenigen Menschen, die er wiederholt sieht, eine »Beziehung« und entsprechend eine Beziehungsbank hat. Dann werden die beiden Konti hingelegt und verdeutlich, dass immer nur der Kontoinhaber, die dazugelegt werden, Zugriff auf das Konto hat. Nun folgen die Mühlesteine mit den Ein- und Auszahlungspfeilen: Falls die vorhergehende Übung: Sammeln von Gefälligkeiten durchgeführt wurde, können Kärtchen davon verwendet werden, um die Ein- und Auszahlung von Gefälligkeiten zu verdeutlichen. In dem Fall können die Gefälligkeiten-Kärtchen auf die Kontoblätter gelegt oder daraus entfern werden. Wenn keine Kärtchen vorhanden sind, sollen spontan mögliche Gefälligkeiten genannt werden, die auf Post-it notiert auf die Mühlesteine geklebt werden. Aufgrund eines häufigen Missverständnisses der Teilnehmer lohnt es sich hier zu verdeutlichen, dass eine Einzahlung auf dem einen Konto nicht zwingend eine Auszahlung auf dem anderen und umgekehrt nach sich zieht. Jede Person agiert autonom: Wenn also z. B. freiwillig eine Gefälligkeit investiert wird, macht niemand, auch nicht der Empfänger, eine Auszahlung. Nur wenn der Empfänger um den Gefallen bittet, macht er eine Auszahlung auf seinem Konto, der eine Einzahlung auf dem Konto des anderen erfolgt, sobald die

Gefälligkeit getätigt wird. Es soll explizit erwähnt werden, dass einer erbetenen Gefälligkeit freundlich oder sachlich nicht nachzukommen, keine Auszahlung bedeutet. Wenn die Gefälligkeit aber in rüdem, aggressivem Tonfall abgelehnt wird (z. B. »Spinnst du, ich helfe doch einem Vollidioten wie dir nicht.«), nimmt man selbst eine Auszahlung. Es kann auch gut sein, dass die Einschätzung der Gefälligkeit unterschiedlich ausfällt: Während der Fragende sie als kleine einschätzt und eine entsprechend kleine Auszahlung tätigt, erlebt sie der Gebende als große und macht eine große Einzahlung.

Als nächstes wird die Waage eingeführt, um zu zeigen, dass nicht immer beide Partner gleich viel in eine Beziehung investieren, sodass mal auf dem einen und mal auf dem anderen Konto mehr drauf ist. Die Mühlesteine können statt aufs Kontoblatt in die Waagschale gelegt werden. Hier kann erwähnt werden, dass die meisten freundschaftlichen und offiziellen Beziehungen (z. B. am Arbeitsplatz) eher auf Ausgleich fokussieren, während verwandtschaftliche Beziehungen, vor allem, die Eltern-Kind-Beziehung oft über lange Zeit unausgewogen sein können. Nun wird gezeigt, dass bei einem gewissen Vermögen, Zinsen (zusätzliche Mühlesteine), also Vertrauen, geschenkt werden. Als letztes wird darauf eingegangen, dass man in manchen, engen, vertrauten Beziehungen Schulden machen kann, die aber kurz-, mittel- oder langfristig wieder ausgeglichen werden sollten, um die Beziehung nicht zu gefährden.

Übung: Gegenseitigkeit – Ein- & Auszahlung von Gefälligkeiten

Material:
Arbeitsblatt; Komplexe Interaktion – Gegenseitigkeit – Ein- & Auszahlung von Gefälligkeiten (**M5A11**), Kärtchen: Komplexe Interaktion – Gegenseitigkeit – Ein- & Auszahlung von Gefälligkeiten (**M5M5**), Stifte

Beschreibung:
Die Übung wird als Einzelarbeit gemacht. Der Therapeut liest eine Situation von einem Kärtchen vor und die Teilnehmer schätzen auf dem passenden Arbeitsplatz (**M5A11**, ► Kap. 5.2.2) ein, ob die Person A eine Ein- oder Auszahlung einer Gefälligkeit vorgenommen hat. Anschließend schauen sie, ob die Person B eine Ein- oder Auszahlung getätigt hat. Schließlich schätzen sie noch ein, ob es eine kleine oder eine große Gefälligkeit war und markieren dies mit einem oder zwei X. Sobald jeder seine Einschätzung vorgenommen hat, wird die Situation im Plenum besprochen, indem die Teilnehmer der Reihe nach die Lösung nennen. Bei Unstimmigkeiten wird erklärt, wie die Situation zu analysieren ist.

Übung: Beziehungskonto

Material:
Arbeitsblatt: Komplexe Interaktion – Gegenseitigkeit – Beziehungskonto (**M5A12**), Folie des Arbeitsblatts, Hellraumprojektor, Stifte, Folie des Infoblatts: Komplexe Interaktion – Gegenseitigkeit – Die Beziehungsbank (**M5I5**)

Beschreibung:

Zuerst wird dieser Übungsablauf anhand der auf dem Arbeitsblatt abgedruckten Beispiele (Mutter und Sohn statt zwei Schulkameraden) einmal exemplarisch durchgeführt. Zwei Teilnehmer setzen sich zusammen und stellen sich vor, sie seien Schulkameraden oder Arbeitskollegen. Vor jedem liegt sein Konto-Blatt, das der Übungspartner nicht sehen darf, zwischen ihnen steht evtl. eine Trennwand (z. B. Ordner), damit sie die Blätter nicht gegenseitig einsehen können, wie dies eben bei Bankkonti auch der Fall ist. Abwechselnd benennen sie beliebige Ein- (z. B. Kompliment, freiwillige Hilfe bei einem Vortrag) oder Auszahlungen (z. B. Bitte, etwas ausleihen zu dürfen; Lüge), die sie für den Übungspartner in dessen Rolle machen oder erbitten könnten. Es ist zu beachten, dass jeder Spieler nur Dinge benennen kann, die in seiner Verantwortung stehen, also freiwillige Einzahlungen oder erbetene Auszahlungen (z. B. falsch: »Du hast mich um Mithilfe bei der Organisation einer Party gebeten.). Sobald der eine etwas genannt hat, notiert er allfällige Ein- oder Auszahlungen der Gefälligkeiten, die im Kontakt mit dem Übungspartner entstehen. Zudem wird im Kästchen notiert, ob es sich um eine kleine (1) oder große (2) Ein-/Auszahlung handelt. Wenn der eine Spieler eine Auszahlung genommen hat, kann das Gegenüber reagieren, ob er darauf eingeht oder nicht und entsprechend seine Liste mit den Einzahlungen nachführen. An dieser Stelle kann nochmals erwähnt werden, dass einer erbetenen Gefälligkeit freundlich oder sachlich nicht nachzukommen, keine Auszahlung bedeutet, Wenn die Gefälligkeit aber in rüdem, aggressivem Tonfall abgelehnt wird (z. B. »Spinnst du, ich helfe doch einem Vollidioten wie dir nicht bei den Hausaufgaben.«), nimmt man selbst eine Auszahlung. Jeder Spieler muss selbst beobachten, wie viel Ein- und Auszahlungen der andere macht. Die Therapeuten verteilen am Schluss Zinsen, wenn sie sehen, dass immer wieder Vermögen auf dem Konto lag.

Im Plenum werden die Beziehungskonti der Partner betrachtet. Beide erzählen von ihren Erfahrungen und wie sich die Ein- und Auszahlungen anfühlen.

Variante:

Wenn diese Übung als Partnerarbeit zu schwierig ist, wird sie in der Halbgruppe durch einen Therapeuten gleitet durchgeführt. Zwei Teilnehmer spielen die Rollen, können aber für Ideen auf die anderen Teilnehmer zurückgreifen.

Diskussion: Aufgeschobene Gegenseitigkeit

Material:

Komplexe Interaktion – Gegenseitigkeit (**M5I4**)

Beschreibung:

Die aufgeschobene Gegenseitigkeit führt im Bild der Beziehungsbank zu sparen. Im Plenum werden Beispiele dafür gesammelt und besprochen. Danach kann der entsprechende Abschnitt des Infoblattes (**M5I4**) gelesen werden.

5.4 Komplimente

Ein Kompliment ist eine wohlwollende, positive Aussage darüber, was der einen Person bei der anderen Person (besonders) gefällt oder bei ihr positiv auffällt. Komplimente schaffen eine angenehme Atmosphäre und schmieren das Zusammenleben in ganz unterschiedlichen Situationen und in den meisten Interaktionen und Beziehungen. Menschen, die aufrichtige Komplimente machen können, gelten als sympathisch, Menschen, die wenige oder gar keine Komplimente in kontinuierlichen Beziehungen verteilen gelten rasch als arrogant. Kinder und Jugendliche mit einer Autismus-Spektrum-Störung geben seltener Komplimente als Gleichaltrige. Dies ist insbesondere deshalb von Bedeutung, als dass davon ausgegangen wird, dass die Sympathie für eine Person zunimmt, wenn diese Komplimente verteilt (Cialdini 1993, zit nach Macpherson, Charlop & Miltenberger 2014). Somit ergibt sich durch die Verbesserung der Kompetenz, Komplimente zu formulieren und zu verteilen, eine Interventionsmöglichkeit, um auf Schwierigkeiten beim Entwickeln und Aufrechterhalten von Freundschaften (▶ Kap. 5.2) einzuwirken. Für Teilnehmer, die Englisch lesen, kann auch auf das Buch »The Asperkid's (Secret) Book of Social Rules« von Jennifer Cook O'Toole (2012) verwiesen werden.

Kinder und Jugendliche mit einer Autismus-Spektrum-Störung haben Schwierigkeiten, Komplimenten zu machen. Diese Fertigkeit ist insbesondere in der sozialen Reziprozität von Freundschaften wichtig (Attwood 1998 zit nach Apple, Billingsley & Schwartz 2005). Nach Apple et al. (2005) können Video-Modelle helfen, dass die Kinder häufiger Komplimente machen. Während das alleinige Anschauen der Videos lediglich das Antworten auf Komplimente von Peers verbessert hat, konnte durch die Ankündigung eines Verstärkers auch die Initiierungen der Kinder, selbst Komplimente zu verteilen, erhöht werden. Die Aussicht auf eine Belohnung scheint auch für die Aufrechterhaltung dieses Verhaltens zentral zu sein. Auch Macpherson et al. (2014) konnte fünf Kindern mit einer Autismus-Spektrum-Störung durch Video-Modelling dabei unterstützen, Komplimente zu machen. Zum einen erhöhte sich die Anzahl verbaler Komplimente deutlich und zum anderen zeigten die Probanden eine Variation der Komplimente, was darauf hinweist, dass sie nicht einfach Sätze aus den Videos auswendig gelernt haben, sondern das Prinzip verstanden haben. Somit besteht die Schwierigkeit bei Komplimenten sowohl aus der sozialen Motivation, sie in einer Interaktion einzusetzen, als auch in der fehlenden Kompetenz, wie man Komplimente formuliert.

Das Konzept, Komplimente zu verteilen, liegt vielen Menschen mit einer Autismus-Spektrum-Störung zuerst einmal fern, da beim Kompliment der Beziehungsaspekt und nicht der Inhaltsaspekt im Zentrum steht. Sie müssen oft zuerst lernen, worauf sich ein Kompliment richten kann (z. B. Aussehen, Fertigkeiten, Charakter), ohne dass sie konkrete Formulierungen (z. B. »Wow, wie rasch du diesen Fahrradschlauch geflickt hast.«, »Du bist so hilfsbereit.«) lernen. Dabei sind kulturelle und geschlechtstypische Unterschiede zu beachten. Auch die Reaktion auf ein Kompliment muss geübt werden. Wenn sie ausbleibt, wird der Kompliment-Geber verunsichert oder der Kompliment-Empfänger wirkt arrogant. Die meisten Menschen mit einer Autismus-Spektrum-Störung merken rasch, dass Komplimente auch manipulativ oder zumindest nicht ganz ehrlich im Sinne einer sozialen Lüge eingesetzt werden, was dazu führt, dass sie Komplimente grundsätzlich ablehnen. Doch auch in der manipulativen Form geht es um die soziale Gestaltung einer Interaktion, bei der man sich durch das Kompliment erhofft, erfolgreicher ans Ziel zu kommen.

Komplimente sind bei der Entwicklung von Freundschaften (▶ Kap. 5.2) wichtig und unterstützen Partner- und Teamarbeit (▶ Kap. 5.6). Dabei müssen die sozialen Hierarchen (▶ Kap. 6.5) beachtet werden. Komplimente können als Unterform des Feedbacks (▶ Kap. 4.8) betrachtet werden oder als ersten Schritt eines konstruktiven Feedbacks eingesetzt werden. Komplimente können auch eine besondere Form der sozialen Lüge (▶ Kap. 6.7) darstellen und Inhalt einer Grußmitteilung (▶ Kap. 5.5) sein. Komplimente folgen bestimmten sozialen Normen (▶ Kap. 6.4) und sollten unter Interaktionspartnern im Sinn des Konzeptes der Gegenseitigkeit von Gefälligkeiten (▶ Kap. 5.3) ausgewogen verteilt werden.

5.4.1 Informationsblätter

Infoblatt: Komplexe Interaktion – Komplimente ⊠

Material:
Kopien des Infoblatts für die Teilnehmenden (**M5I7**), Folie des Infoblatts, Hellraumprojektor

Beschreibung:
Der Begriff des Komplimentes wird definiert. Die Teilnehmer sollen die soziale Funktion von Komplimenten verstehen: guter Eindruck, Kontaktaufnahme, eine angenehme Atmosphäre schaffen. Dieses Thema steht in enger Verbindung zu anderen Modulen und Themen wie »Small Talk« (**M2I1** aus dem KOMPASS-Basistraining), Komplexe Kommunikation – Feedback (**M4I11**, ▶ Kap. 4.8) und Komplexe Interaktion – Team & Teamgeist (**M5I9**, ▶ Kap. 5.6) sowie Theory of Mind – Soziale Lüge (**M6I7**, ▶ Kap. 6.3). Im Weiteren geht es darum, worauf sich ein Kompliment richten kann. Die Teilnehmer sollen eine Vielzahl von Ideen für Komplimente erhalten: Aussehen, Kleider, Schmuck, Accessoires, Frisur, Geschmack, Besitz, Wissen, Leistung, Fertigkeit, Charakterzug. Wichtig ist, dass Teilnehmer verstehen, dass man ein Kompliment aktiv annehmen muss. Ein Kompliment erfordert eine Reaktion, die eingeübt werden muss. Außerdem wird darauf auf Geschlechtsunterschiede eingegangen.

Dieses Infoblatt zu lesen, eignet sich als Trainingsaufgabe.

5.4.2 Arbeits- & Protokollblätter

Arbeitsblatt: Komplexe Interaktion – Komplimente ⊠

Material:
Kopien des Arbeitsblatts für die Teilnehmenden (**M5A13**), Folie des Arbeitsblatts, Hellraumprojektor, evtl. Infoblatt: Komplexe Interaktion – Komplimente (**M5I7**)

Beschreibung:
Dieses Arbeitsblatt kann als eine Parallelform des zuvor beschriebenen Informationsblatts (**M5I7**) gesehen werden. Der Text ist derselbe, es hat sich jedoch eine vorgegebene Anzahl Fehler eingeschlichen, die es nun zu finden gilt. Durch den Fehlertext sollen die Teilnehmer angehalten werden, die Informationen genau zu lesen und bei Unsicherheit nochmals auf dem Infoblatt nachzusehen.

Arbeitsblatt: Komplexe Interaktion – Komplimente machen ⊠

Material:
Kopien des Arbeitsblatts für die Teilnehmenden (**M5A13**), Folie des Arbeitsblatts, Hellraumprojektor, Infoblatt: Komplexe Interaktion – Komplimente (**M5I7**), Zeitschriften oder Internetzugang

Beschreibung:
Die Teilnehmer sollen sich im Formulieren von Komplimenten üben. Sie suchen Fotos von Personen, die sie aus einer Zeitschrift ausschneiden oder aus dem Internet ausdrucken, ein Foto ist bereits auf dem Arbeitsblatt abgedruckt. Diesen Personen machen sie jeweils drei Komplimente, die sich auf andere Aspekte (z. B. Aussehen, Leistung, Charakter) beziehen. Daher ist es günstig, wenn die Person auf dem Bild etwas tut.

Arbeitsblatt: Komplexe Interaktion – Komplimente – Eigene Gedanken ⊠

Material:
Kopien des Arbeitsblatts für die Teilnehmenden (**M5A15**), Folie des Arbeitsblatts, Hellraumprojektor, Infoblatt: Komplexe Interaktion – Komplimente (**M5I7**),

Beschreibung:
Die Teilnehmer sollen darüber nachdenken, wie sie zu Komplimenten stehen. Zudem sollen sie sich für ihnen konkret bekannte Personen oder Personen, die sie einmal treffen könnten, Komplimente ausdenken. Pro Person sollen drei unterschiedliche Komplimente gemacht werden, damit klar wird, dass es immer viele Möglichkeiten und nicht nur das eine »richtige« Kompliment gibt.

Beispiele:
Wie fühlt es sich an, ein Kompliment zu erhalten?
Mach den KOMPASS-Therapeuten ein Kompliment (drei Varianten).

5.4.3 Übungen und Spiele

Diskussion: Einführung – Komplimente

Material:
Youtube-Video (**M5M1**), Folie des Infoblatts: Komplexe Interaktion – Komplimente (**M5I7**), Videoabspielgerät oder Computer mit Internetzugang

Beschreibung:
Im Plenum wird der Youtube-Video (Eine Zigarette mit Karsten, Folge 32-Komplimente) angeschaut. Im Anschluss wird über die Aussagen von Karsten gesprochen und eigene Erfahrungen mit Komplimenten ausgetauscht. Mit den Teilnehmern wird erarbeitet, was ein Kompliment ist. Ein wichtiger Diskussionspunkt ist, wozu ein Kompliment dient. Jeweils anschließend an das Diskussionsthema wird der entsprechende Abschnitt des Infoblatts (**M5I7**) gelesen.

Diskussion: Einführung – Komplimente – Kategorien

Material:
Folie einer Abbildung einer oder mehrerer Personen, die einer Tätigkeit nachgeht, aus dem Internet ausdrucken oder aus einer Zeitschrift ausschneiden, Folie des Infoblatts: Komplexe Interaktion – Komplimente (**M5I7**)

Beschreibung:
Anhand von Fotos wird auf die unterschiedlichen Kategorien, auf die sich Komplimente beziehen können, eingegangen. Außerdem soll besprochen und direkt geübt werden, wie man auf ein Kompliment reagieren kann. Jeweils anschließend an das Diskussionsthema wird der entsprechende Abschnitt des Infoblatts (**M5I7**) gelesen.

Übung: Komplimente – Kategorien

Material:
Kärtchen: Komplexe Interaktion – Komplimente (**M5M6**), Tokens (z. B. Spielsteine)

Beschreibung:
Die Übung wird in der Halbgruppe gemacht. Die Kategorien-Kärtchen werden hingelegt. Die Teilnehmer erhalten Kärtchen mit Komplimenten und ordnen diese zu den Kategorien zu. Die Therapeuten erklären, dass manche Komplimente zu verschiedenen Kategorien gehören können. Anschließend schauen alle Teilnehmer die Zuordnung an und legen Tokens (z. B. Spielsteine) auf diejenigen Kärtchen, die sie als falsch zugeordnet betrachten oder zu denen sie etwas sagen möchten. Das Ziel besteht darin, dass die Teilnehmer einen Eindruck der Vielfalt von Möglichkeiten erhalten, worauf sich ein Kompliment beziehen kann.

Beispiele:
Geschmack: z. B: »*Sie/Er gibt gute Musik-Tipps.*«
Charakter: z. B. »*Sie/Er nimmt sich Zeit, wenn man sie/ihn braucht.*«

Übung: Formulieren von Komplimenten

Material:
Folien/Kopien von Bilder: Komplexe Interaktion – Komplimente-Bilder (**M5M7**), Folie des Infoblatts: Komplexe Interaktion – Komplimente (**M5I7**), Kärtchen: Komplexe Interaktion – Komplimente (**M5M6**)

Beschreibung:
In der Halbgruppe werden die Komplimenten-Kategorien-Kärtchen ausgelegt, damit alle Teilnehmer sie als Erinnerungshilfe sehen. Um zu verdeutlichen, dass man jeder Person verschiedene Komplimente machen kann, soll jeder Person möglichst zu jeder Kategorie ein Kompliment gemacht werden. Die bearbeiteten Kärtchen können umgedreht werden.

Variante:
Die Teilnehmer stehen auf. Wer ein Kompliment genannt hat, setzt sich. Beim nächsten Foto stehen wieder alle auf.

Brettspiel: Formulieren von Komplimenten

Material:
Folien/Kopien von Bilder: Komplexe Interaktion – Komplimente-Bilder (**M5M7**), Kärtchen: Komplexe Interaktion – Komplimente – Kategorien (**M5M6**)

Beschreibung:
Das Spiel wird in der Halbgruppe gemacht. Der Spieler würfelt und zieht sowohl eine Abbildung als auch eine Komplimenten-Kategorie. Wenn er ein passendes Kompliment macht, darf er vier Felder vorrücken. Er kann nun einem anderen Spieler die Abbildung geben, sodass dieser zu einer Kategorie eigener Wahl auch ein Kompliment machen und zwei Felder vorrücken kann. Es ist gut, wenn die Abbildungen im Spiel mehrfach verwendet werden.

Einfachere Variante:
Wenn diese Spielart zu schwierig ist, können die Komplimenten-Kategorien als Erinnerungsstütze offen aufgelegt werden, sodass der Spieler sich selbst eine Kategorie aussuchen kann.

Mannschaftswettbewerb: Formulieren von Komplimenten

Material:
Folien/Kopien von Bilder: Komplexe Interaktion – Komplimente-Bilder (**M5M7**),
evtl. Kärtchen: Komplexe Interaktion – Komplimente (**M5M6**)

Beschreibung:
Die Spieler teilen sich in zwei Mannschaften auf und stellen sich in zwei Reihen, sodass stets zwei Teilnehmer gegeneinander antreten. Ein Therapeut zeigt eine Abbildung einer Person oder nennt bei einem Foto mit mehreren Personen die Zielperson. Die beiden vordersten Teilnehmer nennen möglichst schnell ein Kompliment und geben dadurch ihrer Mannschaft einen Punkt. Kein Kompliment darf im Spielverlauf zwei Mal genannt werden (z. B. »Du hast aber einen schönen Schal.«). Wenn keinem der beiden ein Kompliment einfällt, was kaum vorkommt, dürfen alle anderen ein Kompliment »reinrufen«. Der Schnellste gibt seine Mannschaften einen Punkt. Nun schließen die beiden vordersten Teilnehmer zuhinterst in der Reihe an, und die jetzt vorn stehenden Spieler dürfen gegeneinander antreten. Nach jeder Runde soll auf neue Gegner-Paarungen geachtet werden, was sich bei einer ungleichen Anzahl Teammitglieder von selbst ergibt oder sonst bewusst herbeigeführt werden muss. Die Gewinner erhalten eine kleine Belohnung (z. B. Schokolädchen).

Schwierigere Variante:
Der Therapeut gibt erst eine Komplimenten-Kategorie vor und legt das entsprechende Kärtchen für alle sichtbar hin, bevor er die Abbildung zeigt.

Rollenspiel oder Brettspiel: Formulieren von & Reagieren auf Komplimente

Material:
Kärtchen: Komplexe Interaktion – Komplimente (**M5M6**), evtl. Spielbrett, Spielfiguren

Beschreibung:
Der Reihe nach ziehen die Teilnehmer Kärtchen, auf denen etwas Positives einer anderen Person steht (z. B. »Sie/er hat schöne Fotos von einer Reise gemacht.«). Entweder müssen sie das Kompliment an die nächste Person in der Runde richten oder selbst eine Person auswählen. Wichtig ist, dass die beiden Interaktionspartner sich dabei körperlich und durch Blickkontakt aufeinander ausrichten. Dann müssen sie aus der Aussage selbst ein Kompliment formulieren, und das Gegenüber muss darauf reagieren. Die Regel lautet, dass man das Kompliment nicht nur mit »Danke!« und Lächeln quittieren darf, sondern selbst noch einen Satz anfügen muss (z. B. »Danke. Ich habe dir auch nur eine Auswahl der interessantesten Fotos gezeigt.«).

Beispiele:
Sie/Er ist humorvoll.
Er/Sie hat schnell einen Fahrradreifen geflickt.

Übung: Kompliment & Soziale Hierarchie

Material:
Kärtchen: Theory of Mind – Soziale Hierarchie – Personen (**M6M12**), Würfel, evtl.
Infoblatt: Komplexe Interaktion – Komplimente (**M5I7**)

Beschreibung:
Die Übung in der Halbgruppe kombiniert die Themen soziale Hierarchie und
Komplimente (sofern dieses Thema bereits besprochen worden ist. Der Spieler
entscheidet sich für eine bestimmte Hierarchieposition (▶ **M6M12**) und würfelt.
Wenn er eine gerade Zahl würfelt, muss er einer ihm untergebenen Person ein
Kompliment machen. Wenn er eine ungerade Zahl würfelt, muss er einer ihm
übergeordneten Person ein Kompliment machen. Der Teilnehmer wählt eine Person
unter den Anwesenden aus oder nimmt den nachfolgenden Spieler, an den er fast
wie in einem Rollenspiel das Kompliment richtet. Das Gegenüber kann übungshalber auf das Kompliment reagieren.

Die Teilnehmer können selbst formelle bzw. informelle Hierarchiepositionen auswählen und sich von den Kärtchen: Theory of Mind – Soziale Hierarchie – Personen inspirieren lassen. Wenn die Teilnehmer mehr Struktur benötigen, sollen sie jeweils zwei Kärtchen aus einer der Hierarchie-Ketten
ziehen, wobei sich die Hierarchiepositionen nur um eine Stufe unterscheiden
dürfen.

Variante:
Statt zu würfeln können der Spieler und die Person, die das Kompliment bekommt,
jeweils ein Positionskärtchen aus derselben Hierarchie-Kette (z. B. Gastgewerbe)
ziehen.

Übung: Komplimenten-Runde

Material:
Lose mit den Namen der Teilnehmer, Kärtchen: Komplexe Interaktion – Komplimente (**M5M6**)

Beschreibung:
Die Teilnehmer ziehen ein Los und machen diesem Gruppenmitglied ein Kompliment. Man kann auch die Regel aufstellen, dass zwei Komplimente gemacht werden müssen. Wenn genügend Zeit ist, wird noch eine zweite Runde gemacht. Wer
dieselbe Person wieder zieht, tauscht das Los.

Video-Feedback: Komplimente

Material:
Infoblatt: Komplexe Interaktion – Komplimente (**M5I7**), Videoabspielgerät

Beschreibung:
Sofern eine Komplimenten-Runde oder das Rollenspiel zu den Komplimenten auf Video aufgenommen wurde, kann man den Teilnehmern ein Video-Feedback ermöglichen. Man wählt gelungene Sequenzen oder Szenen, die grundsätzlich gut sind, aber Verbesserungspotential aufweisen, aus. Die Teilnehmer sollen einander Feedback (▶ Kap. 4.8.1) geben. Die Therapeuten sollen sich ebenfalls unterstützend und lobend äußern sowie auf Verbesserungspotential aufmerksam machen.

5.5 Grußmitteilungen

Die Autoren haben den Begriff »Grußmitteilungen« mangels eines geeigneten Wortes selbst erfunden. Er umfasst alle Formen kurzer, nicht persönlicher Kontaktaufnahmen, die primär der Beziehungspflege und nicht der Sachinformation oder anderen Zwecken dienen. Im Grunde lautet die Botschaft immer »Ich denke an dich und du bist für mich wichtig, da ich dich sympathisch finde und selbst auch sympathisch bin.« Manche sind bestimmten sozialen Normen (z. B. Geburtstagskarte) und im Besonderen auch speziellen Höflichkeitsregeln (z. B. Dankeskarte, Gratulationskarten in formellen Hierarchien) unterworfen.

Das Versenden von Grußmitteilungen dient der Pflege von persönlichen oder beruflichen Kontakten. Besonders wichtig ist dies zur Pflege von familiären und freundschaftlichen Beziehungen. Mittels Grußmitteilungen drückt man aus, dass das Gegenüber wichtig ist, man es gerne hat und man Wert auf die Beziehung zu ihm legt. Grußmitteilungen sind auch wichtig, um auch etwas formellere Kontakte (z. B. am Arbeitsplatz) zu pflegen, auf die man angewiesen ist. Für die Pflege von Beziehungen ist es wichtig, immer wieder mit einander in Kontakt zu treten. Im Alltag geschieht dies meist nicht nur über persönliche Treffen, sondern auch über kleine Grußbotschaften. Diese Kontaktaufnahmen bedeuten so viel mehr als nur der verbal übermittelte Inhalt: Man zeigt, dass man mitdenkt, mitfühlt und Anteil am Leben des Gegenübers nimmt. Es findet sich hierbei eine Parallele zum Thema ›Reagieren auf Gefühle‹ im Modul 1 »Emotionen« des KOMPASS-Basistrainings. Bei den Grußmitteilungen gibt es auch Geschlechtsunterschiede: Es scheint so, als sie im Schnitt für Frauen wichtiger sind. Sie schreiben bzw. versenden mehr Grußmitteilungen und sie erhalten mehr.

Da Menschen mit einer Autismus-Spektrum-Störung Interaktionen oft eher passiv angehen und weniger aktiv gestalten, denken sie oft nicht daran, Grußmitteilungen zu versenden oder auf sie zu reagieren. Sie betrachten die Grußmitteilungen oft sachlich und lesen sie inhaltsbezogen: Zum Beispiel nehmen sie die Einladung zum 18. Geburtstag eines Kollegen bei der Ausbildung informativ zur Kenntnis. Wenn es dann nichts weiter zu sagen gibt, reagieren sie auch nicht: So bestätigen sie ihre Teilnahme am Fest nicht, sondern tauchen einfach auf oder sie schicken keine Dankeskarte mit der Absage. Da diese kleinen Mitteilungen für die

Regulation des Kontaktes und den Aufbau von Beziehungen sehr wichtig sind, werden sie in KOMPASS besprochen.

Grußmitteilungen sind ein wichtiger Indikator dafür, wie nahe Personen zu einander stehen. Dies kann im Rahmen von Bekanntschaften und Freundschaften (▶Kap. 5.2) sein oder auch innerhalb von formellen oder informellen Hierarchien (▶Kap. 6.6). Zum einen gelten Grußmitteilungen als Gefälligkeiten und zum anderen sind sie dadurch den Regeln der Gegenseitigkeit (▶Kap. 5.3) unterworfen und sollten ausgewogen oder reziprok verteilt werden.

5.5.1 Informationsblätter

Infoblatt: Komplexe Interaktion – Grußmitteilungen ⊠

Material:
Kopien des Infoblatts für die Teilnehmenden (**M5I8**), Folie des Infoblatts, Hellraumprojektor

Beschreibung:
Den Teilnehmern wird erklärt, weshalb Grußmitteilungen für die Pflege und Weiterentwicklung von Beziehungen wichtig sind. Sie sollen die soziale Bedeutung dieser kleinen Kontaktbotschaften verstehen, die weit über den sachlichen Gehalt der Mitteilung gehen. Bei der Frage, wem man in welcher Form und typischerweise zu welchen Anlässen Grußmitteilungen zukommen lässt, wird in Verbindung mit dem Nähe-Distanz-Schema aus dem Modul 2 »Small Talk« des KOMPASS-Basistrainings (**M2I4**), den Freundschaftsprofilen (▶Komplexe Interaktion – Freundschaftsprofile M5I2, ▶Kap. 5.1.1) und mit Ergänzung des Berufsfeldes erläutert: Familie, enge Verwandte, Freunde/enge Kollegen, weniger enge Verwandte, lockere Kollegen, Mitschüler, enge Arbeitskollegen, Mitarbeiter des Arbeitsteams, Vorgesetzte. Es werden verschieden Arten der Kontaktaufnahme unterschieden, die unterschiedlich viel Aufwand oder Einsatz des Senders bedeuten und entsprechend mehr oder weniger Gewicht haben: Besuch, Anruf, Karte, E-Mail, SMS. Bei den Anlässen wird auf Geburtstage, wichtige (religiöse) Feiertage, wichtige Anlässe (z. B. Lehrabschluss), Hochzeiten, Geburten und Todesfälle eingegangen. Zudem muss das Thema der Bildauswahl besprochen werden: Dabei ist es wichtig darauf hinzuweisen, dass das Sujet sowohl zum Empfänger und dem Anlass passt als auch eine Aussage über den Absender macht. Auch die vorgedruckten Texte müssen thematisiert werden. Im Weiteren werden Geschlechtsunterschiede thematisiert, da gerade Mädchen/Frauen, die wenig Grußmitteilungen versenden, geschlechtsrollentypische Erwartungen und Normen unterlaufen, die sie bei nicht-betroffenen Mädchen/Frauen unsympathisch wirken lassen.

Schließlich liefert das Infoblatt Vorschläge für mögliche Textbausteine und visuelle Darstellungen (z. B. bei Karten). Das Infoblatt kann gemeinsam mit der Diskussion: Komplexe Interaktion – Grußmitteilungen und Übung: Komplexe Interaktion – Grußmitteilungen schreiben (▶Kap. 5.5.3) bearbeitet werden. Dieses Infoblatt zu lesen, eignet sich als Trainingsaufgabe.

5.5.2 Arbeits- & Protokollblätter

Arbeitsblatt: Komplexe Interaktion – Grußmitteilungen ⊗

Material:
Kopien des Arbeitsblatts für die Teilnehmenden (**M5A16**), Folie des Arbeitsblatts, Hellraumprojektor

Beschreibung:
Die Teilnehmer setzen sich damit auseinander, wie sie konkreten Personen in ihrem näheren Umfeld eine Grußmitteilung zu einem spezifischen Anlass zukommen lassen würden. Im zweiten Teil schreiben sie eine Geburtstagskarte für eine Freundin, die 18 Jahre alt wird, sowie für den Großvater, der einen runden Geburtstag feiert. Gleichzeitig sollen Sie im Internet oder aus einer Zeitschrift ein mögliches Sujet für die Karte aussuchen.

Beispiele:
Geburt des 1. Kindes deiner Vorgesetzten.
Dein Kollege hat die Fahrprüfung bestanden.

Arbeitsblatt: Komplexe Interaktion – Grußmitteilungen – Übersicht ⊗

Material:
Kopien des Arbeitsblatts für die Teilnehmenden (**MA**), Folie des Arbeitsblatts, Hellraumprojektor

Beschreibung:
Das Arbeitsblatt entspricht im Aufbau dem Infoblatt: Komplexe Interaktion – Grußmitteilungen (**M5I8**, ► Kap. 5.5.1). Die Teilnehmer sollen in Einzel- oder Partnerarbeit das Übersichtsraster ausfüllen. Sie sollen sich Gedanken darüber machen, wer zu welchem Anlass eine Grußmitteilung bekommen soll, wie diese allenfalls illustriert werden kann und was die Mitteilung beinhalten könnte.

5.5.3 Übungen und Spiele

Diskussion: Einführungen – Grußmitteilungen

Material:
evtl. Folie des Infoblatts: Komplexe Interaktion – Grußmitteilungen (**M5I8**)

Beschreibung:
Im Plenum wird mit den Teilnehmern diskutiert, ob sie Grußmitteilungen versenden. Zu Beginn wird v.a. über Karten, E-Mails und SMS oder Online-Mitteilungen gesprochen. Es werden mögliche Empfänger und Anlässe gesammelt. Die Thera-

peuten können wichtige Anlässe ergänzen, um die Diskussion zu erweitern. In einem nächsten Schritt sollen die Teilnehmer jeder für sich darüber nachdenken, weshalb sie überhaupt Karten, E-Mails oder SMS schreiben. Aus den Voten kann die soziale Bedeutung entwickelt werden.

Beispiele:
Karte zum Tod der Großmutter
SMS zum Geburtstag eines netten Mitschülers/Arbeitskollegen
E-Mail zur bestandenen Motorrad-Fahrprüfung

Sammlung: Bildmotive von Grußkarten ⊠

Material:
Sammlung der Teilnehmer, Mobiltelefon

Beschreibung:
Die Teilnehmer sollen in Schreibwarengeschäften und Kaufhäusern Grußkarten-Motive mit dem Mobiltelefon fotografieren. Hilfreich ist dabei, dass Grußkarten in vielen Geschäften bereits einem Thema zugeordnet sind, sodass die Teilnehmer einen Eindruck von typischen Bildmotiven erhalten. Dabei sollen sie z. B. 3–5 Motive pro Thema (Geburtstag, Weihnachten/Neujahr oder andere religiöse Feiertage, Hochzeit, Geburt und Todesfall, Besonderes) fotografieren und den Therapeuten schicken. Diese wiederum können eine Sammlung von typischen Motiven zusammenstellen.

Wichtig ist, dass die Teilnehmer instruiert werden, dass wie vor dem Fotografieren das zuständige Verkaufspersonal informieren und um Erlaubnis bitten müssen. Man kann ihnen vorschlagen, dass Sie von einem Projekt in der Schule/Ausbildung sprechen. Wenn Teilnehmer sich nicht getrauen, mit diesem Anliegen ans Verkaufspersonal zu gelangen, können Sie auch das Trainingsaufgabenblatt zeigen.

Übung: Bildmotive von Grußkarten ⊠

Material:
Sammlung von Bildmotiven durch die Teilnehmer und Therapeuten, Kopien des Infoblatts für die Teilnehmenden (**M5M1**)

Beschreibung:
Den Teilnehmern werden Motive von Grußkarten gezeigt. Dabei wird besprochen, zu welchem Anlass und weshalb sie dazu eingesetzt werden können. Man kann jeweils auch zwei Karten vergleichen und besprechen, wie sich mögliche Empfänger (z. B. Geschlecht, Alter, Beziehungsgrad) unterscheiden und welchen Einfluss eigene Merkmale (z. B. Geschlecht, Alter, Beziehungsgrad) des Senders haben. Ein Bild muss zum Empfänger und zum Sender passen.

Beispiele:

Welches Motiv eignet sich eher für den Geburtstag einer Frau bzw. eines Mannes, wenn der Sender ein Mann bzw. eine Frau ist?

Welches Motiv eignet sich für den Geburtstag eines Kindes, eines 20-Jährigen und eines 50-Jährigen?

Welches Motiv eignet sich für den Geburtstag eines guten Freundes, der Schwester oder der Großmutter?

Welches Motiv eignet sich für die Hochzeit eines Freundes, Verwandten oder Vorgesetzten?

Übung: Grußmitteilungen schreiben

Material:

Folie des leeren Übersichtsschemas gem. Arbeitsblatt: Komplexe Interaktion – Grußmitteilungen (**M5A16**)

Beschreibung:

In Einzel- oder Partnerarbeit formulieren die Teilnehmer Grußmitteilungen, wie sie in das Schema passen. Jeder Teilnehmer oder jedes Team soll zu jedem Anlass eine Formulierung notieren. Man kann auch umgekehrt vorgehen und jedem Teilnehmer oder jedem Team einen Anlass zugeteilt, für den sie mögliche Formulierungen suchen und aufschreiben. Die Formulierungen können anschließend gesammelt und als Ergänzung zum Infoblatt: Komplexe Kommunikation – Grußmitteilungen (**M5I8**) kopiert verteilt werden.

Übung: Grußkarten verschicken

Material:

Lose mit den Namen der Teilnehmer, Infoblatt: Komplexe Interaktion – Grußmitteilungen (**M5I8**)

Beschreibung:

Je nach Jahreszeit kann ein Anlass für die Grußkarten vorgegeben werden: Weihnachten, Geburtstag (egal, wann das richtige Datum ist). Die Teilnehmer ziehen ein Los, welchem Gruppenmitglied eine Karte geschickt werden muss. Die Teilnehmer sollen eine Karte kaufen, das Sujet sorgfältig aussuchen, schreiben und in die nächste Trainingsstunde mitbringen. Die Therapeuten kopieren die Karten, sodass der Absender eine Kopie behalten kann. Danach werden die Karten verschickt bzw. verteilt. Die Teilnehmer dürfen die Quittung für die Karte den Therapeuten geben und erhalten den Betrag zurück.

Diskussion & Übung: Postkarten schreiben

Material:
Folie des leeren Übersichtsschemas gem. Arbeitsblatt: Komplexe Interaktion – Grußmitteilungen (**M5A16**)

Beschreibung:
Mit den Teilnehmern wird besprochen, wem und bei welchen Gelegenheiten Postkarten verschickt werden. Dann sollen die Teilnehmer eine konkrete Ferienerinnerung wachrufen, einen Empfänger bestimmen und eine Postkarte formulieren. Die verschiedenen Texte werden anschließend im Plenum oder der Halbgruppe kritisch besprochen. Gelungenes wie auch weniger gute Formulierungen sollen benannt und begründet werden. Dabei soll immer erklärt werden, wie und weshalb der Text wirkt. Zusätzlich können die Teilnehmer beschreiben, was die Abbildung auf der Postkarte zeigen könnte: z. B. Berge, das Dorf/die Stadt, eine Sehenswürdigkeit, Sonnenuntergang am Strand, ein landestypisches Tier oder eine Pflanze.

Variante:
Die Teilnehmer können sich ein Phantasiereiseziel überlegen und von dort eine Karte schreiben.

Übung: Postkarten verschicken

Material:
Lose mit den Namen der Teilnehmer, Infoblatt: Komplexe Interaktion – Grußmitteilungen (**M5I8**)

Beschreibung:
Die Teilnehmer werden einander zugelost und sollen einander eine Postkarte schicken.

Variante:
Die Teilnehmer sollen auch den Therapeuten eine Postkarte schicken, so als ob die Karte für das Team am Arbeitsplatz gelte.

5.6 Partner- & Teamarbeit

> *»Am letzten Samstag organisierte ich für seine Schwester … ein ganztägiges Gartenfest zum 20. Geburtstag. L. hat mir dabei sehr viel geholfen, und ich glaube, er hat sich sehr wohl gefühlt bei den vielen Gästen: er hat sich mit Erwachsenen unterhalten und mit Kindern gespielt. Richtig schön zu sehen.«*
> Notiz einer Mutter auf dem Fragebogen zur Evaluation von KOMPASS-F

In einem Team bzw. bei einer Partnerarbeit ist nicht das persönliche Ergebnis oder Ziel wichtig, sondern das gemeinsame Endergebnis oder das gemeinsam vereinbarte Ziel aller Teilnehmer. Alle Team-Mitglieder bzw. beide Projektpartner setzen sich jeder mit seinen Fähigkeiten und Möglichkeiten für das Team-Ziel ein. Der Einsatz des einzelnen Teammitglieds wird immer daran gemessen, ob es dem Gesamtziel des Teams förderlich war oder nicht. Menschen, die mehr auf den eigenen Vorteil achten, statt sich um die Erreichung des Teamziels zu bemühen, gelten als unsympathisch, egoistisch und unfair oder sogar ausbeuterisch. In der Wahrnehmung der Anderen profitieren sie vom Einsatz ihrer Teammitglieder, geben aber nichts zurück.

Ein Team ist mehr als die Summe der Einzel-Mitglieder. Der Überschuss entsteht durch den sogenannten Teamgeist. Teamgeist ist einer der wichtigsten Erfolgsfaktoren, wenn man mit anderen gemeinsam etwas unternimmt. Er beinhaltet Einsatz und Unterstützung für das Team. Je höher der Teamgeist ist, desto wohler fühlen sich die Beteiligten und desto erfolgreicher ist das Zusammensein oder die Zusammenarbeit. Der Teamgeist stellt für die meisten Menschen einen wichtigen Motivationsfaktor für Teamarbeit dar. Es gibt für das Team und den Teamgeist förderliche und hinderliche Verhaltensweisen, die Kinder bereits in frühen Jahren lernen.

Für Menschen mit einer Autismus-Spektrum-Störung ist die Denkweise nicht selbstverständlich, dass man etwas nicht zur Erreichung eines persönlichen Ziels tut, sondern sich für ein Gruppenziel einsetzt. Der eigene Beitrag zur Teamaktivität misst sich v.a. daran, ob er für das Gruppenziel förderlich ist. Gutstein et al. (2002) betont, dass es beim gemeinsamen Tun nicht primär darum geht, eigene, ganz andere Ideen einzubringen, sondern darum, Ideen zu ergänzen und weiterzuentwickeln. Die Teampartner versuchen, gegenseitig die Beiträge aufzugreifen und zu ergänzen, um in einen gemeinsamen (Denk)Prozess zu kommen. Sie versuchen möglichst wenig, die Beiträge des Gegenübers zu ignorieren, zu verändern oder etwas ganz Neues einzubringen. Menschen mit einer Autismus-Spektrum-Störung benötigen oft Hilfe, wie sie sich in ein Team integrieren und etwas zum gemeinsamen Ziel beitragen können. Gerade der Aspekt der Wechselseitigkeit bereitet ihnen bei Partnerarbeiten oft Mühe.

Vorschulkinder mit einer Autismus-Spektrum-Störung im gut funktionierenden Bereich schneiden in strukturierten Tests zur reziproken Interaktion oftmals gut ab und zeigen keine Auffälligkeiten, da sie in der Theorie erfolgreich auf ihr Gegenüber eingehen können (Sally und Hill 2006, zit. nach Backer van Ommeren, Begeer, Scheeren & Koot 2012). In unstrukturierten Alltagssituationen fällt ihnen eine reziproke soziale Interaktion jedoch deutlich schwerer (Klin et al. 2007, zit. nach Backer van Ommeren et al. 2012). Nach Backer van Ommeren et al. (2012) zeigen Kinder und Jugendliche mit einer Autismus-Spektrum-Störung keine Auffälligkeiten bei elementaren reziproken Fertigkeiten wie zum Beispiel der Häufigkeit und Zeit des Abwechselns beim gemeinsamen Tun, teilweise halten sie sich sogar besser an die Regel des Abwechselns. Die allgemeineren, abstrakteren Formen der Reziprozität wie auch Reziprozität bei komplexeren Aufgaben bereiten ihnen aber deutlich mehr Schwierigkeiten. Reziproke Interaktionen sind insbesondere dann möglich, wenn die Kinder und Jugendlichen mit einer Autismus-Spektrum-Störung die Initiative zur Tätigkeit ergreifen und der Partner die Ideen aufnimmt und weiterführt. Wenn die Idee vom Partner aus kommt, fällt es den Probanden mit einer Autismus-Spektrum-Störung deutlich schwerer, sich auf deren Ideen einzulassen. Der Wechsel auf die Absichten und Ziele ihres Partners scheint ihnen deutlich schwerer zu fallen als die Akzeptanz der Reziprozität in Bezug auf eigene Ideen.

Wenn eine gemeinschaftliche Arbeit erfolgreich verlaufen soll, muss man die sozialen Signale seiner Partner lesen. Somit ergeben sich Bezüge zum Modul 1 »Emotionen erkennen« und zum Modul 3 »Nonverbale Kommunikation« des KOMPASS-Basistrainings. Im Weiteren gilt zu argumentieren (▶ Kap. 4.9) und seinen Teammitgliedern konstruktives Feedback (▶ Kap. 4.8) oder ein Kompliment (▶ Kap. 5.4) zu geben. Auch der Aspekt der Gegenseitigkeit (▶ Kap. 5.3) darf nicht vernachlässigt werden, damit sich keiner ausgenutzt fühlt.

5.6.1 Informationsblätter

Infoblatt: Komplexe Interaktion – Team & Teamgeist ⊠

Material:
Kopien des Infoblatts für die Teilnehmenden (**M5I9**), Folie des Infoblatts, Hellraumprojektor

Beschreibung:
Zuerst wird der Begriff Team definiert. Dann wird zwischen lang- und kurzfristigen Teams unterschieden. Den Teilnehmern wird vermittelt, dass man sich für beide Formen von Teams einsetzen sollte und jedes Teammitglied nicht primär eigene Ziele verfolgen, sondern das Team-Ziel im Auge behalten sollte. Die Teilnehmer sollen verstehen, dass ihr Einsatz am Gesamtziel des Teams gemessen wird. Es wird besprochen, dass Menschen, die mehr auf den eigenen Vorteil achten statt sich um die Erreichung des Teamziels zu bemühen, als unsympathisch, erlebt werden. Im letzten Teil geht es um den Teamgeist, der für die meisten Teammitglieder ein wichtiger Motivationsfaktor für Teamarbeit darstellt. Der Hinweis, dass man Beiträge des Gegenübers aufgreift und erweitert statt ignoriert, ist wichtig. Die Teilnehmer lernen konkrete Verhaltensweisen, die dem Teamgeist förderlich sind: z. B. Lächeln, Loben, Komplimente, Team-Rituale. Hier ergibt sich eine Verbindung zum Thema Komplimente (▶ Kap. 5.4., Komplexe Interaktion – Komplimente).

Dieses Infoblatt zu lesen, eignet sich als Trainingsaufgabe.

Infoblatt: Komplexe Interaktion – Partner & Gruppenarbeit ⊠

Material:
Kopien des Infoblatts für die Teilnehmenden (**M5I10**), Folie des Infoblatts, Hellraumprojektor

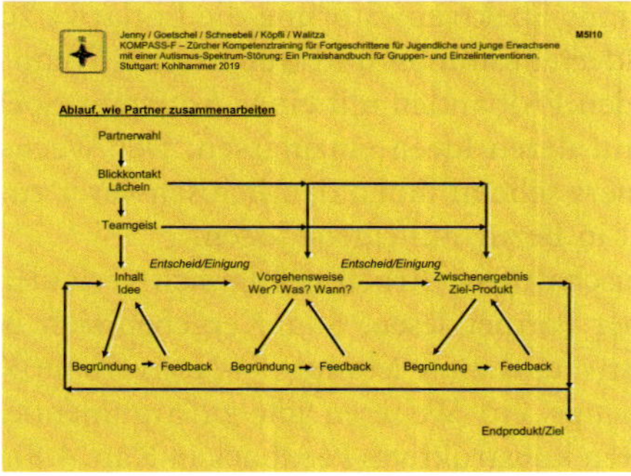

Abb. 5.5: Infoblatt Ablauf der Partnerarbeit

Beschreibung:

Ein wichtiges Thema für Menschen mit einer Autismus-Spektrum-Störung ist die Wahl eines geeigneten Arbeitspartners. Oft bleiben sie passiv und bekommen irgendeine Person als Partner zugeteilt. Manchmal fragen sie eine Person, die durch ein Merkmal hervorsticht, das aber nicht relevant für die Arbeit oder den sozialen Aspekt ist. So kann es sein, dass sie die beliebteste Person fragen, da schließlich alle mit ihr zusammenarbeiten möchten. Manchmal wenden sie sich auch der erstbesten Person zu. Die Teilnehmer sollen verstehen, dass die Wahl eines Arbeitspartners sowohl die Chance darstellt, eine Beziehungsaussage zu machen als auch eine Aussage über sich selbst zu machen. Im Weiteren wird diskutiert, wie man eine gute Arbeitsatmosphäre schafft (▸Infoblatt: Komplexe Interaktion – Team & Teamgeist, **M5I10**).

Der Hauptteil des Infoblattes besteht aus einem Ablaufschema für Partnerarbeit, das sich nur für kleine gemeinsame Projekte, wie sie im privaten, schulischen und beruflichen Alltag auftauchen, eignet. Es besteht aus einem doppelt-zyklischen Modell: Die Besprechung jedes Subthemas und der Vorgehensweise folgt dem Small Talk-Schema mit dem Zyklus des kommunikativen Dreiecks, das sie aus dem KOMPASS-Basistraining kennen. Es zwingt dazu, immer wieder den Partner in die Überlegungen miteinzubeziehen, nach dessen Meinung zu fragen und ihm zuzuhören. Wichtig ist auch, dass man die Vorschläge immer begründet, um sie für das Gegenüber nachvollziehbar zu machen. Die großen Zyklen bestehen daraus, bei allen Teilthemen jeweils Vorgehensweise zu besprechen und einen Zwischenstand zusammenzufassen, bevor das nächste Teilthema auf dieselbe Weise diskutiert wird. Am Schluss, wenn alle Unterthemen auf diese Art besprochen und bearbeitet wurden, kommt es zum Endprodukt. Die sozialen Team-Signale begleiten den ganzen Ablauf.

Am Schluss des Infoblattes findet sich ein Beispiel einer Teamarbeit, die den Prozess veranschaulicht.

Dieses Infoblatt zu lesen, eignet sich als Trainingsaufgabe.

5.6.2 Arbeits- & Protokollblätter

Arbeitsblatt: Komplexe Interaktion – Team & Teamgeist ⊠

Material:
Kopien des Arbeitsblatts für die Teilnehmenden (**M5A18**), Folie des Arbeitsblatts, Hellraumprojektor, evtl. Infoblatt: Komplexe Interaktion – Team & Teamgeist (**M5I9**)

Beschreibung:
Dieses Arbeitsblatt kann als eine Parallelform des zuvor beschriebenen Informationsblatts (**M5I9**) gesehen werden. Der Text ist derselbe, es hat sich jedoch eine vorgegebene Anzahl Fehler eingeschlichen, die es nun zu finden gilt. Durch den Fehlertext sollen die Teilnehmer angehalten werden, die Informationen genau zu lesen und bei Unsicherheit nochmals auf dem Infoblatt nachzusehen.

Arbeitsblatt: Komplexe Interaktion – Partner & Gruppenarbeit ⊠

Material:
Kopien des Arbeitsblatts für die Teilnehmenden (**M5A19**), Folie des Arbeitsblatts, Hellraumprojektor, evtl. Infoblatt: Komplexe Interaktion – Partner & Gruppenarbeit (**M5I10**)

Beschreibung:
Dieses Arbeitsblatt kann als eine Parallelform des zuvor beschriebenen Informationsblatts (**M5I10**) gesehen werden. Der Text ist derselbe, es hat sich jedoch eine vorgegebene Anzahl Fehler eingeschlichen, die es nun zu finden gilt. Durch den Fehlertext sollen die Teilnehmer angehalten werden, die Informationen genau zu lesen und bei Unsicherheit nochmals auf dem Infoblatt nachzusehen.

Arbeitsblatt: Komplexe Interaktion – Partnerarbeit – Fantasieland

Material:
Kopien des Arbeitsblatts für die Teilnehmenden (**M5A20**), Folie des Arbeitsblatts, Hellraumprojektor

Beschreibung:
Das Arbeitsblatt gehört zur Übung: Partnerarbeit – Erfinden eines Fantasielandes (▶ Kap. 5.6.3). Die Aufgabe entspricht dem Beispiel auf dem Infoblatt: Komplexe Interaktion – Partner & Gruppenarbeit (**M5I10**). Auf dem Arbeitsblatt wird der Prozess der Partnerarbeit vorstrukturiert. Die Teampartner machen sich darauf Notizen. So soll zuerst der Team-Partner gewählt, die Aufgabenstellung rekapituliert und dann die Teilnehmer festgelegt werden. Schließlich geht es bei jedem Teilthema darum, die Vorgehensweise zu diskutieren und anschließend festzulegen.

Arbeitsblatt: Komplexe Interaktion – Partnerarbeit – Fantasietier

Material:
Kopien des Arbeitsblatts für die Teilnehmenden (**M5A21**), Folie des Arbeitsblatts, Hellraumprojektor

Beschreibung:
Das Arbeitsblatt gehört zur Übung: Partnerarbeit – Erfinden eines Fantasietieres (► Kap. 5.6.3). Auf dem Arbeitsblatt wird der Prozess der Partnerarbeit vorstrukturiert. Die Teampartner machen sich darauf Notizen. So soll zuerst der Team-Partner gewählt, die Aufgabenstellung rekapituliert und dann die Teilnehmer festgelegt werden. Schließlich geht es bei jedem Teilthema darum, die Vorgehensweise zu diskutieren und anschließend festzulegen.

Arbeitsblatt: Komplexe Interaktion – Gruppenarbeit – Hotelplanung

Material:
Kopien des Arbeitsblatts für die Teilnehmenden (**M5A22**), Folie des Arbeitsblatts, Hellraumprojektor

Beschreibung:
Das Arbeitsblatt gehört zur Übung: Gruppenarbeit – Planen eines Hotels (► Kap. 5.6.3). Auf dem Arbeitsblatt wird der Prozess der Gruppenarbeit vorstrukturiert. Die Teampartner machen sich darauf Notizen. Die Teampartner müssen sich jeweils eine Vorgehensweise überlegen und diese dann umsetzen. Beim 1. Unterthema ist das Vorgehen beispielhaft vorgegeben. Gleichzeitig sollen sie darauf achten, den Teamgeist zu fördern. Dieser Teil kann auch weggelassen werden, da die Aufgabe insgesamt sehr anspruchsvoll ist.

Arbeitsblatt: Komplexe Interaktion – Gruppenarbeit – Vortragsplanung

Material:
Kopien des Arbeitsblatts für die Teilnehmenden (**M5A23**), Folie des Arbeitsblatts, Hellraumprojektor

Beschreibung:
Das Arbeitsblatt gehört zur Übung: Gruppenarbeit – Planen eines gemeinsamen Vortrags (► Kap. 5.6.3). Dieses Mal geht es zum einen darum, Teil-Aufgaben zu definieren und zu terminieren. Das Arbeitsblatt hält die Anweisung zur Übung fest und bietet ein Zeitraster.

5.6.3 Übungen und Spiele

Diskussion: Teamarbeit

Material:
Youtube-Video »The Power of Teamwork – Funny Animation« (**M5M1**), Computer/Beamer

Beschreibung:
Anhand des Videos kann über die eigenen Erfahrungen mit Teamarbeit sowie den Zweck von Team-Arbeit diskutiert werden. Die Diskussion kann auch nach einigen der nachfolgenden Übungen stattfinden, damit die Teilnehmer zuerst eine Selbsterfahrung zum Thema machen können.

Video: Komplexe Interaktion – Teamarbeit

Material:
Video: Komplexe Interaktion – Teamarbeit, Hellraumprojektor/Beamer, Videoabspielgerät

Beschreibung:
Die Videoaufnahme, welche die weiter unten beschriebene Übung Team – Kooperation – Hindernislauf zeigt, wird gemeinsam angeschaut. Die Therapeuten heben das gezeigte soziale Verhalten exemplarisch hervor: u. a. referenzierender Blickkontakt, Lächeln, Aufmunterung, Anweisungen, Vorschläge.

Spiel: Team – Kooperation – Gemeinsames Puzzle

Material:
Ein Puzzle pro Teilnehmer: als Puzzle zerschnittene A3-Kopien von Bildern

Beschreibung:
Jedes Team muss zwei Puzzles zusammensetzen, wobei jeder Teampartner eines vor sich hat. Die Teilnehmer wählen einen Teampartner oder bekommen einen von den Therapeuten zugeteilt. In Partnerarbeit werden die Puzzles gelöst, wobei jeder Partner ca. die Hälfte der Teilchen für das eigene Puzzlebild und die Hälfte der Teilchen zum Bild des Teampartners bekommen. Als Regel gilt, dass man alle Teilchen, die man zu Beginn erhalten hat, auch selbst legen muss. Dieses Spiel dient als Übung, damit die Spielpartner aufeinander achten und das Tun des Anderen beobachten müssen. Es wird implizit klar, dass sie miteinander reden müssen: Die Spielpartner müssen einander nach bestimmten Teilchen fragen (z. B. Hast Du einen Kirchturm?) oder bitten, dass der Teampartner ein Puzzleteilchen hinlegt (z. B. Könntest du bitte schauen, ob dein Teilchen mit der Frau mit Kinderwagen hierhin passt?). Im Anschluss kann über die gemachten Erfahrungen ausgetauscht werden.

Bilder, auf denen möglichst viel passiert (z. B. Abbildungen von Bildern der Gebrüder Breugels), eigenen sich besonders für diese Übung. Man kann aber auch Bilder mit Themen zu den Interessensgebieten der Teilnehmer benutzen (z. B. eine Bahnhofshalle, eine Fantasy-Schlacht).

Spiel: Team – Kooperation – Eine Geschichte erfinden

Material:
Kärtchen mit dem Hinweis »Aufgreifen/Ergänzen/Erweitern« oder »Ignorieren/Verändern/etwas Neues«, evtl. Titel einer Geschichte

Beschreibung:
Die Teilnehmer sollen lernen, was es bedeutet, die Idee des Teampartners aufzugreifen, zu ergänzen und zu erweitern, oder aber etwas ganz Anderes einzubringen. Wir gehen etwas unter den Vorschlag von Gutstein et al. (2002) und geben auf ein Verändern-Kärtchen vier Ergänzen-Kärtchen, damit beide Erfahrungen erlebt werden können.

Die Teilnehmer wählen einen Teampartner oder bekommen einen von den Therapeuten zugeteilt. Sie wählen einen Titel für eine Geschichte, die sie gemeinsam schreiben, oder erhalten einen vom Therapeuten: z. B. sachlich »Ein Nachmittag mit A.«, mysteriös »Das wundersame Leben einer Ratte« oder phantasieträchtiger »Space Odyssee 3000«. Der eine beginnt und schreibt einen Satz auf: z. B. »A nimmt sein Skateboard und geht in den Park.« Der Teampartner zieht ein Kärtchen. Je nach Instruktion bleibt er bei einem Ergänzen-Kärtchen beim Thema und ergänzt einen Satz, oder er gibt der Geschichte mit einem Verändern-Kärtchen eine ganz neue Wendung: z. B. Ergänzen mit »Bei der Halfpipe trifft er seinen Freund B.« oder Verändern mit »A hat zu Hause Goldfische.« Anschließend wird im Plenum diskutiert, wie es sich anfühlt, wenn der Teampartner ergänzt oder wenn er verändert.

Variante:
Wenn das Schreiben für das Team zu mühselig ist, kann der Therapeut für sie schreiben.

Spiel: Team – Kooperation – Eine Zeichnung machen

Material:
Kärtchen mit dem Hinweis »Ergänzen/Erweitern« oder »Verändern/Einbringen von etwas Neuem«, Papier, Stifte

Beschreibung:
Die Teilnehmer sollen lernen, was es bedeutet, die Idee des Teampartners aufzugreifen, zu ergänzen und zu erweitern, oder aber etwas ganz Anderes einzubringen. Wir gehen etwas unter den Vorschlag von Gutstein et al. (2002) und geben auf ein Verändern-Kärtchen vier Ergänzen-Kärtchen, damit beide Erfahrungen erlebt werden können.

Die Teilnehmer wählen einen Teampartner oder bekommen einen von den Therapeuten zugeteilt. Das Team soll gemeinsam, aber abwechselnd eine skizzenhafte Zeichnung machen, wobei keiner jeweils lange skizzieren soll. Falls dies ein Problem ist, kann ein Timer auf 20–30 Sekunden gestellt werden. Falls ein Teampartner impulsiv zeichnet, auch wenn er nicht an der Reihe ist, kann nur mit einem Stift gearbeitet werden. Der eine Teampartner beginnt und skizziert etwas aufs Blatt: z. B. den Umriss eines Hauses. Der Teampartner zieht ein Kärtchen. Je nach Instruktion bleibt er bei einem Ergänzen-Kärtchen beim Thema und ergänzt etwas (z. B. Türe, Gartenblume) oder er gibt der Zeichnung mit einem Verändern-Kärtchen eine ganz neue Wendung (z. B. Rakete). Anschließend wird im Plenum diskutiert, wie es sich anfühlt, wenn der Teampartner ergänzt oder wenn er verändert.

Übung: Team – Kooperation – Hindernislauf

Material:
feste Karton- oder Holzbretter ca. 40 x 40 cm (z. B. Spielbretter), Bauklötze (idealerweise aus Holz, da sie mehr Reibung aufweisen und schwer genug sind), Möbel (meist diejenigen, die bereits im Zimmer stehen), evtl. Infoblatt: Komplexe Interaktion – Team & Teamgeist (**M5I9**), Video: Komplexe Interaktion – Teamarbeit, Hellraumprojektor/Beamer, Videoabspielgerät

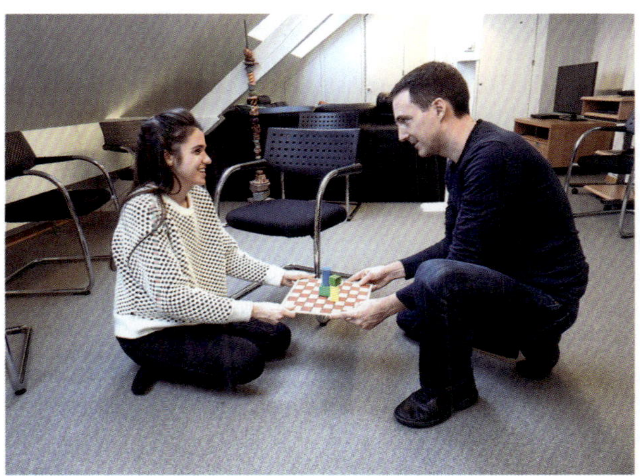

Abb. 5.6: Kooperations – Hindernislauf

Beschreibung:
Die Übung, für die viel Zeit eingerechnet werden muss, wird in der Halbgruppe durchgeführt. Es werden Teams von zwei Teilnehmern gebildet. Das Team hält gemeinsam ein Brett, auf dem sich eine bestimmte Anzahl Klötze befindet. Nun muss das Team gemeinsam eine Aufgabe bewältigen (z. B. über einen Tisch klet-

tern), ohne dass die Klötze herunterfallen. Die Regel lautet, dass immer beide Partner mindestens mit je einer Hand das Brett halten müssen. Die Schwierigkeit der Aufgabe kann gesteigert werden, indem die Aufgaben erschwert werden oder mehr Klötze auf das Brett gehäuft werden. Die Team-Partner sollen animiert werden, mit einander zu sprechen. Die Übung kann in verschiedenen Schritten durchgeführt werden. Wenn man sie als Einstieg ins Thema nutzt, fängt man bei Schritt 1 an. Sonst wird zuerst das Infoblatt: Komplexe Interaktion – Team & Teamgeist (**M5I9**) und man steigt bei Schritt 3 ein.

Mögliche Aufgabenstellungen:

- um einen Tisch oder in einem Parcours um bestimmte Möbel herumgehen
- beide setzen sich aus dem Stand auf den Boden und stehen wieder auf
- über einen Tisch klettern
- über einen Sessel und dessen Lehne oder Seitenlehnen klettern
- unter einem Sessel hindurchkriechen
- einen Ball 4x hin und her werfen und holen, wenn man ihn verloren hat

Ablauf:

1. 1–2 Aufgaben: Die Teilnehmer werden nicht über Teamverhalten instruiert, sondern erhalten nur eine Aufgabenstellung und sollen Erfahrungen sammeln. Der Therapeut beobachtet die Teams. Sollte die erste Aufgabe zu einfach sein, wird der Schwierigkeitsgrad gesteigert, sodass die Teilnehmer auch die Erfahrung des Scheiterns machen.
2. Diskussion: Mit allen Teams gemeinsam wird diskutiert, wie die Übung gelaufen ist. Es werden Verhaltensweisen gesammelt, die sich für die erfolgreiche Lösung der Aufgabe als günstig erwiesen haben und solche, die sie als ungünstig erlebt haben. Dabei sollte man auf Punkte wie Kommunikation, genaue Absprachen, gemeinsames Planen, Feedback, Lob etc. stoßen.
3. Theorie: Die wesentlichen Punkte von Teamarbeit werden besprochen.
4. Video: Das Video wird gemeinsam angeschaut und das gezeigte soziale Verhalten exemplarisch hervorgehoben: u. a. referenzierender Blickkontakt, Lächeln, Aufmunterung, Anweisungen, Vorschläge.
5. Weitere Aufgaben: Die Teilnehmer sollen nun bei der Bewältigung der Aufgaben die besprochenen Verhaltensweisen zeigen. Die Therapeuten loben konstant so viele teamförderliche Verhaltensweisen wie möglich. Die erste Aufgabenstellung soll so gewählt werden, dass sie möglichst erfolgreich bewältigt werden kann. Danach können schwierigere Aufgaben gestellt werden, da es den Teams meist Spaß macht, herauszufinden, ob sie diese schaffen.
6. Abschluss-Diskussion: Es werden allgemeine Rückmeldungen gesammelt. Die Teampartner können einander Feedback (▶ Komplexe Interaktion – Konstruktives Feedback, **M4I11**, Kap. 4.8.1) geben. Am Schluss geben die Therapeuten den Teams eine Rückmeldung.

Spiel: Team – Kooperation – Ballspiel

Material:
Liste: Komplexe Interaktion – Teamgeist (M5M9), Fuss-, Hand- oder Basketball
oder ein weicher Schaumstoffball, Feldmarkierungen, Markierungen für zwei Tore
oder 1–2 Basketballkörbe

Beschreibung:
Idealerweise wird das Spiel im Freien oder in einem größeren Raum durchgeführt.
Das Spiel wird in der einfachen Variante zwei gegen zwei oder drei gegen drei
gespielt. Es lehnt sich in der Zielsetzung an das Prinzip des Fuss-, Hand- oder
Basketballspiels an, wobei die Regeln stark vereinfacht sind und im Voraus klar
gesagt wird, welche der drei Varianten gespielt wird.

Den beiden Mannschaften wird explizit vermittelt, dass es nicht primär um die
Tore bzw. Körbe geht, sondern darum, dass sie üben, als Teampartner zu koope-
rieren. Daher erhält das Team nicht nur für Tore bzw. Körbe Punkte, sondern auch
für den Teamgeist: z. B. Loben, Gratulieren, rituelle Gesten, Ermunterung, Hilfe.
Gleichzeitig erhalten sie Strafpunkte für den Teamgeist abträgliches Verhalten: z. B.
Schimpfen, absichtliches Schubsen. Die Liste der positiven und negativen Verhal-
tensweisen wird aufgehängt oder aufgelegt. Der Therapeut, der auch die Rolle des
Schiedsrichters und Spielorganisators einnimmt, macht auf einem Zettel eine
Strichliste für die dem Teamgeist förderliche Verhaltensweisen. Je nach Anzahl der
Teilnehmer kann diese Funktion auch an einen zuschauenden Teilnehmer delegiert
werden, da dieser so auch das Teamverhalten beobachtet. Wenn nach dem Modell
Fuß- oder Handball gespielt wird, muss im Voraus festgelegt werden, wer der
Torwart ist.

Regeln:

1. Ein Tor oder Korb zählt (zwei Punkte) nur, wenn vorher ein Pass innerhalb des
   Teams stattgefunden hat.
2. Der Ball darf nicht länger als fünf Sekunden im Besitz einer Person sein, sonst
   wechselt er zur Gegenmannschaft.
3. Dem Teamgeist förderliche Verhaltensweisen werden jeweils mit einem Punkt
   belohnt. Dem Teamgeist abträgliche Verhaltensweisen werden mit Punkteabzug
   oder sogar Penalty (je nach Vereinbarung) bestraft.
4. Wenn zwei gegen zwei Personen spielen, darf in der Variante Fuß- oder Handball
   der Torwart das Tor verlassen und ist dann Feldspieler.

Das Spiel wird in verschiedenen Stufen entwickelt.

1. Pässe üben: Paarweise üben die Teilnehmer, je nach Spielmodell einander mit
   dem Fuß oder mit Werfen Pässe zu geben, während sie sich im Raum bewegen.
2. Liste (M5M9) mit den Verhaltensweisen, die belohnt bzw. bestraft werden,
   lesen.

3. Spiel: Nach einer vorgegebenen Zeit, werden beim Spielmodell Fuss- oder Handball die Rollen des Feldspielers und des Torwartes getauscht.

Diskussion: Partnerarbeit

Material:
Infoblatt: Komplexe Interaktion – Partner- & Gruppenarbeit (**M5I10**)

Beschreibung:
Die Diskussion gilt der Bearbeitung des Infoblattes (**M5I10**, ▸ Kap. 5.6.1) und, sofern die die zuvor beschriebenen Übungen: Team – Kooperation und das Ballspiel: Team – Kooperation bereits durchgeführt wurden, der Einordnung der gemachten Erfahrungen in einen theoretischen Rahmen. Im Plenum werden für die Zusammenarbeit förderliche und hinderliche Verhaltensweisen gesammelt. Es soll auch diskutiert werden, nach welchen Kriterien man einen Teampartner auswählt.

Übung: Partnerarbeit – Erfinden eines Fantasielandes

Material:
Arbeitsblatt: Komplexe Interaktion – Partnerarbeit – Fantasieland (**M5A20**), Infoblatt: Komplexe Interaktion – Partner- & Gruppenarbeit (**M5I10**), Stifte

Beschreibung:
Die Teilnehmer wählen einen Teampartner oder bekommen einen von den Therapeuten zugeteilt. Gemeinsam sollen sie ein Fantasieland erfinden, wie es auf dem Infoblatt beispielhaft notiert ist. Sie müssen sich auf einen Namen, eine Weltgegend, die Geografie, Kultur und Religion einigen. Bei jedem Thema (z. B. Weltgegend) sollen sie abwechselnd Ideen (z. B. Nordpol) präsentieren, diese begründen (z. B. *»Ich bin Fan von Skandinavien, Alaska und so.«*) und darauf ein Feedback des Partners (z. B. *»Ou, nein, das ist so kalt.«*) erhalten. Sobald verschiedene Ideen da sind, sollen sie abwechselnd verschiedene Vorgehensweisen, wie sie sich einigen könnten, vorschlagen, begründen und ein Feedback erhalten: Z. B. *»Wenn ich deiner Idee mit Japan zustimme, dann können wir uns ja eine der etwas nördlicher gelegenen Inseln vorstellen, in der es nicht gerade tropisch warm ist. Was meinst du?«* Danach macht der Partner einen Vorschlag für eine Vorgehensweise: z. B. *»Ich könnte auch ›Nordpol‹ und ›Japan‹ auf Lose schreiben und Du ziehst eines.«* Schließlich entscheiden und notieren die beiden, dass sie das Los entscheiden lassen. Nun notieren sie das Ergebnis: z. B. *»Japan.«* Sofern dazu Zeit zur Verfügung steht, müssen sie ganz am Schluss entscheiden, wer und wie das Tier den anderen Gruppenmitgliedern präsentiert. Wenn die Zeit reicht, können die Teams auch Skizzen davon anfertigen.

Variante:
Der Therapeut macht die Notizen entweder um Zeit zu sparen oder falls dies für das Team herausfordernd ist.

Übung: Partnerarbeit – Erfinden eines Fantasietieres

Material:
Arbeitsblatt: Komplexe Interaktion – Partnerarbeit – Fantasietier(**M5A21**), Infoblatt: Komplexe Interaktion – Partner- & Gruppenarbeit (**M5I10**), Stifte

Beschreibung:
Die Teilnehmer wählen einen Teampartner oder bekommen einen von den Therapeuten zugeteilt. Gemeinsam sollen sie ein Fantasietier erfinden. Sie müssen sich
auf einen Namen, sein ungefähres Aussehen (Körperbau, Farbe), seinen Lebensraum, Nahrung sowie Stärken und Schwächen einigen. Bei jedem Thema (z. B.
Lebensraum) sollen sie abwechselnd Ideen (z. B. Wüste) präsentieren, diese begründen (z. B. »*Ich mag Wüste.*«) und darauf ein Feedback des Partners (z. B. »*Das
klingt spannend.*«, »*Zu Wüste habe ich nicht so einen Bezug.*«) erhalten. Sobald
verschiedene Ideen da sind, sollen sie abwechselnd verschiedene Vorgehensweisen,
wie sie sich einigen könnten, vorschlagen, begründen und ein Feedback erhalten:
Z. B. »*Wenn ich den Lebensraum bestimmen darf, weil mir das wirklich wichtig ist,
kannst du entscheiden, was unser Tier frisst. Was meinst du?*« Danach macht der
Partner einen Vorschlag für eine Vorgehensweise: z. B. »*Ich sehe, dass es dir wichtig
ist, fände es aber besser, wenn wir Los ziehen. Dann entscheidet das Schicksal, denn
die Nahrung ist für mich nicht so wichtig.*« Schließlich entscheiden die beiden, dass
sie die zuerst erwähnte Vorgehensweise befolgen und der andere Partner dafür die
Stärken auswählen darf. Nun notieren sie das Ergebnis: z. B. »*Das Tier lebt in der
Wüste. Es frisst mit einer langen Zunge Sandkörner und Ameisen. Es kann aus den
Sandkörnern zusammen mit der Ameisensäure Zucker herstellen.*« Sofern ausreichend Zeit zur Verfügung stehen wird, müssen sie am Schluss entscheiden, wer und
wie das Tier den anderen Gruppenmitgliedern präsentiert. Wenn die Zeit reicht,
können die Teams auch Skizzen davon anfertigen.

Variante:
Der Therapeut macht die Notizen entweder um Zeit zu sparen oder falls dies für das
Team herausfordernd ist.

Übung: Gruppenarbeit – Planen eines Hotels

Material:
Arbeitsblatt: Komplexe Interaktion – Gruppenarbeit – Hotelplanung (**M5A22**),
Infoblatt: Komplexe Interaktion – Partner- & Gruppenarbeit (**M5I10**), Bauklötze,
Figuren, Bäume o. Ä. farbiges Papier, evtl. Videoaufnahmegerät

Beschreibung:
Die Gruppe soll gemeinsam ein Hotel planen und mit den vorhandenen Materialien
ein Modell aufbauen. Gleichzeitig sollen sie den Prozess auf dem Arbeitsblatt
(**M5I10**, ► Kap. 5.6.2) festhalten. Sie müssen sich jeweils auf eine geografisch-kli-
matische Lage, einen Hotelbau mit Umgebungsgestaltung sowie Freizeitangebote

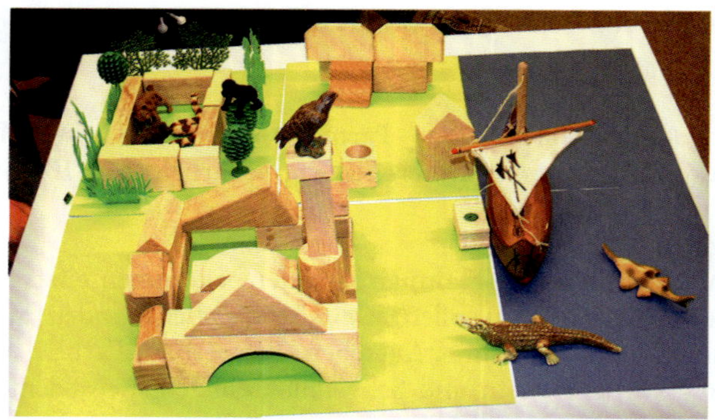

Abb. 5.7: Beispiel – Planen eines Hotels

einigen. Zu jedem Thema sollen sie Ideen einbringen und begründen. Die Teampartner sollen darauf mit einem Feedback reagieren, die Idee erweitern oder eigene Ideen entwickeln. Schließlich sollen sie sich auf eine Vorgehensweise für die Entscheidung einigen und diese dann gestalterisch umsetzen. Am Schluss müssen sie das Projekt im Plenum präsentieren und einander Feedback geben, wie sie den Teamgeist unterstützt haben.

Variante 1:
Der Therapeut macht die Notizen entweder um Zeit zu sparen oder falls dies für das Team herausfordernd ist.

Variante 2:
Diese Gruppenarbeit kann auf Video aufgenommen werden. So kann man den Teilnehmer besonders gelungene Sequenzen später als Feedback abspielen (▶ Video-Feedback: Komplexe Interaktion – Gruppenarbeit).

Übung: Gruppenarbeit – Planung eines gemeinsamen Vortrags

Material:
Arbeitsblatt: Komplexe Interaktion – Gruppenarbeit – Vortragsplanung (**M5A23**), Infoblatt: Komplexe Interaktion – Partner- & Gruppenarbeit (**M5I10**), Stifte

Beschreibung:
In Gruppen von drei Personen sollen die Teilnehmer sich vorstellen, sie müssten in zwei Wochen gemeinsam einen Vortrag halten. Zuerst müssen sie ein Vortragthema finden, dabei ihre Ideen begründen, darauf reagieren und sich schließlich auf ein Thema einigen. Der Hauptteil besteht in Absprachen, wer was bis wann macht. Sie sollen die Vorschläge immer begründen und einander Rückmeldung geben. Dann tragen sie ihre Planung auf dem Zwei-Wochenplan ein. Am Schluss müssen sie vielleicht noch abmachen, wer den Plan im Plenum präsentiert und erklärt.

Übung: Gruppenarbeit – Planung einer Stafette

Material:
Komplexe Interaktion – Partner- & Gruppenarbeit (**M5I10**), z. B. Seil, Ball, Ringwerfen, Federball, Pingpong, Markierungen, ferngesteuertes Auto, evtl. Videoaufnahmegerät

Beschreibung:
Als Abschluss können die Teilnehmer noch etwas Konkretes planen. Jede Halbgruppe soll eine Stafette aus z. B. drei Posten/Aufgaben planen, die dann von den Teilnehmern absolviert wird. Es können sportliche (z. B. ferngesteuertes Auto um eine Stange lenken) oder soziale Aufgaben (z. B. einen Witz erzählen) sein. Möglicherweise wird die Stafette auch erst in der folgenden Stunde absolviert. Die Gruppe wird im Planungsprozess von einem Therapeuten begleitet, der immer wieder lobt, wenn jemand guten Teamgeist zeigt oder gelernte Fertigkeiten von Partnerabsprachen zeigt.

Variante:
Diese Gruppenarbeit kann auf Video aufgenommen werden. So kann man den Teilnehmern besonders gelungene Sequenzen später als Feedback abspielen (▸ Video-Feedback: Komplexe Interaktion – Gruppenarbeit).

Übung: Gruppenarbeit – Planung der Abschlussstunde oder eines sozialen Anlasses

Material:
Komplexe Interaktion – Partner- & Gruppenarbeit (**M5I10**), evtl. Videoaufnahmegerät

Beschreibung:
Als Abschluss können die Teilnehmer noch etwas Konkretes planen: z. B. gemeinsam einen Film ansehen, ein »Picknick« im Gruppenraum, zu dem jeder etwas mitbringt, eine kleine Party mit Musik. Die Gruppe wird im Planungsprozess von einem Therapeuten begleitet, der immer wieder lobt, wenn jemand guten Teamgeist zeigt oder gelernte Fertigkeiten von Partnerabsprachen zeigt.

Variante:
Diese Gruppenarbeit kann auf Video aufgenommen werden. So kann man den Teilnehmern besonders gelungene Sequenzen später als Feedback abspielen (▸ Video-Feedback: Komplexe Interaktion – Gruppenarbeit).

Video-Feedback: Partner- oder Gruppenarbeit

Material:
Infoblatt: Komplexe Interaktion – Partner- & Gruppenarbeit (**M5I10**), Videoabspielgerät

Beschreibung:
Sofern eine der Übungen zur Gruppenarbeit auf Video aufgenommen wurde, kann man den Teilnehmern ein Video-Feedback ermöglichen. Man wählt gelungene Sequenzen oder Szenen, die grundsätzlich gut sind, aber Verbesserungspotential aufweisen, aus. Die Teilnehmer sollen einander Feedback (▶ Kap. 4.8.1) geben. Die Therapeuten sollen sich ebenfalls unterstützend und lobend äußern sowie auf Verbesserungspotential aufmerksam machen.

Folgende Übungen eigenen sich besonders für Video-Feedback: Planen eines Hotels, Planung einer Stafette und Planung der Abschlussstunde oder eines sozialen Anlasses

5.7 Kompromiss

Wenn eine Auseinandersetzung so gelöst wird, dass beide Seiten freiwillig eine Übereinkunft erzielen, spricht man von einem Kompromiss. Meistens entsteht ein Kompromiss durch Einsicht beider Parteien, dass beide auf einen Teil der Forderungen oder Ansprüche verzichten müssen, um unterschiedliche Interessen oder gegensätzliche Haltungen auszugleichen.

Der Kompromiss muss für beide Seiten durchführbar sein und eine Verbesserung gegenüber dem aktuellen Zustand darstellen. Kompromisse gewährleisten meistens eine längerfristige Lösung, da beide Seiten etwas gewonnen und etwas verloren haben. Die win-win-Lösung (Doppel-Gewinn-Lösung) stellt den idealen Kompromiss dar, da beide Parteien ihre wichtigsten Ziele erreichen und (fast) nur Vorteile in der Lösung sehen, doch es gibt auch andere Formen. Kinder lernen die unterschiedlichen Formen von Kompromissen, sobald sie ihre Bedürfnisse in Gruppen aufeinander abstimmen müssen.

Da recht viele Menschen mit einer Autismus-Spektrum-Störung in dichotomen Kategorien denken und somit nur die Optionen z. B. schwarz oder weiss, gut oder schlecht, alles oder nichts kennen, fallen ihnen Kompromisse schwer. Erst relatives Denken (z. B. Grautöne, mäßig gut/nicht so schlecht, einige/mehrere) ermöglicht es, auch einen Vorteil in einer Lösung zu sehen, die nicht dem Maximalmöglichen bzw. dem ursprünglichen Wunsch entspricht. Die Situation erfüllt dann zwar nicht alle Bedürfnisse oder Wünsche, aber doch einen Teil. Manche Menschen mit einer Autismus-Spektrum-Störung sind der Meinung, dass ein Kompromiss eine Niederlage bedeutet und stemmen sich vehement dagegen, da sie die Sachlage nur aus ihrer Sicht betrachten. Je rigider sie in ihren Ansichten sind, desto eher geschieht dies. Die längerfristigen sozialen Vorteile von Kompromissen gegenüber dem kurzfristigen inhaltlichen Vorteil, den man allenfalls hat, wenn man seine Bedürfnisse durchgesetzt hat, müssen ihnen erst aufgezeigt werden.

Das Thema ›Kompromiss‹ hätte man auch ins Modul 4 ›Komplexe Kommunikation‹ in die Nähe des Themas ›Argumentieren‹ (▶ Kap. 4.9) verorten können. Durch die Platzierung im Modul ›Komplexe Interaktion‹ wird der soziale Aspekt statt des rhetorischen Aspekts betont. Die Fähigkeit und Bereitschaft, Kompromisse zu schließen, ermöglicht Freundschaften (► Kap. 5.2) und erfolgreiche Partner- und Teamarbeiten (► Kap. 5.6). Kompromisse stellen einen Aspekt von Gegenseitigkeit (► Kap. 5.3) dar. Ohne Perspektivenwechsel (► Kap. 6.1) ist kein dauerhafter und für beide Seiten längerfristig befriedigender Kompromiss möglich.

5.7.1 Informationsblätter

Infoblatt: Komplexe Interaktion – Kompromiss ⊠

Material:
Kopien des Infoblatts für die Teilnehmenden (**M5I11**), Folie des Infoblatts, Hellraumprojektor

Beschreibung:
Im Plenum wird das Ziel eines Kompromisses besprochen. Im Weiteren geht es um verschiedene Formen des Kompromisses: Tit-for-Tat, Halbe-Halbe, jetzt – nachher/ heute – morgen.
Dieses Infoblatt zu lesen, eignet sich als Trainingsaufgabe.

5.7.2 Arbeits- & Protokollblätter

keine

5.7.3 Übungen und Spiele

Kompromisse zu schließen, wird v.a. auch in den argumentativen Diskussionen (► Kap. 4.9) geübt.

Übung: Kompromisse schließen

Material:
Kärtchen: Komplexe Interaktion – Kompromisse schließen (**M5M11**), Token oder Notizpapier und Schreiber

Beschreibung:
In der Halbgruppe werden jeweils für die verschiedenen Situationen, wenn möglich, mehrere Kompromissformen gesucht. Der Therapeut kann für jeden Kompromiss ein Token in ein Glas legen oder eine Strichliste führen, sodass ein Team-Wettbewerb unter den Halbgruppen stattfindet.

Beispiele:
Eine Klasse will eine Abschlussreise machen. Sie muss einstimmig einen Vorschlag präsentieren. Einige wollen eine Städtereise, andere ans Meer.

Die Lernenden müssen einen Plan erstellen, wer wann morgens den Pausensnack für alle einkauft und wer wann abends die Werkstatt fegt.

Spiel: Kompromisse schließen

Material:
Kärtchen: Komplexe Interaktion – Kompromisse schließen (**M5M11**), Spielbrett, Spielfiguren, Würfel

Beschreibung:
Es wird in der Halbgruppe gespielt. Der Spieler würfelt und zieht. Er nimmt ein Kärtchen und schlägt einen Kompromiss für die geschilderte Situation vor. Alternativ kann der Therapeut als Spielleiter die Situation gem. Kärtchen etwas ausgestaltet beschreiben. Wenn der Spieler einen Kompromiss findet, darf er drei Felder vorrücken. Wenn er keinen findet, darf er einem Mitspieler das Kärtchen geben, der nun einen Kompromiss vorschlägt und vorrücken darf. Der Sieger kann eine kleine Süßigkeit (z. B. Schokolädchen) bekommen.

Variante:
Wenn dies zu viel Passivität bei den Mitspielern führt, dann gilt die Regel, dass, sobald der Spieler keinen Kompromiss findet, alle Mitspieler reinrufen dürfen und der schnellste vorrücken darf.

Beispiele:
Zwei Freunde wollen ins Kino: Beide bevorzugen unterschiedliche Filme.
Beide Geschwister wollen zur gleichen Zeit alleine das Bad benutzen, um pünktlich zur Arbeit bzw. zur Schule zu kommen.

Rollenspiel: Kompromisse schließen

Material:
Kärtchen: Komplexe Interaktion – Kompromisse schließen (**M5M11**), Spielbrett, Spielfiguren, Würfel

Beschreibung:
Die Übung findet in der Halbgruppe statt. Immer zwei Teilnehmer suchen sich eine Situation aus und spielen die beiden Parteien. Sie handeln im Rollenspiel einen Kompromiss aus. Dabei können sie auch ihre Kenntnisse aus dem Thema Argumentieren (Modul 4, ► Kap. 4.9) anwenden, sofern das Thema bereits besprochen worden ist.

Beispiele:
Ein Betrieb will 100.- mehr Lohn pro Monat bezahlen. Die Mitarbeitenden fordern aber 300.-/Monat mehr Lohn, sonst streiken sie.

Eine Familie mit zwei älteren Kindern hat neu einen Hund und plant, wer wann mit ihm spazieren geht. Montag passt keinem.

Video-Feedback: Kompromisse schließen

Material:
Infoblatt: Komplexe Interaktion – Kompromiss (**M5I11**), Videoabspielgerät

Beschreibung:
Sofern das Rollenspiel mit dem Schließen von Kompromissen auf Video aufgenommen wurde, kann man den Teilnehmern ein Video-Feedback ermöglichen. Man wählt gelungene Sequenzen oder Szenen, die grundsätzlich gut sind, aber Verbesserungspotential aufweisen, aus. Die Teilnehmer sollen einander Feedback (▶ Kap. 4.8.1) geben. Die Therapeuten sollen sich ebenfalls unterstützend und lobend äußern sowie auf Verbesserungspotential aufmerksam machen.

5.8 Abschluss

5.8.1 Informationsblätter

Keine

5.8.2 Arbeits- & Protokollblätter

keine

5.8.3 Übungen und Spiele

Spiel: Komplexe Interaktion – Abschlussspiel

Material:
Kärtchen: Komplexe Interaktion – Abschlussspiel (**M5M11**), Spielbrett, Spielfiguren, Würfel

Beschreibung:
Mit dem Spiel werden alle Themen, die im Modul 5 besprochen wurden, nochmals aufgegriffen. Wenn nicht alle besprochen wurden, müssen die entsprechenden Kärtchen aus dem Spiel genommen werden. Auf den Kärtchen steht jeweils die Spielinstruktion. Das Spiel soll zu vielen Interaktionen animieren. Die Wahl eines Mitspielers, der durch die Wahl auch Punkte machen kann, ist ein sozialer Akt, der

manchen nicht einfach fallen wird. Die Therapeuten sollen explizit erklären, dass die Wahl eines Mitspielers eine soziale Aussage ist: Man kann dadurch zum Beispiel Sympathie bekunden, sich für eine frühere Wahl revanchieren, den Spieler auf dem letzten Platz unterstützen, mit einem Mitspieler ein Team bilden. Der Sieger kann eine kleine Süßigkeit (z. B. Schokolädchen) bekommen.

Beispiele:
Suche dir aus der Gruppe einen möglichen Teampartner für eine gemeinsame Präsentation aus. Begründe deine Wahl und rücke ein Feld (max. vier) pro Grund vor. Falls dein Team-Partner auch sagen kann, weshalb er dich wählen würde, kann er zwei Felder vorrücken.
Bestimme einen Mitspieler, der von dir zwei Eigenschaften nennt, die dich zu einem guten Freund machen könnten. Du darfst drei, dein Mitspieler vier Felder vorrücken. Falls er noch zusätzlich ein Merkmal nennt, das bei dir für Freundschaft hinderlich·sein könnte, rückt ihr beide nochmals drei Felder vor.

6 Modul 6: Theory of Mind

> *»Die Lehre als Maurer hat Y. nun letztes Jahr fertig abgeschlossen. Er geht gerne arbeiten und hat seine klaren Ziele: Drei Jahre Berufserfahrung sammeln, dann zur Vorarbeiterschule anmelden. Ich denke, er wird seinen Weg gehen! Und zu verdanken haben wir das zu einem großen Teil eurer Gruppentherapie, die ihn damals wirklich ein ganzes Stück in sozialen Dingen weitergebracht hat und ihm wirklich zu einer neuen »Perspektive« verhalf. Es hatte ihm in der Therapie sehr geholfen, dass ihm immer wieder aufgezeigt wurde, was der* Unterschied *zwischen seinem Verhalten und dem der Anderen ist. Er hat bei euch gelernt, sich in die Lage des Gegenübers zu versetzen. Wenn Menschen nun »sehr komisch« auf ihn reagieren, dann überlegt er sich »was habe ich gerade gesagt oder getan und wie ist das wohl da drüben angekommen« und schafft es so dann immer mal wieder, eine »komische« Situation wieder gerade zu biegen.«* E-Mail einer Mutter sieben Jahre nach Ende des KOMPASS-Gruppentrainings

Theory of Mind, die Vorstellung über die Vorstellungswelt der Anderen, wird in der Literatur als Synonym für »mind reading« und »understanding other's minds«, (Baron-Cohen 2001), aber auch »Mentalizing«/Mentalisieren (White, Hill, Happé, & Frith 2009), oder »Empathizing« (Baron-Cohen und Wheelwright 2004) verwendet (▶ Kap. 1.7.1).

Zahlreiche Studien konnten zeigen, dass Menschen mit einer Autismus-Spektrum-Störung Defizite in der Entwicklung der Theory of Mind aufweisen, die im Asperger-Syndrom vor allem die letzte Entwicklungsstufe betreffen (Baron-Cohen et al. 1985; Baron-Cohen 2001). Die Emotionserkennung und Interpretation von nonverbaler Kommunikation stellen einen Teil der Entwicklung der Theory of Mind dar (Baron-Cohen et al. 2004) und wurden bereits im KOMPASS-Basistraining (**M1I1–4** bzw. **M3I2–6**) bearbeitet. Der Perspektivenwechsel, das Bewältigen von Situationen mit falschen Überzeugungen (False-Belief-Aufgaben), das Erkennen von Fauxpas-Situationen oder auch das Manipulieren eines Gegenübers und soziale Lügen sind weitere Aspekte der Theory of Mind (Leekam und Perner 1991; Swettenham, Baron-Cohen, Gomez & Walsh 1996; Baron-Cohen 2001; Baron-Cohen et al. 2001; Beaumont et al. 2008). Eine gut entwickelte Theory of Mind erlaubt zudem, die eigene Subjektivität und die potentielle Fehlerhaftigkeit der Überzeugungen zu erkennen, eigenen Überzeugungen zu überdenken und zu verstehen und Handlungen mental zu simulieren (Baron-Cohen, O'Riordan, Stone, Jones, & Plaisted 1999), was erklären könnte, weshalb die Selbstreflexion bei

Menschen mit einer Autismus-Spektrum-Störung oft erschwert ist (Gillberg et al. 2010).

Überblick über das Modul 6 »Theory of Mind«

Empathie & Perspektivenwechsel
Soziale Hypothesen
Perspektivenwechsel am Beispiel von Werbung
Erscheinungsbild
Soziale Normen
Soziale Hierarchie
Soziale Lügen

6.1 Empathie & Perspektivenwechsel

Der Begriff Empathie ist mit der Theory of Mind verwandt. Jedoch gibt es eine Fülle unterschiedlicher Definitionen für Empathie, die sich teilweise sogar widersprechen (Höger 2006), und der Begriff der ›Empathie‹ wird oft mit verschiedenen anderen Begriffen gleichgesetzt: Rollenübernahme, Mitgefühl, Mitleid, Einsicht oder der Übereinstimmung zwischen der Reaktion eines Beobachters mit der des Beobachteten (Gruen und Mendelssohn 1986, zit. nach Höger 2006). Bischoff-Köhler (1989, zit. nach Höger 2006) formuliert eine phänomenologisch-evolutionsbiologische Definition: Empathie bedeutet *»unmittelbar der Gefühlslage eines Anderen teilhaftig zu werden und sie dadurch zu verstehen. Trotz dieser Teilhabe bleibt das Gefühl aber anschaulich dem Anderen zugehörig. Darin unterscheidet sich Empathie von Gefühlsansteckung ..., bei der die Stimmung des Anderen vom Beobachter selbst Besitz ergreift und dabei ganz zu dessen eigenem Gefühl wird.«* (S. 26).

Meist wird von drei Komponenten der Empathie ausgegangen: Zum einen dem Teilen des emotionalen Zustandes des Gegenübers, als nächstes dem expliziten Verständnis des emotionalen Zustands des Anderen und Schließlich einer prosozialen Handlung, die daraus folgt (Dadds, Hunter, Hawes, Frost et al. 2007). Somit geht es um die Unterscheidung zwischen einem affektiven und einem kognitiven Aspekt von Empathie (Davis 1983; Dadds et al. 2007; Shamay-Tsoory, Aharon-Peretz & Perry 2009). Die affektive Komponente der Empathie besteht im Drang, angemessen emotional auf einen mentalen (Gemüts)Zustand eines Anderen zu reagieren. Dadds et al. (2007) fassen die Forschungsbefunde so zusammen, dass die affektive Reaktion angemessener und kongruenter zur Situation des Gegenübers als zur eigenen ist. Die Reaktion kann ausschließlich emotional sein (z. B. Mitgefühl), in eine Handlung münden (z. B. Hilfe) oder auch nur in einem Gedankengang enden.

Die kognitive Empathie hingegen bezieht sich auf die Fähigkeit, Gefühle einer anderen Person zu lesen und zu verstehen und ihre Handlung nachzuvollziehen. Man muss die eigene aktuelle Perspektive verlassen und Hypothesen über den mutmaßlichen inneren Zustand des Gegenübers, also zum Beispiel seine Gefühle, Ansichten, Absichten und Motive, bilden und dessen Erfahrungen miteinbeziehen (Baron-Cohen, Richler, Bisarya, Gurunathan, & Wheelwright 2003). Diese kognitive Komponente der Empathie, die auch als »mind-reading« oder »Empathizing« (Baron-Cohen et al. 2003) bezeichnet wird, entspricht der Theory of Mind.

Gemäß Studien ist die kognitive Empathie von einer Person mit einer Autismus-Spektrum-Störung stärker beeinträchtigt als die affektive Empathie (Bird, Silani, Brindley, White, Frith & Singer 2010; Pouw, Rieffe, Oosterveld, Huskens, & Stockmann 2013; Rogers, Dziobek, Hassenstab, Wolf & Convit 2007), die vermutlich kaum betroffen ist. Der Unterschied in der kognitiven Empathie zwischen Menschen mit und ohne einer Autismus-Spektrum-Störung bleibt selbst dann bestehen, wenn man für Sprachfertigkeiten kontrolliert (Happé 1995). Jedoch können Theory of Mind-Fertigkeiten bei einer Person mit einer Autismus-Spektrum-Störung verzögert erlernt oder trainiert werden (Baron-Cohen et al. 1999). Im affektiven Bereich stellt sich bei Menschen mit einer Autismus-Spektrum-Störung mehr die Frage, wie angemessen und allenfalls hilfreich die Reaktion für das Gegenüber ist, die affektive Reaktion ist aber vorhanden.

Die Entwicklung des Perspektivenwechsels durchläuft verschiedene Stufen (Baron-Cohen et al. 1999). Dabei geht es immer um die Frage der Wahrnehmung, des Informationsgrads und der Überzeugung.

1. Einfacher visueller Perspektivenwechsel: Das Kind wird sich bewusst, dass verschiedene Personen je nach ihrer Position Unterschiedliches sehen können
   Beispiel: Es wird eine doppelseitige Bildkarte mit auf beiden Seiten unterschiedlichen Motiven zwischen zwei Personen gehalten.
2. Komplexer visueller Perspektivenwechsel: Das Kind entwickelt ein Verständnis dafür, dass verschiedene Personen etwas Anderes sehen können, und eine Vorstellung davon, wie sie es wahrnehmen beziehungsweise wie es für sie wirkt.
   Beispiel: Wenn ein Bild eines Elefanten auf dem Tisch liegt, dann steht er für die eine Person auf den Beinen und für die Person auf der gegenüberliegenden Seite scheint es so, als ob er auf dem Rücken liege. Oder wenn ein Pfeil für die eine Person nach links zeigt, zeigt er für die gegenüber sitzende nach rechts.
3. Wahrnehmen führt zu Wissen (»Seeing leeds to knowing«): Das Kind versteht, dass Personen nur das wissen können, was sie direkt oder indirekt via Beobachtung oder Erzählung erlebt haben.
   Beispiel: Ein Objekt wird in einem verschließbaren Behälter versteckt, während das Kind zusieht bzw. wegschaut, und dann wird das Kind gefragt, ob es wisse, was im Behälter sei und weshalb es das wisse. Dann sollte man den Vorgang mit vertauschten Rollen durchgehen, indem das Kind ein Objekt in einem Behälter versteckt, während das Gegenüber zu- bzw. wegschaut.
4. Handlungsvorhersage auf der Basis des Informationsstandes (true belief): Wenn wir etwas sehen, speichern wir die Information ab und können die Information aus dem Bildarchiv wieder abrufen.

Beispiel: Eine Drittperson (oder Puppe) schaut zu, wie das Kind ein Objekt in einem verschließbaren Behälter versteckt. Das Kind soll beantworten, was diese Person denkt, wo das Objekt versteckt sei. Zudem muss es begründen, weshalb die Person dies denkt, erklären, wo die Person das Objekt suchen wird und erneut begründen, warum die Person dort sucht.

5. Handlungsvorhersage auf der Basis eines unvollständigen Informationsstandes 1. Ordnung und entsprechend einer falschen Überzeugung (first-order false-belief): Das Kind versteht ab dem Alter von 3–4 Jahren (Wimmer und Perner 1983), dass es manchmal nicht über alle relevanten Informationen verfügt, da etwas ohne sein Wissen passiert ist. Es orientiert sich quasi nicht am aktuellen Informationsstand.

   Beispiel 1: Während der Abwesenheit der Drittperson (oder Puppe) nimmt das Kind das versteckte Objekt aus dem einen Behälter und versteckt es in einem anderen Behälter. Das Kind soll beantworten, was diese Person denkt, wo das Objekt versteckt sei. Zudem muss es begründen, weshalb die Person dies denkt, erklären, wo die Person das Objekt suchen wird (Handlungsfrage) und erneut begründen, warum die Person dort sucht.

   Beispiel 2: Das Kind erhält eine Smarties-Rolle und wird gefragt, was es denke, was darin sei (Überzeugungsfrage). Dann wird die Rolle geöffnet und das Kind sieht, dass jemand die Smarties gegen Erdnüsse ausgetauscht hat und wird gefragt, was in Wirklichkeit darin sei (Wirklichkeitsfrage). Schließlich wird gefragt, was wohl eine Drittperson (oder Puppe) denke, was in der Smarties-Rolle sei.

6. Handlungsvorhersage auf der Basis eines unvollständigen Informationsstandes 2. Ordnung und entsprechend einer falschen Überzeugung (second-order false-belief): Mit etwa sechs Jahren kann ein Kind sich vorstellen, was eine andere Person über eine weitere andere Person aufgrund deren Informationsstand denkt (Strohmer 2007, zit. nach Paschke-Müller et al. 2013).

Kinder mit einer Autismus-Spektrum-Störung auch im high-functioning Bereich zeigen eine Entwicklungsverzögerung beim Perspektivenwechsel, und haben auch in höherem Alter noch Mühe, den zweitletzten (first-order false belief) und letzten Schritt (second-order false belief) zu vollziehen (Baron-Cohen, Leslie & Frith 1985; Swettenham et al. 1996). In den KOMPASS-Übungen werden diese Schritte mit Übungen durchexerziert.

Es gibt nach Feshbach (1997) vier Voraussetzungen zur Entwicklung von Empathie, die jeweils der kognitiven und der affektiven Empathie zugeordnet werden können: 1. Emotionserkennung und 2. Perspektivenwechsel gehören zur kognitiven Empathie, während die 3. Voraussetzung, die Fähigkeit, Gefühle in Reaktion auf Gefühle Anderer empfinden zu können, und der 4. Aspekt, die Unterscheidung zwischen dem eigenen Erleben und demjenigen des Anderen, der affektiven Empathie zugeordnet werden kann. Die 1. Voraussetzung wird im KOMPASS-Basistraining im Modul »Emotionen« (**M1**) gefördert. Die 2. und 4. Voraussetzung werden im Modul »Theory of Mind« des KOMPASS-F explizit thematisiert, aber in allen anderen Modulen des Basis- und Fortsetzungstrainings ebenfalls mitbehandelt. Die 3. Voraussetzung ist ein Aspekt des »Reagierens auf Gefühle Anderer«, das im KOMPASS-Basistrainings (**M1**) erläutert wird.

Der Perspektivenwechsel ist ein zentrales Element der kognitiven Empathie. Dazu gehört es, nachzuvollziehen, was der andere denkt oder fühlt. Dabei muss die andere Perspektive nicht zwingenderweise eine Person sein, es ist auch möglich, eine gesellschaftliche oder normative Perspektive oder diejenige eines Tiers oder im Spiel eines unbelebten Gegenstandes (z. B. Plüschtier) einzunehmen. Es wird verständlich gemacht, dass die Selbstwahrnehmung nicht mit der Fremdwahrnehmung übereinstimmt. Eine wichtige Voraussetzung, dass ein Perspektivenwechsel überhaupt entstehen kann ist die Selbstreflexion. Dies bedingt die Erkenntnis, dass die eigene Wahrnehmung subjektiv und von den eigenen Informationen geprägt ist. Dies gilt für jede einzelne andere Person. Die Informationen, die man der anderen Person preisgibt, kann man selbst beeinflussen.

Die Fähigkeit zum Perspektivenwechsel und zu Empathie stellt die Voraussetzung für fast alle der in KOMPASS-F behandelten Themen dar und steht auch im Zusammenhang zu allen Themen des KOMPASS-Basistrainings, da besonders die Module »Emotionen« (**M1**) und »nonverbale Kommunikation« (**M3**) Vorläuferfertigkeiten darstellen. Sollte das Thema »Reagieren auf Gefühle Anderer« aus dem KOMPASS-Basistraining noch nicht besprochen und eingeüb worden sein, kann dieshier nachgeholt werden. Mit Hilfe des Perspektivenwechsels können andere Menschen aktiv getäuscht werden (► Kap. 6.7), und man kann einschätzen, welche sozialen Normen in welcher Situation eingehalten werden sollten (► Kap. 6.5, 6.6 und 6.7). Zudem bedingt die Entwicklung von Freundschaft (► Kap. 5.2), das Konzept der Reziprozität (► Kap. 5.3), die Suche nach einem passenden Kompliment (► Kap. 5.4) oder einer Grußmitteilung (► Kap. 5.5), aber auch Teamarbeit (► Kap. 5.6) Mentalisierungsfähigkeiten. Auch die kommunikativen Fertigkeiten sind davon beeinflusst, sei es Argumentieren (► Kap. 4.9), angemessenes Feedback zu geben (► Kap. 4.8) und konstruktiv zu streiten (► Kap. 4.10), aber auch einfachere Kompetenzen wie die Frage, welche Erlebnisse wem wie kommuniziert werden sollen (► Kap. 4.1), das aktive Zuhören (► Kap. 4.2), das Verständnis für Ironie (► Kap. 4.7), der Einsatz von Jugendsprache (► Kap. 4.6) oder die Angemessenheit von Witzen (► Kap. 4.5) zu beurteilen.

6.1.1 Informationsblätter

Infoblatt: Theory of Mind – Empathie & Perspektivenwechsel ⊠

Material:
Kopien des Infoblatts für die Teilnehmenden (**M6I1**), Folie des Infoblatts, Hellraumprojektor

Beschreibung:
Der Begriff ›Perspektivenwechsel‹ wird erläutert. Dabei wird zwischen einem äußerlichen, wahrnehmungsmäßigen Perspektivenwechsel und einem inneren, welcher der kognitiven Empathie entspricht, unterschieden. Die Subjektivität der eigenen Perspektive wird betont und auf die Einflussfaktoren für einen erfolgreichen Perspektivenwechsel verwiesen.

Dann wird der Begriff ›Empathie‹ eingeführt und zwischen der kognitiven Empathie, dem Perspektivenwechsel, und der affektiven Empathie, dem Ein- und Mitfühlen unterschieden. Als 3. Schritt wird die Reaktion als Folge des empathischen Verstehens eingeführt und der Bezug zum KOMPASS-Basistraining (Modul 1 Infoblatt: Typisches Reagieren auf Gefühle, **M1I4**) hergestellt. Zudem werden die Einflussfaktoren, die es für empathisches Reagieren benötigt, erklärt.

Im Weiteren wird der Zusammenhang zu Selbst- und Fremdbild diskutiert und in dem Kontext der Begriff des »Images« eingeführt.

Dieses Infoblatt zu lesen, eignet sich als Trainingsaufgabe.

6.1.2   Arbeits- & Protokollblätter

Arbeitsblatt: Theory of Mind – Empathie & Perspektivenwechsel ⊠▷

Material:
Kopien des Arbeitsblatts für die Teilnehmenden (**M6A1**), Folie des Arbeitsblatts, Hellraumprojektor, evtl. Infoblatt: Theory of Mind – Empathie & Perspektivenwechsel (**M6I1**)

Beschreibung:
Dieses Arbeitsblatt kann als eine Parallelform des zuvor beschriebenen Informationsblatts (**M6I1**, ▶ Kap. 6.1.1) gesehen werden. Der Text ist derselbe, es hat sich jedoch eine vorgegebene Anzahl Fehler eingeschlichen, die es nun zu finden gilt. Durch den Fehlertext sollen die Teilnehmer angehalten werden, die Informationen genau zu lesen und bei Unsicherheit nochmals auf dem Infoblatt nachzusehen.

Arbeitsblatt: Theory of Mind –Perspektivenwechsel – Selbst & Fremdwahrnehmung ⊠▷

Material:
Kopien des Arbeitsblatts für die Teilnehmenden (**M6A2**), Arbeitsblatt: Theory of Mind –Perspektivenwechsel – Selbst & Fremdwahrnehmung (**M6A2**), Folie des Arbeitsblatts, Hellraumprojektor

Beschreibung:
Die Teilnehmer sollen sich mit ihrem Selbst- und Fremdbild auseinandersetzen. Dazu sollen sie selbst einschätzen, wie zutreffend bestimmte Umschreibungen (z. B. »hilfsbereit«, »zeigt selten Gefühle«) sind (Spalte 1). Ein wichtiger Teil ist nun, dass sie einen Perspektivenwechsel in eine andere Person machen und sich überlegen, wie sie wohl von dieser wahrgenommen werden (Spalte 2, 4, 6 und 8). Wichtig ist auch die reale Fremdwahrnehmung (Spalten, 3, 5, 7 und 9): Die Teilnehmer sollen Eltern, weitere erwachsene Bezugsperson, eine etwa gleichaltrige Person (ca. +/- fünf Jahre) wie ein Geschwister oder einen Freund sowie ein KOMPASS-Mitglied bitten, ihre Wahrnehmung zu Protokoll zu geben. In einem letzten Schritt sollen sie die in der Selbst- und Fremdwahrnehmung übereinstimmenden Merkmale markieren.

**Arbeitsblatt: Theory of Mind –Perspektivenwechsel –
Fremdwahrnehmung** ⊠

Material:
Kopien des Arbeitsblatts für die Teilnehmenden (**M6A3**), Folie des Arbeitsblatts,
Hellraumprojektor

Beschreibung:
Dieses Arbeitsblatt sollen die Teilnehmer im Zusammenhang mit der Lösung des
Arbeitsblattes **M6A3** an Drittpersonen abgeben, damit diese festhalten können,
wie sie den KOMPASS-Teilnehmer wahrnehmen.

Arbeitsblatt: Theory of Mind –Perspektivenwechsel – Eigene Gedanken ⊠

Material:
Kopien des Arbeitsblatts für die Teilnehmenden (**M6A4**), Folie des Arbeitsblatts,
Hellraumprojektor

Beschreibung:
Die Teilnehmer sollen sich nochmals in Ruhe überlegen, wie sie wahrgenommen
werden möchten und wie nicht. Die drei Gedankenexperimente, wie Familienan-
gehörige sie wohl in Situationen wahrnehmen würden, in denen sie üblicherweise
nicht dabei sind (z. B. in einer Fahrstunde oder mit Mitschülern zusammen), soll die
Fremdwahrnehmung schärfen. Da manche Menschen mit einer Autismus-Spektrum-Störung tatsächlich nicht wissen, worauf Angehörige bei ihnen stolz sind,
wird danach gefragt. Eine extreme Frage ist, was an ihnen wohl Angehörigen
peinlich oder unangenehm sein könnte. Erfahrungsgemäß kann man diese Frage
Betroffenen zumuten. Um die vorhergehenden Frage etwas zu relativieren und in
einen Kontext zu stellen, sollen die Teilnehmer auch notieren, was ihnen an ihren
Angehörigen unangenehm oder peinlich ist.

6.1.3   Übungen und Spiele

Video: Perspektivenwechsel – »Du hast angefangen!« – »Nein Du!«

Material:
Bilderbuch: »Du hast angefangen!« – »Nein, Du!« (David McKee), evtl. Youtube-
Video (M6M1), evtl. Computer und Internetverbindung, evtl. Infoblatt: Theory of
Mind – Empathie & Perspektivenwechsel (**M6I1**)

Beschreibung:
Die erste Übung widmet sich dem einfachen und komplexen visuellen Perspektivenwechsel: Das Video (oder alternativ das Bilderbuch) wird mit den Teilnehmern
gemeinsam angeschaut. Es wird die Frage diskutiert, was die Botschaft dieser Geschichte sei. Die Grundaussage, dass jede Wahrnehmung subjektiv ist, soll her-

ausgearbeitet werden. Im Weiteren kann der körperliche Perspektivenwechsel aufgezeigt werden, wenn die beiden Monster in die Richtung des jeweils anderen blicken.

Übung: Perspektivenwechsel – Tintenkleks-Zeichnungen

Material:
saugfähiges Papier, Wasserfarben, Pinsel, evtl. Schürzen und Abdeckungsmaterial, evtl. Infoblatt: Theory of Mind – Empathie & Perspektivenwechsel (**M6I1**)

Beschreibung:
Diese Übung stellt eine Variante des komplexen Perspektivenwechsels dar. Die Teilnehmer stellen selbst Tintenklecksbilder, wie man sie zum Beispiel vom Rorschachtest (Rorschach 1921) kennt, her. Auf das Papier werden farbige, etwas wässerige Klekse (z. B. nur ganz wenig Farbe verwenden) aufgetragen. Danach wird das Blatt in der Mitte gefaltet und die beiden Hälften aufeinandergepresst. Wenn die Bilder trocken sind, können sie eingesetzt werden. Wenn dies zu viel Aufwand und Umtriebe im Gruppentraining bedeutet, können auch im Voraus von den Therapeuten Zeichnungen angefertigt der aus dem Internet ausgedruckt werden.

Die Teilnehmer erzählen im Rahmen einer Partnerübung einander, was sie phantasievoll in den Bildern sehen. Sie sollen sich Gegenständliches oder Szenen vorstellen. Anschließend kann man eine Plenumsrunde machen, indem jeder die Zeichnung mit der Deutung des Übungspartners präsentiert. Mit dieser Übung kann die Subjektivität der Wahrnehmung demonstriert werden. Zudem müssen die anderen Teilnehmer sich auf die Wahrnehmung des Gegenübers einlassen, um die Deutung nachvollziehen zu können.

Geschichte: Perspektivenwechsel – »Die Geschichte von Elefant«

Material:
Material: Theory of Mind – Perspektivenwechsel – Die Geschichte von Elefant (**M6M2**), evtl. Infoblatt: Theory of Mind – Empathie & Perspektivenwechsel (**M6I1**)

Beschreibung:
Hier wird der Schritt 3 der Entwicklung des Perspektivenwechsels, dass Wahrnehmen zu Wissen führt, auf eine etwas komplexere Art illustriert. Die Geschichte wird den Teilnehmern vorgelesen. Danach wird über deren Bedeutung diskutiert. Es soll herausgearbeitet werden, dass die subjektive Sichtweise zwar jeweils das einzige ist, was den Menschen sicher zur Verfügung steht, dass sie aber immer nur ein Teil eines Ganzen ist. Erst verschiedene Sichtweisen nähern sich additiv ans Ganze an. An dieser Stelle können die Teilnehmer nochmals daran erinnert werden, dass durch ihre gute am Detail orientierte Informationsverarbeitung die Gefahr besteht, dass sie den Kontext, also den ganzen Elefanten übersehen.

Übung: Anweisungen mit Perspektivenwechsl

Material:
Papier, Filzstifte, evtl. Kopien der Vorlage Theory of Mind – Anweisungen mit Perspektivenwechsel (**M6M3**), evtl. Infoblatt: Theory of Mind – Empathie & Perspektivenwechsel (**M6I1**)

Beschreibung:
Die Übung kombiniert Schritt 3, Wahrnehmen führt zu Wissen, und Schritt 4 mit einer Handlung auf der Basis des Informationsstandes Die Übung wird in Partnerarbeit oder bei ungerader Anzahl in einer Dreiergruppe durchgeführt. Die beiden Übungspartner sitzen Rücken an Rücken. Der eine Partner gibt dem anderen verbale Anweisungen, was er zeichnen soll. Später werden die Funktionen getauscht. Entweder orientiert er sich an einer vorgefertigten Vorlage oder er an einer, die er zu vor selbst entworfen hat. Die selbstgezeichnete Vorlage hat den Vorteil, dass besser verständlich gemacht werden kann, dass es schwierig ist, die eigenen Vorstellungen in einer anderen Person wachzurufen. In beiden Fällen wird die Abhängigkeit des kopierenden Partners von der Informationsmenge und –genauigkeit deutlich.

Als Vorlage eignet sich ein A4-Blatt mit geometrischen Figuren und allenfalls ganz einfachen gegenständlichen Abbildungen (z. B. Haus, Mond, Auto). Wenn die Übungspartner eine eigene Vorlage erstellen, soll dies zu Beginn gleichzeitig erfolgen, wobei darauf geachtet werden muss, dass die Mitglieder ihre Vorlagen nicht sehen. Die Anweisung könnte wie folgt lauten: »Zeichnet mit farbigem Filzschreiber fünf große oder kleine geometrische Figuren wie Kreis, Dreieck, Rombus, Trapez oder Stern auf das Blatt Papier verteilt.«

Übung: Perspektivenwechsel – Falsche Überzeugungen

Material:
Material: Theory of Mind – Perspektivenwechsel – Falsche Überzeugungen (**M6M4**), Hellraumprojektor, evtl. Infoblatt: Theory of Mind – Empathie & Perspektivenwechsel (**M6I2**)

Beschreibung:
Bei dieser Aufgabe geht es um die Schritte 5 und 6 mit einer Handlungsvorhersage auf der Basis eines unvollständigen Informationsstandes. Ein Therapeut liest die Geschichte mit einer falschen Überzeugung erster Ordnung (First Order False Belief), die auf dem Hellraumprojektor aufliegt, vor. Danach werden die vier Fragen besprochen. Dasselbe geschieht mit der komplexeren Geschichte zu den falschen Überzeugungen zweiter Ordnung (Second Ordner False Belief). Es soll aufgezeigt werden, dass Menschen ständig Perspektivenwechsel machen, um ihr Handeln mit dem Anderer zu koordinieren. Zudem geht es darum, aufzuzeigen, dass die Begrenztheit der Information, die nicht bei allen Involvierten vorhanden ist, zu Missverständnissen führt. Man kann nur das wissen, was man direkt oder indirekt z. B. durch Beobachtung erlebt hat.

Übung: Perspektivenwechsel – TOMTASS – Falsche Überzeugungen

Material:
Buch TOMTASS (M6M4), evtl. Kopien, Folien und Hellraumprojektor

Beschreibung:
Wenn das Thema vertieft werden muss, so finden sich im TOMTASS-Training von Paschke-Müller (2013) weitere False-Belief-Übungen erster und zweiter Ordnung, die jedoch im Rahmen der Evaluationsstudie nie in KOMPASS-F eingesetzt worden sind.

Einführung: Perspektivenwechsel

Material:
Infoblatt: Theory of Mind – Empathie & Perspektivenwechsel (**M6I1**)

Beschreibung:
Das Infoblatt wird nach den vorhergehenden Übungen mit den Teilnehmern besprochen, da man sich dann auf die gemachten Erfahrungen beziehen kann. Ziel ist es, dass die Teilnehmer verstehen, was der Perspektivenwechsel beinhaltet. Man kann auch zu Beginn über Redewendungen, die sich auf den Perspektivenwechsel oder Empathie beziehen, diskutieren: z. B. »Man soll die Welt mit den Augen des Anderen betrachten.«, »Man soll sich die Brille/den Hut eines Anderen aufsetzen.«, »Ist das Glas halbvoll oder halbleer?«, »Geteiltes Leid ist halbes Leid« bzw. »Geteilte Freude ist doppelte Freude.«

Übung: Perspektivenwechsel in der Rolle einer anderen Person

Material: -

Beschreibung:
Die Übung, deren Idee von Gutstein et al. (2002) übernommen ist, wird als Partnerarbeit durchgeführt. In dieser Übung versetzt ein Teilnehmer sich in die Rolle einer ihm bekannten oder einer allgemein bekannten oder berühmten Persönlichkeit, über die er etwas Bescheid weiß. Es kann auch eine allgemein Bekannte Figur aus Literatur, Film, Games etc. sein (z. B. Harry Potter). Nun stellt ihm der Übungspartner in der Rolle eines Journalisten Fragen zu dieser Person (z. B. »Herr Drawmore, wo gehen sie gerne essen?«), die er nach bestem Wissen und Gewissen und allenfalls einfach zusammengereimt beantwortet.

Erschwerte Variation:
Ebenfalls von Gutstein et al. (2002) inspiriert kann der Interviewte plötzlich seine Rolle wechseln und z. B. neu die Ehefrau oder ein Enkel von Drawmore sein. Er bleibt dabei in der Fantasie, muss aber überlegen, wie wohl die andere Person Drawmore sieht. Der Journalist muss sich dann an die neue Gegebenheit anpassen und die Ehefrau über den Comic-Zeichner Drawmore interviewen.

Übung: Perspektivenwechsel – Geschenk ⊠

Material:
evtl. Lose mit den Namen der KOMPASS-Teilnehmer, evtl. Infoblatt: Theory of Mind – Empathie & Perspektivenwechsel (**M6I1**), evtl. Kopie: Theory of Mind – Empathie & Perspektivenwechsel – Leitfragen (**M6M5**)

Beschreibung:
Die Teilnehmer sollen sich Gedanken dazu machen, jemandem (einem Familienmitglied, einem KOMPASS-Teilnehmer) ein Geschenk zu machen. Das Geschenk soll in dem Fall nur virtuell ausgesucht werden. Dabei kann ein finanzieller Rahmen oder ein Anlass vorgegeben werden. Die Teilnehmer notieren sich zuerst 5–10 Dinge, welche die zu beschenkende Person mag, oder Themen, wofür sie sich interessiert. Falls der Anlass nicht vorgegeben ist, sollen sie sich einen konkret vorstellen. Dann sollen sie im Idealfall drei Geschenkideen entwickeln. Im Plenum sollen die Ideen präsentiert und begründet werden. Wenn Geschenke für KOMPASS-Mitglieder gesucht werden, kann die Übung als Partnerarbeit durchgeführt werden.

Variante:
Wenn eine Finanzierungsmöglichkeit besteht, können die Teilnehmer einander auch real ein Geschenk aussuchen und z. B. in der Abschlussstunde verteilen. In dem Fall kann auch geübt werden, wie man ein Geschenk schön mit Verpackung, Schleife und allenfalls Grußkarte (► Infoblatt Komplexe Interaktion – Grußmitteilungen, **M5I8**) übergibt und wie man sich dafür bedankt. Dabei könnte diskutiert werden, dass man Geschenke entweder im Beisein des Schenkenden oder später auspackt. Dies zu entscheiden hängt zum einen von der Situation ab: Wenn man selbst die zentrale Person des Anlasses ist und daher von vielen verschiedenen Personen Geschenke erhält (z. B. Geburtstagsfest), werden die Geschenke manchmal auf einem Tisch oder ähnlichem gesammelt und erst später, wenn die Gäste gegangen sind, geöffnet. Zum anderen hängt der Entscheid aber auch von den eigenen Vorlieben ab: Manche Menschen öffnen Geschenke gerne dann, wenn der Schenkende anwesend ist, damit man diesem direkt zeigen kann, wie sehr man sich freut. Zudem kann man dann das Geschenk als gute Wahl kommentieren. Andere öffnen Geschenke ungern in Anwesenheit des Schenkenden, damit dieser ihre Reaktion nicht beobachten kann. Diese Variante kommt bei den Schenkenden meist etwas weniger gut an. Bei dieser Gelegenheit kann auf die Fertigkeit, bei Nicht-Gefallen des Geschenks eine soziale Lüge zu formulieren zu können, verwiesen werden (► Theory of Mind: Soziale Lügen, **M6I7**).

Übung: Perspektivenwechsel & Nachteilsausgleich

Material:
evtl. Infoblatt: Theory of Mind – Empathie & Perspektivenwechsel (**M6I1**), evtl. Kopie: Theory of Mind – Empathie & Perspektivenwechsel – Leitfragen (**M6M5**)

Beschreibung:
Die eine Halbgruppe stellt sich ein KOMPASS-Mitglied im Rollstuhl und die andere eines, das blind ist, vor. Zuerst wird mit Hilfe des Therapeuten eine Liste von möglichen Problembereichen für ein körper- oder sehbehindertes Mitglied gesammelt. Dabei werden die drei Schritte der Perspektivenübernahme (äußerer Perspektivenwechsel, innerer Perspektivenwechsel und Reagieren) geübt.

Äußerer Perspektivenwechsel: Die Gruppen gehen durch das Gebäude, in dem das Training stattfindet, und überlegen sich mögliche Anpassungen. Schließlich soll auch diskutiert werden, was und wie im Training selbst Anpassungen vorgenommen werden müssten.

Innerer Perspektivenwechsel: Es wird gemäß dem Leitfaden zum Perspektivenwechsel diskutiert, was wohl in dem körper- oder sehbeeinträchtigten KOMPASS-Teilnehmer zu Beginn der Gruppentherapie oder im Verlauf vorgeht. Dabei geht es um dessen Gefühle, Bedürfnisse, Motive, Absichten und Werthaltung.

Reagieren: Am Schluss wird besprochen, wie die Teilnehmer mit einem KOMPASS-Teilnehmer mit einer Körper- oder Sehbehinderung umgehen würden.

Übung: Selbst- und Fremdwahrnehmung I

Material:
Papier, Stifte

Beschreibung:
Sobald man anderen Menschen, seien es fremde oder bekannte Personen, begegnet, haben diese einen Eindruck von einem. Manchmal denken sie das, was man möchte, dass es gedacht wird, manchmal aber auch etwas Unerwünschtes. Als Einzelarbeit soll jeder Teilnehmer fünf Eindrücke notieren, die er auf andere Menschen machen möchte (z. B. Man soll mich für eine Frau halten, mit der man Pferde stehlen kann. Man soll mich als guten Saxophonspieler betrachten.). Die Leitfrage lautet: Was sollen Andere in dir sehen und über dich denken?

Dann sollen fünf Gedanken aufgeschrieben werden, die Andere nicht vom Teilnehmer haben sollen (z. B. Man soll mich nicht für eine Petze und Streberin halten. Man soll mich nicht als einen betrachten, der pedantisch auf Kleinigkeiten herumreitet.). Die Leitfrage ist: Wie möchtest du nicht von Anderen gesehen werden?

Im Unterschied zur Übung mit dem Arbeitsblatt (**M6A2**) geht es hier nicht nur um Charaktereigenschaften.

Übung: Selbst- und Fremdwahrnehmung II

Material:
Arbeitsblatt: Theory of Mind – Perspektivenwechsel – Selbst- & Fremdwahrnehmung (**M6A2**), Arbeitsblatt: Theory of Mind – Perspektivenwechsel – Fremdwahrnehmung (**M6A3**), Papier, Stifte

272

Beschreibung:
Das Arbeitsblatt **M6A2** wird ausgefüllt, soweit dies ohne weitere Personen geht. Bei sehr selbständigen Teilnehmern kann diese Übung auch als Trainingsaufgabe abgegeben werden.

1. Die Teilnehmer sollen auf dem Arbeitsblattes **M6A2** einschätzen, wie zutreffend bestimmte Umschreibungen auf sie zutreffen. (Spalte 1).
2. Dann sollen sie überlegen, wie sie wohl von ihren Eltern wahrgenommen werden (Spalte 2).
3. Als nächstes schätzen sie ein, wie sie wohl von den KOMPASS-Therapeuten wahrgenommen werden (Spalte 4).
4. Dann sollen sie überlegen, wie sie wohl von einem anderen KOMPASS-Teilnehmer wahrgenommen werden (Spalte 9). Hierzu werden Lose gezogen. Jeder schreibt den Namen der ausgelosten Person in die Spalte 8 und füllt diese dann aus.
5. Nun füllen die KOMPASS-Teilnehmer jeweils für die Person, der sie zugelost wurden, das Arbeitsblatt **M6A3** aus. Diese Angaben werden anschließend in Spalte 9 des Arbeitsblattes **M6A2** übertragen.
6. Den Eltern wird ein Arbeitsblatt Theory of Mind – Perspektivenwechsel – Fremdwahrnehmung (**M6A3**) zugesendet, das sie ausgefüllt zurückschicken. Die Therapeuten übertragen die Informationen dann in Spalte 3. Sehr selbständige Teilnehmer können die Angaben auch selbst übertragen.
7. Die KOMPASS-Therapeuten füllen für alle Teilnehmer die Spalte 5 aus. Dazu können sie das Arbeitsblatt **M6A3** zu Hilfe nehmen oder die Angaben direkt im Arbeitsblatt **M6A2** eintragen.

Wenn die Teilnehmer sich noch von einer anderen erwachsenen Person (z. B. Sportlehrerin, Musiklehrer, Verwandte) eine Fremdwahrnehmung einholen möchten, kann ihnen eine zweite Kopie der beiden Arbeitsblätter **M6A2** und **M6A3** ausgehändigt oder per E-Mail zugesendet werden.

Diese Einzelarbeit kann als der Vorbereitung auf Trainingsaufgaben mit dem Arbeitsblatt: Theory of Mind – Perspektivenwechsel – Selbst- & Fremdwahrnehmung (**M6A2**) dienen. In dem Fall können in der Gruppenstunde jeweils pro Spalte nur die ersten fünf Merkmale eingeschätzt und dann zu Hause fertig bearbeitet werden.

Selbstreflexion: Selbst- & Fremdwahrnehmung in der KOMPASS-Gruppe

Material:
Arbeitsblatt: Theory of Mind – Perspektivenwechsel – Selbst- & Fremdwahrnehmung (**M6A2**), Papier, Stifte

Beschreibung:
In Einzelarbeit markieren die Teilnehmer gem. Schritt 10 auf ihrem Arbeitsplatz die Merkmale, bei denen es eine sehr unterschiedliche Einschätzung ergeben zwi-

schen der Selbsteinschätzung (Spalte 1) und der Fremdeinschätzung (Spalte 9) hat (A vs C).

Danach sollen sie mit jeweils anderen Farbe markieren, über welche Merkmale sie in der anschließenden Diskussion sprechen möchte:

1. Zwei Merkmale, bei denen die Einschätzung gut übereinstimmt.
2. Zwei Merkmale, bei denen die Fremdeinschätzung sie trotz Unterschied (A-B, A-C, C-B) zur Selbsteinschätzung positiv überrascht hat.
3. Zwei Merkmale, bei denen die Fremdeinschätzung sie trotz Unterschied (A-B, A-C, C-B) zur Selbsteinschätzung enttäuscht hat.

Nun wird im Plenum über die markierten Punkte diskutiert.

Diskussion: Selbst- & Fremdwahrnehmung

Material:
Arbeitsblatt: Theory of Mind – Perspektivenwechsel – Selbst- & Fremdwahrnehmung (**M6A2**), evtl. Infoblatt: Theory of Mind – Empathie & Perspektivenwechsel (**M6I1**)

Beschreibung:
Im Plenum oder der Halbgruppe sollen die Teilnehmer darüber berichten, wie es ihnen beim Bearbeiten des Arbeitsblattes (**M6A2**) ergangen ist. Im Besonderen soll auf die Diskrepanzen zwischen Selbst- und Fremdwahrnehmung (Schritt 10) eingegangen werden. Wichtig ist, dass die Teilnehmer verstehen, dass nicht entweder die Selbst- oder die Fremdwahrnehmung richtig ist, sondern dass sowohl die Selbst- als auch die Fremdwahrnehmung richtig sind. Dies zu akzeptieren, fällt erfahrungsgemäß vielen Teilnehmern schwer. Die Diskussion kann mit der Frage abgeschlossen werden, was die Teilnehmer aus dieser Erfahrungen mitnehmen: Bei manchen wird es darum gehen, dass sie ihre Selbstwahrnehmung hinterfragen möchten, bei anderen, dass sie etwas in ihrem Verhalten ändern wollen, um die Fremdwahrnehmung zu verändern.

Übungen: emotionale Kompetenzen

Material:
Material aus dem KOMPASS-Basistraining

Beschreibung:
Übungen zu emotionalen Kompetenzen wie die Gefühlserkennung, das spiegelnde mimisch-stimmliche Darstellen von Gefühlen, das Verstehen des Zusammenhangs zwischen Gefühlen und Situationen finden sich im KOMPASS-Basistraining Modul 1 »Emotionen«. Sie stellen die Vorläuferfertigkeiten zum empathischen Reagieren auf Gefühle Anderer dar.

Rollenspiel: Empathisches Reagieren auf Gefühle anderer

Material:
Merkblatt: Theory of Mind – Empathisches Reagieren (**M6M6**), Kärtchen: Theory of Mind – Empathisches Reagieren (**M6M6**), evtl. Infoblatt: Emotionen – Typisches Reagieren auf Gefühle (**M1I4**), Arbeitsblatt: Emotionen – Emotionen-Typisches Reagieren auf Gefühle (**M1A6**) und Zeiger: Emotionen-Typisches Reagieren auf Gefühle (**M1M12**) aus dem KOMPASS-Basistraining

Beschreibung:
Wie man auf Gefühle Anderer reagiert, wurde bereits im KOMPASS-Basistraining Modul 1 »Emotionen« (▶ Kap. 4.7) besprochen und geübt. Anhand des Infoblattes (**M1I4**) oder der Kurzfassung auf dem Merkblatt (**M6M6**) sollen nochmals die vier Schritte repetiert werden. Als Hilfestellung kann der Zeiger aus dem Basistraining (**M1M12**) verwendet werden. Anhand der Situationen auf den Kärtchen (**M6M6**), können Rollenspiele durchgeführt werden. Zumindest bei einer ungeraden Teilnehmerzahl kann jeweils ein Beobachter benannt werden, der anschließend an das Rollenspiel ein Feedback gibt. Die Rollen werden so gewechselt, dass jeder Teilnehmer mind. einmal die Position des empathischen Zuhörers einnimmt. Wenn man mehr Übungsmaterial benötigt, so können auch die Situationen vom Arbeitsblatt (**M1A6**) des Basis-Trainings verwendet werden.

Übung: Perspektivenwechsel – Meinung des Gegenübers

Material:
evtl. Infoblatt: Theory of Mind – Empathie & Perspektivenwechsel (**M6I1**), evtl. Kopie: Theory of Mind – Empathie & Perspektivenwechsel – Leitfragen (**M6M5**)

Beschreibung:
Dies ist eine Partnerübung. Jeder Teilnehmer bereitet sich zuerst still vor und wählt ein Thema aus, zu dem er eine feste Meinung oder Überzeugung hat. Man kann sich in der Vorbereitungszeit Notizen machen. Danach schildern die Übungspartner einander während jeweils 2–3 Minuten ihre Haltung zum gewählten Thema, der Partner hört zu und macht sich Notizen, wenn er das möchte. Anschließend fasst jeder die Meinung des Gegenübers zusammen. Der Übungspartner gibt ein Feedback, ob er sich verstanden fühlt.

Mögliche Themen wären: Welches ist das beste Game/Mobiltelefon? Sind Winter- oder Sommerferien besser? Ist Atomenergie ein Fluch oder Segen? Ist es wichtig, in der Schule eine Fremdsprache zu lernen und wenn ja welche? Ist es (nicht) in Ordnung, für ein Freizeit-Wochenende von drei Tagen nach Übersee zu fliegen?

Spiel: Perspektivenwechsel – HANABI

Material:
evtl. Infoblatt: Theory of Mind – Anschauungsmaterial – HANABI (**M6M1**)

Beschreibung:

HANABI ist ein Kartenspiel für 2–5 Personen. Alle Spieler bilden gemeinsam ein Team, das dasselbe Ziel, ein Karten-Feuerwerk zu entfachen, verfolgt. Jeder Spieler sieht seine eigenen Karten auf der Hand nicht, sondern nur diejenigen der Mitspieler. Unter anderem durch Hinweise an die Mitspieler können diese erfahren, ob sie passende Karten besitzen, die dem Feuerwerk dienen. Umgekehrt erhält jeder Spieler auch Hinweise, sodass er Vermutungen über seine Karten anstellen kann. Zum einen muss jeder Spieler, wenn er an der Reihe ist, entscheiden, ob er besser selbst eine Karte ausspielt/legt bzw. austauscht oder einem anderen durch Hinweise hilft. Zum anderen müssen die Hinweise vom Inhalt und Zeitpunkt her so gewählt werden, dass sie für den Mitspieler hilfreich sind. Es wird einige Spielrunden dauern bis jeder verstanden hat, wie man das am geschicktesten macht.

Variante 1:

Falls es wichtig ist, dass die Spieler nicht zu sehr frustriert werden, sollte zu Beginn zu zweit gespielt werden. Zudem können auch die Abbruchregeln außer Kraft gesetzt werden, sodass das Feuerwerk sicherlich abgeschlossen wird: Dafür würde das Spiel nicht dann abgebrochen werden, wenn durch Fehler die drei Donnergewitter entstanden sind, und der Stapel mit den abgelegten Karten würden wiederverwendet werden, wenn der Stapel mit den neuen Karten aufgebraucht ist.

Variante 2:

Wenn der Perspektivenwechsel den Spielern noch sehr schwerfällt, kann ein Therapeut dabeisitzen und während des Spiels helfen, indem er erfolgreiche Hinweise erklärt oder erklären lässt, oder das Spiel betreffend geeigneter und weniger geeigneter Spielzüge nachbespricht.

6.2 Soziale Hypothesen

> *»L. sagt, dass sie jetzt Menschen erheblich besser beurteilen, »lesen« kann.«*
> Feedback einer Mutter auf einem Fragebogen.

Die wichtigste Funktion der Theory of Mind ist die Möglichkeit, soziales Verhalten einschätzen und vorhersagen zu können, indem man das Verhalten des Anderen versteht. Solche Vorhersagen entstehen durch sogenannte ›soziale Hypothesen‹ über andere Menschen oder Gruppen, die laufend aktualisiert und angewendet werden. Treffende soziale Hypothesen erlauben Menschen, angemessen zu reagieren, eine Situation zu verstehen oder sie zu beeinflussen. Soziales Verhalten oder soziale Kommunikation kann mittels sozialer Hypothesen verstanden werden, sei es zum Beispiel das Durchwinken von Passanten durch einen anhaltenden Autofahrer oder ein falsches Lächeln des Helden während eines Films. Die Bayesian

Brain-Theorie (►Kap. 1.7.1) besagt, dass Menschen laufend Vorhersagen über die Welt machen und versuchen, Vorhersagefehler zu reduzieren (Friston 2010). Soziale Hypothesen helfen Menschen, bessere Vorhersagen zu bilden und weniger Vorhersagefehler zu machen. Doch das Bilden sozialer Hypothesen fällt Menschen mit einer Autismus-Spektrum-Störung gemäß klinischem Eindruck deutlich schlechter.

Das Bilden von sozialen Hypothesen beinhaltet verschiedene Aspekte. Einerseits kann man die Person mit sich selbst oder anderen Personen, die man kennt vergleichen, und aufgrund der eigenen Erfahrung seine Hypothesen anpassen. Man kann jedoch auch seine Beobachtungen in Relation zu gesellschaftlichen Normen stellen und seine Hypothesen daran aufbauen, wie sehr und in welchen Bereichen die Person von diesen Normen abweicht (Fiedler und Bless 2002). Die Vorhersagbarkeit von Reaktionen vom und auf das Umfeld spielen eine große Rolle. Wenn man im Leben bereits viele soziale Hypothesen über Personen gebildet hat, wird es stets einfacher, die Personen einer bestimmten Gruppe zuzuordnen, die auf eine bestimmte Art und Weise reagiert. Diese Art von Hypothesenbildung nennt man auch Typisierung. Eine zu starke Typisierung führt zu Stereotypen und Vorurteilen, während eine zu schwache Typisierung zu einer Unvorhersagbarkeit der sozialen Umgebung zur Folge haben kann (Deutsch und Fazio 2008).

Im Prozess der Bildung einer Theory of Mind muss man die eigene Perspektive verlassen und Hypothesen über den mutmaßlichen inneren Zustand des Gegenübers, also zum Beispiel seine Gefühle, Ansichten, Absichten und Motive, bilden und dessen Erfahrungen miteinbeziehen (Baron-Cohen et al. 2003). Eine Theory of Mind erlaubt es, das Verhalten des Anderen zu verstehen und es in einem gewissen Maße vorherzusagen, sodass Interaktion und soziale Kommunikation möglich wird. Soziale Hypothesen sind soziale Kognitionen über den inneren Bezugsrahmen (Biermann-Ratjen 2011) von Anderen. Sie stellen Vermutungen über das Innenleben einer anderen Person dar, also über deren Gedanken, Gefühle, Erfahrungen, Motive, Absichten, Ziele und Bedürfnisse oder Wünsche sowie vielleicht auch Charaktereigenschaften. Da die Innenwelt aber nicht direkt erschlossen werden kann, wird darüber spekuliert im Wissen darum, dass man die Innenwelt des Gegenübers nie mit Sicherheit kennt. Dies geschieht aufgrund von äußerlichen Informationen wie Aussehen, Kleidung, Körpersprache, Vorwissen und Vorerfahrung, aber auch typischen Zuschreibungen und den eigenen Reaktionsweisen in einer vergleichbaren Situation. Nach Wheelwrith, Baron-Cohen, Goldenfeld, Delaney, Fine, Smith, Weil & Wakabayashi (2006) beinhaltete soziales Verstehen soziale Informationen aus unterschiedlichen Quellen (z. B. Gesicht, Stimme, Verhalten) und in verschiedenen Formen (z. B. Emotionen, Absichten, Körpersprache, soziale Regeln) und bedingt verschiedene Prozesse (z. B. Emotionserkennung, Absichts-Attribution, Decodieren des Blickverhaltens). Empathizing ist ein spezifischer Bestandteil von sozialem Verstehen. Empathizing ist der Drang und die Fähigkeit, die Gefühle und Gedanken eines Gegenübers zu identifizieren, was dem Bilden sozialer Hypothesen entspricht, und darauf angemessen zu reagieren (Baron-Cohen 2003). Empathizing ist ein dimensionales Konzept mit intraindividuellen (z. B. Einfluss situationaler Faktoren wie Müdigkeit, Drogen) und interindividuellen Unterschieden (z. B. Geschlecht, neurologische Störungen, Autismus).

Menschen ohne eine Autismus-Spektrum-Störung spekulieren oft, wenn nicht sogar ständig, darüber, was Andere wohl denken und fühlen. Menschen mit Asperger-Syndrom machen dies bedeutend seltener. Nach Großmann et al. (2000, zit. nach Chevallier et al. 2011) sind Kinder und Jugendliche mit Asperger-Syndrom in der experimentellen Untersuchung durchaus in der Lage, emotionale Gesichtsausdrücke korrekt zu interpretieren, da sie meist explizit darauf hingewiesen werden, worauf die Probanden ihre Aufmerksamkeit zu richten haben. Im natürlichen Alltagssetting hingegen fehlt dieser Hinweis. Dort zeigen sie eine deutliche reduzierte Wahrscheinlichkeit nach sozioemotionalen Hinweisen zu suchen, wenn sie eine andere (anspruchsvolle) Aufgabe ausführen, wie dies oft in der natürlichen Umwelt vorkommt. Die dahinterliegende Beeinträchtigung liegt wohl in einer verminderten sozialen Orientierung und Motivation (Dawson, Meltzoff, Osterling, Rinaldi & Brown 1998; Klein 2003, beide zit. nach Chevallier et al. 2011). Menschen mit einer Autismus-Spektrum-Störung scheinen intrinsische Belohnungsfaktoren für soziale Verarbeitung zu gering zu sein, als dass sie sich darauf konzentrieren (Dawson, Webb & McPartland 2005; Dawson, Webb, Wijsman et al. 2005, beide zit. nach Chevallier et al. 2011).

Nach Winner (2003) beinhaltet Perspektivenübernahme oder das Bilden sozialer Hypothesen verschiedene Schritte: 1. Man muss sich an die Person und alles dazugehörende Wissen erinnern. 2. Man muss einen ersten Eindruck lesen können. 3. Man muss die aktuellen und früheren Gefühle der Person abwägen. 4. Man muss die aktuellen Informationen bzw. Beobachtungen analysieren. 5. Man weiß, dass man sich nicht nur selbst Gedanken über das Gegenüber macht, sondern gleichzeitig das Gegenüber auch über einen selbst (»Thinking About You, Thinking About Me.«). 6. Während man miteinander redet, ist man sich der Perspektive des Gegenübers auf einen selbst bewusst und adaptiert entsprechend sein Verhalten, sodass das Gegenüber so über einen denkt, wie man das selbst haben möchte. 7. Perspektivenübernahme oder das Bilden sozialer Hypothesen ein stetiger Prozess ist, muss man nach der Interaktion darüber nachdenken, ob sie gelungen ist, und allenfalls mögliche Fehlinterpretationen korrigieren. Vielen Menschen mit einer Autismus-Spektrum-Störung ist der Gedanke, dass sie ständig bei Anderen irgendwelche Eindrücke hinterlassen, fremd. Dass Menschen ohne Autismus-Spektrum-Störung sich ständig nebenbei oder gezielt Gedanken über sie machen, sobald sie in deren Wahrnehmungsfeld eintreten, ist für manche kaum vorstellbar und nachvollziehbar.

Der Begriff Hypothese zeigt an, dass es nicht um Faktenwissen, sondern Annahmen oder Spekulationen handelt. Soziale Hypothesen können wahrscheinlicher oder eher unwahrscheinlich sein. Bei der Einschätzung der Wahrscheinlichkeit nimmt man Bezug auf das kollektive Denken oder den sogenannten »gesunden Menschenverstand«. Damit meint man, dass es nicht um die individuellen Gedanken des Hypothesen-Bildenden geht, sondern um eine mehrheitsfähige Einschätzung oder einen gemeinschaftlichen Konsens.

Im alltäglichen Zusammenleben und Aufeinandertreffen mit anderen Menschen ist es von Vorteil, sich Gedanken über den inneren Zustand des Gegenübers zu machen und deren Gedanken, Gefühle, Erfahrungen, Motive, Absichten, Bedürfnisse und Charaktereigenschaften zu kennen. Dadurch wird deren Verhalten vorhersehbarer, und man kann sich besser auf das Gegenüber einstellen. Möglicherweise erleben Menschen mit einer Autismus-Spektrum-Störung manche Kontakte gerade deswegen als verwirrend und das Verhalten Anderer als unberechenbar, da sie keine sozialen Hypothesen bilden und entsprechend immer wieder vom Gegenüber überrascht werden. Bei Kindern und Jugendlichen mit einer Autismus-Spektrum-Störung ist die soziale Kognition beeinträchtigt. Sie haben Schwierigkeiten mit sozialer Kausalität, dem Emotionsausdruck, dem Verständnis für Gefühle Anderer und dem Einfühlungsvermögen (Mandelberg et al. 2014). Diese Defizite erschweren es ihnen, die Perspektive anderer Menschen einzunehmen und deren Verhalten vorherzusehen. Daher ist es wichtig, dass mit den KOMPASS-Teilnehmern das Bilden von sozialen Hypothesen und somit das Verstehen der sozialen Kausalität besprochen und geübt wird. Das Verständnis für die eigenen Gefühle und diejenigen eines Gegenübers wurde bereits im KOMPASS-Basistraining erarbeitet. Um soziale Hypothesen bilden zu können, muss man die nonverbalen Signale wie Blickkontakt, Körperhaltung, Gestik, Mimik und stimmliche Informationen wahrnehmen und interpretieren können, was ebenfalls im Basistraining im Modul ›Nonverbale Kommunikation (**M3**) gelernt wurde.

Nach Patrick (2012) muss man die soziale Umgebung, v.a. Menschen und deren Interaktionen, genau und mit großer Aufmerksamkeit beobachten und sich Sprache und Verhaltensweisen fokussieren, um sie beurteilen zu können. Man muss versuchen, »*unter die Oberfläche zu schauen und die zugrunde liegende Perspektive oder Sichtweise zu entschlüsseln. Außerdem muss man sowohl die Reaktionen von anderen als auch die eigenen Reaktionen untersuchen.*« (S. 47). Die eigenen Erfahrungen, aber auch Kultur und Sprache, bilden jeweils die Basis, aufgrund derer die beobachteten Interaktionen interpretiert werden. Menschen mit einer Autismus-Spektrum-Störung fällt es nach Patrick nicht leicht, Fertigkeiten zu entwickeln, um ihrer Beobachtungen zutreffend zu interpretieren. Ihre Schwächen in Aspekten der sozialen Kognition wie im alltagslogischen, konkreten Denken und der Urteilskraft beeinträchtigen die Genauigkeit der Interpretation. Patrick schlägt vor, dass Menschen mit einer Autismus-Spektrum-Störung eine andere Person mit unbeeinträchtigter Beobachtungs- bzw. Interpretationsgabe als sogenannten »Interrater« benutzen, um die Reliabilität der Beobachtung und Interpretation zu erkennen und durch einen Prozess des Abgleichens die Zuverlässigkeit zu steigern (»Interraterreliabilität«). KOMPASS-F als Ganzes, die Aufgabe der Therapeuten und spezifisch das Thema der sozialen Hypothesen dient der Reliabilitätsverbesserung der Beobachtung und Interpretation von sozialen Ereignissen.

Um soziale Hypothesen bilden zu können, muss man die Gefühle und nonverbale Kommunikation des Gegenübers lesen können, was einen Bezug zu Modul 1 »Emotionen« und Modul 3 »Nonverbale Kommunikation« und des KOMPASS-Basistrainings herstellt. Soziale Hypothesen sind ein Aspekt des Perspektivenwechsels (▶ Kap. 6.1) und nicht nur mit Fremden, sondern auch bei der Entwicklung von Freundschaft (▶ Kap. 5.2) wichtig. Soziale Erwartungen und Normen (▶ Kap. 6.5) sowie das Wissen um soziale Hierarchien (▶ Kap. 6.6) fließen bei der Bildung von Hypothesen mit ein. Bei den sozialen Lügen (▶ Kap. 6.7) stelle ich auch eine soziale Hypothese darüber her, wie der aktuelle Zustand des Gegenübers ist und was es braucht. Im weiteren Sinn ergibt sich so auch ein Bezug zu Komplimenten (▶ Kap. 5.4), dem Argumentieren (▶ Kap. 4.9) und dem konstruktiven Feedback (▶ Kap. 4.8).

6.2.1 Informationsblätter

Infoblatt: Theory of Mind – Soziale Hypothesen ⊠>

Material:
Kopien des Infoblatts für die Teilnehmenden (**M6I2**), Folie des Infoblatts, Hellraumprojektor

Beschreibung:
Soziale Hypothesen werden als Vermutungen, Annahmen oder Spekulationen über das Innenleben anderer Menschen betrachtet, die einen gewissen Grad an Wahrscheinlichkeit aufweisen und von vielen Menschen geteilt werden. Den Teilnehmern soll vermittelt werden, dass es um typische und typisierende Zuschreibungen geht. Die Vorteile für das soziale Zusammenleben sollen betont werden. An dieser Stelle kann auch das Thema der Vortäuschung und des Manipulierens aufgegriffen werden, das in etwas anderer Form auch beim Thema Soziale Hypothesen (▶ Kap. 6.7) auftaucht.

Damit die Teilnehmer zunehmend selbst soziale Hypothesen bilden können, wird besprochen, welche Einflussfaktoren wahrgenommen und bedacht werden können: Äußeres Erscheinungsbild, Körpersprache, Verhalten, Vorwissen, Erfahrung, Typisierung, Fremdwahrnehmung, Perspektivenwechsel. Hier ergeben sich Bezüge zu den Themen Emotionen und Körpersprache aus dem Basistraining (Infoblätter: Emotionen, **M1I1–3**, und Infoblätter: Nonverbale Kommunikation, **M3I3–7**) sowie zum Thema des äußeren Eindrucks (Infoblatt: Theory of Mind – Äußeres Erscheinungsbild, **M6I6**).

Beim Thema ›soziale Hypothesen‹ werden verschiedene Kategorien der Typisierung von menschlichen Motiven vorgeschlagen, die es erleichtern sollen, ein Gegenüber besser zu verstehen und daher auch angemessener auf das Gegenüber eingehen zu können. Es wird zusätzlich eine Liste von konkreten Charaktermerkmalen durchgearbeitet, die verschiedene Personen haben können. Um dem Faktor der typisierenden Zuschreibungen näher zu kommen, wird darüber gesprochen, wem welche Bedürfnisse wie wichtig sind und welche häufigen Charaktereigenschaften vorkommen.

Um solche Motive oder Charaktermerkmale einordnen zu können, werden verschiedene Leitfragen gesammelt, die man sich selbst über eine andere Person stellen kann. Die Beantwortung der Leitfragen soll das Bilden sozialer Hypothesen erleichtern. Dabei sollen die Teilnehmer zuerst zur sorgfältigen Wahrnehmung angeleitet werden, sich in Bezug zur Person setzen und dann über deren Innenleben spekulieren.

Der Hinweis, dass die meisten Menschen auch Tieren und Objekten via sozialer Hypothesen menschliche Züge zuschreiben können, kann hier erfolgen, wenn das Thema nicht intensiver behandelt wird.

Dieses Infoblatt zu lesen, eignet sich als Trainingsaufgabe.

6.2.2 Arbeits- & Protokollblätter

Arbeitsblatt: Theory of Mind – Soziale Hypothesen ⊠

Material:
Kopien des Arbeitsblatts für die Teilnehmenden (**M6A5**), Folie des Arbeitsblatts, Hellraumprojektor, evtl. Infoblatt: Theory of Mind – Soziale Hypothesen (**M5I2**)

Beschreibung:
Dieses Arbeitsblatt kann als eine Parallelform des zuvor beschriebenen Informationsblatts (**M6I2**, ▶ Kap. 5.3.1) gesehen werden. Der Text ist derselbe, es hat sich jedoch eine vorgegebene Anzahl Fehler eingeschlichen, die es nun zu finden gilt. Durch den Fehlertext sollen die Teilnehmer angehalten werden, die Informationen genau zu lesen und bei Unsicherheit nochmals auf dem Infoblatt nachzusehen.

Arbeitsblatt: Theory of Mind – Soziale Hypothesen – Abbildungen I ⊠

Material:
Kopien des Arbeitsblatts für die Teilnehmenden (**M6A6**), Folie des Arbeitsblatts, Hellraumprojektor

Beschreibung:
Die Teilnehmer sollen sich zu einer Einzelperson Gedanken machen: A. ältere Frau/Seniorin und B. junge Frau. Sie sollen sich in die Person hineinversetzen und dann anhand von Fragen Hypothesen über sie formulieren. Wenn sie eine Frage nicht beantworten bzw. keine entsprechende Hypothese bilden können, sollen sie eine Person ohne Autismus-Spektrum-Störung um Hilfe bitten.

Beispiele:
Was denkt er/sie?
Wirkt er sympathisch oder unsympathisch? Weshalb?

Arbeitsblatt: Theory of Mind – Soziale Hypothesen – Abbildungen II ⊠

Material:
Kopien des Arbeitsblatts für die Teilnehmenden (**M6A7**), Folie des Arbeitsblatts, Hellraumprojektor

Beschreibung:
Die Teilnehmer sollen sich zu Einzelpersonen, die in einer Gesamtszenerie an einer Haltestelle eingebettet sind, Gedanken machen. A. zwei raufende Kinder, B. (junger) Erwachsener mit Kopfhörern, C. Jugendlicher/junger Erwachsener mit Rucksack, D. ältere Dame/Seniorin, E. Frau mit Kinderwagen und F. älterer Herr.

Sie sollen sich in die Personen hineinversetzen und dann anhand von Fragen Hypothesen über sie formulieren. Wenn sie eine Frage nicht beantworten bzw. keine entsprechende Hypothese bilden können, sollen sie eine Person ohne Autismus-Spektrum-Störung um Hilfe bitten.

Beispiele:
Nenne zwei mögliche Hobbies.
Wer bietet freiwillig ihre/seine Hilfe beim Einsteigen an? Begründe.

Arbeitsblatt: Theory of Mind – Soziale Hypothesen – Abbildungen III ⊠

Material:
Kopien des Arbeitsblatts für die Teilnehmenden (**M6A8**), Folie des Arbeitsblatts, Hellraumprojektor

Beschreibung:
Die Teilnehmer sollen sich zu Einzelpersonen und Personengruppen, die in einer Gesamtszenerie in einem Café oder einem Fastfood-Restaurant eingebettet sind, Gedanken machen. A. Zeitung lesender Mann, B. am Laptop arbeitender Mann, C. zwei Teilnehmer/junge Erwachsene, D. zwei junge Frauen und E. Mutter mit Kind. Sie sollen sich in die Personen hineinversetzen und dann anhand von Fragen Hypothesen über sie formulieren. Wenn sie eine Frage nicht beantworten bzw. keine entsprechende Hypothese bilden können, sollen sie eine Person ohne Autismus-Spektrum-Störung um Hilfe bitten.

Beispiele:
Welcher von beiden Frauen schauen Männern wohl eher hinter her? Begründe.
Falls das Kind in zehn Minuten zu schreien und weinen beginnt, was könnte der Grund dazu sein? Nenne drei mögliche Gründe?

Arbeitsblatt: Theory of Mind – Soziale Hypothesen – Abbildungen IV ⊠

Material:
Kopien des Arbeitsblatts für die Teilnehmenden (**M6A9**), Folie des Arbeitsblatts, Hellraumprojektor

Beschreibung:
Die Teilnehmer sollen sich zu Einzelpersonen und Personengruppen, die in einer Gesamtszenerie im Park eingebettet sind, Gedanken machen. A. Zwei Teilnehmer, B. Paar C. Erwachsener mit Kind, D. Frau mit Hund und E. Straßenarbeiter. Sie sollen sich in die Personen hineinversetzen und dann anhand von Fragen Hypothesen über sie formulieren. Wenn sie eine Frage nicht beantworten bzw. keine entsprechende Hypothese bilden können, sollen sie eine Person ohne Autismus-Spektrum-Störung um Hilfe bitten.

Beispiele:
Nenne ein dringendes Bedürfnis von beiden. Was machen sie vermutlich als nächstes? Begründe.
Was sagt der Mann vielleicht? Begründe.

Arbeitsblatt: Theory of Mind – Soziale Hypothesen – Abbildungen V ⊠

Material:
Kopien des Arbeitsblatts für die Teilnehmenden (**M6A10**), Folie des Arbeitsblatts, Hellraumprojektor

Beschreibung:
Die Teilnehmer sollen sich zu Einzelpersonen und Personengruppen, die in einer Gesamtszenerie am Strand eingebettet sind und sich fast alle auf dasselbe Ereignis beziehen, Gedanken machen. A. Erwachsener (Vater), B. 1. Jugendlicher C. 2. Jugendlicher, D. Kind (Sohn), E. Frau (Mutter) und F. junger Mann im Hintergrund. Sie sollen sich in die Personen hineinversetzen und dann anhand von Fragen Hypothesen über sie formulieren. Wenn sie eine Frage nicht beantworten bzw. keine entsprechende Hypothese bilden können, sollen sie eine Person ohne Autismus-Spektrum-Störung um Hilfe bitten.

Beispiele:
Was denkt der Junge D? Wie fühlt er sich? Was möchte er als nächstes?
Wie endet die Szene?

Protokollblatt: Einführung – MASC-Test

Material:
Kopien des Protokollblatts für die Teilnehmenden (**EP1**), Folie des Protokollblatts, Kopie des COMPUTERPROGRAMMS MASC (**EM14**), Beamer, Hellraumprojektor

Beschreibung:
Sollte der MASC nicht zur Evaluation eingesetzt werden (► Kap. 3.2), kann er als Übung zur Theory of Mind verwendet werden. Dies ist das Lösungsblatt.

6.2.3 Übungen und Spiele

Übung: Beobachten sozialer Hinweise I

Material: -

Beschreibung:
Dies lehnt sich an ein bekanntes Kinderspiel an, das im Plenum oder in der Halbgruppe als Beobachtungsübung für feine soziale Hinweise eingesetzt werden kann:

Ein ›Detektiv‹ muss herausfinden, wer der ›Chef‹ der Runde ist, dessen Bewegungen alle imitieren. Das Spiel wird in Anwesenheit aller mit Beispielen erklärt, indem der eine Therapeut den ›Detektiv‹ und der andere den ›Chef‹ spielt. Nun sollen sich alle Teilnehmer zur Vorbereitung kurz überlegen, welche Bewegungen sie machen könnten, wenn sie dann ›Chef‹ wären. Dann verlässt ein Teilnehmer, der ›Detektiv‹, kurz den Raum. Die anderen Teilnehmer bestimmen einen ›Chef‹, dessen Handlungen sie imitieren. Danach kommt der ›Detektiv‹ wieder ins Zimmer und die Teilnehmer, die im Kreis stehen, beginnen die Handlungen ihres ›Chefs‹ zu imitieren: z. B. rhythmisches auf die Oberschenkel klopfen, das Ohr reiben, klatschen, auf einem Bein stehen. Der ›Chef‹ ändert sein Tun alle 10–20 Sekunden. Der Detektiv versucht herauszufinden, wer der ›Chef‹ ist. Wenn er erfolgreich war oder nach einigen Minuten werden die Rollen gewechselt. Sollte dem ›Chef‹ keine Bewegung einfallen, kann ein Therapeut ihm als Modell einen Hinweis geben, wenn der ›Detektiv‹ gerade nicht hinblickt.

Mit der Zeit kann man die Teilnehmer darauf aufmerksam machen, dass sie den Chef nicht zu aufmerksam beobachten sollen, um möglichst wenige Hinweise zu geben. Zudem kann man ihnen sagen, sie könnten den ›Detektiv‹ hinters Licht führen, indem sie so tun, als ob jemand der ›Chef‹ sei. Im Verlauf kann man auch bestimmen, dass der ›Chef‹ bestimmte Körperhaltungen im Sitzen oder Stehen einnimmt, Gestik oder Mimik zeigt, was die nonverbalen Fertigkeiten, die im Basis-Training im Modul 3 »Nonverbale Kommunikation« (M3I3–6) wiederaufnimmt.

Übung: Beobachten sozialer Hinweise II

Material: -

Beschreibung:
Diese Übung lehnt sich in zwei Varianten an die bekannten Kinderspiele »Heiss oder kalt« und »Ich seh etwas, was Du nicht siehst« an und wird in der Halbgruppe gespielt, um die Beobachtung für soziale Hinweise zu schärfen. Bei dieser Übung lohnt es sich, das Gruppenzimmer zu verlassen und andere interessante Räume aufzusuchen oder bei gutem Wetter ins Freie zu gehen.

Variante 1:
Ein Therapeut versteckt ein Objekt und ein Teilnehmer sucht es, indem er immer wieder zum Therapeuten referenziert und dessen nonverbale Signale (v.a. Blick, Mimik) im Sinne von »heiß« oder »kalt« als Hinweis entschlüsselt. In einer ersten Phase soll keine beschreibende Gestik verwendet werden. Erst wenn der Teilnehmer das Objekt nicht findet, können welche als Hilfestellung eingesetzt werden. Wenn die Teilnehmer im Zeigen nonverbaler Signale, wie es im Basis-Training im Modul 3 »Nonverbale Kommunikation« (M3I3-6) geübt wurde, sicher sind, können sie ebenfalls die Rolle desjenigen einnehmen, der das Gegenüber zum Versteck leitet.

Variante 2:
Ein ›Therapeut denkt sich ein Objekt im Raum aus und gibt nonverbale Hinweise (v.a. Blick, Mimik), was es ist. Ein Teilnehmer versucht zu erraten, woran der The-

rapeut denkt. In einer ersten Phase soll keine beschreibende Gestik verwendet werden. Erst wenn der Teilnehmer das Objekt nicht findet, können welche als Hilfestellung eingesetzt werden. Wenn die Teilnehmer im Zeigen nonverbaler Signale, wie es im Basis-Training im Modul 3 »Nonverbale Kommunikation« (M3I3–6) geübt wurde, sicher sind, können sie ebenfalls die Rolle desjenigen einnehmen, der an etwas denkt, das erraten werden muss.

Einführung: Soziale Hypothesen – Einflussfaktoren

Material:
Folie verschiedener Abbildungen (**M6M1**): S. 20 und 24, Leitfragen: Theory of Mind – Soziale Hypothesen (**M6M8**), Infoblatt: Theory of Mind – Soziale Hypothesen (**M6I2**)

Beschreibung:
Anhand der Abbildungen werden die Einflussfaktoren erläutert und diskutiert. Dabei sollen die Teilnehmer zuerst zur sorgfältigen Wahrnehmung angeleitet werden, sich in Bezug zur Person setzen und dann über deren Innenleben spekulieren. Wichtig ist, dass jeweils zur selben Frage verschiedene Hypothesen gebildet werden, um aufzuzeigen, dass man nicht wissen kann, was richtig ist. Es geht dann aber darum, zu entscheiden, ob eine Hypothese wahrscheinlich oder eher unwahrscheinlich ist. Bei dieser Einschätzung kann auf den Begriff des »gesunden Menschenverstandes« und das Konzept des kollektiven Denkens eingegangen werden. Zudem soll auch klarwerden, dass man je nach zur Verfügung stehender Informationsmenge nicht immer alle Fragen beantworten kann.

Diskussion: Soziale Hypothesen & Bedürfnisse

Material:
Infoblatt: Theory of Mind – Soziale Hypothesen (**M6I2**), evtl. Leuchtstifte

Beschreibung:
Die Therapeuten stellen im Plenum Fragen zur Selbst- und Fremdwahrnehmung bezüglich Bedürfnissen.

Selbstwahrnehmung: Der Therapeut nennt ein Bedürfnis gem. Liste auf dem Infoblatt. Alle Teilnehmer sollen aufstrecken, wenn ihnen das genannte Bedürfnis wichtig ist. Einzelne können dann auch ausführen, was ihnen das Bedürfnis bedeutet und wie sie es erfüllen (möchten).

Fremdwahrnehmung: Der Therapeut fragt, welchem Gruppenmitglied dieses Bedürfnis wohl wichtig ist, und die Teilnehmer nennen Namen und begründen. Die Therapeuten können auch ihre Wahrnehmung äußern.

Variante:
Der Therapeut verteilt das Infoblatt, und die Teilnehmer markieren diejenigen Bedürfnisse, die ihnen wichtig sind. Danach erfolgt eine Diskussion, die auch As-

pekte der Fremdwahrnehmung durch die Gruppenmitglieder und Therapeuten enthalten kann.

Übung: Soziale Hypothesen & Bedürfnisse

Material:
Folien versch. Abbildungen (**M6M1**): Männer S. 18, 20, 24, 30, 34, 38 + Frauen S. 22, 26, 28

Beschreibung:
Anhand der Abbildungen kann in der Halbgruppe über die vermuteten Bedürfnisse gesprochen werden. Im Vergleich der verschiedenen Männer bzw. Frauen werden typische Zuschreibungen gesucht, was ihnen wohl wichtig ist.

Diskussion: Soziale Hypothesen & Charaktereigenschaften

Material:
Infoblatt: Theory of Mind – Soziale Hypothesen (**M6I2**), evtl. Leuchtstifte

Beschreibung:
Die Therapeuten stellen im Plenum Fragen zur Selbstwahrnehmung bezüglich Charaktereigenschaften.
   Selbstwahrnehmung: Der Therapeut nennt eine Charaktereigenschaft gem. Liste auf dem Infoblatt. Alle Teilnehmer sollen aufstrecken, die denken, dass diese auf sie zutrifft.

Variante:
Der Therapeut verteilt das Infoblatt, und die Teilnehmer markieren diejenigen Charaktereigenschaften, die ihnen wichtig sind. Danach erfolgt eine Diskussion, die auch Aspekte der Fremdwahrnehmung durch die Gruppenmitglieder und Therapeuten enthalten kann.

Übung: Soziale Hypothesen & Charaktereigenschaften

Material:
Folien versch. Abbildungen (**M6M1**): Männer S. 18, 20, 24, 30, 34, 38 + Frauen S. 22, 26, 28, Infoblatt: Theory of Mind – Soziale Hypothesen (**M6I2**)

Beschreibung:
Anhand der Abbildungen kann in der Halbgruppe oder im Plenum über die vermuteten Charaktereigenschaften gesprochen werden. Im Vergleich der verschiedenen Männer bzw. Frauen werden typische Zuschreibungen gesucht, was ihnen wohl wichtig ist.

Einführung: Bilden Sozialer Hypothesen

Material:
Folie verschiedener Abbildungen (**M6M1**): S. 26 und 28, Leitfragen: Theory of Mind – Soziale Hypothesen (**M6M8**), evtl. Infoblatt: Theory of Mind – Soziale Hypothesen (**M6I2**)

Beschreibung:
Im Plenum werden über die abgebildeten Personen soziale Hypothesen gebildet. Gerade der Vergleich der beiden Frauen, die auch nebeneinander gezeigt werden können, hilft, das Konzept zu verstehen. Die Leitfragen auf den Kärtchen helfen dabei. In einem ersten Schritt sollen jeweils Hypothesen über die Fakten wie Jahreszeit Alter gebildet werden. In einem zweiten Schritt wird auf das Innenleben eingegangen. Dabei geht es um Hypothesen über die Gedanken, Gefühle, Erfahrungen, Motive, Absichten, Ziele und Bedürfnisse oder Wünsche sowie vielleicht auch Charaktereigenschaften. Wichtig ist, dass jeweils zur selben Frage verschiedene Hypothesen gebildet werden, um aufzuzeigen, dass man nicht wissen kann, was richtig ist. Es geht dann aber darum, zu entscheiden, ob eine Hypothese wahrscheinlich oder eher unwahrscheinlich ist. Bei dieser Einschätzung kann auf den Begriff des »gesunden Menschenverstandes« und das Konzept des kollektiven Denkens eingegangen werden. Zudem soll auch klar werden, dass man je nach zur Verfügung stehender Informationsmenge nicht immer alle Fragen beantworten kann.

Übung: Soziale Hypothesen – Einzelperson I

Material:
Folie verschiedener Abbildungen (**M6M1**): z. B. S. 18, 20, 22, 24 und 32, Leitfragen: Theory of Mind – Soziale Hypothesen (**M6M8**), evtl. Infoblatt: Theory of Mind – Soziale Hypothesen (**M6I2**)

Beschreibung:
In der Halbgruppe werden über die abgebildeten Personen soziale Hypothesen gebildet. Die Leitfragen auf den Kärtchen helfen dabei. Wichtig ist, dass jeweils zur selben Frage verschiedene Hypothesen gebildet werden, um aufzuzeigen, dass man nicht wissen kann, was richtig ist. Es geht dann aber darum, zu entscheiden, ob eine Hypothese wahrscheinlich oder eher unwahrscheinlich ist. Bei dieser Einschätzung kann auf den Begriff des »gesunden Menschenverstandes« und das Konzept des kollektiven Denkens eingegangen werden. Zudem soll auch klarwerden, dass man je nach zur Verfügung stehender Informationsmenge nicht immer alle Fragen beantworten kann.

In einem ersten Schritt sollen jeweils Hypothesen über die Fakten wie Jahreszeit, Alter gebildet werden. In einem zweiten Schritt wird auf das Innenleben eingegangen. Dabei geht es um Hypothesen über die Gedanken, Gefühle, Erfahrungen, Motive, Absichten, Ziele und Bedürfnisse oder Wünsche sowie vielleicht auch Charaktereigenschaften.

Video: Soziale Hypothesen – Reporter

Material:
Leitfragen: Theory of Mind – Soziale Hypothesen (**M6M8**)

Beschreibung:
Im Plenum kann zur Einführung eine Aufzeichnung eines Radio- oder Fernsehreporters angeschaut werden, der ein Sportereignis kommentiert und dabei auch oft Bezüge aufs Innenleben der Protagonisten macht.

Übung: Soziale Hypothesen – Reporter

Material:
Leitfragen: Theory of Mind – Soziale Hypothesen (**M6M8**)

Beschreibung:
Im Plenum soll ein Teilnehmer seine Beobachtungen über einen der beiden Therapeuten äußern. Er soll allen beschreiben, was er sieht. Später soll er auch aufs Innenleben eingehen (Gefühle, Motive, Absichten, Gedanken). Die Reporterrolle kann nach einigen Sätzen an einen anderen Teilnehmer weitergegeben werden. Wenn das gut funktioniert, kann die Übung in der Halbgruppe weitergeführt werden und man kann auch einen Teilnehmer bitten, ob man ihn kommentieren darf. Im Verlauf kann man die Reporter bitten, jeweils zu erklären, wie sie auf ihre Kommentare zum Innenleben kommen (z. B. »Mit hängendem Kopf sitzt die Therapeutin da und kann es nicht fassen, dass kein einziger KOMPASS-Teilnehmer die Trainingsaufgaben gelöst hat. Sie zweifelt an ihren Fähigkeiten.«). Die Personen, die kommentiert werden, können etwas tun oder sich auch außerhalb des Raumes bewegen und von den Reportern verfolgt werden. Wichtig ist, dass sie etwas schauspielern können und so Hinweise auf ihre Gefühle etc. geben.

Übung: Soziale Hypothesen – Zwei Personen

Material:
Folie verschiedener Abbildungen (**M6M1**): z. B. S. 36, 38 und 40, Leitfragen: Theory of Mind – Soziale Hypothesen (**M6M8**), evtl. Infoblatt: Theory of Mind – Soziale Hypothesen (**M6I2**)

Beschreibung:
In der Halbgruppe werden über die abgebildeten Personen soziale Hypothesen gebildet. Die Leitfragen auf den Kärtchen helfen dabei. In einem ersten Schritt sollen jeweils Hypothesen über die Fakten wie Jahreszeit, Alter gebildet werden. In einem zweiten Schritt wird auf das Innenleben eingegangen. Dabei geht es um Hypothesen über die Gedanken, Gefühle, Erfahrungen, Motive, Absichten, Ziele und Bedürfnisse oder Wünsche sowie vielleicht auch Charaktereigenschaften.

Wichtig ist, dass jeweils zur selben Frage verschiedene Hypothesen gebildet werden, um aufzuzeigen, dass man nicht wissen kann, was richtig ist. Es geht dann aber darum, zu entscheiden, ob eine Hypothese wahrscheinlich oder eher unwahrscheinlich ist. Bei dieser Einschätzung kann auf den Begriff des »gesunden Menschenverstandes« und das Konzept des kollektiven Denkens eingegangen werden. Zudem soll auch klar werden, dass man je nach zur Verfügung stehender Informationsmenge nicht immer alle Fragen beantworten kann.

Des Weiteren soll darauf hingewiesen werden, dass die Hypothesen besser werden, je mehr Informationen zur Verfügung stehen. Um dies zu demonstrieren, kann zu Beginn ein Teil der Szene abgedeckt werden: Z. B. sieht man nur eine Frau mit Buch auf der Parkbank, nicht aber die telefonierende Frau daneben.

Übung: Soziale Hypothesen – Gesamtszene

Material:
Folie verschiedener Abbildungen (**M6M1**): z. B. S. 74 oder 70, 78, 82 und 86, Leitfragen: Theory of Mind – Soziale Hypothesen (**M6M8**), evtl. Infoblatt: Theory of Mind – Soziale Hypothesen (**M6I2**)

Beschreibung:
Vier der Abbildungen werden auch auf den Arbeitsblättern: Theory of Mind – Soziale Hypothesen II–V (**M6A7–10**) verwendet. In der Halbgruppe werden über die abgebildeten Personen soziale Hypothesen gebildet. Die Leitfragen auf den Kärtchen helfen dabei. In einem ersten Schritt sollen jeweils Hypothesen über die Fakten wie Jahreszeit, Alter gebildet werden. In einem zweiten Schritt wird auf das Innenleben eingegangen. Dabei geht es um Hypothesen über die Gedanken, Gefühle, Erfahrungen, Motive, Absichten, Ziele und Bedürfnisse oder Wünsche sowie vielleicht auch Charaktereigenschaften. Wichtig ist, dass jeweils zur selben Frage verschiedene Hypothesen gebildet werden, um aufzuzeigen, dass man nicht wissen kann, was richtig ist. Es geht dann aber darum, zu entscheiden, ob eine Hypothese wahrscheinlich oder eher unwahrscheinlich ist. Bei dieser Einschätzung kann wieder auf den Begriff des »gesunden Menschenverstandes« und das Konzept des kollektiven Denkens eingegangen werden. Zudem soll auch klar werden, dass man je nach zur Verfügung stehender Informationsmenge nicht immer alle Fragen beantworten kann.

Des Weiteren sollte darauf hingewiesen werden, dass die Hypothesen besser werden, je mehr Informationen zur Verfügung stehen. Um dies zu demonstrieren, kann zu Beginn ein Teil der Szene abgedeckt werden: Z. B. sieht man nur eine weinende Frau auf der Parkbank, den Mann daneben aber noch nicht.

Übung: Theory of Mind – MASC-Test

Material:
Kopien des Protokollblatts für die Teilnehmenden (**EP1**), Folie des Protokollblatts, Kopie des Computerprogramms MASC (**EM14**), Beamer, Hellraumprojektor

Beschreibung:

Sollte der MASC nicht zur Evaluation eingesetzt werden (▶ Kap. 3.2), kann er als Übung zur Theory of Mind verwendet werden. Der MASC kann entweder als Ganzes besprochen werden, man teilt ihn in inhaltliche Handlungsbogen auf (z. B. Verabredung, Eintreffen der Gäste, ein Glas Wein trinken, Kochen, Essen, Karambole-Spiel) und übt über mehrere Stunden hinweg immer wieder. Man zeigt die Videosequenz und lässt jeden Teilnehmer eine Lösung suchen. Danach bespricht man alle vier Lösungsvarianten. Allenfalls schaut man dabei die Videosequenz nochmals.

Der MASC ist ein ca. 15 Minuten langer Film. Er handelt von zwei befreundeten jungen Frauen und zwei untereinander befreundeten jungen Männern, die sich für ein gemeinsames Essen in einer privaten Wohnung treffen. Die junge Frau, die einlädt, hat Interesse am schüchterneren der beiden jungen Männer. Der andere, etwas draufgängerischere Mann wiederum ist an der Gastgeberin interessiert. Der Film wird alle 15–30 Sekunden gestoppt und so in 45 kurze Filmsequenzen eingeteilt. Immer wenn der Film gestoppt wird, wird via Power Point eine Frage zum Geschehen gestellt. Dazu gibt es vier Antwortalternativen. Eines ist die korrekte Antwort, die Theory of Mind benötigt (im Beispiel 11c). Eines ist eine rein sachliche Antwort (im Beispiel 11a). Eine andere hinterfragt das Geschehen zu misstrauisch und ist durch übermäßige Theory of Mind geleitet (im Beispiel 11d) und die letzte beinhaltet etwas, aber nicht ausreichend Theory of Mind (im Beispiel 11b). Der MASC kann in Berlin an der Forschungsstelle »Cluster Languages of Emotion« bezogen werden: www.psychologie.hu-berlin.de.

Beispiel:

Filmsequenz 26: Als Sandra das abendliche Menü »Pasta mit Sardellen« verkündet, reagiert Brigitte mit überrascht-unsicherer Mimik: »Mit Sardellen?!« Frage: »Was fühlt Brigitte?«

Sie ist verärgert, weil ihre beste Freundin wissen müsste, dass sie keine Sardellen mag.

Sie ist angeekelt, weil sie Sardellen nicht mag.

Sie ist überrascht, weil sie mit Sardellen nicht gerechnet hat.

Sardellen sind salzig und glitschig.

Übung Anthropomorphisieren– Funktionsweise

Material:

Pixar »Mater and the Gostlight« oder »Mikes New Car« oder Videos »Mummenschanz« (**M6M1**), Computer-Maus und Würfel, DVD-Abspielgerät, evtl. Infoblatt: Theory of Mind – Soziale Hypothesen (**M6I2**)

Beschreibung:

Im Plenum wird das Video angeschaut. Es wird besprochen, welche Merkmale es braucht, um das gezeigte Objekt zu vermenschlichen. Neben äußeren Merkmalen wie Augen und Mund sowie einer Art Arme oder Beine, sind v.a. sogenannte biologische Bewegungen wichtig. Die äußeren Merkmale können auch wegfallen und dennoch erkennt man im Objekt ein Wesen, sobald es sich menschlich bewegt. Anhand der Computer-Maus und des Würfels kann gezeigt werden, dass es funktionale Bewegungen gibt (z. B. Cursor-Suchbewegung auf einer Matte, würfeln), die nicht zu einer Anthropomorphisierung führen. Sogenannte »menschliche« Bewegungen sind diejenigen, die typisch für Gefühle (z. B. vor Angst zittern, vor Freude hüpfen) und soziale Interaktionen (z. B. sich annähern und sich zurückziehen, sich aneinander kuscheln, kämpfen) sind.

Anschließend können Videos mit klar anthropomorphisierten Objekten angeschaut werden. Um das Prinzip der biologischen Bewegung zu veranschaulichen, können Point-Light-Animationen angeschaut werden.

Bilder oder Videos: Anthropomorphisieren

Material:
Bilder von Tieren, denen wir menschliche Regungen zuschreiben, Youtube-Videos von spielenden Tieren (▶M6M1 oder **M6M7**), Abspielgerät, evtl. Infoblatt: Theory of Mind – Soziale Hypothesen (**M6I2**)

Beschreibung:
Anhand der Bilder wird aufgezeigt, dass Menschen Tieren oft vermenschlichte Regungen (u. a. Gefühle, Absichten, Motive) zuschreiben und daher Symbole mit Tieren auch funktionieren. Auch Bilder von Tieren (oft Tierkindern), die viele Menschen süß finden, eigenen sich (z. B. Robbenbaby, junge Otter, junge Eulen). Dabei können im Vergleich zu einem Bild eines (Klein)Kindes die Merkmale des sogenannten Kindchen-Schemas erarbeitet werden, das emotionale Zuwendung und fürsorgliches Verhalten auslöst. Das Kindchen-Schema bezieht sich auf Merkmale wie große (dunkle) Augen, überproportional großer Kopf, hohe Stirn, Stupsnase bzw. kurze, abgerundete Schnauze, im Verhältnis zum Rumpf kurze Gliedmaßen, kurze Finger bzw. große Pfoten, allgemein pummelige, weiche Gestalt, tapsige Bewegungen.

Auch Videoausschnitte von (spielenden) Tieren eignen sich für das Thema: spielende Katzen, Füchse, Wölfe oder Murmeltiere, Pinguine oder Papageitaucher, balzende Auerhähne oder Kraniche, springende Delfine.

Beispiele:
einander zugeneigte Schwäne als Symbol für ewige Liebe
ein Robbenbaby (Kindchen-Schema) als Auslöser für Gefühle der Zuwendung

Bilderbuch: Anthropomorphisieren – Tiere

Material:
Bilderbuch mit keinem oder kaum Text und Tieren (z. B. »Petterson & Findus«-Reihe von S. Nordqvist, »Der kleine Eisbär«-Reihe von H. de Beer), evtl. Infoblatt: Theory of Mind – Soziale Hypothesen (**M6I2**)

Beschreibung:
Anhand des Bilderbuchs wird aufgezeigt, dass Menschen Tieren oft vermenschlichte Regungen (u. a. Gefühle, Absichten, Motive) zuschreiben und daher Bilderbücher mit Tieren auch funktionieren. Die Tiere erleben soziale Situationen, wie sie Menschen erleben.

Video-Übung: Anthropomorphisieren – Tiere

Material:
Video von Tieren, die nicht oder kaum sprechen (z. B. Tom & Jerry) oder Pixar »Vogelschreck« (**M6M1**), DVD-Abspielgerät, evtl. Infoblatt: Theory of Mind – Soziale Hypothesen (**M6I2**)

Beschreibung:
Anhand der Videos wird aufgezeigt, dass Menschen Tieren oft vermenschlichte Regungen (u. a. Gefühle, Absichten, Motive) zuschreiben und daher Video-Geschichten und Zeichentrick-Serien mit Tieren auch funktionieren. Die Tiere erleben soziale Situationen, wie sie Menschen erleben. Die Teilnehmer sollen verstehen, dass die Anthropomorphisierung dadurch vereinfacht oder sogar erst ermöglicht wird, dass die Tiere eine ausgeprägte, vielseitige Mimik aufweisen und nonverbal via Körperhaltung und Gestik kommunizieren.

Video-Übung: Anthropomorphisieren – Objekte I

Material:
Pixar-DVD »enfo 1986« (**M6M1**), DVD-Abspielgerät, evtl. Infoblatt: Theory of Mind – Soziale Hypothesen (**M6I2**)

Beschreibung:
Die Teilnehmer üben, sich in ein Objekt hineinzuversetzen und ihm menschliche Regungen wie Bedürfnisse, Absichten, Motive, Gedanken und Gefühle zuzuschreiben. Im Film interagieren eine große und eine kleine Lampe.

1. Im Plenum Film bis 00:35 anschauen.
2. Diskussion: Worum geht es? Weshalb weiß man, dass es zwei Interaktions-Partner sind, obwohl wir nur sich bewegende Lampen sehen?
3. Film fertig schauen: Was ist die Geschichte?

Lösung: Ein Elternteil (große Lampe) und ein Kind (kleine Lampe) werfen einen Ball hin und her. Der Ball fliegt etwas weit und der Elternteil sagt »Geh, hol den Ball.« Das Kind dreht auf und wird übermütig. Das Kind macht den Ball kaputt. Der Elternteil schimpft. Das Kind zeigt Reue. Das Kind beginnt das Spiel von Neuem mit einem großen Ersatzball. Der Elternteil denkt kopfschüttelnd, »Das Kind lernt es nie.«

4. Diskussion: Wie funktioniert es, dass wir eine Geschichte verstehen, obwohl sich nur Lampen bewegen? Den Teilnehmern muss klar werden, dass die Vermenschlichung funktioniert, indem der Körperbau (v.a. Kopf/Gesicht), die Bewegungen und Handlungen an Menschen erinnern.
5. Film nochmals ansehen. Diskussion: Was denken und fühlen die Lampen?

Weitere geeignete *Kurzfilme* sind die folgenden:

- Pixar »Überraschung«: Die Kind-Lampe hüpft aus einer Kiste.
- Pixar »leicht-schwer«: Die Kind-Lampe exploriert neugierig. Sie spielt zuerst mit einem leichten aufblasbaren Ball, nachher mit einer schweren Kugel.
- Pixar »auf-ab«: Die Kind-Lampe hüpft auf eine Kiste hinauf und wieder hinunter, wird übermütig und hüpft so lange, bis die Kiste zusammenbricht. Es reagiert verdutzt, die Eltern-Lampe resigniert.
- Youtube-Videos von Mummenschanz (**M6M1**)

Video-Übung: Anthropomorphisieren – Objekte II

Material:
Youtube-Video von Haider & Simmel (1944) (**M6M1**), Internet, Beamer, evtl. Infoblatt: Theory of Mind – Soziale Hypothesen (**M6I2**)

Beschreibung:
Die Teilnehmer üben, sich in ein Objekt hineinzuversetzen und ihm menschliche Regungen wie Bedürfnisse, Absichten, Motive, Gedanken und Gefühle zuzuschreiben. Der in der Forschung immer wieder verwendete und auch immer wieder modern adaptiert nachgedrehte Film von Haider & Simmel (1944) zeigt kleine geometrische Objekte, die sich in und um ein Rechteck bewegen und von Menschen ohne oder mit nur leichtem Autismus schnell als »Personen« interpretiert werden, die in ein komplexeres soziales Geschehen involviert sind. Die Teilnehmer sollen sich das Video ansehen. Danach wird es ein zweites Mal angeschaut, aber ca. jede Minute angehalten, damit die Teilnehmer beschreiben können, was sie sehen. Danach wird besprochen und diskutiert, wie man den »Personen« Gefühle, Gedanken, Bedürfnisse, Absichten und Motive zuschreiben könnte. Dabei geht es darum, dass die Teilnehmer lernen, ein Geschehen, das sie beobachten und erzählen, sozial zu interpretieren und wie sie dies machen können. In diesem Sinne ist es auch eine Übung für Schüler (v.a. Gymnasiasten), wie sie ihre Aufsätze anreichern können.

Variante: Das Video kann auch zu Beginn des Themas ›Soziale Hypothese‹ oder ›Perspektivenwechsel‹ gezeigt werden und anschließen, bei einem 2. Abspielen mit Pausen alle ca. zwei Minuten, schreiben die Teilnehmer auf, was sie sehen. Dann wird das Video später, nachdem Perspektivenwechsel, das Bilden sozialer Hypothesen und Anthropomorphisieren besprochen worden sind, nochmals gezeigt und die Teilnehmer beschreiben erneut, was sie sehen und bemühen sich nun, das Geschehen sozial zu interpretieren.

Übung: Anthropomorphisieren – Einzel-Objekte

Material:
Folie des Infoblatts: Theory of Mind – Soziale Hypothesen (**M6I2**), Hellraumprojektor, Objekte wie z. B.: Kniestrumpf oder Schal, Schere, Kugelschreiber mit ausfahrbarer Miene, aufklappbarer DVD-Umband, Bostitch, Spielzeug-Auto, Löffel, Nussknacker, Spielsachen wie Spielzeugauto (keine Spielzeug-Tiere), evtl. Videokamera

Beschreibung:
Bei der Auswahl der Objekte soll beachtet werden, dass sie in irgendeiner Form einen beweglichen Teil haben oder selbst beweglich sind.

Im Plenum improvisiert der Therapeut modellhaft mit einem Objekt eine kleine Szene. Die Teilnehmer raten, wovon die Szene handelt. Folgende Themen können angesprochen werden: Wer ist die Figur? Wie sieht ihre Umgebung aus (z. B. Bedeutung anderer, evtl. imaginierter Objekte)? Was möchte sie? Wie geht es ihr? Was ist das Ende der Geschichte?

In der Halbgruppe oder im Plenum erhält jeder Teilnehmer ein Objekt und improvisiert damit biologische Bewegungen, um eine Idee für eine Mini-Szene zu bekommen. Wer keine Idee hat, kann ein Kärtchen mit einer Szene ziehen. Die Spieler orientieren sich dabei an folgendem Ablauf: Wer ist meine Figur? Wie sieht ihre Umgebung aus (z. B. Bedeutung anderer, evtl. imaginierter Objekte)? Was möchte sie? Wie geht es ihr? Was ist das Ende der Geschichte? Nun sollen die beiden Spielpartner eine Szene einüben, die sie anschließend den anderen Teilnehmern vorführen.

Im 2. Teil spielen die Teilnehmer ihre Mini-Szenen vor. Wenn sie fertig sind, sollen die Zuschauer raten, wovon die Geschichte handelt. Hierbei muss angesichts der Detailorientierung mancher Teilnehmer darauf hingewiesen werden, dass man jeweils nur die Grundideen erraten kann, das Publikum aber nicht die exakten Zuschreibungen, Gefühle und Gedanken erkennen können.

Die Szenen können auf Video aufgenommen und in Ruhe visioniert oder den Teilnehmern mitgegeben werden.

Partnerübung: Anthropomorphisieren – Objekt-Interaktionen

Material:
Folie des Infoblatts: Theory of Mind – Soziale Hypothesen (**M6I2**), Hellraumprojektor, Objekte wie z. B.: Kniestrumpf oder Schal, Schere, Kugelschreiber mit ausfahrbarer Miene, aufklappbarer DVD-Umband, Bostitch, Spielzeug-Auto, Löffel, Nussknacker, Spielsachen wie Spielzeugauto (keine Spielzeug-Tiere), evtl. Videokamera

Beschreibung:
Bei der Auswahl der Objekte soll beachtet werden, dass sie in irgendeiner Form einen beweglichen Teil haben oder selbst beweglich sind. Es können die Objekte der vorhergehenden Übung verwendet werden oder die Teilnehmer suchen sich selbst Objekte.

Im Plenum improvisiert der Therapeut modellhaft mit einem Objekt und einem Interaktionspartner (Teilnehmer) eine kleine Szene. Die Teilnehmer raten, wovon die Szene handelt. Folgende Themen können angesprochen werden: Wer ist die Figur? Wie sieht ihre Umgebung aus (z. B. Bedeutung anderer, evtl. imaginierter Objekte)? Was möchte sie? Wie geht es ihr? Was ist das Ende der Geschichte?

In der Halbgruppe oder im Plenum schließen sich jeweils zwei Teilnehmer zusammen und improvisieren interaktive Mini-Szenen. Manchmal ist es hilfreich, wenn zuerst nicht gesprochen wird, sondern allenfalls nur Laute geäußert werden. So konzentrieren die Teilnehmer sich besser darauf, sich in das Gegenüber hineinzudenken. Dann kann über das Erlebte gesprochen werden.

Nun sollen die beiden Spielpartner eine Szene einüben, die sie anschließend den anderen Teilnehmern vorführen. Wer keine Idee hat, kann ein Kärtchen mit einer Szene ziehen. Die Spieler orientieren sich dabei an folgendem Ablauf: Wer ist meine Figur? Wie sieht ihre Umgebung aus (z. B. Bedeutung anderer, evtl. imaginierter Objekte)? Was möchte sie? Wie geht es ihr? Was ist das Ende der Geschichte?

Im 2. Teil spielen die Teilnehmer ihre Mini-Szenen vor. Wenn sie fertig sind, sollen die Zuschauer raten, wovon die Geschichte handelt. Hierbei muss angesichts der Detailorientierung mancher Teilnehmer darauf hingewiesen werden, dass man jeweils nur die Grundideen erraten kann, das Publikum aber nicht die exakten Zuschreibungen, Gefühle und Gedanken erkennen können.

Die Szenen können auf Video aufgenommen und in Ruhe visioniert oder den Teilnehmern mitgegeben werden.

6.3   Perspektivenwechsel – Werbung

Das Thema Werbung scheint auf den ersten Blick für ein Sozialtraining ungewöhnlich. Es geht hierbei auch nicht um Konsumentenerziehung, sondern um die sozialen Aspekte, die hinter Werbung stehen. Werbung beinhaltet eine Zielgruppe, soll ein bestimmtes Gefühl auslösen, beeinflusst Menschen und kann unbefriedigte Bedürfnisse ansprechen oder sogar schaffen. Die Wahl der Zielgruppe bestimmt die Art und Weise, wie die anderen Aspekte einer Werbung umgesetzt werden. Mit der Diskussion über die Definition von Zielgruppen und deren Bedürfnissen kann vermittelt werden, wie Mitmenschen typologisiert psychologisch funktionieren, und wie dadurch deren Verhalten besser verstanden werden kann, was die Genauigkeit von sozialen Hypothesen (▶ Kap. 6.3) beeinflusst. Ein weiterer Aspekt bei Werbung stellt die Auswahl der Argumente dar. Möchte man eine Person überzeugen, kann man Argumente bringen, die die Bedürfnisse der Zielgruppe ansprechen, Argumente übertreiben oder Gegenargumente weglassen.

Um Werbung zu produzieren und zu verstehen, benötigt man Perspektivenwechsel (▶ Kap. 6.1) und muss soziale Hypothesen (▶ Kap. 6.2) bilden können. Zudem gibt es einen Bezug zu kommunikativen Kompetenzen, da zwischen Gesagtem und Gemeintem unterschieden werden muss, wie es zum Beispiel beim Thema ›Bildlicher

Sprache‹ (▶ Kap. 4.4) geübt wird. Im Weiteren ergibt sich ein Zusammenhang zum Thema ›Argumentieren‹ (▶ Kap. 4.9), da das Produkt argumentativ verkauft wird. Durch die Bildsprache der Werbung ergeben sich auch Bezüge zum Modul 3 »Nonverbale Kommunikation« des KOMPASS-Basistrainings

6.3.1 Informationsblätter

Infoblatt: Theory of Mind – Perspektivenwechsel am Beispiel von Werbung ⊠

Material:
Kopien des Infoblatts für die Teilnehmenden (**M6I3**), Folie des Infoblatts, Hellraumprojektor

Beschreibung:
Den Teilnehmern wird erklärt, dass das Thema Werbung als Übung und praktische Umsetzung der bereits besprochenen oder später zu besprechenden Themen ›Perspektivenwechsel‹, ›soziale Hypothesen‹ und ›Argumentieren‹ dient. In einem ersten Schritt wird das Wesen von Werbung definiert. Wichtig ist, dass die Teilnehmer verstehen, dass Werbung eine Absicht an den Empfänger der Werbebotschaft beinhaltet und die vermittelten Produktinformationen auf diesem Hintergrund ausgewählt werden. Im Weiteren soll vermittelt werden, dass es um eine explizite und implizite Beeinflussung des Werbe-Empfängers geht. Bei der Diskussion über Werbezielgruppen soll dabei darauf hingewiesen werden, dass typisierende Zuschreibungen zur Definition von Zielgruppen gehören und es sich dabei um statistische Merkmalskomplexe und Trends handelt, die nicht umfassend und auf jedes Individuum dieser Gruppe zutreffen muss. Ein Gespräch über die typisch menschlichen Bedürfnisse, die der Werbefachmann beachtet, anspricht und schafft, verhilft zum besseren Verständnis der Mitmenschen. Schließlich sollen die argumentativen Strategien der Werbung angesprochen werden.
Dieses Infoblatt zu lesen, eignet sich als Trainingsaufgabe.

6.3.2 Arbeits- & Protokollblätter

Arbeitsblatt: Theory of Mind – Perspektivenwechsel – Werbung ⊠

Material:
Kopien des Arbeitsblatts für die Teilnehmenden (**M6A11**), Folie des Arbeitsblatts, Hellraumprojektor, Werbungen aus Zeitschriften oder Internet, Theory of Mind – Perspektivenwechsel am Beispiel von Werbung (**M6I3**)

Beschreibung:
Die Teilnehmer sollen zwei Werbungen ihrer Wahl analysieren. Dabei gilt es, sich Gedanken über die Zielgruppe, deren Bedürfnisse sowie den Einsatz der gestalte-

rischen und verbalen Mittel und deren Wirkung zu machen. Zudem sollen sie die Argumente, mit denen das Produkt beworben wird, zusammentragen.

Beispiel:
Produkt: Gesichtscrème
Bedürfnis: Schönheit, Jugendlichkeit, Attraktivität
Argumente: Mutter Natur schenkt uns eine jugendlich glatte Haut ganz ohne chemische Zusatzstoffe, kontrollierte Naturkosmetik, nachgewiesene Wirksamkeit, Nachhaltigkeit.
Mittel: nicht sicherbar geschminkte, fast mädchenhafte Frau, Pastellfarben und viel grün sollen natürlich wirken; entspannte Stimmung auf der Blumenwiese; Begriffe wie »Bio«, »natürlich schön«, »Heilpflanzen«, Namen der Blumen, »Pflege«, »verträglich«, Fremdwörter
Zielgruppe: junge, intelligente Frauen, denen die Natur am Herzen liegt und vielleicht auch Geld für ein Qualitätsprodukt ausgeben

Arbeitsblatt: Theory of Mind – Perspektivenwechsel – Werbung für ein eigenes Produkt ⊠

Material:
Kopien des Arbeitsblatts für die Teilnehmenden (**M6A12**), Folie des Arbeitsblatts, Hellraumprojektor, Theory of Mind – Perspektivenwechsel am Beispiel von Werbung (**M6I3**)

Beschreibung:
Die Teilnehmer sollen selbst Werbung für zwei Produkte, von dem sie real überzeugt sind (z. B. Mobiltelefonmarke), konzipieren. Es geht nur um zielgruppenspezifische Argumente. Um den Perspektivenwechsel in den Vordergrund zu stellen, sollen sie für dasselbe Produkt Werbung für zwei unterschiedliche Zielgruppen machen.

Beispiel:
Produkt: Mobiltelefon der Marke X, Typ Y
Zielgruppe 1: junge Männer, die noch über wenig Budget verfügen
Zielgruppe 2: Frauen Mitte 30 mit mittlerem Einkommen
Bedürfnisse 1: »in«, modern und auf der dem Stand der neusten Technik sein, gutes Technikverständnis
Bedürfnisse 2: Jugendlichkeit, soziale Attraktivität, evtl. moderne Mutter
Argumente 1: technische Details, neue Möglichkeiten, schnell Verbindung, hält auch einen Sturz beim Bungee-Jumping aus, mit dem richtigen Abo günstiger Anschaffungspreis.
Argumente 2: verspieltes, schönes Design; helle Hintergrundbeleuchtung für brilliante Fotos; etwas größer, damit die SMS gut lesbar sind; neu erweiterbar als Babyphon.

6.3.3 Übungen und Spiele

Diskussion & Übung: Einführung ins Thema »Werbung«

Material:
Folie von Werbebeispielen (**M6M1**) oder Videoaufnahmen von Werbefilmen (z. B. auf Youtube), Infoblatt: Theory of Mind – Perspektivenwechsel am Beispiel von Werbung (**M6I3**)

Beschreibung:
Anhand dieser Diskussion und Übung wird das Infoblatt (▶ Kap. 6.4.1) besprochen. Im Plenum wird gesammelt, wo es überall Werbung gibt (z. B. im Internet, im öffentlichen Raum). Danach soll eine Diskussion darüber geführt werden, wozu Werbung dient. Die Teilnehmer sollen verstehen, dass die Werbung Menschen und somit auch sie gezielt beeinflussen möchte und dass sich keiner unabhängig von seinen Beteuerungen diesem Einfluss entziehen kann. Es wird darauf hingewiesen, dass der Nutzen für den Werber nicht nur kommerzieller Art ist, indem zum Kauf animiert werden soll, sondern auch ideell sein kann (z. B. politische Meinungsbildung, Aufruf zum Engagement für oder gegen etwas). Zudem wird auf die gestalterischen und verbalen Mittel verwiesen, mit denen Werbung arbeitet, um den Beworbenen zu informieren und emotional anzusprechen.

Diskussion & Übung: Zielgruppen von Werbung

Material:
Folie von Werbebeispielen (**M6M1**) oder Videoaufnahmen von Werbefilmen (z. B. auf Youtube), Infoblatt: Theory of Mind – Perspektivenwechsel am Beispiel von Werbung (**M6I3**)

Beschreibung:
Anhand dieser Diskussion und Übung wird das Infoblatt besprochen. Mittels unterschiedlicher gestalteter Werbungen zu einem ähnlichen Produkt (z. B. Pflegeprodukte wie Deo, Shampoo, Hautcrème, Zahnpasta, Parfum) wird das Thema der Zielgruppen angesprochen. Anhand von Werbebeispielen wird jeweils die Frage geklärt, an wen sich die Werbung richtet. Am einfachsten ist dies anhand von Produkten, die sich an Frauen bzw. an Männer richten, zu erklären. Auch das Thema Einstellungen und Kaufkraft lässt sich gut mit Pflegeprodukten aufzeigen. In einem zweiten Schritt könnte man das Thema z. B. anhand von Süßigkeiten (z. B. von Kinder-Süßigkeiten bis Edel-Marzipan) oder Autos nochmals durchgehen.

Diskussion & Übung: Werbung & Typische menschliche Bedürfnisse

Material:
Folie von Werbung (**M6M1**), Infoblatt: Theory of Mind – Perspektivenwechsel am Beispiel von Werbung (**M6I3**)

Beschreibung:
Anhand dieser Diskussion und Übung wird das Infoblatt besprochen. Der Einfluss der Werbung besteht darin, ein bestimmtes Bedürfnis anzusprechen oder entstehen zu lassen, dass wieder zu einer Handlung führt, die dem Werber dient. Im Gespräch werden verschiedene Bedürfnisse gesammelt, an die Werbung häufig appelliert. Anhand von Werbebeispielen wird jeweils die Frage besprochen werden, welche expliziten oder impliziten Bedürfnisse angesprochen werden. Es wird aufgezeigt, dass dies diejenigen Bedürfnisse sind, die viele Verhaltensweisen der Menschen erklären. Auch wenn es manchen Gruppenteilnehmern unangenehm sein sollte, so sollte speziell auf das Bedürfnis der sozialen und sexuellen Attraktivität eingegangen werden, da dies in der Werbung oft aufgegriffen wird und gleichzeitig ein sehr typisches menschliches Bedürfnis gerade auch bei Gleichaltrigen darstellt. Bei dieser Gelegenheit kann auch darüber diskutiert werden, welche dieser Bedürfnisse für die Gruppen-Teilnehmer wichtig sind und ob es da Asperger-Syndrom-typische Unterschiede zu den Bedürfnissen vieler Menschen ohne Asperger-Syndrom gibt.

Diskussion & Übung: Argumentative Strategien in der Werbung

Material:
Folie von Werbebeispielen (**M6M1**) oder Videoaufnahmen von Werbefilmen (z. B. auf Youtube), Infoblatt: Theory of Mind – Perspektivenwechsel am Beispiel von Werbung (**M6I3**)

Beschreibung:
Anhand dieser Diskussion und Übung wird das Infoblatt besprochen. Die Werbungen werden darauf hin angeschaut, welche Argumente für das Produkt in verbaler oder gestalterischer Form aufgeführt werden. Es soll darauf hingewiesen werden, dass die Argumente keine umfassende Sachinformation zum Produkt darstellen, sondern gezielt für die anvisierte Zielgruppe ausgesucht wurden. Anhand der Werbebeispiele wird besprochen, weshalb das Produkt gekauft werden soll. Hierzu eignet sich Werbung für Autos und andere technische Geräte, aber auch Pflegeprodukte (z. B. Hautcrème) und Lebensmittel (z. B. alkoholische Getränke). Dabei werden die argumentativen Strategien wie Informieren, Beeinflussen, Suggerieren und Manipulieren besprochen.

Diskussion & Übung: Gestalterische Mittel in der Werbung

Material:
Folie von Werbebeispielen (**M6M1**) oder Videoaufnahmen von Werbefilmen (z. B. auf Youtube), Infoblatt: Theory of Mind – Perspektivenwechsel am Beispiel von Werbung (**M6I3**)

Beschreibung:
Anhand dieser Diskussion und Übung wird das Infoblatt besprochen. In der Halbgruppe werden Werbebeispiele zum selben Produkt angeschaut und daraufhin

analysiert, welche gestalterischen Mittel eingesetzt werden. Die Frage soll geklärt werden, wie und mit welchen gestalterischen und verbalen Mitteln die Handlungsmotivation (z. B. der Kaufwunsch) geweckt und das Zielpublikum definiert werden. Am besten betrachtet man zuerst Werbespiele, die ähnliche Mittel einsetzen (z. B. für »natürliches Shampoo) und dann als Kontrast Beispiele, die ganz anders vorgehen (z. B. »technologisiertes« Shampoo).

Übung: Analyse von Werbung

Material:
Folie von Werbebeispielen (**M6M1**) oder Videoaufnahmen von Werbefilmen (z. B. auf Youtube), Arbeitsblatt: Theory of Mind – Perspektivenwechsel – Werbung (**M6A11**)

Beschreibung:
Zuerst wird im Plenum oder Halbgruppe eine Werbung (z. B. für eine Uhr) anhand der Fragen auf dem Arbeitsblatt (**M6A11**) analysiert. Anschließend sollen die Teilnehmer in Einzel- oder Partnerarbeit zwei Werbebeispiele ihrer Wahl analysieren. Dabei gilt es, sich Gedanken über die Zielgruppe, deren Bedürfnisse sowie den Einsatz der gestalterischen und verbalen Mittel und deren Wirkung zu machen. Zudem sollen sie die Argumente, mit denen das Produkt beworben wird, zusammentragen. Als letztes stellen die Teams ihre Analyse eines Werbebeispiels im Plenum vor und erhalten ein Feedback dazu.

Diese Übung kann als Vorbereitung für die Trainingsaufgaben mit Arbeitsblatt (**M6A11**) dienen.

Übung: Werbung für ein eigenes Produkt

Material:
Arbeitsblatt: Theory of Mind – Perspektivenwechsel – Werbung für ein eigenes Produkt (**M6A12**)

Beschreibung:
Die Teilnehmer sollen selbst ein Produkt bewerben. Um den Perspektivenwechsel zu trainieren, ist es wichtig, dass sie zwei verschiedene Zielgruppen ansprechen. Diese Übung wird zuerst beispielhaft in der Halbgruppe als Teamarbeit gelöst, indem sich am Arbeitsblatt orientiert und die entsprechenden Fragen geklärt werden (z. B. Produkt: Computer). Es können als typische Zielgruppen junge Männer/Frauen vs Frauen/Männer im mittleren Alter mit gutem Einkommen vorgeschlagen werden. Es ist wichtig, dass die Teilnehmer verstehen, dass bei diesem Vorgehen, die Zielgruppe direkt nach dem Produkteentscheid ausgewählt werden müssen, da die Bedürfnisse, Argumente und Mittel sich nach der Zielgruppe richten müssen. Zu guten Diskussionen führt es auch, wenn die KOMPASS-Gruppe als Produkt und junge Menschen mit einer Autismus-Spektrum-Störung bzw. deren Eltern als Zielgruppe ausgewählt werden.

Wenn alle Teilnehmer verstanden haben, worum es geht, wählen sie in Zweierteams oder in Einzelarbeit ein Produkt, dass sie bewerben möchten und von dem sie wirklich überzeugt sind (z. B. Game, Mobiltelefon, Feriendestination, Kleidermarke, NGO) und machen sich auf dem Arbeitsblatt Notizen. Ihre Arbeit können sie im Plenum präsentieren und Feedback dazu erhalten.

Diese Übung kann als Vorbereitung für die Trainingsaufgaben mit dem erwähnten Arbeitsblatt dienen.

Beispiel:
Produkt: KOMPASS-Gruppe

Zielgruppe 1: Teilnehmer
Zielgruppe 2: Eltern von Kindern mit einer Autismus-Spektrum-Störung
Bedürfnisse 1: Verbesserung der sozialen Integration, Gleichgesinnte kennenlernen
Bedürfnisse 2: Verbesserung der sozialen und beruflichen Integration ihrer Töchter/ Söhne
Argumente 1: Spaß, Normalisieren (Asperger-Syndrom = normal), »Lernen unter Seinesgleichen«, Gemeinschaft, Belohnungssystem
Argumente 2: explizite Informationen zu sozialen Kompetenzen, Spaß, Verbesserung der beruflichen Chancen, Selbstsicherheit
Mittel 1: Foto eines gemeinsamen Spiels, zitierte Statements von zwei Teilnehmern zu KOMPASS
Mittel 2: Grafik mit der Zunahme der Small Talk-Kompetenzen, im Hintergrund eine Szene, die wie ein Bewerbungsgespräch aussieht

6.4 Soziale Normen

> *»Ich bin schlicht und einfach begeistert von Ihrer Arbeit und dem Kurs. Es ist das Beste was meinem Sohn passieren konnte. Er erzählt uns jeden Dienstagabend, was im Kurs neu geübt wurde. Er versteht immer besser, um was es geht, und weshalb gewisse Dinge so wichtig für die Nicht-Autisten sind.«* E-Mail einer Mutter

Regeln sind normative Vereinbarungen, an die sich alle Personen einer Gesellschaft halten sollten. Es gibt aber auch soziale Normen, unbeschriebene Regeln, die zwar in der Gesellschaft verankert, aber nirgends explizit aufgeschrieben sind. Soziale Normen regeln das soziale Zusammenleben, sodass die Interaktion vorhersagbarer und verständlicher wird. Diese »ungeschriebenen Regeln« umfassen Wissen über das Zusammenleben von Menschen, die unausgesprochenen alltäglichen Verbote und Gebote, die alle innerhalb eines bestimmten gesellschaftlichen oder kulturellen Kreises kennen (sollten). Diese Regeln werden meist nicht gezielt beigebracht, sondern im Alltag nebenbei oder intuitiv gelernt, indem man beobachtet und daraus die angemessenen Schlüsse zieht. Menschen mit einer Autismus-Spektrum-Störung kennen diese Konventionen meistens weniger gut. Wer die ungeschriebenen Regeln nicht kennt, wird oft nicht ernst genommen, ausgelacht, ausgeschlossen und bekommt keine Arbeitsstelle oder macht keine Karriere. Er findet seltener Freundschaften oder Partnerschaften. Es können Missverständnisse entstehen, die vielleicht auch große Konsequenzen haben. Angesichts des hohen Bedürfnisses nach Vorhersagbarkeit von Menschen mit einer Autismus-Spektrum-Störung ist es für sie hilfreich, die sozialen Normen explizit zu lernen. Für Teilnehmer, die Englisch lesen, kann auch auf das Buch »The Asperkid's (Secret) Book of Social Rules« von Jennifer Cook O'Toole (2012), einer Fundgrube zu impliziten sozialen Regeln verwiesen werden.

In diesem Modul wird den von einer Autismus-Spektrum-Störung betroffenen Jugendlichen und jungen Erwachsenen mit konkreten Beispielen beigebracht, inwiefern unterschiedliche Verhaltensweisen in unterschiedlichen Kontexten angebracht sind. Dazu gehören Höflichkeitsnormen und soziale Umgangsformen wie z. B. Was in der Öffentlichkeit nicht erlaubt ist oder wie man sich gegenüber Mitmenschen verhält. Das Lernen dieser Umgangsformen wird erleichtert durch explizites Erklären von menschlichen sozialen Bedürfnissen, wie z. B. der Wunsch nach Gewinnen, Selbstbestimmung, Abwechslung, Komplimenten, Teilen etc. In unterschiedlichen Kontexten wird auch häufig die Sprache anders verwendet. Beispielsweise unterhalten sich Jugendliche untereinander lockerer und benutzen andere Wörter als beim Gespräch mit einer fremden Person. Dieses neue Wissen wird anhand von weiteren, alltäglichen und wiederholt auftretenden Ereignissen dargestellt gelegt. Der Fokus liegt auf der Nutzbarkeit im Alltag für die von Autismus-Spektrum-Störung betroffenen Jugendlichen. In diesem Rahmen werden auch Essmanieren und die sozialen, relativen Regeln in Bezug auf die Privatsphäre erklärt.

Nach Pierce, Glad & Schreibmann (1997, zit nach Loveland, Pearson, Tunali-Kotoski, Ortegon & Cullen Gibbs 2001) haben Personen mit einer Autismus-Spektrum-Störung Schwierigkeiten einzuschätzen, ob Handlungen sozial angemessen sind. Zudem schneiden sie bei der Einschätzung von Auslösern von Emotionen v.a. in komplexen sozialen Situationen deutlich schlechter ab als typisch entwickelte Kinder und Kinder mit einer geistigen Behinderung. Loveland et al. (2001) bestätigen, dass es Kindern und Jugendlichen mit einer Autismus-Spektrum-Störung schwerer fällt als Gleichaltrigen, unangemessenes soziales Verhalten zu identifizieren, insbesondere wenn es sich um verbales Verhalten handelt. Bei der Erklärung, weshalb ein Verhalten unangemessen ist, ziehen Kinder und Jugendliche mit einer Autismus-Spektrum-Störung seltener die Gefühle, Sichtweise oder Handlungen der involvierten Personen mit ein. In der Einschätzung nonverbaler Interaktionen zeigten die Probanden bessere Leistungen, wie dies auch bei Gleichaltrigen ohne eine Autismus-Spektrum-Störung der Fall ist. Möglicherweise hängt der unterschiedliche Schwierigkeitsgrad in der Einschätzung unangemessener sprachlicher Äußerungen und nonverbaler Gesten oder Handlungen damit zusammen, dass die Fähigkeit zur Einschätzung sprachlicher sozialer Situationen einen späteren Entwicklungsschritt darstellt (Loveland et al. 2001). Insbesondere fällt es Kindern und Jugendlichen mit einer Autismus-Spektrum-Störung schwer, einen Zusammenhang zwischen dem Erfassen sozialer Informationen und Urteile und zu ihren eigenen Handlungen als Reaktion auf die soziale Situation herzustellen. Nach Loveland (1991, zit nach Loveland et al. 2001) geht es also nicht nur darum, die Innenwelt anderer Personen zu erfassen und zu verstehen, sondern auch das eigene soziale Verhalten auf diese Informationen abzustimmen. Diese Schwäche kann das oft unangemessene Verhalten von Menschen mit einer Autismus-Spektrum-Störung in sozialen Situationen erklären.

Das Thema steht in Verbindung zum Modul 3 »Nonverbale Kommunikation« des KOMPASS-Basistrainings, in dem Ersteindruck, Blickverhalten und Nähe-Distanz-Regeln besprochen werden. Im Weiteren ergeben sich Zusammenhänge zu den interaktiven Themen Entwicklung von Freundschaft (► Kap. 5.2), Teamgeist (► Kap. 5.6), Komplimente (► Kap. 5.4), Grußmitteilungen (► Kap. 5.5) und sozialen Lügen (► Kap. 6.7), aber auch zu den kommunikativen Themen Jugendsprache (► Kap. 4.6) und aktives Zuhören (► Kap. 4.2) sowie natürlich zum Erscheinungsbild (► Kap. 6.6) und der sozialen Hierarchie (► Kap. 6.5).

6.4.1 Informationsblätter

Infoblatt: Theory of Mind – Unausgesprochene soziale Normen ⊠

Material:
Kopien des Infoblatts für die Teilnehmenden (**M6I4**), Folie des Infoblatts, Hellraumprojektor

Beschreibung:
Die Teilnehmer sollen verstehen, dass es bei sozialen Regeln um normative Vereinbarungen geht, die innerhalb einer Gruppe, sei es die Gesellschaft oder nur eine Subkultur, gelten und mehrheitsfähig sind. Sie regeln das soziale Zusammenleben und sind für jede Gemeinschaft unerlässlich. Wichtig ist, dass sie erkennen, dass diese Regeln im Normalfall implizit gelten und nicht explizit festgehalten und kommuniziert werden. Zudem sollen sie verstehen, dass Personen, die sich in einer bestimmten Gruppe aufhalten (z. B. Arbeitsplatz), sich aber nicht an diese sozialen Normen halten, auffallen und meist mit negativen Zuschreibungen bedacht werden.

Im zweiten Teil des Infoblattes werden soziale Regeln thematisch unterteilt aufgelistet. Es wird auf Höflichkeitsnormen eingegangen, Beispiele von Normen über soziale Umgangsformen beschrieben, auf Normen im Zusammenhang mit dem Wissen über menschliches Tun, aber auch Sprachnormen, Essmanieren und Regeln zur Privatsphäre erläutert.

Dieses Infoblatt zu lesen, eignet sich als Trainingsaufgabe.

6.4.2 Arbeits- & Protokollblätter

Arbeitsblatt: Theory of Mind – Unausgesprochene soziale Normen ⊠

Material:
Kopien des Arbeitsblatts für die Teilnehmenden (**M6A13**), Folie des Arbeitsblatts, Hellraumprojektor, evtl. Infoblatt: Theory of Mind – Unausgesprochene soziale Normen (**M6I4**)

Beschreibung:
Dieses Arbeitsblatt kann als eine Parallelform des zuvor beschriebenen Informationsblatts (**M6I4**) gesehen werden. Der Text ist derselbe, es hat sich jedoch eine vorgegebene Anzahl Fehler eingeschlichen, die es nun zu finden gilt. Durch den Fehlertext sollen die Teilnehmer angehalten werden, die Informationen genau zu lesen und bei Unsicherheit nochmals auf dem Infoblatt nachzusehen.

Arbeitsblatt: Theory of Mind – Unausgesprochene soziale Normen – Eigene Gedanken ⊠

Material:
Kopien des Arbeitsblatts für die Teilnehmenden (**M6A14**), Folie des Arbeitsblatts, Hellraumprojektor

Beschreibung:
Mit Hilfe der Fragen auf dem Arbeitsblatt sollen die Teilnehmer zum einen die sozialen Regeln hinterfragen und ihre eigene Position dazu reflektieren. Zum anderen sollen sie sich spezifische alltägliche Situationen vorstellen, in denen Wissen über soziale Normen aktiviert werden muss, und dann mögliche Verhaltensweisen notieren.

Arbeitsblatt: Theory of Mind – Unausgesprochene soziale Normen – Provatsphäre & Tischsitten – Eigene Gedanken ⊠

Material:
Kopien des Arbeitsblatts für die Teilnehmenden (**M6A15**), Folie des Arbeitsblatts, Hellraumprojektor

Beschreibung:
Erfahrungsgemäß haben manche jungen Menschen mit einer Autismus-Spektrum-Störung Probleme mit Tischsitten und wissen nicht genau, wie sie mit dem Thema Privatsphäre bzw. Verstößen gegen die Privatsphäre umgehen sollen. Daher sollen sie sich zur Vertiefung der Informationen auf dem Infoblatt: Theory of Mind – Unausgesprochene soziale Normen (**M6I4**) selbst Gedanken über möglicherweise auftretende Situationen und ihr Verhalten dabei machen.

6.4.3 Übungen und Spiele

Einführung: Unausgesprochene soziale Normen

Material:
Folie des Infoblatts: Theory of Mind – Unausgesprochene soziale Normen (**M6I4**),
Hellraumprojektor, evtl. leere Kärtchen, Stifte

Beschreibung:
Im Plenum werden zuerst einige soziale Regeln mündlich oder schriftlich gesammelt oder die Therapeuten geben einige vor, sodass beispielhaft klar ist, wovon die Rede ist. Danach wird eine bestimmte Regel (z. B. Man soll keine Schimpfwörter wie »Blöde Sau!« benutzen.), idealerweise auch eine der soeben gesammelten Regeln, herausgegriffen und daran exemplarisch die folgenden Fragen geklärt: Weshalb gilt die Regel? Weshalb ist sie (nicht) sinnvoll? Woher weiss man, dass die Regel gilt? Gilt sie überall? Wie wirken Menschen, die sich nicht an die Regel halten? Was denken andere Menschen über sie? Auf diese Weise können die wichtigsten Punkte des ersten Abschnittes des Infoblattes: Theory of Mind – Unausgesprochene soziale Normen (**M6I4**) besprochen werden. Anschließend kann das Infoblatt gelesen werden.

Diskussion: Höflichkeitsnormen & Tischsitten

Material:
leere Kärtchen, Stifte, Tokens (z. B. Mühlesteine), evtl. Folie des Infoblatts: Theory of Mind – Unausgesprochene soziale Normen (**M6I4**)

Beschreibung:
Die Hälfte der Teilnehmer notiert ihnen bekannte Höflichkeitsnormen, die andere Hälfte Beispiele für Tischsitten. Zuerst wird das Thema Höflichkeitsregeln besprochen. Ein Teilnehmer wählt drei seiner Kärtchen aus, erklärt sie nacheinander und legt sie dann auf den Tisch. Dann legen alle, die ihre Kärtchen, auf denen inhaltlich betrachtet in etwa dieselbe Regel notiert ist, unter das entsprechende Kärtchen, das bereits auf dem Tisch liegt. Der nächste Teilnehmer präsentiert nur neue Regeln, legt die entsprechenden Kärtchen hin und die anderen Teilnehmer legen ihre passenden Kärtchen darunter. So werden alle Regeln bzw. Kärtchen präsentiert. Nun können alle, die mit einer Regel nicht einverstanden sind oder diese differenzieren möchten, ein Token auf das Kärtchen legen. Über diese Regeln findet nun eine Diskussion statt. Danach werden die Tischsitten nach demselben Muster besprochen.

Alternativ kann nach jeder Regel bzw. nach jedem Kärtchen die Frage gestellt werden, ob jemand der Regel widerspricht. Die Gefahr ist dann aber größer, dass der Teilnehmer sich kritisiert fühlt und deren Präsentation zerrissen wird.

Diskussion: Fluch- & Schimpfwörter

Material:
evtl. Folie des Infoblatts: Theory of Mind – Unausgesprochene soziale Normen (**M6I4**)

Beschreibung:
Grundsätzlich soll keiner gedrängt werden, zuzugeben, Fluch- oder Schimpfwörter bzw. in welchem Wortlaut zu benutzen. Es soll aber klar vermittelt werden, dass man zwar Fluch- und Schimpfwörter nicht benutzen sollte, dies aber doch gelegentlich passieren kann.

Die Therapeuten sagen, wie und wann sie schon einmal Fluch- bzw. Schimpfwörter benutzt haben. Anhand der Beispiele wird der Unterschied herausgearbeitet. Die Teilnehmer sollen verstehen, dass Fluchwörter (z. B. »Scheiße!« oder in der Schweiz »Huere schiissdräck!«) primär Ausdruck der eigentlichen Befindlichkeit sind. Schimpfwörter (z. B. »Du blöde Sau!«) hingegen machen eine Aussage über das Gegenüber und beinhalten eine Absicht, also die Demütigung oder Kränkung des Gegenübers. Danach werden im Plenum Fluch- und in einem zweiten Schritt Schimpfwörter gesammelt, die man schon einmal gehört oder auch selbst benutzt hat. Manche der gängigen Schimpfwörter (z. B. »Randsteingirl« bzw. »Randsteinbumser«) müssen vielleicht erklärt werden, damit klar ist, weshalb sie kränkend sind. Die dabei oft mitschwingende sexuelle Konnotation entgeht erfahrungsgemäß einigen jungen Menschen mit einer Autismus-Spektrum-Störung.

Anschließend kann der entsprechende Abschnitt des Infoblattes: Theory of Mind – Unausgesprochene soziale Normen (**M6I4**) gelesen werden.

Theorie: Privatsphäre

Material:
evtl. Folie des Infoblatts: Theory of Mind – Unausgesprochene soziale Normen (**M6I4**), Material: Theory of Mind – Unausgesprochene soziale Normen – Privatsphäre (**M6M10**)

Beschreibung:
Den Teilnehmern wird die Bedeutung der Privatsphäre, die es auch im öffentlichen Raum gibt, erläutert. Es wird darüber gesprochen, wie Menschen sich in begrenzten Räumen verteilen und was in dem Zusammenhang ein »begrenzter Raum« (z. B. ein Zugwagen, ein Zugabteil, ein Brückengeländer) ist. Wichtig ist, dass die Teilnehmer verstehen, dass der »begrenzte Raum« etwas Relatives ist und sich dauernd ändern kann. So bedeutet es z. B. zu Beginn einer Zugreise, dass ich mich nicht ins selbe Abteil wie ein anderer Reisender setze, da es sehr viele leere Abteile hat. Nachdem viele Passagiere zugestiegen sind, sollte man allenfalls die eigene Tasche von der Sitzbank und auf den Schoss nehmen bzw. aufs Gepäckregal legen. Es wird diskutiert, wie Menschen wahrgenommen werden, welche die Privatsphäre Anderer nicht gemäß den gängigen Codes respektieren.

Anhand der grafischen Darstellungen, die durch eine ehemalige KOMPASS-Teilnehmerin, Sandra Schneebeli, angefertigt wurden, können die kulturspezifischen Regeln besprochen und veranschaulicht werden.

Anschließend kann der entsprechende Abschnitt des Infoblattes: Theory of Mind – Unausgesprochene soziale Normen (**M6I4**) gelesen werden.

Grafische Darstellungen von Situationen des öffentlichen Raumes:

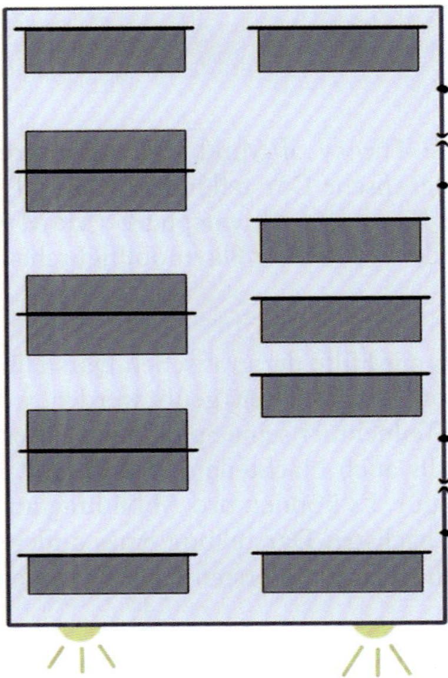

Abb. 6.1: Beispiel: grafische Darstellung ÖV

Öffentliches Verkehrsmittel: Diese Darstellung passt zu Situationen im Bus, der Straßenbahn, der S-/U-Bahn oder im Zug. Die Scheinwerfer geben die Fahrtrichtung an, die dicken Linien stellen die Rücklehne der Sitzbänke dar. An der rechten Seite sind zwei Türen markiert, sodass sich auf der linken Seite auch drei 4er-Abteile ergeben.

Lift: Der Lift weist unten die Türe und links die Knöpfe zur Wahl des Stockwerks auf, bei denen man, wenn möglich, nicht zu dicht stehen sollte, damit sie von allen Liftfahrern gut erreichbar sind. Zudem gibt es drei Lösungsvarianten, mit jeweils runden Personen in Blau, Gelb und Violett, die sich nicht kennen, sowie roten, viereckigen und grünen, dreieckigen Personen die sich untereinander kennen. Die Blickrichtung ist durch »Nasen« gekennzeichnet.

Kantine: Diese Darstellung passt zu Kantinen am Arbeitsplatz, schulischen Mensen, aber auch Cafés. Es gibt drei 2er-, drei 4er- und zwei 6er-Tische, an die natürlich auch eine größere oder kleinere Anzahl Personen passen, sowie einen runden Tisch, den man als Stammtisch definieren kann.

Park: Im Park mit der Wiese, den Bäumen und einigen Wegen befindet sich ein kleiner blauer See, ein brauner Sandkasten als Hinweis auf einen Spielplatz sowie kürzere und längere Bänkchen, auf denen idealerweise nicht mehr als drei bzw. vier Personen verweilen. Es gibt ein etwas verschwiegeneres, romantisches Bänkchen rechts unten. Beim Sandkasten kann thematisiert werden, dass es einige Menschen wohl seltsam und beunruhigend finden, wenn ein einzelner (junger) Mann beim Sandkasten sitzt, da er dann evtl. unter Pädophilie-Verdacht gestellt werden könnte.

Übung: Privatsphäre

Material:
evtl. Folie des Infoblatts: Theory of Mind – Unausgesprochene soziale Normen (**M6I4**), Kopien A3 der grafische Darstellungen Material: Theory of Mind – Unausgesprochene soziale Normen – Privatsphäre (**M6M10**) und/oder der Fotos (**M6M1**), Spielfiguren oder z. B. kleine Playmobilfigürchen

Beschreibung:
In der Halbgruppe kann mit Hilfe der grafischen Darstellungen eines öffentlichen Raumes (z. B. Park mit roten Parkbänken) geübt werden, wo man sich platziert. Der Reihe nach platziert ein Teilnehmer seine Spielfigur auf der Abbildung und erklärt die Vorzüge und allenfalls auch Nachteile dieses Platzes. Dann folgt der nächste Teilnehmer mit seiner Figur. Es können pro Abbildung auch mehrere Runden gespielt werden. Bei einer nächsten Darstellung eines anderen öffentlichen Raumes sollte ein anderer Teilnehmer mit der ersten Figur beginnen.

Variante 1:
Der Therapeut besetzt bereits einzelne Plätze im Voraus.

Variante 2:
Anschließend kann mit der Möblierung im Gruppenraum, vielleicht in einem Lift, auf einer Parkbank oder einer Wiese geübt werden, wie nahe man sich zueinander platziert.

Variante 3:
Man kann die Teilnehmer auch auffordern, mit ihren Mobiltelefonen Fotos von entsprechenden sozialen Situationen (z. B. im Bus) zu machen. Dies ergibt zusätzlich die Chance, die Regeln zu besprechen, dass man beim Fotografieren die Privatsphäre Anderer schützen muss und wie man das kann.

Spiel: Unausgesprochene soziale Normen

Material:
Kärtchen: Theory of Mind – Unausgesprochene soziale Normen (**M6M9**), Spielbrett, Spielfiguren, Würfel

Beschreibung:
Mit Hilfe dieses Spiels soll das Wissen über die sozialen Normen gefestigt und die Reflexion unterstützt werden. Es kann zum Abschluss dieses Themas gespielt werden. Der Spieler würfelt, zieht und nimmt eine Karte mit einer Frage oder Aufgabe. Wenn er die Aufgabe gelöst hat, kann er drei Felder vorrücken. Wenn der Therapeut mit der Lösung nicht ganz einverstanden ist oder der Spieler die Aufgabe nicht lösen kann, dürfen die Mitspieler sich dazu äußern und bei zusätzlichen korrekten Informationen zwei Felder vorrücken. Der Sieger kann eine kleine Süßigkeit (z. B. Schokolädchen) bekommen.

Variante:
Die Spielkärtchen zu den sozialen Normen können mit denen zum Erscheinungsbild (**M6M15**), der sozialen Hierarchien (**M6M14**) und sogar den Situationen, in denen soziale Lügen benutzt werden können (**M6M13**) gemischt und dann als Abschlussspiel des Moduls 6 ›Theory of Mind‹ verwendet werden.

6.5   Soziale Hierarchie

Alle sozialen Gemeinschaften strukturieren und organisieren sich nach impliziten und expliziten sozialen Ordnungen, sodass informelle und formelle oder funktionale Hierarchien entstehen. Eine Hierarchie hat zum Zweck, Strukturen zu bilden, Regeln und Verantwortungsbereiche zu definieren. Der Wert eines einzelnen Menschen verändert sich nicht aufgrund der hierarchischen Struktur, der Einfluss und der Verantwortungsbereich jedoch schon. Hierarchisches Denken bedeutet also nicht, dass nicht alle Menschen gleich viel wert sind. Es geht nur davon aus, dass es einzelne Mitglieder der Gemeinschaft gibt, die mehr Einfluss ausüben (dürfen) und dadurch mehr Verantwortung tragen (sollten). Hierarchie beinhaltet eine Koordinationsfunktion, indem eine übergeordnete Stelle untergeordneten Stellen Anweisungen erteilt. Der Vorteil für die soziale Gemeinschaft ist, dass Einflussbereiche und Verantwortlichkeiten geregelt sind, was Entscheidungsprozesse beschleunigt und das Funktionieren der Gemeinschaft unterstützt.

Hierarchien sind durch explizite (z. B. Sanktionsmöglichkeiten) und implizite Regeln geprägt. Beispielsweise ist man bei Hierarchieunterschieden besonders höflich oder man kritisiert oder lobt einen hierarchisch Übergeordneten nur, wenn man nach einem Feedback gefragt wird. Formelle Hierarchiestrukturen findet man meist an Arbeitsplätzen. Ein Fehlverhalten kann hier negative Konsequenzen zur Folge haben. In einer funktionalen Hierarchie stehen Personen, die aufgrund ihrer Position eine Entscheidungsgewalt haben, wie beispielsweise Lehrer, Polizisten oder Richter. Die Entscheidungsgewalt liegt jedoch nur in einem definierten Bereich. So darf ein Lehrer einen Schüler zwar vor die Tür schicken, wenn dieser seine Hausaufgaben vergessen hat, nicht aber wenn dem Lehrer die Frisur des Schülers nicht gefällt. Die informelle Hierarchie ist häufig implizit in der Gesellschaft verankert. So steht beispielsweise eine ältere Person hierarchisch über einer jüngeren Person. Auch in einer solchen Situation verhält man sich besonders höflich. Jedoch sind die Konsequenzen weitaus weniger gravierend als bei der formellen Hierarchie.

Erfahrungsgemäß haben immer wieder junge Menschen mit einer Autismus-Spektrum-Störung Mühe, zu akzeptieren, dass es soziale Hierarchien gibt. Ihr demokratisches Verständnis von gesellschaftlicher Ordnung beinhaltet oft, dass alle Mitglieder gleichermaßen bestimmen dürfen, wie die Situation gestaltet wird und welche Regeln gelten. Dabei haben sie oft vor allem die Rechte und weniger die Pflichten im Blick. Durch ihren stark am Detail fokussierte Sichtweise missachten sie den (sozialen) Kontext und denken nicht relativ. Die Teilnehmer des KOMPASS-Trainings befinden sich häufig im Übergang von der Schule zum Arbeitsleben. Auf der Arbeit, aber auch sonst im Alltag gibt es eine Vielfalt von sozialen Regeln, die sich durch die Hierarchie der Personen zueinander ergeben. Autismus-Spektrum-Störung-Betroffene haben häufig mehr als Gleichaltrige ohne eine Autismus-Spektrum-Störung keinen Bezug zu hierarchischen Strukturen und sehen häufig nicht ein, warum sie sich in diesem Kontext anders verhalten oder soziale Regeln besonders beachten sollen. Sie sehen erfahrungsgemäß oft den Kontext der Hierarchie nicht, sondern erleben eine moralische Ungerechtigkeit. Eine Hierarchie ist eine fremde Struktur, die teilweise nach »geheimen« Regeln funktioniert, was für viele Jugendliche und junge Erwachsene sehr unangenehm ist.

Da Hierarchien nicht nur durch explizite, sondern vor allem durch viele implizite regeln geprägt sind, ergibt sich ein enger Zusammenhang zu den unausgesprochenen sozialen Normen (▶ Kap. 6.4). Diese Regeln den Einsatz von kommunikativen Kompetenzen wie dem aktiven Zuhören (▶ Kap. 4.2), den Umgang mit Witzen (▶ Kap. 4.5) und den Einsatz von Jugendsprache (▶ Kap. 4.6). Auch bei Feedbacks (▶ Kap. 4.8), Komplimenten (▶ Kap. 5.4), sozialen Lügen (▶ Kap. 6.7) und das äußere Erscheinungsbild (▶ Kap. 6.6) muss die hierarchische Position beachtet werden.

6.5.1 Informationsblätter

Infoblatt: Theory of Mind – Soziale Hierarchie ⊠

Material:
Kopien des Infoblatts für die Teilnehmenden (**M6I5**), Folie des Infoblatts, Hellraumprojektor

Beschreibung:
Es ist für manche Menschen mit einer Autismus-Spektrum-Störung nicht leicht zu verstehen, dass soziale Gruppen eine innere Struktur und Ordnung besitzen, die auch hierarchische Aspekte aufweist. Das Infoblatt erklärt den Nutzen von hierarchischer sozialer Ordnung und unterscheidet funktionale oder formelle im Gegensatz zu informellen Hierarchien. Zudem werden explizite und implizite Regeln, die in einer sozialen Hierarchie gelten, erläutert. Im Weiteren wird auf funktionale oder formelle Hierarchie gegenüber informellen eingegangen.

6.5.2 Arbeits- & Protokollblätter

Arbeitsblatt: Theory of Mind – Soziale Hierarchie ⊠

Material:
Kopien des Arbeitsblatts für die Teilnehmenden (**M6A16**), Folie des Arbeitsblatts, Hellraumprojektor, evtl. Infoblatt: Theory of Mind – Soziale Hierarchie (**M6I5**)

Beschreibung:
Dieses Arbeitsblatt kann als eine Parallelform des zuvor beschriebenen Informationsblatts (**M6I5**) gesehen werden. Der Text ist derselbe, es hat sich jedoch eine vorgegebene Anzahl Fehler eingeschlichen, die es nun zu finden gilt. Durch den Fehlertext sollen die Teilnehmer angehalten werden, die Informationen genau zu lesen und bei Unsicherheit nochmals auf dem Infoblatt nachzusehen.

6.5.3 Übungen und Spiele

Übung: Zweck von Hierarchien

Material:
Kärtchen: Theory of Mind – Soziale Hierarchie – Personen (**M6M12**), auf A3 vergrößerte Grafik: Theory of Mind – Soziale Hierarchie – Grafik (**M6M11**), evtl. Folie des Infoblatts: Theory of Mind – Soziale Hierarchie (**M6I5**)

Beschreibung:

1. Im Plenum soll die eine Hälfte der Teilnehmer die Arbeitsplatz-, die andere Hälfte die Schul-Kärtchen (Gastgewerbe, Krankenhaus) gemäß folgender Fragen anordnen: Zeige, wie der Betrieb vertikal organisiert ist. Das Kärtchen mit der Person, die mehr zu sagen hat, wird oberhalb der Kärtchen gelegt, die weniger als sie zu sagen haben. Danach werden die beiden Aufstellungen verglichen und die Gemeinsamkeiten der Lösung zum Arbeitsplatz und zur Schule herausgearbeitet.
2. Neben der vertikalen Struktur soll aufgezeigt werden, dass die Anordnung pyramidenförmig ist, indem es anzahlmäßig meist weniger Vorgesetzte als Untergebene hat. Nun können die Kärtchen auf die Grafik gelegt werden.
3. Nun soll diskutiert werden, weshalb Betriebe meist so organisiert sind. Was sind die Vorteile und allenfalls die Nachteile.
4. Der entsprechende Abschnitt des Infoblattes wird gemeinsam gelesen und besprochen.
5. Mittels einer 3. und 4. Hierarchiekette (z. B. Gastgewerbe) kann die Erkenntnis überprüft werden.

Diskussion: Soziale Hierarchie

Material:
Folie des Infoblatts: Theory of Mind – Soziale Hierarchie (**M6I5**)

Beschreibung:
Es wird nicht allen Teilnehmern leichtfallen, soziale Hierarchien, vor allem diejenigen impliziter Natur, zu akzeptieren. Daher soll für die Diskussion genügend Zeit eingeräumt werden. Es ist wichtig, darauf hinzuweisen, dass die soziale Hierarchie nicht durch den Grundsatz, dass alle Menschen gleich viel Wert sind, ausgehebelt wird. Zuerst wird über soziale Strukturen diskutiert. Dann werden Beispiele für funktionale, formale und informelle Hierarchien gesammelt. Schließlich soll darüber ausgetauscht werden, wie die Teilnehmer zu formellen und informellen Hierarchien stehen und wer in welchen Situationen weshalb damit Mühe hat oder nicht.

Anschließend kann der entsprechende Abschnitt des Infoblatts: Theory of Mind – Soziale Hierarchie (**M6I5**) gelesen werden.

Diskussion: Explizite und implizite Regeln in formellen Hierarchien

Material:
Kärtchen: Theory of Mind – Soziale Hierarchie – Personen (**M6M12**), evtl. Folie des Infoblatts: Theory of Mind – Soziale Hierarchie (**M6I5**)

Beschreibung:
Im Plenum werden explizite und implizite Regeln innerhalb formeller Hierarchien gesammelt, die entweder von oben nach (gelb) unten oder von unten nach oben (orange) gelten. Die Teilnehmer können jeweils zur Visualisierung einen entsprechenden gelben oder orangen Pfeil auf den Tisch legen.

Anschließend kann der entsprechende Abschnitt des Infoblatts: Theory of Mind – Soziale Hierarchie (**M6I5**) gelesen werden.

Übung: Explizite und implizite Regeln in formellen Hierarchien

Material:
Kärtchen: Theory of Mind – Soziale Hierarchie – Situationen (**M6M13**), Kärtchen: Theory of Mind – Soziale Hierarchie – Personen (**M6M12**), Grafik: Theory of Mind – Soziale Hierarchie – Grafik (**M6M11**), vier Würfel (evtl. in zwei Farben), vier Papier mit je 2x den Buchstaben A (eine Farbe) und B (eine andere Farbe).

Beschreibung:
Die Übung wird in der Halbgruppe gemacht. Als Hilfe werden die 6 Positionen der Hierarchie-Kette ›Arbeitsplatz‹ sowie die Hierarchiepyramide, in der die Positionen mit 1 (höchste Position) bis 6 (niedrigste) beschriftet sind, am Rand des Tisches ausgelegt. Dann würfelt der Spieler zuerst eine Zahl auf dem A-Blatt und dann mit

dem anderen auf dem B-Blatt: Diese bedeuten zwei hierarchische Positionen in einer Hierarchie-Kette. Als Hilfestellung kann der Therapeut jeweils einen entsprechenden gelben oder orangen Pfeil zwischen die Blätter legen. Dann nimmt er ein Situationskärtchen und beantwortet, wie sich A in der gewürfelten Position gegen B in deren gewürfelter Position verhält. Die Therapeuten machen darauf aufmerksam, dass man auch sagen kann, dass dieses Verhalten im entsprechenden Hierarchieunterschied nicht erlaubt ist/gezeigt werden sollte.

Beispiele:
Person A (in gewürfelte 4er Position) beobachtet, dass sich Person B (in gewürfelte 2er Position) nicht an die Sicherheitsvorschriften des Betriebs hält.
Person A (in gewürfelte 3er Position) findet, dass Person B (in gewürfelte 6er Position) eine Arbeit sehr gut erledigt hat.
Person A (in gewürfelte 2er Position) trifft Person B (in gewürfelte 3er Position), die morgens zu spät zur Arbeit kommt.

Übung: Soziale Hierarchie & Kompliment

Material:
Kärtchen: Theory of Mind – Soziale Hierarchie – Personen (**M6M12**), Würfel, evtl. Infoblatt: Komplexe Interaktion – Komplimente (**M5I7**)

Beschreibung:
Die Übung in der Halbgruppe kombiniert die Themen soziale Hierarchie und Komplimente (► Kap. 5.4), sofern dieses Thema bereits besprochen worden ist. Der Spieler entscheidet sich für eine bestimmte Hierarchieposition (► **M6M12**) und würfelt. Wenn er eine gerade Zahl würfelt, muss er einer ihm untergebenen Person ein Kompliment machen. Wenn er eine ungerade Zahl würfelt, muss er einer ihm übergeordneten Person ein Kompliment machen. Der Teilnehmer wählt eine Person unter den Anwesenden aus oder nimmt den nachfolgenden Spieler, an den er fast wie in einem Rollenspiel das Kompliment richtet. Das Gegenüber kann übungshalber auf das Kompliment reagieren.

Die Teilnehmer können selbst formelle bzw. informelle Hierarchiepositionen auswählen und sich von den Kärtchen Theory of Mind – Soziale Hierarchie – Personen inspirieren lassen. Wenn die Teilnehmer mehr Struktur benötigen, sollen sie jeweils zwei Kärtchen aus einer der Hierarchie-Ketten ziehen, wobei sich die Hierarchiepositionen nur um eine Stufe unterscheiden dürfen.

Variante:
Statt zu würfeln können der Spieler und die Person, die das Kompliment bekommt, jeweils ein Positionskärtchen aus derselben Hierarchie-Kette (z. B. Gastgewerbe) ziehen.

Übung: Soziale Hierarchie & Konstruktives Feedback

Material:
Kärtchen: Theory of Mind – Soziale Hierarchie – Personen (**M6M12**), Würfel, evtl.
Infoblatt: Komplexe Kommunikation – Konstruktives Feedback (**M4I11**)

Beschreibung:
Die Übung in der Halbgruppe kombiniert die Themen soziale Hierarchie und
konstruktives Feedback (▶ Kap. 4.8), sofern dieses Thema bereits besprochen
worden ist. Der Spieler würfelt. Wenn er eine gerade Zahl würfelt, muss er einer ihm
untergebenen Person ein Feedback geben. Wenn er eine ungerade Zahl würfelt,
muss er einer ihm übergeordneten Person auf deren Frage hin ein Feedback geben.
Als Anlass des Feedbacks kann sich der Spieler etwas ausdenken oder er nimmt eine
Präsentation (z. B. eines Produktes, Konzeptes). Der Teilnehmer wählt eine Person
unter den Anwesenden aus, an den er das Feedback richtet, oder richtet es an den
Spieler nach ihm. Das Gegenüber kann übungshalber auf das Feedback reagieren.
Die Teilnehmer können selbst formelle bzw. informelle Hierarchiepositionen auswählen und sich von den Kärtchen: Theory of Mind – Soziale Hierarchie – Personen
inspirieren lassen. Wenn die Teilnehmer mehr Struktur benötigen, sollen sie jeweils
ein Kärtchen aus einer der Hierarchie-Ketten ziehen.

Variante:
Statt zu würfeln können der Spieler und die Person, die das Feedback bekommt,
jeweils ein Positionskärtchen aus derselben Hierarchie-Kette (z. B. Gastgewerbe)
ziehen.

Spiel: Soziale Hierarchie

Material:
Kärtchen: Theory of Mind – Soziale Hierarchie (**M6M14**), Spielbrett, Spielfiguren,
Würfel

Beschreibung:
Mit Hilfe dieses Spiels soll das Wissen über die sozialen Hierarchien gefestigt und
die Reflexion unterstützt werden. Es kann zum Abschluss dieses Themas gespielt
werden. Der Spieler würfelt, zieht und nimmt eine Karte mit einer Frage oder
Aufgabe. Wenn er die Aufgabe gelöst hat, kann er drei Felder vorrücken. Wenn der
Therapeut mit der Lösung nicht ganz einverstanden ist oder der Spieler die Aufgabe
nicht lösen kann, dürfen die Mitspieler sich dazu äußern und bei zusätzlichen
korrekten Informationen zwei Felder vorrücken. Der Sieger kann eine kleine Süßigkeit (z. B. Schokolädchen) bekommen.

Variante:
Die Spielkärtchen zu den sozialen Hierarchien können mit denen der sozialen
Normen (**M6M9**), zum Erscheinungsbild (**M6M15**) und sogar den Situationen, in

denen soziale Lügen benutzt werden können (**M6M16**) gemischt und dann als Abschlussspiel des Moduls 6 ›Theory of Mind‹ verwendet werden.

6.6　Erscheinungsbild

Das äußere Erscheinungsbild prägt den Gesamteindruck einer Person gegenüber anderen Menschen bedeutsam. Wer nicht auf sein Äußeres achtet und nicht ein Mindestmaß an Standards für das äußere Erscheinungsbild einhält, wird als unfreundlich, unsympathisch und nicht ernst zu nehmend, vielleicht auch »eklig« erlebt und manchmal auch gemieden. Ungepflegte Menschen werden eher gemieden. Darüber hinaus gibt es Menschen, die sehr auf ihr Erscheinungsbild achten und sich sehr sorgfältig und modisch anziehen oder regelmäßig zum Coiffeur gehen. Diese Menschen wirken dadurch modern und fallen eher auf. Das äußere Erscheinungsbild ist sehr vielen unausgesprochenen Erwartungen und ungeschriebenen Regeln, teilweise auch expliziten Kleidernormen unterworfen Diese Normen sind abhängig von der Situation (z. B. Arbeits- vs Freizeit, festlicher Rahmen, Vorstellungsgespräch), vom Alter und einigen anderen Faktoren. Je nach Situation ist die Toleranz, wie stark man von der Norm abweicht, unterschiedlich.

Die Frage, wie sie ihr Erscheinungsbild gestalten, ist für Menschen mit und ohne eine Autismus-Spektrum-Störung ein Balanceakt zwischen Konformität und Individualität. Menschen mit einer Autismus-Spektrum-Störung achten im Schnitt eher weniger auf ihr Äußeres, da sie sich weniger bewusst sind, dass ihr Erscheinungsbild eine bestimmte Wirkung beim Gegenüber erzielt. Zudem sind ihnen oft andere, sachliche Faktoren wie zum Beispiel Bequemlichkeit oder Praktikabilität wichtiger als die soziale Wirkung. Manche Jugendliche und jungen Erwachsenen achten aber sehr genau auf ihre Kleidung, mit der sie eine bestimmte Einstellung ausdrücken wollen, nehmen aber zu wenig wahr, wann sie dem Eindruck zu liebe Kompromisse machen sollten. Menschen mit einer Autismus-Spektrum-Störung müssen zusätzlich ihre sensorischen Besonderheiten (z. B. taktile, geruchliche Überempfindlichkeiten) beachten.

Jugendliche und manchmal auch junge Erwachsene mit einer Autismus-Spektrum-Störung haben oft mehr und länger Probleme, einen gesellschaftsverträglichen Umgang mit Hygiene zu finden. Zum einen liegt dies wiederum daran, dass sie sich zu wenig in ihr Gegenüber hineinversetzen und sich überlegen, wie sie wirken, zum anderen spielen sensorische Besonderheiten eine große Rolle. Manche Jugendliche mit einer Autismus-Spektrum-Störung mögen zum Beispiel ihren eigenen Geruch, der ihnen Vertrautheit gibt, während das Umfeld schon lange die Nase rümpft. Für die Körperhygiene ist die Routine wichtig. So sollte während der Woche regelmäßig und nach Sportaktivitäten, wenn möglich immer geduscht werden. Auf die einzelnen Komponenten der Körperpflege wird ebenfalls eingegangen. Neben Körperhygiene trägt auch die Kleidung, Haarstil, Schminken, Schmuck und Accessoires zur Fremdwahrnehmung bei. Es wird erklärt, was es für verschiedene Möglichkeiten gibt, welche Informationen mit einem bestimmten Outfit oder Stil kommuniziert werden und wie man anhand des Erscheinungsbildes anderer Leute Informationen erhalten kann. In den folgenden Büchern gibt es zusätzlich hilfereiche Ratschläge für die Hygiene: »Überraschend anders: Mädchen & Frauen mit Asperger« von Christine Preissmann (2013), »Girls growing up on the autism spectrum« von Shana Nichols (2009) und »Aspergirls« von Rudy Simone (2012). Eine vertieftere Auseinandersetzung mit den körperlichen, emotionalen und sozialen Veränderungen in der Pubertät findet sich im Training »Ich bin in der Pubertät« (Boudesteijn 2016a und b). Für den Trainer gibt es das separat erhältliche Buch »Die Psychosexuelle Entwicklung bei Jugendlichen mit Autismus« mit Hinweise zur Umsetzung und für die Jugendlichen mit einer Autismus-Spektrum-Störung das Arbeitsbuch.

Bereits im Modul 3 »Nonverbale Kommunikation« des KOMPASS-Basistrainings wurde das Thema des Ersteindrucks behandelt. Zudem stehen die Erwartungen an das Erscheinungsbild in engem Zusammenhang zu den sozialen Normen (▶ Kap. 6.4) und zur Entwicklung von Freundschaft (▶ Kap. 5.2), da viele Freunde einen ähnlichen Kleiderstil pflegen und dieser sogar eine Art Eintrittskarte in eine Freundschaftsgruppen (Cliquen) darstellen kann.

6.6.1 Informationsblätter

Infoblatt: Theory of Mind – Äußeres Erscheinungsbild ⊠

Material:
Kopien des Infoblatts für die Teilnehmenden (**M6I6**), Folie des Infoblatts, Hellraumprojektor

Beschreibung:
Das äußere Erscheinungsbild ist ein zentraler Einflussfaktor, wie Menschen wahrgenommen und bewertet werden. Zum äußeren Erscheinungsbild werden Körperhygiene, Körperpflege (z. B. Haare waschen, kämmen, Fingernägel schneiden, Rasieren), Kleidung, Schminke, Schmuck, Frisur, Accessoires gezählt. Wichtig sind die sozialen Erwartungen an das äußere Erscheinungsbild, die auch vom sozialen Referenzrahmen abhängen. Den Teilnehmern wird vermittelt, wie sie auf ihr Erscheinungsbild achten und den gesellschaftlichen Hygienevorstellungen nachkommen können. Zentral ist aber die Interpretation und Bewertung des Erscheinungsbildes durch seine soziale Umgebung. Daher wird bei jedem Aspekt darüber informiert, welche Gedanken ausgelöst werden, man sich den Regeln unterwirft, und welche, wenn man sie missachtet und das Erscheinungsbild nicht den sozialen Erwartungen entspricht. Im zweiten Teil des Infoblattes werden explizit die Erwartungen an Hygiene und Erscheinungsbild formuliert und möglichst einfache Regeln aufgestellt, den Erwartungen zu genügen.

Dieses Infoblatt zu lesen, eignet sich als Trainingsaufgabe.

6.6.2 Arbeits- & Protokollblätter

Arbeitsblatt: Theory of Mind – Äußeres Erscheinungsbild ⊠

Material:
Kopien des Arbeitsblatts für die Teilnehmenden (**M6A17**), Folie des Arbeitsblatts, Hellraumprojektor, evtl. Infoblatt: Theory of Mind – Äußeres Erscheinungsbild (**M6I6**)

Beschreibung:
Dieses Arbeitsblatt kann als eine Parallelform des zuvor beschriebenen Informationsblatts (**M6I6**) gesehen werden. Der Text ist derselbe, es hat sich jedoch eine vorgegebene Anzahl Fehler eingeschlichen, die es nun zu finden gilt. Durch den Fehlertext sollen die Teilnehmer angehalten werden, die Informationen genau zu lesen und bei Unsicherheit nochmals auf dem Infoblatt nachzusehen.

Arbeitsblatt: Theory of Mind – Äußeres Erscheinungsbild: Kleider – Eigene Gedanken ⊠

Material:
Kopien des Arbeitsblatts für die Teilnehmenden (**M6A18**), Folie des Arbeitsblatts, Hellraumprojektor

Beschreibung:
Das Arbeitsblatt soll die Teilnehmer dazu animieren, nochmals über Kleidung nachzudenken und sich ihrer eigenen Haltung dazu bewusst werden.

Beispiele:
Ist es dir wichtig, dass Jugendliche des gleichen Geschlechts wie du finden, dass du gut aussiehst und gut angezogen bist? Begründe.
Welches sind deine Lieblingskleider? Beschreibe sie kurz: Oberteil(e), Hose/Rock, Schuhe.

Arbeitsblatt: Theory of Mind – Äußeres Erscheinungsbild: Körperpflege – Eigene Gedanken ⊠

Material:
Kopien des Arbeitsblatts für die Teilnehmenden (**M6A19**), Folie des Arbeitsblatts, Hellraumprojektor

Beschreibung:
Das Arbeitsblatt soll die Teilnehmer dazu animieren, nochmals über die Erwartungen und Regeln betreffend Hygiene nachzudenken und sich ihrer eigenen Haltung dazu bewusst werden.

Beispiele:

Wie häufig (pro Jahr) lässt du dir die Haare schneiden? Was ist dir bei deiner Frisur wichtig?

Frauen: Was denken andere Mädchen über deine Art, dich (nicht) zu schminken?

Männer: Wie trägst du deine Barthaare oder wie möchtest du sie eines Tages tragen? Wie wirkt die gewählte Variante?

Protokollblatt: Theory of Mind-Checkliste: Körperpflege & Kleiderwechsel ⊠

Material:

Kopien der Checkliste für die Teilnehmenden (**M6P2**), Folie der Checkliste, Hellraumprojektor

Beschreibung:

Menschen mit einer Autismus-Spektrum-Störung profitieren oft von Checklisten, da sie ihrem Systemizing-Bedürfnis entsprechen bzw. diese Stärke nutzen. Zudem helfen Checklisten, etwas zu automatisieren, v.a. wenn die Eigenmotivation vorhanden ist.

Die Checkliste gehört zum Infoblatt: Theory of Mind – Äußeres Erscheinungsbild (**M6I6**). Wer Mühe hat, regelmäßige an alle Aspekte der Körperpflege und einen regelmäßigen Kleiderwechsel zu denken, kann diese Checkliste, die jeweils für einen Monat gilt, ausgedruckt an seine Zimmertüre oder ins Badezimmer hängen. Die Therapeuten könne in Zusammenarbeit mit den Eltern auch gezielt Teilnehmer ansprechen, dass sie diese Checkliste nutzen sollten. Wenn dies v.a. ein Wunsch des Umfeldes ist, da der Teilnehmer mit einer Autismus-Spektrum-Störung die Notwendigkeit der Körperhygiene nicht selbst einsieht, sollte der Gebrauch der Checkliste mit einem Belohnungssystem verbunden werden. Idealerweise wird mit jedem Teilnehmer individuell festgelegt, welcher Rhythmus (z. B. beim Haarewaschen) zu ihm passt und was er morgens bzw. abends (z. B. Duschen) erledigt.

6.6.3   Übungen und Spiele

Diskussion: Kleidung der Teilnehmer

Material: -

Beschreibung:

Im Plenum werden folgende Themen diskutiert. Dabei kann sowohl die selbst- als auch die Fremdwahrnehmung erfragt werden.

Fragen:

1. Wer trägt was, warum und zu welcher Gelegenheit bzw. in welcher Situation?

2. Wem und allenfalls warum sind Mode bzw. Modeströmungen wie wichtig? Wem und allenfalls warum sind die Reaktionen Anderer, v.a. der Gleichaltrigen wie wichtig? Wem und allenfalls warum sind Komplimente für Kleidung und andere äußeren Merkmale wichtig?
3. Wer hat einen bestimmten Kleidungsstil? Welchen und Warum? Was sagt er aus?
4. Wer kauft die Kleidung warum, wo und allenfalls mit wem?
5. Wer achtet bei Anderen auf deren Kleidung und worauf genau? Was bedeutet dies?

Diskussion: Erwartungen an das äußere Erscheinungsbild

Material:
Kopien des Infoblatts: Theory of Mind – Äußeres Erscheinungsbild (**M6I6**) für alle Teilnehmer, Folie des Infoblatts, Hellraumprojektor

Beschreibung:
Die Diskussion soll das Bewusstsein der Teilnehmer für die Bedeutung der sozialen Erwartungen an ihr Erscheinungsbild für sie selbst schärfen. Das Ziel ist, dass sie verstehen, dass sie den Erwartungen unterworfen sind, auch wenn sie selbst diese Erwartungen an Andere nicht hegen. Zudem soll klar werden, dass jeder Eindruck, den sie hinterlassen, nie eine reine Wahrnehmung ist (z. B. Er hat ungewaschene, lange Haare und trägt ein verwaschenes T-Shirt.), sondern sofort interpretiert (z. B. Er ist unzuverlässig.) und bewertet (z. B. unsympathisch) wird. Dieser Interpretation und Bewertung kann sich niemand entziehen. Die Lösung besteht nicht darin, es »doof« zu finden, dass fast alle Mitmenschen schnell interpretieren und bewerten, sondern die Wahrnehmung von einem selbst zu verändern und somit eine andere Interpretation und Bewertung hervorzurufen. Außerdem soll klar werden, dass es sich für Menschen mit und ohne Autismus-Spektrum-Störung um einen Balanceakt zwischen Konformität und Individualität handelt.

In der Diskussion können auch Hygienetipps ausgetauscht werden. Es ist immer wieder erstaunlich, was für Lösungen manche Menschen mit einer Autismus-Spektrum-Störung gefunden haben, um den Erwartungen an ihr Erscheinungsbild gerecht zu werden, und sich dennoch selbst treu zu bleiben. Auch die sensorischen Besonderheiten, die manchen Erwartungen ans Erscheinungsbild zu widersprechen scheinen, sollen angesprochen werden.

Anschließend kann (in Ausschnitten) das Infoblatt: Theory of Mind – Äußeres Erscheinungsbild (**M6I6**) gelesen werden.

Übung: Erwartungen an das äußere Erscheinungsbild

Material:
Bildern mit verschiedenen Menschen (verschiedene Geschlechter, Alter), die für unterschiedliche Situationen gekleidet sind (**M6M1**), evtl. Folien der Bilder und Hellraumprojektor

Beschreibung:
Im Plenum werden die Fotos betrachtet und besprochen für welche Gelegenheit diese Kleidung, Frisur und der Schmuck wohl passend bzw. unpassend sein könnte. Es wird immer nach der Wirkung gefragt, die diese Personen auslösen. Zudem folgt dann die Frage, welche Elemente genau, zu dieser Wirkung beigetragen haben.

Diskussion: Persönliche Hygiene

Material:
Infoblatt: Theory of Mind – Äußeres Erscheinungsbild (**M6I6**), Protokollblatt: Theory of Mind-Checkliste: Körperpflege & Kleiderwechsel

Beschreibung:
Im Plenum wird darüber ausgetauscht, wer welche Vorstellungen hat, wie die Hygiene-Erwartungen erfüllt werden (sollen). Zur Vorbereitung soll jeder notieren, was er abends und morgens im Badezimmer betreffend Körperhygiene macht, wann er wie (z. B. Duschgel) duscht, Haare wäscht und Nägel bzw. Haare schneidet.

Danach soll über die verschiedenen Punkte wie z. B. Duschen, Gesichtspflege, Einsatz von Deo, Zähneputzen, Rasieren, Haarebürsten und Stylen, Schminken, Schmuck, aber auch Haare- und Nägelschneiden ausgetauscht werden. Wichtig ist, dass alle immer begründen, weshalb sie dieses oder jenes machen. Die Teilnehmer sollen auch nach Feedbacks gefragt werden, die sie schon einmal erhalten haben. In der Diskussion können auch Hygienetipps ausgetauscht werden. Die Therapeuten sollen auch sensorische Aspekte ins Gespräch einbringen.

Nach dem Thema Körperhygiene kann das Gespräch auf den Kleiderwechsel eingehen. Man kann Kleidungsstücke wie Socken oder Oberbekleidung nennen und fragen, wer das Kleidungsstück wie oft und weshalb wechselt. Es sollen auch Hinweise ausgetauscht werden, wie man erkennt, dass ein Kleidungsstück gewechselt werden soll. Zudem soll darüber diskutiert werden, dass der Kleiderwechsel nicht nur aus hygienischen Gründen erfolgen kann, sondern auch um die Erwartungen des Umfeldes zu erfüllen: So gibt es Berufe, in denen der tägliche Wechsel der Oberbekleidung erwartet wird. Wenn man also ein Oberteil mehr als einmal tragen möchte, wofür es durchaus auch Argumente der Nachhaltigkeit und Ökologie gibt, so soll man Zwischentage mit einem anderen Kleidungsstück dazwischenschalten. Auch die sensorischen Besonderheiten sollen wieder angesprochen werden. Daraus ergeben sich oft konkrete Tipps, wie denen begegnet werden kann.

Spiel: Erwartungen an das äußere Erscheinungsbild

Material:
Kärtchen: Theory of Mind – Äußeres Erscheinungsbild (**M6M15**), Spielbrett, Spielfiguren, Würfel

Beschreibung:
Mit Hilfe dieses Spiels soll das Wissen über die Erwartungen an das Erscheinungsbild gefestigt und die Reflexion unterstützt werden. Es kann zum Abschluss dieses Themas gespielt werden. Der Spieler würfelt, zieht und nimmt eine Karte mit einer Frage oder Aufgabe. Wenn er die Aufgabe gelöst hat, kann er je nach Ausführlichkeit der Antwort und Schwierigkeitsgrad der Aufgabe 2–5 Felder vorrücken, wobei der Therapeut als Spielleiter die Qualität der Antwort bzw. den Schwierigkeitsgrad einschätzt. Wenn der Therapeut mit der Lösung nicht ganz einverstanden ist oder der Spieler die Aufgabe nicht lösen kann, dürfen die Mitspieler sich dazu äußern und bei zusätzlichen korrekten Informationen zwei Felder vorrücken. Der Sieger kann eine kleine Süßigkeit (z. B. Schokolädchen) bekommen.

Variante:
Die Spielkärtchen zum Erscheinungsbild können mit denen der sozialen Normen (**M6M9**) und soziale Hierarchien (**M6M14**) und sogar den Situationen, in denen soziale Lügen benutzt werden können (**M6M16**) gemischt und dann als Abschlussspiel des Moduls 6 ›Theory of Mind‹ verwendet werden.

6.7 Soziale Lügen

Beim Thema ›Lügen‹ ist es wichtig, zwischen verschiedene Formen von Lügen zu unterscheiden. Das eine ist die ›normale‹, manchmal auch als antisozial bezeichnete Lüge aus Eigennutz und zum eigenen Vorteil. Die andere Form ist die sogenannte (pro)soziale Lüge oder Höflichkeitslüge zum Vorteil des Gegenübers oder einer Drittperson. Die soziale Lüge trägt dazu bei, sich gegenüber einer anderen Person taktvoll zu verhalten, um sie nicht zu verletzen. Die soziale Lüge dient dem Wohl des Gegenübers, dem Schutz der Beziehung zu einander oder der Harmonie in einer Gruppe. Menschen mit einer Autismus-Spektrum-Störung schätzen den Wert der Wahrheit hoch ein. Sie sagen, was sie meinen, und sie meinen, was sie sagen. Es ist nicht so, dass Menschen mit einer Autismus-Spektrum-Störung nicht lügen können, sondern sie lernen es oft erst später und haben oft eine abwertende Haltung dagegen bzw. machen es ungern. Im Besonderen fällt ihnen die soziale Lüge schwer. Menschen ohne eine Autismus-Spektrum-Störung fallen die kleinen sozialen Lügen einfacher, und sie verwenden sie häufig.

Es gibt einen Zusammenhang zwischen Lügen und der Fähigkeit sich in andere Menschen hineinzuversetzten. Bereits dreijährigen typisch entwickelten Kindern gelingt es, soziale Lügen zu erzählen (Talwar, Murphy & Lee 2007, zit nach Li, Kelley, Evans & Lee 2011). Studien mit typisch entwickelten Kindern zeigen, dass die Fähigkeit, soziale Lügen zu erzählen und zu täuschen, zudem mit der sogenannten »semantic leakage control« zusammenhängt. Dies ist die Fähigkeit, konsistent zur ursprünglichen Lüge weitere Aussagen zu machen (Talwar und Lee 2002, zit nach Li, Kelley, Evans & Lee 2011).

Eltern von Kindern mit einer Autismus-Spektrum-Störung berichten oftmals, dass ihre Kinder nicht in der Lage seien, Lügen zu erzählen oder jemanden hinters Licht zu führen (Baron-Cohen et al. 1994, zit nach Li, Kelley, Evans & Lee 2011). Li et al. (2009) widersprechen dieser Ansicht und finden sowohl bei antisozialen Lügen als auch (pro)sozialen Lügen keine Unterschiede zwischen achtjährigen Kindern mit und ohne einer Autismus-Spektrum-Störung. Zudem fanden sie keinen Zusammenhang zwischen der Fähigkeit soziale Lügen zu erzählen und dem verbalen mentalen Alter. Auch nach Leekman und Prior (1994, zit nach Li, Kelley, Evans & Lee 2011) ist es auch durchaus möglich, dass Kinder mit hochfunktionalem Autismus Täuschungen und soziale Lügen verstehen und anwenden können.

Bei genauerer Betrachtung zeigt sich aber dennoch ein Unterschied, indem Kinder ohne Autismus-Spektrum-Störung ihre Fähigkeit zur Theory of Mind einsetzen, während dies Kinder mit einer Autismus-Spektrum-Störung nicht tun (können). Nach Li et al. (2011) sind Kinder mit Autismus im high-functioning Bereich durchaus in der Lage, Lügen zu ihrem eigenen Vorteil zu erzählen. Jedoch haben sie deutlich mehr Schwierigkeiten als ihre typisch entwickelten Peers Konsistenz innerhalb ihrer Aussagen herzustellen (»semantic leakage control«). Demnach zeigt sich der Unterscheid also nicht in der grundsätzlichen Fähigkeit zu lügen, sondern in der Effektivität diese Lügen. Bei Kindern mit einer Autismus-Spektrum-Störung hängt die Fähigkeit zu lügen, nicht wie bei den nicht-autistischen Kindern mit der Fähigkeit zum sogenannten »False Belief« zusammen. Auch wenn die Kinder mit einer Autismus-Spektrum-Störung also im Bereich der Theory of Mind Mühe haben, zu unterscheiden, wer was zu welchem Zeitpunkt wissen kann, so können sie dennoch lügen. Die Autoren argumentieren, dass Kinder mit einer Autismus-Spektrum-Störung möglicherweise gelernt haben, Bestrafung mittels Lügen zu vermeiden, jedoch ohne absichtlich den Glauben anderer Personen zu manipulieren bzw. manipulieren zu wollen. Gemäß Li et al. (2011) zeigt sich auch bei den sozialen Lügen kein grundsätzlicher Unterschied zwischen Kindern mit und ohne einer Autismus-Spektrum-Störung. Auch die Wahrscheinlichkeit und Fähigkeit, soziale Lügen einzusetzen, scheinen nicht von der Fähigkeit zum ›False Belief‹ abzuhängen, sondern v.a. von der Sozialisation. Sie schließen, dass es sich mehr um angeeignetes Skriptwissen handelt, als um die tatsächliche Fähigkeit, sich in Andere hineinzuversetzen und deren Denken durch die (soziale) Lüge zu manipulieren. Dieser Befund wird durch die Arbeit von Jolliffe et. al. (1999) gestützt. Im Strange Stories Test werden verschiedene Formen von sozialen Lügen getestet. Autistische Kinder brauchen viel länger, bis sie die Absichten hinter den Unwahrheiten erklären können.

Es gibt verschiedene Techniken des sozialen Lügens, die erlernt werden können: Man kann das Gegenteil dessen behaupten, was man sagt, um der Meinung der anderen Person beizustimmen, man kann Ausweichen und etwas Anderes sagen, als das, was eigentlich gefragt wurde oder man kann die Antwort, die von einem erwartet wird, übertreiben. Soziale Lügen werden in unterschiedlichen Kontexten gemacht. Höflichkeitslügen kommen am häufigsten im Alltag vor. Man kann aber auch Kinder anlügen, um sie vor der Wahrheit zu schützen, wenn etwas Schlimmes passiert ist oder etwas passiert ist, was sie noch nicht verstehen. Eine Notlüge benutzt man, wenn man jemand anderen schützen will. Zuletzt gibt es noch die

Ausrede, die dann benutzt wird, wenn man irgendwo nicht teilhaben will, aber die einladende Person nicht verletzen möchte. In dem Buch »The Asperkid's (Secret) Book of Social Rules« von Jennifer Cook O'Toole (2012) finden sich auch gute Erklärungen zu den sozialen Lügen (»white lies«), wenn Englisch lesende Teilnehmer sich auf amüsante und dennoch ernsthafte Art weiter mit dem Thema befassen möchten.

Soziale Lügen werden gegenüber Fremden, Bekannten und Freunden, in der Familie, Freizeit und am Arbeitsplatz gemacht. Sie stehen in Verbindung mit dem Thema Freundschaft (▶ Kap. 5.1) und deren Entwicklung (▶ Kap. 5.2). Sie unterlegen den unausgesprochenen sozialen Normen (▶ Kap. 6.4) und den Regeln sozialer Hierarchien (▶ Kap. 6.5).

6.7.1 Informationsblätter

Infoblatt: Theory of Mind – Soziale Lügen ⊠

Material:
Kopien des Infoblatts für die Teilnehmenden (**M6I7**), Folie des Infoblatts, Hellraumprojektor

Beschreibung:
Im ersten Teil wird zwischen normalen Lügen, die primär dem eigenen Vorteil dienen und den sozialen Lügen, die man auch oder sogar vorwiegend dem gegenüber zuliebe macht, unterschieden. Dabei wird auf taktvolles Verhalten verwiesen, dass manchmal bedeutet, dass man nicht alles sagt, was man denkt, und sich nicht vollkommen ehrlich äußert. Es geht um die Bedeutung der sozialen Lüge für das soziale Zusammenleben. Im zweiten Teil wird auf verschiedene Techniken eingegangen, wie soziale Lügen formuliert werden können: Man sagt das Gegenteil dessen, was man meint, man weicht aus oder man übertreibt. Schließlich wird auf besondere Aspekte der sozialen Lüge wie die Höflichkeitsfloskeln oder die Lüge zum Schutz von Kindern eingegangen. Auch die Ausrede kommen zur Sprache, bei denen der Lügner ebenfalls einen großen Vorteil hat, die keinen Schaden für das Gegenüber nach sich ziehen und deren Funktion darin besteht, die Beziehung zum Gegenüber schützen möchte. Davon wird die Notlüge unterschieden, die man zu Gunsten einer Drittperson macht, um diese nicht in Schwierigkeiten zu bringen.

Dieses Infoblatt zu lesen, eignet sich als Trainingsaufgabe.

6.7.2 Arbeits- & Protokollblätter

Arbeitsblatt: Theory of Mind – Soziale Lügen – Eigene Gedanken ⊠

Material:
Kopien des Arbeitsblatts für die Teilnehmenden (**M6A20**), Folie des Arbeitsblatts, Hellraumprojektor

Beschreibung:
Das Arbeitsblatt soll die Teilnehmer dazu animieren, nochmals über (soziales) Lügen nachzudenken und sich ihrer eigenen Haltung gegenüber sozialen Lügen bewusst werden.

Beispiele:
Was ist deine grundsätzliche Meinung zu sozialen Lügen. Findest du sie ok und hilfreich oder denkst du, dass man eigentlich darauf verzichten sollte. Begründe deine Meinung.
Beschreibe eine Situation, bei der gemäß der gängigen Meinung eine soziale Lüge gerechtfertigt ist. Wie würdest du reagieren? Begründe weshalb.

6.7.3　Übungen und Spiele

Diskussion: Lügen

Material:
Folie des Infoblatts: Theory of Mind – Soziale Lügen (**M6I7**), Hellraumprojektor

Beschreibung:
Im Plenum wird miteinander diskutiert, was sie von Lügen halten und ob es auch hilfreiche, quasi »gute« Lügen gebe. Wichtig ist, dass Lügen als eine nicht einmal seltene menschliche Verhaltensoption dargestellt wird. Es geht nicht darum, Lügen zu verharmlosen oder den moralischen Aspekt zu negieren, aber eine gewisse Nachsicht für diese menschliche Schwäche zu zeigen. Es ist für manche Menschen mit einer Autismus-Spektrum-Störung nicht einfach, zu akzeptieren, dass ihre Mitmenschen und manchmal auch sie selbst lügen. Sie verurteilen das rigide. Es hat sich bisher bewährt, wenn die Therapeuten ein Beispiel erzählen, wann und wie sie bereits einmal gelogen haben und dabei nicht nur soziale Lügen erwähnen. Auch die Frage an die Teilnehmer, wer in welchem Zusammenhang und mit welcher Absicht bereits einmal gelogen hat, soll gestellt werden. In der Diskussion soll auch darüber nachgedacht werden, dass bei Lügen immer der Beziehungsaspekt mit bedacht werden muss.

Anschließend kann der erste Teil des Infoblattes: Theory of Mind – Soziale Lügen (**M6I7**) gelesen werden.

Video: Soziale Lügen

Material:
Video zum Thema: Pro7-Sendung Galileo http://www.prosieben.ch/tv/galileo/¬
videos/clip/258027-top-5-luegen-1.3031434/ (Zugriff am 28.05.2018)

Beschreibung:
Die Fernsehsendung, die im Internet zu finden ist, wird gemeinsam angeschaut und anschließend diskutiert.

Einführung: Techniken der sozialen Lüge

Material:
Folie des Infoblatts: Theory of Mind – Soziale Lügen (**M6I7**), Hellraumprojektor

Beschreibung:
Der zweite Teil des Infoblattes (**M6I7**) wird gemeinsam gelesen und besprochen. Die Teilnehmer sollen die Techniken, das Gegenteil des Gemeinten zu sagen, auszuweichen oder zu übertreiben, kennen.

Übung: Techniken der sozialen Lüge

Material:
Kärtchen: Theory of Mind – Soziale Lügen – Beispiele (**M6M16**), Kärtchen: Theory of Mind – Soziale Lügen – Kategorien (**M6M17**), Tokens (z. B. Mühlesteine)

Beschreibung:
In der Halbgruppe werden die drei Kategorien-Kärtchen (**M6M17**) auf dem Tisch verteilt. Die Teilnehmer erhalten Beispiel-Kärtchen (**M6M16**), die sie immer der angewendeten Technik zuordnen und zum entsprechenden Kategorien-Kärtchen legen sollen. Danach sollen die Teilnehmer die Zuordnungen anschauen und ein Token auf die Kärtchen legen, die sie anders zugeordnet hätten. Diese markierten Beispiele werden besprochen.

Übung: Formulieren von sozialen Lügen

Material:
Kärtchen: Theory of Mind – Soziale Lügen – Situationen (**M6M18**), Kärtchen: Theory of Mind – Soziale Lügen – Kategorien (**M6M17**)

Beschreibung:
In der Halbgruppe bekommt jeder Teilnehmer der Reihe nach ein Kärtchen mit einer Situation (**M6M18**) zugeteilt und muss mit einer sozialen Lüge reagieren. Die Kategorien-Kärtchen (**M6M17**) liegen zur Erinnerung an die drei Techniken offen auf dem Tisch. Nach ca. zwei Runden bzw. wenn es gut läuft, sollen zu jeder Situation eine soziale Lüge aus jeder der drei Kategorien formuliert werden, um aufzuzeigen, dass man immer verschiedene Optionen hat.

Mannschaftswettbewerb: Schnelles Formulieren von sozialen Lügen

Material:
Kärtchen: Theory of Mind – Soziale Lügen – Situationen (**M6M18**), evtl. Kärtchen: Theory of Mind – Soziale Lügen – Kategorien (**M6M17**)

Beschreibung:
Da man im Alltag nicht viel Zeit hat, um soziale Lügen zu formulieren, wird bei diesem Spiel die Reaktionsgeschwindigkeit einbezogen und geübt. Die Spieler teilen sich in zwei Mannschaften auf und stellen sich in zwei Reihen, sodass stets zwei Teilnehmer gegeneinander antreten. Der Therapeut liest eine Situation (**M6M18**) vor. Wer von den beiden vordersten Spielern zuerst eine soziale Lüge dazu formuliert, gibt seinem Team einen Punkt. Nun schließen die beiden vordersten Teilnehmer zuhinterst in der Reihe an, und die jetzt vorn stehenden Spieler dürfen gegeneinander antreten. Sollten die beiden vordersten eine nicht korrekte Antwort gegeben haben, dürfen alle anderen Teilnehmer eine Lösung rufen. Nach jeder Runde soll auf neue Gegner-Paarungen geachtet werden, was sich bei einer ungleichen Anzahl Teammitglieder von selbst ergibt oder sonst bewusst herbeigeführt werden muss.

Variante:
Wenn diese Spielform zu einfach ist und die beiden Spieler oft gleichzeitig antworten, kann jeweils zusätzlich eine Kategorie vorgegeben werden, nach der die soziale Lüge formuliert sein muss. In dem Fall zeigt der Therapeut jeweils ein Kategorien-Kärtchen (**M6M17**) und schildert dann die Situation.

Einführung: Besondere Formen der sozialen Lüge

Material:
Folie des Infoblatts: Theory of Mind – Soziale Lügen (**M6I7**), Hellraumprojektor

Beschreibung:
Der dritte Teil des Infoblattes (**M6I7**) wird gemeinsam gelesen und besprochen. Die Teilnehmer sollen die Bedeutung der Höflichkeitslüge, der Lüge gegenüber Kindern, der Notlüge und der Ausrede verstehen. Jede Form soll diskutiert und nach der Meinung der Teilnehmer gefragt werden.

7 Evaluation

»*Das KOMPASS-Training war für N. sehr wertvoll, es war der einzige Ort wo er gern hinging und sich nicht verstellen musste. Er konnte sich selber sein. N. hat Kollegen gefunden und gemerkt, dass er nicht der einzige ist, der vom Asperger-Syndrom betroffen ist. Er hat auf allen Ebenen profitiert, sozial, Selbstreflexion, Selbständigkeit, Wahrnehmung der Wirkung auf andere. Die Treffen sind ihm sehr wichtig, jetzt wo die Therapie beendet wurde, sind es die Freizeit-Treffen, Klettern, Grillnachmittag! Danke für die tolle Unterstützung.*« Notiz einer Mutter

7.1 Fragestellungen der KOMPASS-Evaluation

Die acht Monate dauernde KOMPASS-Basisgruppe (Interventionsgruppe IG-N = 108) wurde mit einer Warte-Kontrollgruppe (WG-N = 65) über acht Monate verglichen, wobei die Wartegruppe mit einer Standardbehandlung (»treatment as usual«) betreut wurde. Nicht alle Teilnehmer der Interventionsgruppe (KOMPASS-Basis) haben an der Wartegruppe teilgenommen (► Kap. 7.3.4). Bei KOMPASS-F (Fortgeschrittenengruppe FG-N = 52) stellte die Katamnesegruppe derjeniger, die nach dem Basistraining die Fortsetzungsgruppe nicht besucht haben, die Kontrollgruppe (KG-N = 63) dar, die ab dem Messzeitpunkt nur noch »treatment as usual« hat. Die Probanden beider Gruppentrainings (KatIG-N = 63 bzw. KatFG-N = 52) wurden ein Jahr nach Therapieende nachuntersucht, um die Langzeit-Effekte des Trainings zu überprüfen. Zudem wurden auch Teilnehmer externer KOMPASS-Basisgruppen (EG-N = 35) untersucht, um die Tauglichkeit des Praxishandbuchs zu prüfen. Schließlich wurde mittels einer Suche nach Prädiktoren überprüft, ob KOMPASS sich für eine spezifische Subpopulation von Teilnehmern (z. B. Altersgruppe, Geschlecht, Zugehörigkeit zu einem bestimmten Intelligenzbereich) besser als für andere geeignet hat.

KOMPASS (Basistraining) und KOMPASS-F (Fortgeschrittenentraining) wurden durch eine Verlaufsuntersuchung mit einer einjährigen Katamnese evaluiert. Im Falle der KOMPASS-Basisgrupe wurde ein Vergleich mit einer Wartegruppe und im Falle der KOMPASS-Fortgeschrittenengruppe der Vergleich mit der nicht weiterbehandelten Basistraining-Katamnesegruppe als Kontrollgruppe vorgenommen.

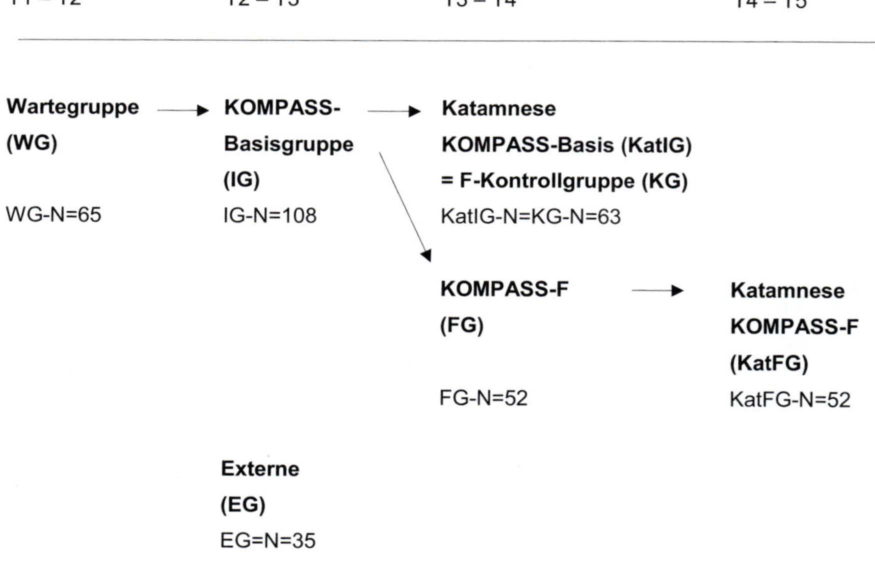

Abb. 7.1: Übersicht über das Evaluationsprojekt
Anmerkungen: WG = Wartegruppe, IG = Interventionsgruppe (KOMPASS-Basis-training), FG = Fortgeschrittenengruppe, KG = Kontrollgruppe, KatIG = Katamnesegruppe der Interventionsgruppe, KatFG = Katamnesegruppe der Fortgeschrittenengruppe, EG = Externe Gruppe

Zudem wurde das Basistraining auch mit einer externen Gruppe, in der die Therapeutinnen nur das Praxishandbuch (Jenny et al. 2011) nutzten und nicht durch die Hauptautorin supervidiert wurden, verglichen. Mit der Evaluation sollen anhand der Angaben vor allem der Eltern und der Ausbilder (u. a. Lehrpersonen), aber auch der Therapeuten und Probanden folgende Fragen beantwortet werden:

1. *Wartegruppenvergleich*: Zeigen die Teilnehmer der KOMPASS-Basisgruppen eine Reduktion der autistischen Symptomatik und eine Verbesserung der sozialen Kompetenzen? Sind diese Verbesserung größer als diejenigen der Probanden der Wartegruppe?
2. *Kontrollgruppenvergleich*: Zeigen die Teilnehmer der KOMPASS-F-Gruppen eine Reduktion der autistischen Symptomatik und eine Verbesserung der sozialen Kompetenzen? Sind diese Verbesserung größer als diejenigen der Kontroll-Probanden, die KOMPASS-F nicht besucht haben, sondern entweder gar nicht weiter oder bei 21 % der Probanden lediglich standardmäßig behandelt wurden?
3. *Angaben von Aussenstehenden*: Zur Beantwortung der beiden ersten Fragestellungen wurden lediglich Elternangaben beigezogen. Beobachten Aussenstehende wie Lehrpersonen und Ausbilder eine Verbesserung durch das KOMPASS-Basis- bzw. das KOMPASS-F-Training?
4. *Angaben der Therapeuten*: Welche Veränderungen im sozialen Gruppenverhalten der Teilnehmer beobachten die Therapeuten selbst?

5. *Testdiagnostische Ergebnisse*: Lassen sich die Veränderungen auch in einem testdiagnostischen Verfahren, das einen zentralen Aspekt des Basistrainings (FEFA) bzw. des Fotgeschrittenentrainings (MASC) erfasst, abbilden?
6. *Generalisierung & Katamnesen*: Wie sehen die Verläufe der KOMPASS-Basis- und der Fortsetzungsgruppe aus? Sind die allfälligen Verbesserungen nachhaltig und jeweils zwölf Monate nach Gruppenende von KOMPASS und KOMPASS-F stabil geblieben, haben sie sich reduziert, oder wurden sie sogar deutlicher? Konnten die Teilnehmer der beiden Gruppentrainings das Gelernte im Alltag generalisieren?
7. *Praxishandbuch*: Hat sich das Praxishandbuch zum KOMPASS-Basistraining als tauglich erwiesen? Können Teilnehmer externer Gruppen, in denen nur mit dem Praxishandbuch gearbeitet wird, ähnliche Verbesserungen aufweisen wie die Probanden, die unter der Aufsicht der Erstautorin Bettina Jenny und in den ersten Jahren auch des Zweiautors Philippe Goetschel behandelt worden sind?
8. *Moderatoren*: Unterscheiden sich Probanden, die größere und geringere/keine Verbesserungen erreicht haben, durch spezifische Faktoren? Eignen sich KOMPASS und KOMPASS-F für bestimmte Probandenpopulationen besser als für andere?

KOMPASS und KOMPASS-F wurden als Ergänzung des bestehenden therapeutischen Angebotes im klinischen Alltag entwickelt und durchgeführt. Entsprechend wurden die Therapieleistungen wie bei jedem anderen klinischen Angebot den Krankenkassen der Teilnehmer oder der Invaliden Versicherung, sofern bei einem Teilnehmer eine entsprechende Verfügung vorlag, verrechnet. Die Teilnehmer wurden für das Gruppentherapieangebot angemeldet, es wurden keine Probanden gezielt für die Evaluation rekrutiert. Die Evaluation der Trainings fand an einer reinen Behandlungspopulation und als Nebenprodukt der Therapie statt und war nicht das primäre Ziel. Entsprechend besteht das Gruppenangebot auch nach Abschluss der Evaluation unverändert weiter. Daher wurde auch nie ein Projektantrag gestellt, der einer Ethikkommission unterbreitet worden wäre, und es flossen keine externen Projektgelder. Die Projektteilnahme führte zu keiner materiellen Entschädigung. Die Teilnehmer erhielten lediglich einen kleinen Snack, wie es in der Klinik für Kinder- und Jugendpsychiatrie bei Gruppentherapien üblich ist. Die Evaluation wurde überwiegend in der Freizeit der Autoren abgewickelt. Lediglich ein größerer Teil der Dateneingabe erfolgte durch studentische Hilfskräfte, die durch die Klinik für Kinderpsychiatrie und Psychotherapie bezahlt wuden.

7.2 Datenerhebung

Instrumente zur Evaluation und Katamnese-Beurteilung
Die Evaluation bezieht sich auf Daten aus unterschiedlichen Quellen, die für die KOMPASS-Basisgruppe seit November 2006 und für die Fortsetzungsgruppe seit 2008 erhoben wurden. Die Eltern waren die Hauptinformationsquelle und füllten

den Screening-Fragebogen *Child Behavior Checklist* (CBCL, Arbeitsgruppe Deutsche Child Behavior Checklist 1998), die Autismus spezifischen Fragebogen *Marburger Beurteilungsskala zum Asperger-Syndrom* (MBAS, Kamp-Becker und Remschmidt 2006) und seit 2007 die *Skala zur Erfassung sozialer Reaktivität* (SRS, Bölte et al. 2008, deutsche Übersetzung der Social Responsiveness Scale von Constantino und Gruber 2005), zur Erfassung der spezifischen Gruppenfertigkeiten den *Fragebogen zur Erfassung des Gruppenverhaltens* (FEG, Bölte 2005a) sowie als Einschätzung der Therapiezufriedenheit den *Therapiebeurteilungsfragebogen* (FBB, Mattejat und Remschmidt 1999) aus. Während Eltern ihre Töchter und Söhne über verschiedene soziale Kontexte hinweg und seit langer Zeit kennen, können Ausbilder die Verhaltensweisen der Schüler und Auszubildenden im Wissen um die normale kindliche Entwicklung und im Vergleich zu den Gleichaltrigen einschätzen (Macintosh et al. 2006). Die Angaben der Lehrpersonen stellen mit dem FEG und seit 2007 auch dem *Teachers Report Fragebogen* (TRF, Arbeitsgruppe Deutsche Child Behavior Checklist 1993) und der SRS eine unabhängige Quelle dar. Auch die Therapeuten äußerten sich zum Verhalten in der Gruppe mittels des FEG und der *Checkliste zur Beurteilung von Gruppenfertigkeiten* (CBG, Bölte 2005b), wobei ihre Daten lediglich für einen einfachen Prä-Post-Vergleich dienen können und natürlich einen Bias aufweisen. Die Teilnehmer schätzten lediglich ihre Behandlungszufriedenheit mit dem FBB und in der Fortsetzungsgruppe KOMPASS-F im FEG ihre Gruppenkompetenzen ein. Die Fragebogen zur Verlaufsuntersuchung wurden jeweils per Post verschickt. Im Abstand von drei bis vier Wochen wurden die Eltern und Ausbilder bis zu drei Mal per E-Mail an die Abgabe der Fragebogen erinnert.

Eine testpsychologische Evaluation fand ab 2009 im Basistraining mittels des *Frankfurter Test und Training zur Erkennung fazialen Affekts* (FEFA, Bölte, Feineis-Matthews & Poustka 2003) und im Training für Fortgeschrittene mittels *Movie for the Assessment of Social Cognition* (MASC, Dziobek et al. 2006) statt.

Tab. 7.1: Übersicht über die verwendeten Fragebogen zur Verlaufsdiagnostik pro Quelle

	Prä				Post				Katamnese	
	E	Lp/A	K	Th	E	Lp/A	K	Th	E	Lp/A
MBAS	X				X				X	
SRS (seit 2007)	X	X			X	X			X	X
FEG	X	X	X*	X	X	X	X*	X	X	X
CBG				X				X		
CBCL/TRF	X	X			X	X			X	X
FBB					X		X			
FEFA/MASC			X				X			

Anmerkungen: E = Eltern, Lp/A = Lehrpersonen/Ausbilder, K = KOMPASS-Teilnehmer, Th = Therapeuten, * = nur KOMPASS-F

MBAS   Marburger Beurteilungsskala zum Asperger-Syndrom (Kamp-Becker et al. 2006)
SRS   Skala zur Erfassung sozialer Reaktivität (Bölte et al. 2008)
FEG   Fragebogen zur Erfassung des Gruppenverhaltens (Bölte 2005a)
CBG   Checkliste zur Beurteilung von Gruppenfertigkeiten (Bölte 2005b)
CBCL   Child Behavior Checklist (Arbeitsgruppe Deutsche Child Behavior Checklist 1998)
TRF   Teachers Report Fragebogen (Arbeitsgruppe Deutsche Child Behavior Checklist 1993)
FBB   Therapiebeurteilungsfragebogen (Mattejat et al. 1999)
FEFA   Frankfurter Test und Training zur Erkennung fazialen Affekts (Bölte et. al. 2003)
MASC   Movie for the Assessment of Social Cognition (Dziobek et al. 2006)

Um die Einheitlichkeit der Stichprobe zu gewährleisten, wurde darauf geachtet, dass bei allen Teilnehmern Daten von folgenden Verfahren zur Verfügung standen oder entsprechend vor Gruppenbeginn erhoben wurden: *Autism Diagnostic Observation Schedule* (ADOS, Rühl, Bölte, Feineis-Matthews & Poustka 2004) Modul 3, *Fragebogen zur Sozialen Kommunikation* (FSK, Bölte und Poustka 2006a; früher deutsche Fassung des SCQ von Rutter, Bailey & Lord 2003) und/oder *Asperger-Syndrom Screening Fragebogen* (ASSF, Ehlers, Gillberg & Wing 1999, deutsche Bearbeitung Steinhausen 2010).

Untersuchungsinstrumente
Dieses Kapitel steht der interessierten Leserin und dem interessierten Leser unter ContentPlus als Download zur Verfügung.

7.3   Vorgehensweise

Das KOMPASS-Projekt wurde neben der klinischen Alltagsarbeit durch die Erstautorin durchgeführt. Es ist kein primär wissenschaftliches Projekt, sondern ist aus der alltäglichen Arbeit entstanden. Somit konnten nicht alle wünschenswerten wissenschaftlichen Vorgaben (z. B. Randomisierung der Zuteilung in Interventions- und Kontrollgruppen, einheitliche Diagnosestellung) erfüllt werden.

7.3.1   Therapeutinnen und Therapeuten

Die Therapeuten der internen Therapiegruppen (IG und FG), die dem regulär angestellten Therapeuten-Team angehören und unterschiedliche psychotherapeutische Ausbildungen (personzentriert, verhaltenstherapeutisch, verhaltensanalytisch, systemisch) durchlaufen haben, wurden mittels ca. wöchentlichen Besprechungen durch die Erstautorin supervidiert, um die «KOMPASS-Treue», also die Arbeit nach den Prinzipien des KOMPASS-Praxishandbuchs zu gewährleisten. Sie plante jeweils gemeinsam mit den Therapeuten die Gruppensitzungen auch derjenigen Gruppen, in denen sie selbst nicht als Therapeutinnen anwesend war. Alle Therapeuten der externen Gruppen (EG) arbeiteten ausschließlich mit dem Buch und erhielten keinerlei Supervision, da geprüft werden sollte, ob die Instruktionen und Materialien im Praxishandbuch ausreichend gut beschrieben sind und ob auch ohne Supervision durch die Erstautorin vergleichbare Effekte erreicht werden können.

7.3.2 Eingangsdiagnostik

Die Teilnehmer aus der Deutschschweiz wurden jeweils von ihren Eltern oder behandelnden Jugendpsychiatern und Psychotherapeuten für das KOMPASS-Sozialtraining angemeldet. Nach der Anmeldung fand ein Indikationsgespräch mit der Familie unter der Leitung eines Gruppentherapeuten statt. Dabei wurden unter anderem das Ausmaß der autistischen Symptomatik, das allgemeine Funktionsniveau, die Gruppenfähigkeit und das Sprachniveau, aber auch das Vorhandensein einer gewissen Eigenmotivation und möglicherweise vorhandener Ängste bezüglich des Gruppentrainings eingeschätzt. Die Abbruchrate konnte so gering gehalten werden (▶ Kap. 7.3.8). Die Mehrzahl der Teilnehmer wurde von der Klinik für Kinder- und Jugendpsychiatrie und Psychotherapie (ehemals Zentrum für Kinder- und Jugendpsychiatrie) in Zürich, wo auch das Gruppentraining stattfindet, diagnostiziert. Andere erhielten die Diagnose durch externe Jugend- und Erwachsenenpsychiater oder kinder- und jugendpsychiatrische Institutionen, die mit der Diagnosestellung einer Autismus-Spektrum-Störung vertraut sind.

Um die Einheitlichkeit der Stichprobe zu gewährleisten, wurde darauf geachtet, dass bei allen Teilnehmern Daten von folgenden Verfahren zur Verfügung standen oder entsprechend vor Gruppenbeginn noch erhoben wurden: ADOS, FSK und/ oder ASSF (▶ Kap. 7.3.2). Die Angaben zum Intelligenzniveau wurden alten oder aktuellen kinderpsychiatrischen oder schulpsychologischen Berichten entnommen. Bei sechs Teilnehmern der IG und zehn Probanden der EG lag uns keine testpsychologische Intelligenzbestimmung vor: Bei diesen wurde der IQ aufgrund der ICD-10-Codierung Achse 3 auf 100 (Mittel von 85–114), 122 (Mittel von 115–129) eingeschätzt. Bei zwei Teilnehmenden lag je eine ältere Messung aus Kindertagen vor, die auf das Vorliegen einer geistigen Behinderung (IQ<70) verwies, was dem klinischen Eindruck klar widersprach. Da aber beide Jugendlichen einen einfachen Schulabschluss besitzen, wurde der IQ klinisch auf IQ = 77 (Mittel von 70–84) geschätzt, was auch den jeweiligen ICD-Kodierungen auf der Achse 3 entsprach.

7.3.3 KOMPASS-Basistraining

In der Klinik für Kinder- und Jugendpsychiatrie und Psychotherapie in Zürich wurden seit 2005 21 KOMPASS-Basisgruppen durchgeführt. Da zu Beginn noch nicht alle Fragebogen (MBAS, SRS) vorhanden waren und das Praxishandbuch noch in den Anfängen seiner Entwicklung stand, wurden die Daten ab der 3.

KOMPASS-Gruppe für das Evaluationsprojekt verwendet. Insgesamt flossen die Daten aus 13 KOMPASS-Basisgruppen mit 7–10 Teilnehmern bzw. einmal bei nur einer Therapeutin aus sechs Teilnehmenden ein.

Gesamthaft wurden die 13 evaluierten Basisgruppen durch sieben Therapeutinnen und zwei Therapeuten geleitet. Drei Mal waren die beiden Hauptautoren und sieben Mal die Erstautorin involviert. Vier Gruppen wurden durch ein Therapeutinnen-Team geleitet, das nicht in die Entwicklung von KOMPASS involviert war.

7.3.4 KOMPASS-F für Fortgeschrittene

Bisher wurden in der Klinik für Kinder- und Jugendpsychiatrie und Psychotherapie in Zürich zehn KOMPASS-F-Gruppen durchgeführt und davon acht mit jeweils 6–7 Teilnehmern evaluiert. Nicht alle Teilnehmer konnten nach dem Basistraining KOMPASS-F besuchen. Da wir fast immer zwei KOMPASS-Basisgruppen parallel durchführten, aber jeweils nur eine Gruppe für Fortgeschrittene, musste auch aus diesem Grund eine Auswahl getroffen werden. Zum einen gab es zu Beginn das entsprechende Praxishandbuch noch nicht und der Zeitpunkt passte auch nicht allen motivierten Bewerbern. Zum anderen wurde aus den Bewerbern eine Auswahl derjenigen getroffen, bei denen die sozialen Basisfertigkeiten gemäß klinischer Einschätzung und mündlicher Aussagen der Teilnehmer und Eltern bereits ausreichend automatisiert waren. Einige wenige Probanden (N = 7) haben das KOMPASS-Basistraining abgeschlossen und sind nicht direkt in KOMPASS-F übergetreten, da das Training für Fortgeschrittene bei ihrem Abschluss des Basistrainings noch nicht angeboten wurde. Deren Daten erscheinen einmal in der Katamnese der Basis-Interventionsgruppe und einmal in der F-Gruppe. Alle evaluierten F-Gruppen wurden durch die beiden Hauptautoren, die das Praxishandbuch entwickelt und laufend ausgebaut haben, geleitet. Zudem besuchte ein Teilnehmer eine Basisgruppe, die nicht in die Evaluation einfloss, da noch nicht alle Fragebogen zur Verfügung standen, nahm aber später an einer KOMPASS-F-Gruppe teil.

7.3.5 Externe KOMPASS-Basisgruppen

Die externen Therapeuten arbeiteten ausschließlich mit dem Praxishandbuch und dem dazugehörenden Material. Es fand keine Supervision statt. In der Kinder- und Jugendpsychiatrischen Klinik der Psychiatrischen Universitätsklinik in Basel wurden zwei KOMPASS-Gruppen mit jeweils sieben bzw. sechs Teilnehmern und in der Kinder- und Jugendpsychiatrie der Psychiatrie Baselland in Liestal eine Gruppe mit sechs Teilnehmern durch den Zweitautor und eine Co-Therapeutin durchgeführt. In der Kinder- und Jugendpsychiatrie der Luzerner Psychiatrie werden regelmäßig KOMPASS-Gruppen unter der Leitung zweier interner Therapeuten angeboten. Bei den ersten drei Luzerner KOMPASS-Gruppen mit 4–6 Teilnehmern wurden Daten für die Evaluatiuon erhoben.

7.3.6 Missing Data

Dieses Kapitel steht der interessierten Leserin und dem interessierten Leser unter ContentPlus als Download zur Verfügung.

7.3.7 Wartegruppe

Von Beginn an wurde eine Wartegruppe aus denjenigen Teilnehmern, die sich frühzeitig für eine Teilnahme beworben hatten, aufgebaut. Eltern, die sich einige Monate vor Gruppenbeginn gemeldet hatten, wurden gebeten, bereits die Verlaufsfragebogen auszufüllen. Wenn im Rahmen der Diagnosestellung Fragebogen eingesetzt worden waren, die auch für die KOMPASS-Evaluation verwendet wurden und nicht älter als zwölf Monate alt waren, wurden Kopien davon übernommen. Im Schnitt dauerte die Wartegruppe acht Monate, wobei die Range mit 5–13 Monaten eher breit war. Der breite Zeitraum ergab sich, da das Evaluationsprojekt im Rahmen der klinischen Arbeit durchgeführt wurde Dies entspricht also keiner gezielt randomisierten Zuteilung, auch wenn mittels Zeitfaktor der Zufall dennoch wirksam ist.

Die Probanden der Wartegruppe bekamen eine Standardbehandlung (›Treatment as usual‹), die recht unterschiedlich je nach Verfügbarkeit der Ressourcen und Motivation des Probanden ausgefallen ist. In unserer Evaluation umfasste dies bei 60 % eine Psychotherapie und bei 32 % (zusätzlich) eine medikamentöse Behandlung.

7.3.8 Dropout

Im Verlaufe der gesamten KOMPASS-Evaluation gab es in den Basisgruppen neun (8 %) und in der Fortgeschrittenengruppe zwei Dropouts (4 %). Fünf Jugendliche traten nach dem 1.–8. Termin der Basisgruppe (im Durchschnitt vier Termine) wegen fehlender Motivation aus. Sechs Teilnehmer der Basis- und Fortgeschrittenengruppe, von denen vier zuvor stationär behandelt worden sind, waren bereits vor Gruppenbeginn in einer persönlichen Krise und benötigten mehr Unterstützung, sodass es bei dreien zu einem stationären Eintritt kam. Sie verließen die Gruppe nach 1–18 Terminen (im Durchschnitt nach zwölf Terminen).

7.3.9 Gruppentherapiedauer

Da KOMPASS kein festes Manual mit vorgeschriebener Sitzungsanzahl darstellt, sondern eine Materialsammlung beinhaltet, mit der die Themen bearbeitet werden, dauert auch nicht jede Gruppentherapie gleich lange. Das Ziel war immer eine möglichst hohe Sitzungszahl in der Zeit zwischen der letzten Oktoberwoche/ersten Novemberwoche (nach den Herbstferien) und der zweiten Juli-Woche (vor den Sommerferien). Dennoch kam es je nach Wochentag zu mehr oder weniger Ausfällen durch Feier- und Ferientagen oder nicht einkalkulierte Anlässe (z. B. unbeabsichtigte Abwesenheit beider Therapeuten). Die 14 KOMPASS-Basistrainings, die in die

Evaluation eingeflossen sind, dauerten im Schnitt 28.8 Termine (Range 22–32), die KOMPASS-F-Trainings umfassten im Schnitt 25 Termine (Range 21–28).

7.4 Bemerkungen zur Stichprobe

Die Stichprobendaten unterscheiden sich in einigen Merkmalen in den verschiedenen Unterstichproben (Warte-, Interventions-, Kontroll-/Basis-Katamnese- und Fortgeschrittenengruppe), da das Alter wie auch allfällige Veränderungen der Ausbildungssituation und des Vorliegens einer psychotherapeutischen und medikamentösen Behandlung zum jeweiligen Untersuchungszeitpunkt angepasst wurde. Die anderen Daten, also auch der Aspekt der Komorbiditäten, entsprechen dem Stand bei T2 zu Beginn des KOMPASS-Basistrainings.

Dieses Kapitel steht der interessierten Leserin und dem interessierten Leser unter ContentPlus als Download zur Verfügung.

7.5 Statistische Modelle

Um die Wirkung des KOMPASS-Basis- und KOMPASS-F-Trainings zu erfassen, wurden Fragebögen von Eltern, Lehrern und Jugendlichen longitudinal, d. h. zu mehreren Zeitpunkten erhoben (▶ Kap. 7.2, Tab. 7.1). Diese Daten ermöglichen eine Einschätzung der Entwicklung der Teilnehmer vor und nach der Intervention (Prä bzw. Post Interventionsgruppe) gegenüber einem Zeitraum ohne KOMPASS-Training (Prä bzw. Post Kontrollgruppe), jeweils für das Basis- sowie das Fortsetzungstraining. Als Kontrollgruppen dienen die Wartegruppe bzw. die Katamnese der Basisgruppe. Dieser Versuchsaufbau entspricht einem sogenannt mehrfaktoriellen Design, mit den Faktoren Training und Zeitpunkt, mit Messwiederholung (Bortz und Schuster 2011). Um die Zunahme der Kompetenzen durch das KOMPASS-Training zu erfassen, wurde ein gemischtes Modell für lineare Effekte (linear mixed effect model) mittels des Softwarepackets nlme (3.1–131) der Statistiksoftware R 3.3.3 (www.r-project.org) berechnet (Pinheiro und Bates 2006). Dieses Modell enthält die fixierten Effekte der untersuchten Faktoren (Training × Zeitpunkt) und reduziert gleichzeitig den Einfluss von Störgrößen. Dieselbe Analyse wurde zum Vergleich der Externen-Basisgruppe mit der Internen-Basisgruppe angewendet. Für die Unterskalen und Therapeutenangaben wurde ein einfacheres gemischtes Modell mit nur Prä- und Post-Vergleichen berechnet. Alle paarweisen Vergleiche der Modelle wurden durch korrigierte Post-hoc Tests auf statistische Signifikanz überprüft und Effektstärken werden berichtet.

7.6 Vergleich der KOMPASS-Basisgruppe mit der Warte-Kontrollgruppe

Stichprobe

Die Stichprobe der Basis-Interventionsgruppe (IG) stellte die Gesamtstichprobe von 108 Jugendlichen und jungen Erwachsenen dar, die an der KOMPASS-Evaluation teilgenommen hatten. Die Wartegruppe (WG), die Katamnesegruppe nach dem Basis-Training (KG) und die KOMPASS-F Fortgeschrittenengruppe (FG) bildeten Teilstichproben. Lediglich die Gruppe der externen Probanden (EG), die extern das KOMPASS-Basistraining besucht hatten, waren nicht in der IG enthalten.

Tab. 7.2: KOMPASS-Basisgruppe: Stichprobendaten der Interventions- und der Warte-Kontrollgruppe

	Warte-Kontroll-gruppe (WG)	Basis-Interventions-gruppe (IG)	WG vs IG
N	65	108	
Alter			
Mittelwert (SD)	14.9 (1.8)	15.6 (1.9)	$t = -2.3$
Range	11.1–21.9	11.9–22.9	$p = .02$*
Geschlecht			
Männlich	47 (72 %)	81 (75 %)	$\chi^2 = .05$
weiblich	18 (28 %)	27 (25 %)	$p = .83$
Diagnose			
Asperger-Syndrom	53 (82 %)	85 (79 %)	$\chi^2 = .71$
Atypischer Autismus	11 (17 %)	19 (17 %)	$p = .70$
Frühkindlicher Autismus	1 (1 %)	4 (4 %)	
ADOS-Gesamtwert (SD)	9.4 (3.6)	9.5 (3.6)	$t = -.21$ $p = .84$
ASSF-Gesamtwert (SD) N = 57/93	26.5 (7.8)	25.8 (7.5)	$t = .57$ $p = .57$
FSK-Gesamtwert (SD) N = 38/61	20.4 (5.1)	21.6 (7.0)	$t = -1.03$ $p = .31$
Komorbiditäten			
Nein	37 (47 %)	45 (42 %)	$\chi^2 = 3.2$
Ja	28 (43 %)	63 (58 %)	$p = .07$
ADHS & Impulskontrollstörung	21 (32 %)	35 (32 %)	

Tab. 7.2: KOMPASS-Basisgruppe: Stichprobendaten der Interventions- und der Warte-Kontrollgruppe – Fortsetzung

	Warte-Kontroll-gruppe (WG)	Basis-Interventions-gruppe (IG)	WG vs IG
Depressive Störung	3 (5 %)	11 (10 %)	
Angst- & Zwangsstörung	0 (0 %)	5 (5 %)	
Essstörung	3 (5 %)	5 (5 %)	
Störung schulischer Fertigkeiten	5 (8 %)	14 (13 %)	
Sonstiges	1 (2 %)	4 (4 %)	
Medikation			
Nein	44 (68 %)	74 (69 %)	$\chi^2 = 0.02$
Ja	21 (32 %)	34 (31 %)	$p = .89$
Zusätzliche Psychotherapie 1)			
Nein	26 (40 %)	106 (98 %)	$\chi^2 = 65.2$
Ja	39 (60 %)	2 (2 %)	$p < .001$
Intelligenz			
Mittelwert (SD)	108.0 (15.2)	105.3 (17.3)	$t = 1.1$
Range	77-145	72-145	$p = .29$
IQ <85	3 (4.6 %)	11 (10.2 %)	
IQ 85-114	39 (60.0 %)	67 (62.0 %)	
IQ >114	3 (35.4 %)	30 (27.8 %)	
Schule/Ausbildung			
Regelklasse (öffentliche Schule)	27 (26 %)	26 (24 %)	$\chi^2 = 7.0$
Heilpädagogische Kleinklasse	23 (41 %)	51 (47 %)	$p = .14$
Weiterführende Schule	9 (17 %)	14 (13 %)	
Berufsausbildung	3 (11 %)	10 (9 %)	
arbeitslos, ohne Ausbildung	3 (5 %)	7 (7 %)	
Sozioökonomischer Status			
Hoch	17 (26 %)	28 (26 %)	$\chi^2 = .01$
Mittel	36 (55 %)	60 (56 %)	$p = .99$
niedrig	12 (19 %)	20 (18 %)	

Tab. 7.2: KOMPASS-Basisgruppe: Stichprobendaten der Interventions- und der Warte-
Kontrollgruppe – Fortsetzung

	Warte-Kontroll-gruppe (WG)	Basis-Interventions-gruppe (IG)	WG vs IG
Nationalität			
Schweizer	52 (80 %)	84 (78 %)	$\chi^2 = 2.5$
Ausländer	13 (20 %)	24 (22 %)	$p = .29$

AS = Asperger-Syndrom, AA = Atypischer Autismus, HFA = High-Functioning-Autismus,
ADHS = Aufmerksamkeits-Defizit-Hyperaktivitäts-Störung; SD = Standardabweichung,
p = Signifikanz, * = $p \leq .05$; t = T-Test, χ^2 = Chi-Quadrat-Test.

Die IG und die WG unterschieden sich nur in wenigen der erhobenen Werte signifikant. Die Wartegruppe war entsprechend des Erhebungszeitpunktes von im Schnitt acht Monaten vor Interventionsbeginn jünger.

Die autistische Beeinträchtigung gem. ADOS lag sowohl in der IG als auch der WG im Schnitt über RW = 9, der im Modul 3 den klinische Cut-off für Autismus darstellt. Auch der ASSF (IG- bzw. WG-RW = 26 > Cut-off = 17) und der FSK (IG-RW = 22 bzw. WG-RW = 21 > Cut-off = 16) lagen über den jeweiligen kritischen Werten für Asperger-Syndrom bzw. Autismus. Rund ein Drittel der Teilnehmer, bei denen eine medikamentöse Unterstützung parallel zur Gruppentherapie stattfand, wurden mit Methylphenidat gegen Aufmerksamkeitsprobleme und Schwierigkeiten der exekutiven Funktionen behandelt. Während KOMPASS besuchten nur zwei Probanden (2 %) parallel dazu eine regelmäßige Psychotherapie. In der WG waren dies hingegen mit 60 % signifikant mehr, da sie während der Wartezeit noch behandelt wurden, wie es üblich ist. Ein Viertel der Teilnehmer besuchte die öffentliche Schule in einer Regelklasse. Fast die Hälfte wurde in einer öffentlichen oder privaten Kleinklasse mit heilpädagogischer Unterstützung beschult, was weit über dem Zürcher Durchschnitt lag (Kanton Zürich 2018). Gut drei Viertel der Teilnehmer besaßen den Schweizer Pass, waren also per Geburt oder Einbürgerung Schweizer, was in etwa der Ausländerrate in der Schweiz entspricht.

Ergebnisse
Bei Beginn der Warte- bzw. Behandlungszeit unterschieden sich die Werte zwischen der WG und der IG nicht signifikant (MBAS: p = .10; SRS: p = .99; FEG: p = .67; CBCL: p = .65). In der Wartezeit (T1–T2) hatte in der Beobachtung der Eltern die autistische Symptomatik gemäß MBAS und SRS sogar minimal, aber nicht signifikant zugenommen. Auch die sozialen Gruppenkompetenzen (FEG) und die allgemeine Psychopathologie (CBCL) blieben in der Wartezeit auf demselben Niveau. Somit hatten die Probanden aus der Wartezeit keine Verbesserung gezeigt (ES = -.16-.13). Während der Behandlungszeit hatten hingegen in der IG die autistische Symptomatik in der MBAS (ES = .51) und im SRS (ES = .70) wie auch die allgemeine Psychopathologie in der CBCL (ES = .39) in der Wahrnehmung der

Tab. 7.3: Vergleich KOMPASS-Basis mit der Wartegruppe – Übersicht über die Ergebnisse der Elternangaben

| N-T3/N-T4 | Mittelwert | | | | Interaktions-effekt |
	WG-T1/IG-T2	WG-T2/IG-T3	p	ES	p
MBAS					
WG-N = 62/62	102.8 (24.3)	106.4 (20.8)	−.12	−.16	<.001***
IG-N = 106/108	106.5 (18.8)	96.8 (19.5)	<.001***	*.51*	
SRS					
WG-N = 49/49	95.6 (22.9)	96.9 (21.1)	−.96	−.03	.001***
IG-N = 100/100	95.8 (22.4)	80.4 (22.4)	<.001***	*.70*	
FEG					
WG-N = 50/49	41.9 (15.5)	43.4 (15.8)	.74	*.10*	.001***
IG-N = 106/108	45.1 (14.4)	53.1 (14.0)	<.001***	*.57*	
CBCL					
WG-N = 57	58.1 (25.6)	55.0 (22.7)	.42	.13	.04*
IG-N = 108/107	53.5 (22.2)	44.9 (21.3)	<.001***	.39	

Anmerkungen: WG = Warte-Kontrollgruppe, IG = Basis-Interventionsgruppe; T1 = Erster Messzeitpunkt (Prä-WG), T2 = zweiter Messzeitpunkt (Post-WG = Prä-IG), T3 = Dritter Messzeitpunkt (Post-IG); p = Signifikanz des Mittelwertunterschiedes, * = p ≤ .05, *** = p ≤ .001; ES = Effektstärken: Kleine Effektstärken (ES = 0.2-0.5) sind normal, mittlere (ES = 0.5-0.8) kursiv gedruckt.

Eltern hoch signifikant abgenommen. Die sozialen Kompetenzen hatten während der Intervention im FEG (ES = .57) hoch signifikant zugenommen, was sich auch in der Veränderungsskala des FEG (FEG-V) mit RW = +10.9 (6.9) bestätigte. Der Gesamtwert des MBAS fiel von RW = 106.5 auf RW = 96.8, also unter den klinischen Cut-Off-Wert von RW = 103. Wenn jemand einen kritischen Wert unterschreitet, heißt das nicht, dass er keine Diagnose (mehr) hat, sondern lediglich, dass die Symptombelastung etwas geringer ist als diejenige bei den meisten Menschen mit einem Asperger-Syndrom. Der Interaktionseffekt war ebenfalls (hoch) signifikant und zeigte, dass die Intervention mit KOMPASS der Wartezeit deutlich überlegen war.

7.7 Vergleich der KOMPASS-F-Gruppe mit der Katamnesegruppe des Basistrainings (Kontrollgruppe)

Da nicht alle Teilnehmer des KOMPASS-Basistrainings KOMPASS-F besucht hatten, konnten diejenigen Probanden, die direkt in die Katamnesegruppe (KatIG) weitergeführt wurden, als Kontrollgruppe (KG), die lediglich eine Standardbetreuung erhalten hat, dienen. Die Kontrollgruppe zur Fortgeschrittenengruppe (KG) entsprach also der Katamnesegruppe des Basistrainings (KatIG), die kein Kompass-F absolviert hat. So wurde überprüft, ob KOMPASS-F gegenüber dem Basistraining allein einen Zusatzeffekt bewirkte. Die wichtigsten Kriterien, dass Teilnehmer an KOMPASS-F für Fortgeschrittene teilnehmen konnten, waren neben der Motivation und den zeitlich-geografischen Voraussetzungen der Grad, zu dem die sozialen Basis-Fertigkeiten gemäß klinischem Eindruck und Angaben der Teilnehmer und derer Eltern bereits automatisiert waren.

Stichprobe

Tab. 7.4: KOMPASS-Fortgeschrittenengruppe: Stichprobendaten der KOMPASS-Fortgeschrittenen- (FG) und der Kontrollgruppe (KG)

	Kontrollgruppe (KG)	Fortgeschrittenengruppe (FG)	KG vs FG
N 1) KG/FG	62	52	
Alter			
Mittelwert (SD)	16.2 (1.5)	17.0 (2.2)	$t = -2.2$
Range	12.9-19.6	13.1-23.9	$p = .03$**
Geschlecht			
Männlich	49 (79 %)	37 (71 %)	$\chi^2 = .57$
weiblich	13 (21 %)	15 (29 %)	$p = .45$
Diagnose			
Asperger-Syndrom	46 (74 %)	43 (83 %)	$\chi^2 = 27$
Atypischer Autismus	12 (19 %)	9 (17 %)	$p < .001$***
Frühkindlicher Autismus	4 (6 %)	0 (0 %)	
ADOS-Gesamtwert (SD)	9.8 (3.8)	9.0 (3.3)	$t = 1.4, p = .17$
ASSF-Gesamtwert (SD) N = 49/50	25.5 (7.0)	25.9 (7.9)	$t = -.25, p = .81$
FSK-Gesamtwert (SD) N = 35/31	22.2 (8.0)	20.5 (5.2)	$t = 1.0, p = .30$

Tab. 7.4: KOMPASS-Fortgeschrittenengruppe: Stichprobendaten der KOMPASS-Fortgeschrittenen- (FG) und der Kontrollgruppe (KG) – Fortsetzung

	Kontrollgruppe (KG)	Fortgeschrittenengruppe (FG)	KG vs FG
Komorbiditäten			
Nein	29 (47 %)	20 (38 %)	$\chi^2 = .64$
Ja	33 (53 %)	32 (62 %)	$p = .43$
ADHS &Impulskontrollstörung	17 (27 %)	17 (33 %)	
Depressive Störung	2 (3 %)	7 (13 %)	
Angst- & Zwangsstörung	2 (3 %)	4 (8 %)	
Essstörung	3 (5 %)	2 (4 %)	
Störung schulischer Fertigkeiten	10 (16 %)	5 (10 %)	
Sonstiges	3 (5 %)	1 (2 %)	
Medikation			
Nein	43 (69 %)	33 (64 %)	$\chi^2 = 0.55$
Ja	19 (31 %)	19 (36 %)	$p = .46$
Zusätzliche Psychotherapie			1)
Nein	49 (79 %)	50 (96 %)	$\chi^2 = 12.5$
Ja	13 (21 %)	2 (4 %)	p<.001***
Intelligenz			
Mittelwert (SD)	101.2 (16.8)	109.8 (14.0)	$t = -2.9$
Range	72–145	82–140	p<.01**
IQ <85	10 (16 %)	1 (2 %)	
IQ 85-114	40 (65 %)	32 (62 %)	
IQ >114	12 (19 %)	19 (36 %)	
Schule/Ausbildung			
Regelklasse (öffentliche Schule)	10 (16 %)	2 (4 %)	$\chi^2 = 12.3$
Heilpädagogische Kleinklasse	16 (25 %)	13 (25 %)	$p = .02*$
Weiterführende Schule	15 (24 %)	23 (44 %)	
Berufsausbildung	22 (35 %)	11 (21 %)	
arbeitslos, ohne Ausbildung	0 (0 %)	3 (6 %)	

Tab. 7.4: KOMPASS-Fortgeschrittenengruppe: Stichprobendaten der KOMPASS-Fortge-
schrittenen- (FG) und der Kontrollgruppe (KG) – Fortsetzung

	Kontrollgruppe (KG)	Fortgeschrittenengruppe (FG)	KG vs FG
Sozioökonomischer Status			
Hoch	16 (26 %)	14 (27 %)	$\chi^2 = .24$
Mittel	33 (52 %)	29 (56 %)	$p = .89$
niedrig	13 (21 %)	9 (17 %)	
Nationalität			
Schweizer	44 (71 %)	46 (88 %)	$\chi^2 = 4.2$
Ausländer	18 (29 %)	6 (12 %)	$p = .04*$

AS = Asperger-Syndrom, AA = Atypischer Autismus, HFA = High-Functioning-Autismus, ADHS = Aufmerksamkeits-Defizit-Hyperaktivitäts-Störung; SD = Standardabweichung, p = Signifikanz, * = $p \leq .05$, **; t = T-Test, χ^2 = Chi-Quadrat-Test (Schätzwerte für Zellen mit weniger als fünf Beobachtungen); 1) In diesem Vergleich beträgt die Summe der KG- und FG-Stichprobengröße (N = 115) mehr als die Teilnehmeranzahl der IG (N = 108), da sieben Teilnehmer sowohl in der KG als auch der FG auftauchen, da sie KOMPASS-F nicht unmittelbar nach Ende der Basisgruppe besucht haben.

Die FG unterschied sich in einigen Parametern von der KG. Die etwas älteren Teilnehmer (im Schnitt 17.0 Jahre), die über mehr kognitive Ressourcen und gemäß Diagnosegruppe etwas weniger stark beeinträchtigt waren, erfüllten die Kriterien für eine Teilnahme an KOMPASS-F offenbar besser. Im Bereich der autistischen Symptomatik (ADOS, ASSF und FSK) zeigten sich keine signifikanten Unterschiede. Während sich die Rate von rund einem Drittel der medikamentös behandelten Probanden nicht unterschied, wurden signifikant mehr Probanden der KG einzeltherapeutisch begleitet, wobei der prozentuale Anteil nach der Gruppenbehandlung (21 %) lediglich einen Drittel desjenigen vor der Gruppentherapie in der Wartezeit (60 %) betrug. In der FG nahmen praktisch nur noch Teilnehmer mit einer mindestens durchschnittlichen Grundintelligenz und kaum mehr Jugendliche mit einer Lernbehinderung teil. Dies ist nachvollziehbar, da das Tempo, mit dem die neuen F-Themen behandelt wurden, deutlich höher als in der Basisgruppe war und noch mehr gelesen und geschrieben werden musste. Die Verteilung der verschiedenen Ausbildungsformen unterschied sich signifikant: In der FG besuchten mehr Teilnehmer eine weiterführende Schule, in der KG mehr eine Berufsausbildung. Gemäß Erfahrung hing dies primär mit der zeitlichen Verfügbarkeit zusammen, da viele Probanden, die einen längeren Anfahrtsweg hatten, es abends nach der Arbeit nicht rechtzeitig schafften, das KOMPASS-F-Gruppentraining zu besuchen.

Ergebnisse

Tab. 7.5: Vergleich der KOMPASS-Fortgeschrittenen- (FG) mit der Kontrollgruppe (KG) – Übersicht über die Ergebnisse der Elternangaben

	Mittelwert				Interaktionseffekt
N-T3/N-T4	**T3**	**T4**	**p**	**ES**	**p**
MBAS					
KG-N = 62/42	98.3 (21.3)	95.3 (22.0)	.14	.14	.05*
FG-N = 52/51	95.3 (16.4)	85.9 (18.5)	<.001***	*.54*	
SRS					
KG-N = 54/41	80.1 (24.5)	76.0 (23.7)	.27	.17	.02*
FG-N = 52/49	81.3 (19.6)	69.1 (20.6)	<.001***	*.61*	
FEG					
KG-N = 62/43	52.4 (15.5)	52.7 (14.5)	.97	.02	.04*
FG-N = 52/50	53.5 (12.8)	60.2 (12.3)	.002**	*.53*	
CBCL					
KG-N = 61/41	46.7 (22.3)	42.3 (23.9)	.11	.19	
FG-N = 52/51	42.1 (20.0)	34.0 (17.6)	.005**	.43	.57

Anmerkungen: FG = Fortsetzungsgruppe, KG = Kontrollgruppe/IG-Katamnesegruppe; T3 = Dritter Messzeitpunkt (Post-IG = Prä-FG); T4 = Vierter Messzeitpunkt (Katamnese-IG = Post-FG); p = Signifikanz des Mittelwertunterschiedes, ** = p ≤ .01, *** = p ≤ .001; ES = Effektstärken: Zufriedenstellende Effektstärken (ES = 0.2-0.5) sind normal, mittlere (ES = 0.5-0.8) kursiv gedruckt.

Beim Zeitpunkt T3 nach dem Basis-Training (IG-Post/KG-Prä bzw. IG-Post/FG-Prä) unterschieden sich die KOMPASS-F-Gruppe (FG) und die Kontrollgruppe (KG) nicht signifikant (MBAS: p = .08; SRS: p = .99; FEG: p = .97; CBCL: p = .40). Danach nahmen sie aber teilweise einen unterschiedlichen Verlauf. In der KG, also während der Katamnesezeit zur Basisgruppe, stabilisierte sich die autistische Symptomatik gemäß MBAS und SRS auf dem erreichten Niveau bzw. nahm sogar noch weiter leicht ab und blieb im MBAS entsprechend mit RW = 95.0 unter dem klinischen kritischen Wert von RW = 103. Die sozialen Gruppenfertigkeiten (FEG) konsolidierten sich ebenfalls auf dem im Basistraining erreichten höheren Niveau. Die allgemeine Psychopathologie nahm nochmals etwas, aber nicht signifikant ab. In der FG hingegen zeigte sich eine weitere hoch signifikante Symptomabnahme bei den autistischen Verhaltensweisen (MBAS-ES = .54, SRS-ES = .61) und der allgemeinen Psychopathologie (CBCL-ES = .43), während die sozialen Gruppenfertigkeiten (FEG-ES = .53) signifikant weiter zunahmen, wie auch die Veränderungsskala des FEG (FEG-V) mit RW = +12.1 (6.9) zeigte. So zeigte sich im Interaktionseffekt, dass KOMPASS-F bei den Teilnehmern einen zusätzlichen Gewinn bewirkte: Der Interaktionseffekt war im Bereich der autistischen Sympromatik (MBAS), der sozialen Reaktivität (SRS) und den sozialen Fertigkeiten (FEG) signifikant, bei der allgemeinen Psychopathologie (CBCL) hingegen nicht, was daran lag, dass auch in der KG erfreulicherweise eine verzögerte, aber nicht signifikante Symptomabnahme zu beobachten war.

7.8 Angaben von Aussenstehenden: Lehrpersonen und Ausbilder

Um zu prüfen, ob die Teilnehmer das in den KOMPASS-Trainings Gelernte in neue Situationen transferieren konnten, wurden auch die Lehrpersonen und Ausbilder der Teilnehmer befragt, sofern welche zur Verfügung standen und auch bereit waren, am Projekt teilzunehmen. Die Datenmenge war signifikant kleiner als diejenige der Elternangaben, wie im Kapitel zu den Missing Data beschrieben worden ist (► Kap. 7.3.6). Obwohl die Stichprobe der Ausbilder weniger und $N = 74$–88 (81 % der Elternangaben) umfasste, unterschied sie sich in keinem der erhobenen Merkmale signifikant.

Ergebnisse

Die Ausbilder beobachteten gemäß SRS zwar deskriptiv eine Symptomabnahme, die v.a. bei KOMPASS-F mit $RW = -9$ deutlich war, doch diese wurde knapp nicht signifikant (jeweils $p = .06$). Eine Aufschlüsselung der Unterskalen zeigt einen etwas differenzierteren Befund (► Kap. 7.13). Im Basistraining nahmen sie aber eine hoch signifikante Zunahme der Gruppenfertigkeiten (IG-FEG-ES $= .50$) wahr, die sich während des Trainings für Fortgeschrittene stabilisierte. Die Abnahme der allgemeinen Psychopathologie im TRF während beider Trainings war nicht signifikant. Die Katamneseuntersuchung zum F-Training (► Kap. 7.12) zeigte, dass der Transfer der neuen sozialen Fertigkeiten etwas mehr Zeit benötigte und erst ein Jahr später beobachtbar war.

Die Lehrer und Ausbilder gaben auch in der Veränderungsversion des FEG (FEG-V) an, dass sie relativ zum Beginn des Basistrainings ($N = 68$) mit $RW = +8.0$ (6.5) einen Kompetenzzuwachs beobachteten. Die relative Veränderung war mit $RW = +6.1$ (6.0) während KOMPASS-F ($N = 30$) kleiner.

Tab. 7.6: Angaben von Außenstehenden zu den Veränderungen während des KOMPASS-Basis- (IG) und KOMPASS-Fortgeschrittenentrainings (FG) – Übersicht über die Angaben der Ausbilder

	Mittelwert		IG T2–T3 FG T3–T4	
	IG-T2 FG-T3	IG-T3 FG-T4	p	ES
SRS				
IG = 74/63	77.5 (27.1)	73.6 (28.9)	.06	.14
FG = 30/30	75.5 (26.1)	66.4 (25.6)	.06	.35
FEG				
IG = 88/74	45.7 (14.5)	53.5 (16.6)	<.001***	*.50*
FG = 33/30	54.9 (15.8)	54.6 (12.9)	**.95**	.02
TRF				
IG = 75/65	40.4 (23.9)	37.4 (23.6)	.38	.14
FG = 32/32	36.7 (26.5)	30.5 (19.7)	.14	.26

Anmerkungen: IG = Basis-Interventionsgruppe, FG = Fortsetzungsgruppe, T2 = zweiter Messzeitpunkt (Prä-IG), T3 = Dritter Messzeitpunkt (Post-IG = Prä-FG); T4 = Vierter Messzeitpunkt (Post-FG); p = Signifikanz des Mittelwertunterschiedes, *** = p ≤ .001; ES = Effektstärken: Kleine Effektstärken (ES = 0.2-0.5) sind normal, mittlere (ES = 0.5-0.8) kursiv gedruckt.

7.9 Angaben der Teilnehmer (KOMPASS-F)

Lediglich im KOMPASS-F-Training für Fortgeschrittene füllten die Teilnehmer selbst einen Fragebogen aus, wie sie ihre sozialen Gruppenkompetenzen und deren Veränderung einschätzten. Diese hatten signifikant zugenommen.

Tab. 7.7: Übersicht über die Ergebnisse (Mittelwerte) des Fragebogens FEG vor und nach
dem KOMPASS-F-Training

FG-N-Prä = 1 FG-N-Post = 50	Mittelwerte			
	T3	T4	p	ES
FEG	60.8 (14.7)	66.7 (14.5)	<.001***	.41

Anmerkungen: FG = Fortsetzungsgruppe, T3 = Dritter Messzeitpunkt (Prä-FG); T4 = Vierter
Messzeitpunkt (Post-FG), p = Signifikanz des Mittelwertunterschiedes, *** = p ≤ .001;
ES = Effektstärken: Kleine Effektstärken (ES = 0.2-0.5) sind normal gedruckt.

Die Teilnehmer des KOMPASS-F-Trainings nahmen eine signifikante Zunahme
ihres sozialen Verhaltens in der Gruppe wahr. Auch in der Veränderungsskala des
FEG (FEG-V, N = 49) gaben sie mit RW = +11.1 (4.7) an, dass sie eine deutliche
Verbesserung beobachten.

7.10 Angaben der Therapeuten

Da die Therapeuten die Teilnehmer in einer realen sozialen Situation, sowohl in
strukturierterem als auch unstrukturierterem Rahmen, beobachten konnten,
wurde auch deren Einschätzung erhoben.

Tab. 7.8: Übersicht über die Ergebnisse (Mittelwerte) der Fragebogen FEG und CBG vor und
nach dem KOMPASS-F-Training

	Mittelwerte			
	IG T2 FG T3	IG T3 FG T4	p	ES
FEG				
IG-N = 108	34.5 (14.9)	54.8 (13.9)	<.001***	**1.41**
FG-N = 52	57.7 (12.1)	60.9 (13.3)	.07	.25
CBG				
IG-N = 108	43.8 (12.9)	67.5 (14.2)	<.001***	**1.74**
FG-N = 52	72.9 (10.7)	70.0 (12.1)	.09	–.25

Anmerkungen: IG = Basis-Interventionsgruppe, FG = Fortsetzungsgruppe, T2 = zweiter
Messzeitpunkt (Prä-IG), T3 = Dritter Messzeitpunkt (Post-IG = Prä-FG); T4 = Vierter
Messzeitpunkt (Post-FG); p = Signifikanz des Mittelwertunterschiedes, *** = p ≤ .001;
ES = Effektstärken: Kleine Effektstärken (ES = 0.2-0.5) sind normal, große (ES>0.8) fett
gedruckt.

Die Angaben der Therapeuten zu Beginn des KOMPASS-Trainings (IG-Prä) müssen mit Vorsicht interpretiert werden, da sie die Teilnehmer zum Zeitpunkt der Einschätzung erst seit vier Gruppensitzungen kannten. Während der Basisgruppe beobachteten die Therapeuten eine hoch signifikante Zunahme der sozialen Kompetenzen und der Gruppenfertigkeiten, danach stabilisierten sich die Werte während der Fortgeschrittenengruppe. In der Fortsetzungsgruppe zeigte sich im FEG kein signifikanter Zusatzeffekt. Dies könnte an einem Deckeneffekt liegen, da bereits nach der Basisgruppe ein sehr hoher Wert erreicht wurde: Wenn ein Teilnehmer in allen Items einen Wert (3 oder 4) von »zeigt das Verhalten so wie andere Gleichaltrige« erreicht, würde dies einem Wert von 63–84 bedeuten. Somit zeigten die Teilnehmer im Schnitt Verhaltensweisen wie sie fast typisch für Gleichaltrige im Gruppenkontext waren. Ein ähnlicher Effekt zeigte sich bei den Gruppenfertigkeiten, wie sie der CBG erfasste: Wenn dort alle Items mit »Zeigt das Verhalten« (Wert 4–5) angegeben werden, würde man 76–95 Gesamtpunkte erreichen. Somit lagen die Gruppenteilnehmer im Schnitt nahe daran.

Der deutliche Zuwachs an Gruppenkompetenzen während des Basistrainings zeigte sich bei den Therapeutenangaben auch in der Veränderungsskala des FEG (FEG-V) mit $RW = +13.3$ (5.1). Auch wenn während KOMPASS-F keine weitere signifikante Veränderung in der absoluten Version mehr beobachtet werden konnte, beschrieben die Therapeuten relativ mit $RW = +11.1$ (4.7) doch noch einen großen Zuwachs an Gruppenfertigkeiten, was die These mit dem Deckeneffekt unterstützt.

7.11 Katamnese der KOMPASS-Basisgruppe

Es stellte sich die Frage, wie gut die Teilnehmer das in den KOMPASS-Trainings Gelernte über ein ganzes Jahr hinweg automatisieren und generalisieren konnten. Beobachtungen der Eltern und Lehrpersonen/Ausbilder konnten zwölf Monate nach Trainingsende hierzu beigezogen werden. Die Angaben zur Stichprobe der Katamnese der Basisgruppe (KatIG) finden sich unter 7.6, diejenigen zur Stichprobe der Katamnese der Fortgeschrittenengruppe (KatFG) unter 7.7.

Für die Berechnungen der Katamnese der Basisgruppe wurden nur diejenigen Probanden beigezogen, die nicht direkt anschließend das KOMPASS-F-Training besucht hatten.

Tab. 7.9: Überblick über die Katamnese der KOMPASS-Basisgruppe (IG) sowie der Vergleich bei Beginn von KOMPASS (T2) zur Katamnese (T4)

		Mittelwert (SD)	T3–T4 p	ES	T2–T4 p	ES
MBAS Eltern						
IG-N = 106	T2	106.5 (18.9)			<.001***	*.57*
IG-N = 109	T3	96.8 (19.5)	.17	.07		
KatIG-N = 42	T4	95.3 (22.0)				
SRS Eltern						
IG-N = 100	T2	95.8 (22.4)			<.001***	**.87**
IG-N = 100	T3	80.4 (22.4)	.14	.20		
KatG-N = 41	T4	76.0 (23.7)				
Ausbilder						
IG-N = 74	T2	77.5 (27.1)			.77	.06
IG-N = 63	T3	73.6 (28.9)	.96	.08		
KatIG-N = 19	T4	75.8 (29.5)				
FEG Eltern						
IG-N = 106	T2	45.1 (14.4)			<.001***	*.53*
IG-N = 108	T3	53.1 (14.0)	.87	.03		
KatIG-N = 43	T4	52.7 (14.2)				
Ausbilder						
IG-N = 88	T2	45.7 (14.5)			.25	.28
IG-N = 74	T3	53.5 (16.6)	.39	.24		
KatIG-N = 23	T4	49.6 (13.0)				
CBCL Eltern						
IG-N = 108	T2	53.5 (22.2)			.001***	*.49*
IG-N = 107	T3	44.9 (21.3)	.22	.12		
KatIG-N = 41	T4	42.3 (23.9)				
TRF Ausbilder						
IG-N = 75	T2	40.4 (23.9)			.61	–.05
IG-N = 65	T3	37.4 (23.6)	.33	.18		
KatIG-N = 23	T4	41.6 (24.7)				

Anmerkungen: FG = Fortsetzungsgruppe, Kat = Katamnese; T3 = Dritter Messzeitpunkt (Post-IG); T4 = Vierter Messzeitpunkt (Katamnese-IG = Post-FG), T5 = Fünfter Messzeitpunkt (Katamnese-FG); p = Signifikanz des Mittelwertunterschiedes, * = p ≤ .05, ** = p ≤ .01, *** = p ≤ .001; ES = Effektstärken: Kleine Effektstärken (ES = 0.2-0.5) sind normal, mittlere (ES = 0.5-0.8) kursiv gedruckt.

Während der Katamnesezeit zur KOMPASS-Basisgruppe stabilisierten sich gemäß Angaben der Eltern die Symptomreduktion (MBAS, SRS, CBCL) und die Verbesserungen in den sozialen Kompetenzen (FEG), die während der Basisgruppe erworben worden waren. Deskriptiv, aber nicht signifikant zeigte sich in allen Bereichen sogar eine weitere Verbesserung. Beim MBAS blieb die autistische Symptomatik auch ein Jahr nach Interventionsende unter dem kritischen Wert (Cut-off = 103). Der Vergleich ein Jahr nach Behandlungsende (T4) zur Situation bei Behandlungsbeginn (T2) zeigte eine hoch signifikante Veränderung mit mittleren (ES = .49-.57) bis sogar bei der sozialen Reaktivität (SRS-ES = .87) hohen Effektstärken, was auf eine nachhaltige Wirksamkeit des KOMPASS-Trainings verweist.

In der Wahrnehmung der Lehrer und Ausbilder, bei denen nur noch bei knapp oder weniger als der Hälfte der Probanden Daten zur Verfügung stehen, zeigte sich in der Katamnesezeit zur Basisgruppe bei der autistischen Symptomatik, bei den Gruppenkompetenzen wie auch der allgemeinen Psychopathologie keine nachhaltige Veränderung. Hierbei ist zu beachten, dass die Ausbilder bereits vor Therapiebeginn bedeutend weniger Symptome als die Eltern beobachteten. Schüler und Lehrlinge mit einer Autismus-Spektrum-Störung zeigen demnach einen Teil ihrer im SRS erfasst Symptome nicht in der Schule und am Ausbildungsplatz. Zudem beobachten die Ausbilder vielleicht auch das Verhalten nicht so genau oder haben nicht ausreichend Gelegenheit (unstrukturierte Situationen) dazu. Bei den Gruppenfertigkeiten (FEG) ist dieser Unterschied nicht zu beobachten, da diese Fertigkeiten ganz direkt auch im Unterricht beobachtbar ist. Beim FEG zeigte sich sogar eine leichte Verschlechterung in der Katamnesezeit.

7.12 Katamnese der KOMPASS-Fortgeschrittenengruppe

Tab. 7.10: Überblick über die Katamnese der KOMPASS-Fortgeschrittenengruppe (FG) sowie der Vergleich bei Beginn von KOMPASS-F (T3) zur Katamnese (T5)

		Mittelwert (SD)	T4–T5 p	T4–T5 ES	T3–T5 p	T3–T5 ES
MBAS Eltern						
FG-N = 52	T3	95.3 (16.4)			<.001***	.49
FG-N = 51	T4	85.9 (18.5)	.69	−.04		
KatFG-N = 38	T5	86.6 (19.8)				
SRS Eltern						
FG-N = 52	T3	81.3 (19.6)			<.001***	.66
FG-N = 49	T4	69.1 (20.6)	.99	.07		
KatFG-N = 38	T5	67.4 (23.1)				
Ausbilder						
FG-N = 30	T3	75.5 (26.1)			<.001***	.85
FG-N = 30	T4	66.4 (25.7)	.04*	.51		
KatFG-N = 21	T5	53.0 (27.1)				
FEG Eltern						
FG-N = 52	T3	53.5 (12.8)			<.001***	.55
FG-N = 50	T4	60.2 (12.3	.94	−.04		
KatFG-N = 38	T5	60.7 (13.6)				
Ausbilder						
FG-N = 33	T3	54.9 (15.8)			.03*	.65
FG-N = 30	T4	54.6 (12.9)	.04*	.75		
KatFG-N = 21	T5	65.1 (15.4)				
CBCL Eltern						
FG-N = 52	T3	42.1 (20.0)			<.01**	.43
FG-N = 51	T4	34.0 (17.6)	.99	.03		
KatFG-N = 38	T5	33.5 (20.5)				

Tab. 7.10: Überblick über die Katamnese der KOMPASS-Fortgeschrittenengruppe (FG) sowie der Vergleich bei Beginn von KOMPASS-F (T3) zur Katamnese (T5) – Fortsetzung

		Mittelwert (SD)	T4–T5 p	ES	T3–T5 p	ES
TRF Ausbilder						
FG-N = 32	T3	36.7 (26.5)			<.01**	*.71*
FG-N = 32	T4	30.5 (19.7)	.21	.55		
KatFG-N = 21	T5	20.2 (17.0)				

Anmerkungen: FG = Fortsetzungsgruppe, Kat = Katamnese; T3 = Dritter Messzeitpunkt (Post-IG); T4 = Vierter Messzeitpunkt (Katamnese-IG = Post-FG), T5 = Fünfter Messzeitpunkt (Katamnese-FG); p = Signifikanz des Mittelwertunterschiedes, * = p ≤ .05, ** = p ≤ .01, *** = p ≤ .001; ES = Effektstärken: Zufriedenstellende Effektstärken (ES = 0.2-0.5) sind normal, mittlere (ES = 0.5-0.8) kursiv gedruckt.

In der Beobachtung der Eltern konnten die Teilnehmer von KOMPASS-F ihre Zunahme an sozialen Kompetenzen (FEG), die Abnahme der autistischen Symptomatik (MBAS, SRS) wie auch die Reduktion der allgemeinen Psychopathologie (CBCL) auch ein Jahr nach Gruppenende (T5) aufrechterhalten. Die autistischen Verhaltensweisen (RW = 87) blieben klar unter dem kritischen Wert der MBAS (Cut-off = 103). Die Verbesserung erreichte im Vergleich zum Beginn des Fortgeschrittenentrainings (T3) hohe Signifikanzen und mehrheitlich mittlere Effektstärken (ES = .43–.66).

Die Lehrer und Ausbilder beobachteten in der Katamnesezeit der KOMPASS-F-Gruppe (T5) eine signifikante Abnahme der autistischen Symptomatik (SRS-ES = .51), die sich besonders in der Unterskala der sozialen Kommunikation (p = .03, ES = .49) zeigte, und eine signifikante Zunahme der sozialen Fertigkeiten (FEG-ES = .71), während sich die allgemeine Psychopathologie lediglich deskriptiv um einen Drittel verringerte (TRF-ES = .55). Der Vergleich zur Situation vor Trainingsbeginn (T3) zeigte in allen Bereichen signifikante Verbesserungen, die im SRS mit ES = .85 mit hohen sowie im FEG (ES = .65) und im TRF (ES = .71) mit mittleren Effektstärken zu Buche schlugen. Im Bereich der sozialen Reaktivität waren es vor allem die soziale Kommunikation (p<.001, ES = .81), soziale Motivation (p<.001, ES = .90) und die autistischen Manierismen (p<.001, ES = .83), die signifikant abgenommen hatten. Bei der Psychopathologie wurden vor allem Verbesserungen in den Unterskalen Externalisierung (p = .05, ES = .43) und Internalisierung (p = .006, ES = .84) sowie den Faktoren Sozialer Rückzug (p = .05, ES = .60), soziale Probleme (p = .05, ES = .48), zwanghaftes Verhalten (p = .02, ES = .66) Angst und Depressivität (p = .01, ES = .82) und delinquentes Verhalten (p = .001, ES = .77) angegeben.

Da die Effekte während des F-Trainings (► Tab. 7.9) geringer als diejenigen in der Katamnesezeit waren, konnte daraus geschlossen werden, dass die Generalisierung der neuen sozialen Kompetenzen länger dauerte, bis sie außerhalb durch

Lehrpersonen und Ausbilder beobachtbar waren. Zudem schienen erst die komplexeren sozialen Fertigkeiten, die im Fortgeschrittenen-Training aufgebaut wurden, für den Abbau der autistischen Symptomatik im schulischen und beruflichen Alltagsleben relevant zu sein, wie der Vergleich mit dem Verlauf im Basistraining (▶ Tab. 7.6) zeigte.

7.13 Verlauf der KOMPASS-Basis- und Fortgeschrittenengruppe mit Unterskalen

Im Folgenden wird der Gesamtverlauf der aktiven KOMPASS-Zeiten differenziert durch die Unterskalen dargestellt. Die Angaben zur Stichprobe der Verlaufsuntersuchung der Basisgruppe (IG) finden sich unter 7.6, diejenige von KOMPASS-F unter 7.7. Die Stichprobengrößen werden aus Gründen der Übersichtlichkeit im Text jeweils nicht angegeben, sie variieren mit dem Zeitpunkt und dem Beurteiler. Die entsprechenden N finden sich in den Tabellen 7.3, 7.5, 7.6, 7.7, 7.8 und 7.9.

Die Elternangaben ergaben ein sehr einheitliches Bild. Sie beobachteten sowohl nach dem Basistraining als auch nach der Fortgeschrittenengruppe eine hoch signifikante Abnahme (p<.001) der autistischen Symptomatik, die alle Unterbereiche der MBAS und SRS gleichermaßen betrafen. Mittlere Effektstärken wurden nicht nur in den Gesamtwerten, sondern auch den Bereichen der Theory-of Mind & des Kontaktverhaltens (MBAS ES = .54 bzw. ES = .53), soziale Kommunikation (SRS ES = .77 bzw. ES = .53), soziale Motivation (SRS-Basistraining ES = .63) und autistische Manierismen (SRS-Fortgeschrittenentraining ES = .56) erreicht. Auch die Zunahme der sozialen Fertigkeiten war in beiden Trainings bedeutsam (FEG p = .001 bzw. p = .002). In der CBCL zeigte sich in beiden Interventionszeiten eine hoch signifikante Abnahme der allgemeinen Psychopathologie (p<.001) und zwar im externalisierenden (p = .001) wie auch internalisierenden (p = .001) Bereich. Die Verbesserungen zeigten sich besonders in den Bereichen sozialer Rückzug (p<.001) und soziale Probleme (p<.001 bzw. p = .01), die wohl nahe mit dem Training verknüft sind. Aber auch die Bereiche Angst & Depressivität (p = .01 bzw. p = .02), zwanghaftes Verhalten (p = .001 bzw. p = .02), aggressives Verhalten (p<.001 bzw. p = .01) und Aufmerksamkeitsprobleme (p<.001) zeigten eine geringere Symptombelastung, was auf ein allgemein verbessertes Wohlbefinden verwies.

Tab. 7.11: Verlauf der Basis-Interventionsgruppe und der Fortgeschrittenengruppe – Übersicht über alle Beurteiler und alle Unterskalen

T2–T4 Mittelwert (SD)	Basisgruppe				Fortgeschrittenengruppe			
	T2	T3	p	ES	T3	T4	p	ES
MBAS Eltern								
Gesamtwert	106.5 (18.8)	96.8 (19.5)	<.001***	.51	95.3 (16.4)	85.9 (18.5)	<.001***	.54
Theory of Mind, Kontaktverhalten	43.0 (7.6)	38.9 (7.7)	<.001***	.54	38.9 (6.5)	35.2 (7.4)	<.001***	.53
Geteilte Freude, Mimik, Gestik	24.6 (7.1)	23.4 (6.8)	<.001***	.18	22.7 (6.4)	21.4 (7.1)	<.001***	.20
Situationsinadäquates Verhalten	20.4 (6.0)	18.1 (6.3)	<.001***	.38	17.3 (5.8)	14.7 (5.8)	<.001***	.46
Sprachstil, Sonderinteressen	16.4 (5.1)	14.6 (5.0)	<.001***	.34	14.5 (4.5)	13.0 (5.9)	<.001***	.29
SRS Eltern								
Gesamtwert	96.2 (22.6)	80.4 (22.4)	<.001***	.68	81.3 (19.6)	69.1 (20.6)	<.001***	.61
Soziale Bewusstheit	11.4 (3.4)	9.9 (3.6)	<.001***	.41	10.4 (3.2)	9.2 (2.9)	<.001***	.41
Soziale Kognition	17.2 (5.6)	14.6 (5.3)	<.001***	.45	13.9 (4.8)	12.0 (4.6)	<.001***	.42
Soziale Kommunikation	35.1 (8.3)	28.6 (8.1)	<.001***	.77	29.2 (7.6)	24.9 (8.3)	<.001***	.53
Soziale Motivation	18.3 (5.1)	15.1 (4.9)	<.001***	.63	15.4 (4.7)	13.2 (4.7)	<.001***	.46
Autistische Manierismen	16.1 (6.8)	13.8 (5.7)	<.001***	.36	14.0 (5.3)	11.1 (4.7)	<.001***	.56
SRS Ausbildung								
Gesamtwert	77.7 (26.9)	73.6 (28.9)	.06	.14	75.5 (26.1)	66.4 (25.7)	.06	.35
Soziale Bewusstheit	9.4 (3.3)	8.8 (3.9)	.05*	.17	8.4 (3.7)	7.7 (3.1)	.47	.21

Tab. 7.11: Verlauf der Basis-Interventionsgruppe und der Fortgeschrittenengruppe – Übersicht über alle Beurteiler und alle Unterskalen – Fortsetzung

	Basisgruppe				Fortgeschrittenengruppe			
Soziale Kognition	14.2 (5.7)	13.7 (16.1)	.25	.08	13.6 (6.1)	12.4 (5.4)	.45	.21
Soziale Kommunikation	29.6 (10.6)	27.9 (11.8)	.14	.15	28.6 (10.7)	24.5 (9.3)	.03*	.41
Soziale Motivation	13.9 (6.0)	13.2 (6.0)	.19	.10	14.3 (5.6)	12.0 (5.8)	.01**	.40
Autistische Manierismen	12.0 (6.4)	11.2 (6.0)	.04*	.13	11.9 (6.0)	10.9 (6.1)	.29	.17
FEG Eltern								
Gesamtwert	45.1 (14.4)	53.1 (14.0)	<.001***	.57	53.5 (12.8)	60.2 (12.3)	.002**	.53
FEG Ausbildung								
Gesamtwert	45.7 (14.5)	53.5 (16.6)	<.001***	.50	54.9 (15.8)	54.6 (12.9)	.95	.02
FEG Teilnehmer								
Gesamtwert	-	-	-	-	60.8 (14.7)	66.7 (14.5)	<.001***	.41
FEG Therapeuten								
Gesamtwert	34.5 (14.9)	54.8 (13.9)	<.001***	1.4	57.7 (12.1)	60.9 (13.3)	.07	.25
CBG Therapeuten								
Gesamtwert	43.8 (12.9)	67.5 (14.2)	<.001***	1.7	72.9 (10.7)	70.0 (12.1)	.09	−.25
CBCL Eltern								
Gesamtwert	53.5 (22.2)	44.9 (21.3)	<.001***	.39	42.1 (20.0)	34.0 (17.6)	<.001***	.43
Externalisierende Störung	12.6 (8.7)	10.6 (7.6)	<.001***	.24	9.0 (6.2)	7.0 (4.8)	<.001***	.37

Tab. 7.11: Verlauf der Basis-Interventionsgruppe und der Fortgeschrittenengruppe – Übersicht über alle Beurteiler und alle Unterskalen – Fortsetzung

	Basisgruppe				Fortgeschrittenengruppe			
Internalisierende Störung	17.9 (8.6)	15.8 (8.4)	<.001***	.24	15.6 (8.0)	13.1 (7.5)	<.001***	.33
Sozialer Rückzug	7.5 (3.0)	6.7 (3.1)	<.001***	.27	7.0 (3.2)	5.7 (2.9)	<.001***	.43
Soziale Probleme	7.1 (2.9)	5.7 (2.7)	<.001***	.49	5.4 (2.9)	4.6 (2.9)	.01**	.30
Angst/Depressivität	8.5 (5.5)	7.6 (5.4)	.01**	.18	7.4 (5.2)	6.2 (4.9)	.02*	.23
Zwanghaftes Verhalten	2.5 (2.1)	2.0 (1.9)	<.001***	.24	2.1 (2.2)	1.5 (2.2)	.02*	.27
Aufmerksamkeitsprobleme	8.4 (3.7)	6.9 (3.6)	<.001***	.40	6.8 (3.6)	5.4 (3.5)	<.001***	.42
Aggressives Verhalten	9.6 (7.0)	8.0 (6.2)	<.001***	.24	6.5 (5.0)	5.0 (3.7)	.01**	.35
Somatische Beschwerden	2.4 (2.8)	2.1 (2.5)	.07	.12	1.8 (2.1)	1.7 (2.7)	.51	.06
Delinquentes Verhalten	3.0 (2.2)	2.6 (2.0)	.02*	.19	2.5 (2.0)	2.0 (1.6)	.03*	.29
TRF Ausbildung								
Gesamtwert	40.4 (23.9)	37.4 (23.6)	.38	.13	36.6 (26.5)	30.5 (19.7)	.14	.26
Externalisierende Störung	7.6 (7.6)	6.8 (8.1)	.56	.10	6.9 (8.7)	4.6 (5.2)	.03*	.33
Internalisierend	19.9 (8.6)	13.3 (9.0)	.62	.07	13.2 (8.7)	11.2 (8.5)	.24	.23
Sozialer Rückzug	6.4 (3.8)	5.8 (3.6)	.16	.16	5.7 (3.7)	5.2 (3.3)	.41	.15
Soziale Probleme	5.9 (5.0)	5.2 (4.4)	.22	.15	4.9 (4.6)	3.9 (3.8)	.17	.25
Angst/Depressivität	6.3 (5.2)	6.1 (5.2)	.83	.04	6.2 (4.8)	5.0 (5.5)	.28	.23
Zwanghaftes Verhalten	2.3 (2.2)	1.8 (2.0)	.10	.21	1.8 (2.0)	1.3 (1.6)	.11	.32

Tab. 7.11: Verlauf der Basis-Interventionsgruppe und der Fortgeschrittenengruppe – Übersicht über alle Beurteiler und alle Unterskalen – Fortsetzung

	Basisgruppe				Fortgeschrittenengruppe			
Aufmerksamkeitsprobleme	11.2 (7.7)	10.7 (7.0)	.60	.07	9.9 (7.3)	9.6 (6.8)	.75	.05
Aggressives Verhalten	6.8 (6.9)	6.0 (7.0)	.44	.12	5.7 (7.5)	4.1 (4.8)	.09	.25
Somatische Beschwerden	1.0 (1.8)	1.2 (1.8)	.23	-.07	1.1 (1.8)	1.0 (1.6)	.59	.07
Delinquentes Verhalten	1.4 (1.6)	1.4 (1.8)	.87	.04	1.6 (2.1)	0.9 (1.2)	.03*	.39

Anmerkungen: T2 = Zweiter Messzeitpunkt (Post-IG); T3 = Dritter Messzeitpunkt (Post-IG = PräFG); T4 = Vierter Messzeitpunkt (Katamnese-IG = Post-FG), T5 = Fünfter Messzeitpunkt (Katamnese-FG); p = Signifikanz des Mittelwertunterschiedes, * = p ≤ .05, ** = p ≤ .01, *** = p ≤ .001; ES = Effektstärken: Kleine Effektstärken (ES = 0.2-0.5) sind normal, mittlere (ES = 0.5-0.8) kursiv und große (ES>0.8) fett gedruckt.

Die Angaben der Lehrer und Ausbilder, die auf einer bedeutend geringeren Probandenanzahl beruhten, zeigten nur punktuelle Effekte direkt nach den Trainings, da die Generalisierung wohl mehr Zeit brauchte, wie die Katamnesen (▶ Kap. 7.11 und 7.12) gezeigt hatten. Nach dem Basistraining beobachteten die Ausbilder vor allem im SRS eine verbesserte soziale Bewusstheit (p = .05) und weniger autistische Manierismen (p = .04) sowie nach KOMPASS-F eine verbesserte soziale Motivation (p = .01) und soziale Kommunikation (p = .03). Nach dem Basistraining erkannten sie deutlich mehr soziale Kompetenzen (FEG p<.001). Bei der allgemeinen Psychopathologie (TRF) nahmen die Ausbilder schon zu Beginn 20 % weniger Schwierigkeiten wahr als die Eltern. Nach dem Fortgeschrittenentraining berichteten sie von signifikant weniger externalisierenden Verhaltensweisen (p = .03).

7.14 Testpsychologische Verlaufsergebnisse

Im Rahmen der KOMPASS-Evaluation wurde der Frage nachgegangen, ob sich die Veränderungen auch in einem testdiagnostischen Verfahren, das einen zentralen Aspekt des Basistrainings (FEFA) bzw. des Fortsetzungstrainings (MASC) erfasste, abbilden liessen.

Tab. 7.12: Übersicht über die Ergebnisse (Mittelwerte) der Testergebnisse vor und nach dem KOMPASS-Basistraining

	Mittelwerte			
	T2	T3	p	ES
FEFA N = 74	35.8 (5.6)	40.7 (4.5)	<.001***	.97

Anmerkungen: IG = Basis-Interventionsgruppe; T2 = zweiter Messzeitpunkt (Prä-IG), T3 = Dritter Messzeitpunkt (Post-IG); p = Signifikanz des Mittelwertunterschiedes, *** = p ≤ .001; ES = Effektstärken: Große Effektstärken (ES>0.8) sind fett gedruckt. Der FEFA steht von 69 % der Teilnehmer zur Verfügung.

Während des Basis-Trainings konnten die Teilnehmer ihre Fertigkeit der Emotionserkennung, wie sie im FEFA-Test ermittelt wurde, hoch signifikant steigern, was sich auch in der hohen Effektstärke (ES = .97) abbildete.

Tab. 7.13: Übersicht über die Ergebnisse (Mittelwerte) der Testergebnisse vor und nach dem KOMPASS-Fortgeschrittenentraining

| | Mittelwerte | | | |
	T3	T4	p	ES
MASC N = 45	28.8 (6.1)	32.9 (6.0)	<.001***	*.68*

Anmerkungen: FG = Fortsetzungsgruppe, T3 = Dritter Messzeitpunkt (Prä-FG); T4 = Vierter Messzeitpunkt (Post-FG); p = Signifikanz des Mittelwertunterschiedes, *** = p ≤ .001; ES = Effektstärken: Mittlere Effektstärken (ES = 0.5-0.8) sind kursiv gedruckt. Der MASC steht von 87 % der Teilnehmer zur Verfügung.

Im Fortgeschrittenen-Training verfeinerten die Probanden ihre soziale Kognition, die durch den MASC erhoben wurde, ihn hohem Maße (ES = .68).

7.15 Vergleich der internen KOMPASS-Basisgruppen mit den externen Gruppen

Stichprobe

Das KOMPASS-Basistraining wurde auch in externen kinder- und jugendpsychiatrischen Kliniken in Luzern, Basel-Stadt und Baselland im ambulanten Setting durchgeführt (► Kap. 7.3.5), um zu prüfen, ob das Praxishandbuch tauglich ist und zu vergleichbaren Ergebnissen führt.

Tab. 7.14: Stichprobendaten der internen Basis-Interventions- (IG) und der externen Basisgruppe (EG)

	Basis-Interventionsgruppe (IG)	Externe Basisgruppe (EG)	IG vs EG
N	108	35	
Alter			
Mittelwert (SD)	15.6 (1.9)	15.0 (2.5)	t = 1.3
Range	11.9–22.9	10.7–24.0	p = .18
Geschlecht			
Männlich	81 (75 %)	32 (91 %)	$\chi^2 = 4.1$
weiblich	27 (25 %)	3 (9 %)	p = .04*

Tab. 7.14: Stichprobendaten der internen Basis-Interventions- (IG) und der externen Basisgruppe (EG) – Fortsetzung

	Basis-Interventions-gruppe (IG)	Externe Basis-gruppe (EG)	IG vs EG
Diagnose			
Asperger-Syndrom	85 (79 %)	30 (86 %)	$\chi^2 = 19.0$
Atypischer Autismus	19 (17 %)	3 (9 %)	$p < .01$**
Frühkindlicher Autismus	4 (4 %)	2 (6 %)	
ADOS-Gesamtwert (SD)	9.5 (3.6)	10.9 (3.3)	$t = -2.2$, $p = .03$*
Komorbiditäten			
Nein	45 (42 %)	13 (37 %)	$\chi^2 = .05$
Ja	63 (58 %)	20 (57 %)	$p = .82$
Unbekannt	-	2 (6 %)	
ADHS &Impulskontrollstörung	35 (32 %)	6 (17 %)	
Depressive Störung	11 (10 %)	2 (6 %)	
Angst- & Zwangsstörung	5 (5 %)	2 (6 %)	
Essstörung	5 (5 %)	0 (0 %)	
Störung schulischer Fertigkeiten	14 (13 %)	3 (9 %)	
Sonstiges	4 (4 %)	3 (9 %)	
Medikation			
Nein	74 (69 %)	30 (86 %)	$\chi^2 = 4.2$
Ja	34 (31 %)	4 (11 %)	$p = .04$*
Keine Angaben	-	1 (3 %)	
Zusätzliche Psychotherapie			
Nein	106 (98 %)	17 (48 %)	$\chi^2 = 7.2$
Ja	2 (2 %)	3 (9 %)	$p < .01$**
Keine Angaben	-	15 (43 %)	
Intelligenz			
Mittelwert (SD)	104.6 (17.0)	98.0 (11.9)	$t = 2.9$
Range	72–145	74–122	$p < .01$**
IQ <85	11 (10 %)	3 (9 %)	
IQ 85-114	67 (62 %)	29 (83 %)	
IQ >114	30 (28 %)	3 (9 %)	

Tab. 7.14: Stichprobendaten der internen Basis-Interventions- (IG) und der externen Basisgruppe (EG) – Fortsetzung

	Basis-Interventions-gruppe (IG)	Externe Basis-gruppe (EG)	IG vs EG
Schule/Ausbildung			
Regelklasse (öffentliche Schule)	26 (24 %)	14 (40 %)	$\chi^2 = 18.0$
Heilpädagog. Kleinklasse	51 (47 %)	14 (40 %)	$p<.01**$
Weiterführende Schule	14 (13 %)	2 (6 %)	
Berufsausbildung	10 (9 %)	5 (14 %)	
arbeitslos, ohne Ausbildung	7 (7 %)	0	
Sozioökonomischer Status			
Hoch	28 (26 %)	3 (9 %)	$\chi^2 = 4.3$
Mittel	60 (56 %)	20 (57 %)	$p = .12$
niedrig	20 (18 %)	2 (6 %)	
Nationalität			
Schweizer	84 (78 %)	26 (74 %)	$t = 5.3$
Ausländer	24 (22 %)	9 (26 %)	$p = .02*$

AS = Asperger-Syndrom, AA = Atypischer Autismus, HFA = High-Functioning-Autismus, ADHS = Aufmerksamkeits-Defizit-Hyperaktivitäts-Störung; SD = Standardabweichung, p = Signifikanz, * = $p \le .05$; t = T-Test, χ^2 = Chi-Quadrat-Test

Die interne Stichprobe (IG) war zwar grundsätzlich mit der externen (EG) vergleichbar, auch wenn sich mehrere signifikante Abweichungen ergaben. In der EG gab es signifikant weniger Mädchen und junge Frauen, und die große Mehrheit der Teilnehmer der EG hatte ein Asperger-Syndrom, während die Diagnose des Atypischen Autismus deutlich weniger häufig als in der IG vorkam. Die EG war gemäß ADOS schwerer beeinträchtigt. In beiden Gruppen wiesen mehr als die Hälfte der Teilnehmer mindestens eine Komorbidität auf, wobei dies in der IG bei doppelt so vielen Probanden eine Aufmerksamkeits- und Impulskontrollstörung war. In der EG wiederum wurden signifikant weniger Teilnehmer zusätzlich medikamentös behandelt. Der Unterschied bei der Psychotherapie war irrelevant, da er durch die hohe Quote an fehlenden Angaben bei der EG zustande kam. Auf der Ebene der sozialen Integration war die IG schwerer belastet, wie die höhere Quoten der nicht in der Regelklasse beschulbaren Teilnehmer und der Jugendlichen ohne Ausbildungsplatz zeigten. Die EG war kognitiv homogener als die IG: In der IG waren es mehr überdurchschnittlich intelligente Teilnehmer und entsprechend auch mehr Gymnasiasten und Studierende, was auch mit dem Standort der Hochschulen zu tun hatte.

Ergebnisse

Tab. 7.15: Vergleich internen KOMPASS-Basis (IG) mit der externen KOMPASS-Basisgruppe (EG) Übersicht über die Ergebnisse (Mittelwerte) der Elternangaben

	Mittelwert			Interaktionseffekt	
	T2	T3	p	ES	p
MBAS				.	
IG-N = 106	106.5 (18.8)	96.8 (19.5)	<.001***	*.51*	.13
EG-N = 34	114.6 (19.6)	106.9 (22.9)	.01**	36	
SRS					
IG-N = 101	96.2 (22.6)	80.4 (22.4)	<.001**	*.70*	.75
EG-N = 34	99.3 (24.6)	86.1 (26.9)	<.001***	*.52*	
FEG					
IG-N = 106	45.0 (14.4)	53.1 (14.0)	<.001***	*.57*	.48
EG-N = 35	45.1 (16.8)	51.1 (14.5)	.01**	.38	
CBCL					
IG-N = 108	53.5 (22.2)	44.9 (21.3)	<.001***	.39	.79
EG-N = 35	47.4 (21.0)	37.9 (17.9)	.004**	.48	

Anmerkungen: IG = Interne Basis-Interventionsgruppe, EG = Externe Basis-Interventionsgruppe; T2 = zweiter Messzeitpunkt (Prä), T = Dritter Messzeitpunkt (Post); p = Signifikanz des Mittelwertunterschiedes, ** = p ≤ .01, *** = p ≤ .001; ES = Effektstärken: Kleine Effektstärken (ES = 0.2-0.5) sind normal, mittlere (ES = 0.5-0.8) kursiv gedruckt.

Die Ausgangswerte der Probanden aus der IG und der EG waren vergleichbar. Beim Zeitpunkt T2 unterschieden sich die beiden Gruppen nicht signifikant (MBAS: p = .29; SRS: p = .88; FEG p:>.99; CBCL: p = .42). Danach zeigten sie einen vergleichbaren, parallelen Verlauf. Auch in der EG nahmen die autistische Symptomatik (MBAS und SRS) und die allgemeine Psychopathologie (CBCL) signifikant ab und die sozialen Gruppenfertigkeiten (FEG) signifikant zu. Es fand sich kein Interaktionseffekt, was aufzeigt, dass lediglich durch die Benutzung des Handbuchs in einer externen KOMPASS-Basisgruppe ein vergleichbar guter Effekt erzielt werden konnte wie durch Gruppen, die von der Erstautorin geleitet oder supervidiert wurden.

7.16 Moderierende Faktoren

Es stellte sich die Frage, ob KOMPASS bei einer bestimmten Untergruppe von Jugendlichen und jungen Erwachsenen mit einer Autismus-Spektrum-Störung eine bessere Wirksamkeit als bei einer anderen zeigte. Es wurden für das KOMPASS-Basistraining wie auch KOMPASS-F sowohl bei den Einschätzungen der Eltern, Ausbildern und Teilnehmern als auch in allen Fragebogen keine Effekte in Bezug auf die Zugehörigkeit zu einer Altersgruppe, dem Geschlecht oder das kognitive Funktionsniveau (Intelligenz) gefunden. Auch eine komorbide Aufmerksamkeitstörung mit Hyperaktivität stellte keinen den Erfolg moderierenden Faktor dar. Der einzige signifikante Moderator stellte der Prä-Wert dar: Je höher die Symptomatik in den Fragebogen MBAS, SRS und CBCL bzw. je geringer die sozialen Kompetenzen im FEG waren, desto größer waren die Fortschritte. Gerade Teilnehmer mit einer hohen Symptombelastung und geringeren sozialen Ressourcen profitierten also mehr von der KOMPASS-Behandlung.

7.17 Behandlungszufriedenheit

Die Zufriedenheit mit der Therapie wurde mittels des FBBs erhoben, der früher in der Klinik zur Messung der Behandlungszufriedenheit eingesetzt wurde. Er eignet sich nicht spezifisch für das Gruppensetting und die Behandlung von Menschen mit einer Autismus-Spektrum-Störung.

Tab. 7.16: Übersicht über die Ergebnisse (Mittelwerte) der Therapiezufriedenheit bei T2 nach dem KOMPASS-Basis- (IG) und bei T3 dem KOMPASS-F-Training (FG)

	IG		FG	
N	**Eltern** **107**	**Teilnehmer** **100**	**Eltern** **46**	**Teilnehmer** **51**
Gesamtwert	3.3 (0.4)	3.0 (0.6)	3.5 (0.3)	3.1 (0.5)
Behandlungserfolg	2.6 (0.6)	2.7 (0.8)	3.0 (0.7)	2.7 (0.7)
Beziehung zum Therapeuten	-	3.2 (0.6)	-	3.3 (0.5)
Persönliche Entwicklung	2.2 (1.0)	2.9 (0.7)	2.6 (0.9)	2.9 (0.7)
Familienbeziehungen	2.6 (0.9)	1.8 (1.3)	3.0 (0.9)	1.9 (1.0)
Beziehung zu Tochter/Sohn	2.8 (0.8)	-	3.1 (0.7)	-
Behandlungsverlauf	3.7 (0.4)	-	3.8 (0.2)	-
Zufriedenheit mit den Rahmenbedingungen	-	3.0 (0.6)		3.2 (0.6)

Die Teilnehmer und die Eltern waren sowohl mit dem KOMPASS-Basistraining als auch KOMPASS-F durchschnittlich zufrieden, wie der Gesamtwert zeigt (Marburger-Referenzstichprobe im Manual des FBB). Die Zufriedenheit der Eltern war unter anderem durch die durchschnittliche bis im F-Training sogar überdurchschnittliche Zufriedenheit bei der Skala ›Behandlungsverlauf‹ bedingt, die bei den Teilnehmern nicht erhoben wird. Die Teilnehmer erlebten die Beziehung zu den beiden Therapeuten als gut bis sogar überdurchschnittlich bei KOMPASS-F, was angesichts der störungsspezifischen Schwierigkeiten, ein Beziehungsangebot zu erkennen und wahrzunehmen, besonders positiv war. Sie waren mit ihrer persönlichen Entwicklung zufrieden. Auch die Rahmenbedingungen des Trainings waren für die Teilnehmer gut. Dass KOMPASS nicht auf eine Verbesserung der Familienbeziehungen abzielte, zeigte die entsprechende Unterskala, die sowohl durch die Teilnehmer als auch bei den Eltern als (klar) unterdurchschnittlich eingeschätzt wurde. In den Augen der Eltern verbesserte sich die Beziehung zu ihrer Tochter bzw. ihrem Sohn im Basistraining noch nicht zufriedenstellend, im F-Training dann schon.

7.18 Zusammenfassung der Ergebnisse

Sowohl die KOMPASS-Basisgruppe als auch KOMPASS-F-Gruppe für Fortgeschrittene zeigt nach Beobachtung der Eltern im Vergleich zu jeweiligen Kontrollgruppen eine gute Wirksamkeit in Bezug auf die Reduktion der autistischen Verhaltensweisen und der allgemeinen Psychopathologie als auch auf die Verbesserung der Gruppenkompetenzen. Im Verlauf sinkt die autistische Symptomatik in allen Bereichen immer weiter ab und die sozialen Kompetenzen nehmen zu. Auch ein Jahr nach Ende des Basis- bzw. des Fortgeschrittenentrainings sind die Verbesserungen deutlich sichtbar. Teilnehmer, die nach dem Basistraining noch KOMPASS-F besucht haben, zeigen einen zusätzlichen Gewinn daraus. Die Zunahme der sozialen Fertigkeiten lässt sich auch durch testpsychologische Verfahren zeigen. Die Teilnehmer von KOMPASS-F nehmen bei sich selbst eine deutliche Zunahme der sozialen Gruppenfertigkeiten wahr. Die Therapeuten beobachten eine klare Steigerung der sozialen Fertigkeiten und Gruppenkompetenzen während des KOMPASS-Basistrainings, sodass die Teilnehmer dann die entsprechenden Verhaltensweisen mehr oder minder gleich häufig wie Gleichaltrige ohne eine autistische Beeinträchtigung zeigen. Entsprechend ist während KOMPASS-F kaum mehr eine Steigerung möglich und es wird auch keine bedeutsame Verbesserung mehr beobachtet. Die Lehrer und Ausbilder hingegen beobachten zwar während der Basisgruppe eine deutliche Zunahme der Gruppenfertigkeiten, eine verbesserte soziale Bewusstheit und weniger autistische Manierismen sowie eine, wenn auch nicht signifikante Verbesserung der allgemeinen sozialen Reaktivität, doch diese Verbesserungen sind zumindest in der Probandengruppe, die nicht noch KOMPASS-F besucht, nicht nachhaltig. Während des Fortgeschrittenentrainings hingegen und erst recht nach einem Jahr später zeigen sich signifikante Verringerungen der autistischen Symptomatik generell, eine Verbesserung der sozialen Kommunikation und Motivation im Besonderen, eine signfikante Reduktion der allgemeinen Psychopathologie wie auch eine Zunahme der sozialen Kompetenzen. Das Praxishandbuch hat sich als tauglich erwiesen und ermöglicht externen Therapeuten vergleichbare Effekte. Die Teilnehmer und Eltern sind mit der Behandlung zufrieden.

7.19 Diskussion

Dieses Kapitel steht der interessierten Leserin und dem interessierten Leser unter ContentPlus als Download zur Verfügung.

7.20 Limitationen und Stärken

Dieses Kapitel steht der interessierten Leserin und dem interessierten Leser unter ContentPlus als Download zur Verfügung.

Literatur

Achenbach, T. M. (1991a). Manual for the Child Behavior Checklist/4-18 and 1991 Profile. Burlington: University of Vermont, Department of Psychiatry.

Achenbach, T. M. (1991b). Manual for the Teacher's Report Form and 1991 Profile. Burlington: University of Vermont Department of Psychiatry.

American Psychiatric Association (1994). Diagnostic and Statistical Manual of Mental Disorders, 4th Edition (DSM-IV). Washington, DC: American Psychiatric Association.

Angermeyer, M.C., Kilian R. & Matschinger, H. (2000). WHOQOL-100 und WHOQOL-BREF Handbuch für die deutsche Version der WHO Instrumente zur Erfassung der Lebensqualität. Göttingen: Hogrefe.

Antshel, K.M., Polacek, C., McMahon, M., Dygert, K., Spenceley, L., Dygert, L., Miller, L. & Faisal, F. (2011). Comorbid ADHD and anxiety affect social skills group intervention Efficacy in Children with autism sepcrum disorders. Journal of Developmental & Behavioral Pediatrics, 32 (6), 439–446.

Apple, A.L., Billingsley, F. & Schwartz, I.S. (2005). Effects of video modeling alone and with self-managment on compliment-giving behaviors of children with high-functioning ASD. Journal of Positive Behavior Interventions, 7 (1), 33–46.

Arbeitsgruppe Deutsche Child Behavior Checklist (1993). Lehrerfragebogen über das Verhalten von Kindern und Jugendlichen; deutsche Bearbeitung der Teacher's Report Form der Child Behavior Checklist (TRF). Einführung und Anleitung zur Handauswertung, bearbeitet von M. Döpfner, P. Melchers. Köln: Arbeitsgruppe Kinder-, Jugend- und Familiendiagnostik.

Arbeitsgruppe Deutsche Child Behavior Checklist (1998). Elternfragebogen über das Verhalten von Kindern und Jugendlichen; deutsche Bearbeitung der Child Behavior Checklist (CBCL/4-18). Einführung und Anleitung zur Handauswertung. 2. Auflage mit deutschen Normen, bearbeitet von M. Döpfner, J. Plück, S. Bölte, P. Melchers, K. Heim. Köln: Arbeitsgruppe Kinder-, Jugend- und Familiendiagnostik.

Asperger, H. (1944). Die »Autistischen Psychopathen« im Kindesalter. Archiv für Psychiatrie und Nervenkrankheiten, 117, pp. 76–136.

Asperger, H. (1979). Problems of Infantile Autism. Communication, 13, 45–52.

Aston, M. (2012). What Men with Asperger Syndrome Want to Know About Women, Dating and Relationships. London: Jessica Kingsley.

Attwood, T. (1998). Asperger's syndrome: A guide for parents and professionals. London: Jessica Kingsley.

Attwood, T. (2000). Strategies for improving the social interaction of children with Asperger Syndrome. Autism, 4, 85–100.

Attwood, T. (2004). Strategies to reduce the bullying of young children with Asperger Syndrome. Australian Journal of Early Childhood, 29, 15–23.

Backer van Ommeren, T., Begeer, S., Scheeren, A.M. & Koot, H.M. (2012). Measuring Reciprocity in High Functioning Children and Adolescents with Autism Spectrum Disorders. Journal of autism and developmental disorders, 42, 1001–1010.

Baird, G., Simonoff, E., Pickles, A., Chandler, S. Loucas, T., Meldrum, D., Charman, T. (2006). Prevalence of Disorders of the Autism Spectrum in a Population Cohort of Children in South Thames: The Special Needs and Autism Project (SNAP). The Lancet, 368, 210–215.

Baldwin, S., Costley, D. & Warren, A. (2014). Employment activities and experiences of adults with high-functioning autism and Asperger's Disorder. Journal of Autism and Developmental Disorders, 44, 2440–49.

Bartlett, F. C. (1932). Remembering: An experimental and social study. Cambridge: Cambridge University.

Barnhill, G. P. (2002). Designing social skills interventions for students with Asperger syndrome. National Association of School Psychologists Communique, 31, 3.

Barnhill, G. P. (2007). Outcomes in adults with Asperger syndrome. Focus on Autism and Other Developmental Disabilities, 22(2), 116–126.

Baron-Cohen, S. (1989). The autistic child's theory of mind: A case of specific developmental delay. Journal of Child Psychology and Psychiatry, 30(2), 285–297.

Baron-Cohen, S. (2001). Theory of Mind in Normal Development and Autism. Prisme, 34, 174–183.

Baron-Cohen, S. (2003). The Essential Difference: Men, Women, and the Extreme Male Brain. London: Penguin.

Baron-Cohen, S. (2006). Two New Theories of Autism: Hyper-Systemizing and Assortative Mating [On-line]. Available: http://adc.bmjjournals.com.

Baron-Cohen, S. (2009). Autism: the empathizing–systemizing (E-S) theory. Annals of the New York Academy of Sciences, 1156(1), 68–80. Baron-Cohen, S. (2012). From ›Theory of Mind‹ in 1985 to ›Empathizing –Systemizing‹ on 2012. 2. Newsletter der WGAS e.V. vom Februar 2012.

Baron-Cohen, S., Leslie, A., Frith, U. (1985). Does the Autistic Child Have a Theory of Mind? Cognition, 21, 37–46.

Baron-Cohen, S., Tager-Flusberg, H. & Cohen, D. (1994). Understanding others mind: Perspectives from autism. New York, NY: Oxford University Press.

Baron-Cohen, S., Campbell, R., Karmiloff-Smith, A., Grant, J., & Walker, J. (1995). Are children with autism blind to the mentalistic significance of the eyes? British Journal of Developmental Psychology, 13(4), 379–398.

Baron-Cohen, S., O'Riordan, M., Stone, R., Jones, V. & Plaisted, K. (1999). A new test of social sensitivity: Detection of Faux pas in normal children and children with Asperger syndrome. Journal of Autism and Developmental Disorders, 29, 407–418.

Baron-Cohen, S., Richler, J., Bisarya, D., Gurunathan, N., & Wheelwright, S. (2003). The systemizing quotient: an investigation of adults with Asperger syndrome or high–functioning autism, and normal sex differences. Philosophical Transactions of the Royal Society of London B: Biological Sciences, 358 (1430), 361–374.

Baron-Cohen, S. & Wheelwright, S. (2004). The empathy quotient: an investigation of adults with Asperger syndrome or high functioning autism, and normal sex differences. Journal of Autism and Developmental Disorders, 34 (2), 163–175.

Barry, T., Grofer Klinger, L., Lee, J., Palardy, N., Gilmore, T., Bodin, D. (2003). Examining the Effectiveness of an Outpatient Clinic-Based Social Skills Group for High Functioning Children with Autism. Journal of Autism and Developmental Disorders, 33 (6), 685–701.

Bauminger, N. (2002). The Facilitation of Socio-Emotional Understanding and Social Interaction in High-Functioning Children with Autism: Intervention Outcomes. Journal of Autism and Developmental Disorders, 32 (4), 283–298.

Bauminger-Zviely, N. & Agam-Ben-Artzi, G. (2014). Young friendship in HFASD and typical development: Friend versus non-friend comparisons. Journal of Autism and Developmental Disorders, 44, 1733–1748.

Bauminger, N., Kasari, C. (2000). Loneliness and Friendship in High-Functioning Children with Autism. Child Development, 71 (2), 447–456.

Bauminger, N. & Shulman, C. (2003). The development and maintenance of friendship in high-functioning children with autism. Maternal perceptions. Autism, 7 (1), 81–97.

Bauminger, N., Solomon, M., Aviezer, A., Heung, K., Gazit, L., Brown, J. & Rogers, S. (2008). Children with Autism and their friends: A multidimensional study in high functioning autism spectrum disorders. Journal of Abnormal Child Psychology, 36, 135–150.

Beaumont, R. B. & Sofronoff, K. (2008). A New Computerised Advanced Theory of Mind Measure for Children with Asperger Syndrome: The ATOMIC. Journal of Autism and Developmental Disorders, 38, 249–260.

Beelmann, A., Pfingsten, U. & Lösel, F. (1994). Effects of training social competence in children: A meta-analysis of recent evaluation studies. Journal of Clinical Child Psychology, 23, 260–271.

Begeer, S., Mandell, D., Wijnker, B. et al. (2013). Sex Differences in the Timing of Identification Among Children and Adults with Autism Spectrum Disorders. Journal of Autism and Developmental Disorders, 43 (5), 1151–1156.

Behr, M. (1989). Pädagogisches Handeln und Kinderpsychotherapie: Wesensgrundlagen einer an der Person des Kindes und der Person des Pädagogen orientierten Erziehung. In M. Behr, F., Petermann, W. M. Pfeiffer & C. Seewald (Hrsg.), Personzentrierte Psychologie und Psychotherapie, Band 1. Salzburg: Otto Müller Verlag.

Behr, M. (2009). Die interaktionelle Therapeut-Klient-Beziehung in der Spieltherapie – Das Prinzip Interaktionsresonanz. In M. Behr, D. Hölldampf, D. Hüsson (Hrsg.), Psychotherapie mit Kindern und Jugendlichen: Personzentrierte Methoden und interaktionelle Behandlungskonzepte (S. 37–58). Göttingen: Hogrefe.

Behr, M., Hölldampf, D., Hüsson, D. (Hrsg.) (2008). Psychotherapie mit Kindern und Jugendlichen: Personzentrierte Methoden und interaktionelle Behandlungskonzepte. Göttingen: Hogrefe.

Behrens, T. E., Berg, H. J., Jbabdi, S., Rushworth, M. F., & Woolrich, M. W. (2007). Probabilistic diffusion tractography with multiple fibre orientations: What can we gain? Neuroimage, 34(1), 144–155.

Bellini, S. (2004). Social skill deficits and anxiety in high-functioning adolescents with autism spectrum disorders. Focus on Autism and Other Developmental Disabilities, 19(2), 78–86.

Bellini, S., Peters, J.K., Benner, L. & Hopf, A. (2007). A meta-analysis of school-based social skills interventions for children with autism spectrum disorders. Remedial and Special Education, 28 (3), 153–162.

Berger, H. J., Aerts, F. H., van Spaendock, K. P., et al. (2003). Central coherence and cognitive shifting in relation to social improvement in high-functioning young adults with autism. Journal of clinical and experimental neuropsychology, 25, 502–511.

Bieber, J. (1994). Learning disabilities and social skills with Richard LaVoie: Last one picked … first once picked on. Washington D.C.: Public Broadcasting Service.

Biermann-Ratjen E.-M. (2011). Empathie heute. Person, 1, 44–51.

Bird, G., Silani, G., Brindley, R., White, S., Frith, U. & Singer, T. (2010). Empathic Brain Responses in Insula Are Modulated by Levels of Alexithymia but Not Autism. Brain, 133 (5), 1515–1525.

Biscaldi, M., Paschke-Müller, M., Rauh R. & Schaller, U. (2016). Evaluation des Freiburger TOMTASS – Ein soziales Kompetenztraining mit Schwerpunkt auf Theory of Mind für Kinder und Jugendliche mit hochfunktionalen Autismus-Spektrum-Störungen. Zeitschrift für Psychiatrie, Psychologie und Psychotherapie, 64, 269–275.

Blake, R.R. & Mouton, J.S. (1964). The managerial grid. Houston: Gulf.

Boeck-Singelmann, C., Ehlers, B., Hensel, T., Kemper, F., Monden-Engelhardt, C. (Hrsg.) (2002). Personzentrierte Psychotherapie mit Kindern und Jugendlichen, Bd. 1 und 2. Göttingen: Hogrefe.

Bölte, S. (2005a). Fragebogen zur Erfassung des Gruppenverhaltens (FEG). J. W. Goethe Universität Frankfurt/M. [On-line]. Available: http://www.kgu.de/zpsy/kinderpsychiatrie/Download/FEG.pdf

Bölte, S. (2005b). Checkliste zur Beurteilung von Gruppenfertigkeiten (CBG). J. W. Goethe Universität Frankfurt/M. [On-line]. Available: http://www.kgu.de/zpsy/kinderpsychiatrie/Download/CBG.pdf

Bölte, S. (2005c). Eltern-Kurzinterview zur Erfassung autistischen Verhaltens (PIA-CV-mini). http://www.kgu.de/zpsy/kinderpsychiatrie/Download/PIA_mini.pdf

Bölte, S. (2005d) Soziale Kompetenzskala (SKS). http://www.kgu.de/zpsy/kinderpsychiatrie/Download/SKS.pdf

Bölte, S., Feineis-Matthews, S., Poustka, F. (2003). Frankfurter Test und Training des Erkennens von faszialem Affekt FEFA: Computerprogramm. Frankfurt: Klinik für Psychiatrie und Psychotherapie des Kindes- und Jugendalters.

Bölte, S., Poustka, F. (2006a). Fragebogen zur Sozialen Kommunikation (FSK). Deutsche Fassung des Social Communication Questionnaire (SCQ). Göttingen: Hogrefe.

Bölte, S., Rühl, D., Schmötzer, G., Poustka, F. (2006b). Diagnostisches Interview für Autismus-Revidiert ADI-R: Deutsche Fassung des Autism Diagnostic Interview – Revised von Michael Rutter, Ann Le Couteur und Catherine Lord. Göttingen: Hogrefe.

Bölte, S., Herbrecht, E., Poustka, F. (2007). What is the True Prevalence of Autism Spectrum Disorders? The German Journal of Psychiatry, 10, 53–54.

Bölte, S., Poustka, F. (2008). Skala zur Erfassung sozialer Reaktivität (SRS). Göttingen: Hogrefe.

Bölte, S. & Choque Olsson, N. (2011). Swedish Version of E. Herbrecht, S. Poustka & S. Bölte (2008): KONTAKT – Frankfurter Kommunikations- und soziales Interaktions-Gruppentraining bei Autismus-Spektrum-Störungen. Stockholm: Hogrefe Psykologiförlaget.

Bortz, J., & Schuster, C. (2011). Statistik für Human-und Sozialwissenschaftler: Limitierte Sonderausgabe. Springer-Verlag.

Botroff, V., Bartak, L., Langford, P., Page, M., Tonge, B. (1995). Social Cognitive Skills and Implications for Social Skills Trainings in Adolescents with Autism. Paper presented at the 1995 National Autism Conference. Flinders University, Adelaide, Australia.

Boudesteijn, F., van der Vegt, E., Visser, K., Tick, N. & Maras, A. (2016a). »Die Psychosexuelle Entwicklung bei Jugendlichen mit Autismus – Training ›Ich bin in der Pubertät‹. St. Gallen: Autismusverlag.

Boudesteijn, F., van der Vegt, E., Visser, K., Tick, N. & Maras, A. (2016b). Ich bin in der Pubertät – Arbeitsbuch. St. Gallen: Autismusverlag.

Brugha, T.S., McManus, S., Bankhart, J., Scott, F., Purdon, S. et al. (2011). Epidemiology of autism spectrum disorders in adults in the community in England. Archives of General Psychiatry, 68 (5), 459–465.

Buhrmester, D. (1990). Intimacy of friendship, interpersonal competence, and adjustment during preadolesence and adolescence. Child Development, 61 (4), 1101–1111.

Buhrmester, D. (1996). Need fulfillment, interpersonal competence, and the developmental context of early adolescent friendship. In: W.M. Bukowski, A.F. Newcomb & Hoza, B. (1994). The company they keep: Friendship in childhood and adolescence. (158–185). Cambridge, UK: Cambridge University Press

Burlingame, G., Fuhriman, A. & Mosier, J. (2003). The differential effectiveness of group psychotherapy: A meta-analytic perspective. Group dynamics: Theory, Research, and Practice, 7 (1), 3–12.

Cappadocia, C. & Weiss J. (2011). Review of social skills training groups with Asperger Syndrome and High Functioning Autism. Research in Autism Spectrum Disorders, 5, 70–78.

Cave, K. & Riddell, C. (dt. Orig. 1994). Irgendwie Anders. Hamburg: Oetinger.

Cederlund, M., Hagberg, B., Billstedt, E., Gillberg, I.C., & Gillberg, C. (2008). Asperger syndrome and autism – a comparative longitudinal follow-up study of 140 males more than 5 years after original diagnosis. Journal of Autism and Developmental Disorders, 38, 72–85.

Centers for Disease Control and Prevention (2010). Community Report from Autism and Developmental Disabilities Monitoring (ADDM) Network. https://www.cdc.gov/ncbddd/¬autism/states/ADDMCommunityReport2009.pdf

Centers for Disease Control and Prevention (2016). Prevalence of autism spectrum disorders – Autism and developmental disabilities monitoring network, 11 sites, United States, 2012. MMWR Surveillance Summary, 63, 1–23.

Chakrabarti, S. & Fombonne, E. (2001). Pervasive developmental disorders in preeschool children. The Journal of the American Medical Association, 285, 3093–3099.

Chambless, D. L., Baker, M.J., Baucom, D.H., Beuler, L.E., Calhoun, K.S., Crits-Christoph, P. et al (1998). Update on empirically validated therapies, II: The Clinical Psychologist, 51 (1), 3–16.

Chang, Y., Laugeson, E.A., Gantman, A., Ellingsen, R., Frankel, F. & Dillon, A.R. (2014). Predicting tretament success in social skills training for adolescents with autism spectrum disorders: The UCLA Program for the Education and Enrichment of Relationals Skills. Autism, 18 (4), 467–470.

Chevallier, C., Noveck, I., Happé, F. & Wilson, D. (2009). From acoustics to grammar: Perceiving and interpreting grammatical prosody in adolescents with asperger syndrome. Research in Autism Spectrum Disorders, 3 (2), 502–516.

Chevallier, C., Noveck, I., Happé, F. & Wilson, D. (2011). What's in the voice? Prosody as a test case for the theory of mind account of autism. Neuropsychologia, 49 (3), 507–517.

Cholemkery, H. & Freitag, C. (2014). Soziales Kompetenztraining für Kinder und Jugendliche mit Autismus-Spektrum-Störungen. Weinheim: Beltz.

Choque Olsson, N., Flygare, O., Coco, C., Görling, A., Råde, A. et al. (2017). Social Skills Training for Children and Adolescents with Autism Spectrum Disorder: A Randomized Controlled Trial. Journal of the American Academy of Child and Adolescent Psychiatry, 56 (7), 585–592.

Church, C., Alisanski, S. & Amanullah, S. (2000). The social, behavioral, and academic experiences of children with Asperger syndrome. Focus on Autism and Other Developmental Disabilites, 15 (1), 12–20.

Cialdini, R.B. (1993). Influence: Science and practice (3rd ed.). New York: Harper Collins College Publishers.

Cook O'Toole, J. (2012). The Asperkid's (Secret) Book of Social Rules. London: Jessica Kingsley Publishers.

Constantino, J. N., Gruber, C. P. (2005). The Social Responsiveness Scale (SRS). Los Angeles (CA): Western Psychological Services.

Davis, M. H. (1983). Measuring individual differences in empathy: Evidence for a multidimensional approach. Journal of personality and social psychology, 44(1), 113.

Dakin, S. & Frith, U. (2005). Vagaries of visual perception in autism. Neuron, 48, 497–507.

Dawson, G. (2008). Early behavioral intervention, brain plasticity, and the prevention of autism spectrum disorder. Development and Psychopathology, 20, 775–803.

Dawson, G., Webb, S. J., McPartland, J. (2005). Understanding the nature of face processing impairment in autism: insights from behavioral and electrophysiological studies. Developmental Neuropsychology, 27, 403–424.

DeRosier, M.E., Swick, D.C., Ornstein Davis, N., Sturtz McMillen, J. & Matthews, R. (2011). The efficacy of a social skills group intervention for improving social behaviors in children with high functioning autism spectrum disorders. Journal of Autism and Developmental Disorders, 21, 1033–1043.

Döpfner, M. & Lehmkuhl, G. (2000). Diagnosecheckliste (DCL) für Tiefgreifende Entwicklungsstörungen (TES). Diagnostik-System für psychische Störungen im Kindes- und Jugendalter nach ICD-10/DSM-IV (DISYPS-KJ). Göttingen: Hogrefe.

Duan, C. & Hill, C.E. (1996). The current state of empathy research. Journal of Counselling Psychology, 43 (3), 261–274.

Dunlop, A. W., Knott, F., MacKay, T. (2002). Developing Social Interaction and Understanding in Individuals with Autism. [On-line]. Available: http://www.strath.ac.uk/¬autism-ncas/siup.html

Dworzynski, K., Ronald, A., Bolton, P. & Happé, F. (2012). How Different Are Girls and Boys Above and Below the Diagnostic Threshold for Autism Spectrum Disorders? Journal of the American Academy of Child and Adolescent Psychiatry, 51 (8), 788–797.

Dziobek, I., Fleck, S., Kalbe, E., Rogers, K., Hassenstab, J., Brand, M., Kessler, J., Woike, J. K., Wolf, O. T., Convit, A. (2006). Introducing MASC: A Movie for the Assessment of Social Cognition. Journal of Autism and Developmental Disorders, 36, 623–636.

Ebert, D., Fangmeier, T., Lichtblau, A., Peters, J. (2013). Asperger-Autismus und hochfunktionaler Autismus bei Erwachsenen. Das Therapiemanual der Freiburger Autismus-Studiengruppe. Göttingen: Hogrefe.

Eckert, A. (2015). Autismus-Spektrum-Störungen in der Schweiz. Lebenssituation und fachliche Begleitung. Bern: SZH.

Eckert, A. (2015). Autismus-Spektrum-Störungen in der Schweiz. Ergebnisse einer Eltern-befragung (in Vorbereitung).

Eckert, A., Liesen, Ch., Thommen, E. & Zbinden, V. (2015a). Bericht zur Beantwortung eines Postulats: Kinder, Jugendliche und junge Erwachsene: Frühkindliche Entwicklungsstö-rungen und Invalidität. Forschungsbericht Nr. 8/15 des Eidgenössischen Departements des Innern EDI. Bern: BBL, Verkauf Bundespublikationen.

Eckert, A. & Störch Mehring, S. (2015b). Autismus-Spektrum-Störungen (ASS) in der Adoleszenz: Herausforderungen und Handlungsbedarfe aus der Perspektive von Eltern. Vierteljahresschrift für Heilpädagogik und ihre Nachbardisziplinen, Heft 2, 140–150.

Ehlers S., Gillberg C., Wing L. (1999). A screening questionnaire for Asperger syndrome and other high-functioning autism spectrum disorders in school age children. Journal of Autism and Developmental Disorders, 29 (2), 129–141.

Elder, L.M., Caterino, L.C., Chao, J., Shacknai, D. & De Simone, G. (2006). The efficacy of social skills treatment for children with asperger syndrome. Education and treatment of children, 29, 635–663.

Endicott, J., Spitzer, R.L., Fleiss, J.L., Cohen, J. (1976). The global assessment scale. A procedure for measuring overall severity of psychiatric disturbance. Archives of General Psychiatry, 33, 766–771

Engström, I., Ekström, L., Emilsson, B. (2003). Psychosocial functioning in a group of Swedish adults with Asperger syndrome of high-functioning autism. Autism, 7 (1), 99–110.

Farley, M., McMahon, W., Fombonne, E. et al. (2009). Twenty-Year Outcome for Individuals with Autism and Average or Near-Average Cognitive Abilities. Autism Research, 2, 109–118.

Fein, D., Barton, M., Eigsti, I-M. et al. (2013). Optimal outcome in individuals with a history of autism. Journal of Child Psychology and Psychiatry, 54 (2), 195–205.

Feshbach, N.D. (1997). Empathy: The Formative Years – Implication for Clinical Practice. In A.C. Bohart, A.C. Greenberg & I. Greenberg (Eds), Empathy Reconsideres – New Directions in Psychotherapy (pp. 33–59). Washington DC: APA.

Fombonne, E. (2005a). Epidemiology of Autistic Disorder and Other Pervasive Developmental Disorders. Journal of Clinical Psychiatry, 66 (suppl 10), 3–8.

Fombonne, E. (2005b). The changing epidemiology of autism. Journal of Applied Research in Intellectual Disabilities, 18 (4), 281–294.

Fombonne, E., Quirke, S.& Hagen. A. (2009). Prevalence and interpretation of recent trends in rates of pervasive developmental disorders. McGill Journal of Medicine, 12 (2), 99–107.

Frankel, F., Myatt, R., Sugar, C., Whitham, C., Gorospe, C.M. & Laugeson, E. (2010). A randomized controlled study of parent-assisted children's friendship training with children having autism spectrum disorders. Journal of Autism and Developmental Disorders, 40, 827–842.

Freitag, C. M. (2007). The Genetics of Autistic Disorders and its Clinical Relevance: A Review of the Literature. Molecular Psychiatry, 12, 2–22.

Freitag, C. (2009). Neuropsychologische Diagnostik bei autistischen Störungen. Kindheit und Entwicklung, 18 (2), 73–82.

Freitag, C. (2010). Genetik autistischer Störungen. In H.-C. Steinhausen, R. Gundelfinger (Hrsg.), Diagnose und Therapie von Autismus-Spektrum-Störungen: Grundlagen und Praxis. Stuttgart: Kohlhammer.

Freitag, C., Cholemkery, H., Elsuni L., Kroeger, A., Bender, S., Kunz, C. & Kieser, M. (2013). The group-based social skills training SOSTA-FRA in children and adolescents with high functioning autism spectrum disorder - study protocol of the randomised, multi-centre controlled SOSTA - net trial. Trials, 14:6.

Freitag, C., Cholemkery, H. & Elsuni L. (2014). Das Autismus-spezifische soziale Kompetenztraining SOSTA-FRA für Kinder und Jugendliche mit Autismus-Spektrum-Störung. Kindheit und Entwicklung, 23 (1), 52–60.

Freitag, C., Jensen, K., Elsuni, L., Sachse, M., Herpertz-Dahlmann, B. et al. (2016). Group-based cognitive behavioural psychotherapy for children and adolescents with ASD: the randomized, multicentre, controlled SOSTA-net trial. Journal of Child Psychology and Psychiatry, 57 (5), 596–605.

Friston, K. (2010). The free-energy principle: a unified brain theory? Nature Reviews Neuroscience, 11(2), 127–138.

Friston, K. J., Stephan, K. E., Montague, R., & Dolan, R. J. (2014). Computational psychiatry: The brain as a phantastic organ. The Lancet Psychiatry, 1(2), 148–158.

Frith, U. (1989). Autism: explaining the enigma. Oxford: Basil Blackwell.

Frith, U. & Snowling, M. (1983). Reading for meaning and reading for sound in autistic and dyslexic children. British Journal of Developmental Psychology, 1, 329–342.

Frith, U. & Happé, F. (1994). Autism: Beyond »Theory of Mind«. Cognition, 50, 115–132.

Fritz, C. & Frith, U. (1999). Interacting Minds - A Biological Basis. Science, 286, 1692–1695

Gantman, A., Kapp, S. K., Orenski, K. & Laugeson, E.A. (2012). Social Skills Training for Young Adults with High-Functioning Autism Spectrum Disorders: A Randomizes Controlled Pilot Study. Journal of Autism and Developmental Disorders, 42, 1094-1103.

Gawronski, A., Pfeiffer, K. & Vogeley, K. (2012). Hochfunktionaler Autismus im Erwachsenenalter: Verhaltens-therapeutisches Gruppenmanual. Beltz.

Gernsbacher, M.A. & Pripas-Kapit, S.R. (2012). Who's missing the point? A commentary on claims that autistic persons have a specific deficit in figurative language comprehension. Metaphor and Symbol, 27 (1), 93–105

Ghadziuddin, M., Weidmer-Mikhail, E., Ghadziuddin, N. (1998). Comorbidity of Asperger syndrome: A preliminary report. Journal of Intellectual Disability Research, 42, 279–283.

Ghaziuddin, M, Ghaziuddin, N., Greden, J. (2002). Depression in persons with autism: Implications for research and clinical care. Journal of Autism and Developmental Disorders, 32, 299–306.

Ghaziuddin, M., Mountain-Kimchi, K. (2004). Defining the intellectual profile of Asperger Syndrome: comparison with High-Functioning Autism. Journal of Autism and Developmental Disorders, 34, 279–284.

Giarelli, E., Wiggins, L. & Rice, C. et al. (2010). Sex differences in the evaluation and diagnosis auf autism spectrum disorders among children. Disability and Health Journal, 3, 107–116.

Gillberg, C., Billstedt, E., Cederlund, M. (2010). Autismus und Asperger-Syndrom über die Lebensspanne. In H.-C. Steinhausen, R. Gundelfinger (Hrsg.), Diagnose und Therapie von Autismus-Spektrum-Störungen: Grundlagen und Praxis. Stuttgart: Kohlhammer.

Gillberg C., Helles A., Billstedt E. & Gillberg C. (2016). Boys with Asperger syndrome grow up: psychiatric and neurodevelopmental disorders 20 years after initial diagnosis. Journal of Autism and Developmental Disorders, 46, 74–82.

Golan, O., Baron-Cohen, S., Hill, J. (2006). The Cambridge Mindreading (CAM) Face-Voice Battery: Testing Complex Emotion Recognition in Adults with and without Asperger Syndrome. Journal of Autism and Developmental Disorders, 36 (2), 169–183.

Gold, R. & Faust, M. (2010). Right hemisphere dysfunction and metaphor comprehension in young adult with Asperger syndrome. Journal of Autism and Developmental Disorders, 40, 800–811.

Goldstein, A. P., Mc Ginnis, E. (1997). Skillstreaming the adolescent: New strategies and perspectives for teaching prosocial skills. Champaign: Research Press.

Goode, S., Howlin, P. & Rutter, M. (1999). A 20 year follow-up of children with autism. Paper presented at the 13th Biennal Meeting of the ISSBD, Amsterdam.

Grandin, T. (2006). Thinking in Pictures: My Life with Autism. New York: Bloomsbury Publishing.

Gray, C. (1994a). The new social story book. Arlington: Future Horizons.

Gray, C. (1994b). Comic strip conversations. Arlington: Future Horizons.

Gray, C. (1998). Social stories and comic strip conversations with students with Asperger syndrome and high functioning autism. In E. Shopler, G. B. Mesibov, L. J. Kunce (Eds), Asperger syndrome or high functioning autism. New York: Plenum Press.

Gray, C. (2014). Das neue Social Story Buch (Übersetzung der 10. Auflage von 2010). St. Gallen: Autismusverlag.

Gray, K.M., Keating, C.M., Taffe, J.R., Brereton, A.V., Einfeld, S.L., Reardon, T.C., Tonge, B. J. (2014). Adult outcomes in autism: community inclusion and living skills. Journal of Autism and Developmental Disorders, 44 (12), 3006–15.

Greimel, E., Herpertz-Dahlmann, B., Konrad, K. (2009). Befunde zum menschlichen Spiegelneuronensystem bei Autismus: Eine kritische Übersicht funktioneller Bildgebungsstudien. Kindheit und Entwicklung, 18 (2), 62–72.

Gresham, F. M., Sugai, G., Horner, R. H. (2001). Interpreting outcomes of social skills training for students with high-incidence disabilities. Exceptional Children, 67, 331–344.

Gruen, R.J. & Mendelsohn, G. (1986). Emotional response to effective display in others: The distinction between empathy and sympathy. Journal of Personality and Social Psychology, 51, 609–614.

Grynszpan, O., Nadel, J., Constant, J., Le Barillier, F. Carbonell, N., Simonin, J. et al. (2011). A new virtual environment paradigm for high-functioning autism intended to help attentional disengagement in a social context. Journal of Physical Therapy Education, 25 (1), 42–47.

Gutstein, St. E. & Sheeley, R. K. (2002). Relationship Development Intervention with Children, Adolescents and Adults: Social and Emotional Development Activities for Asperger Syndrome, Autism, PDD and NLD. London: Jessica Kingsley.

Haar, R., Zauner, J., Zech, P. (1979). Gruppentherapie und Gruppenarbeit bei Kindern und Jugendlichen. In A. Heigl-Evers (Hrsg.), Die Psychologie des 20. Jahrhunderts. Band VIII: Lewin und die Folgen. Zürich: Kindler.

Hadwin, J., Baron-Cohen, S., Howlin, P., Hill, K. (1996). Can we teach children with autism to understand emotions, belief or pretense? Development and Psychopathology, 8, 345–365.

Haker, H., Schneebeli, M., & Stephan, K. E. (2016). Can Bayesian theories of autism spectrum disorder Help improve Clinical practice? Frontiers in psychiatry, 7.

Häußler, A. (2005). Der TEACCH Ansatz zur Förderung von Menschen mit Autismus: Einführung in Theorie und Praxis. Borgmann Media.

Häußler, A., Happel, C., Tuckermann, A., Altgassen, M., Adl-Amini, K. (2003). SOKO Autismus – Gruppenangebot zur Förderung sozialer Kompetenzen bei Menschen mit Autismus: Erfahrungsbericht und Praxishilfen. Dortmund: verlag modernes lernen.

Happé, F. (1995). The Role of Age and Verbal Ability in the Theory of Mind Task Performance of Subjects with Autism. Child Development, 66, 843–855.

Happé, F. (1997). Autism: Understanding the Mind, Fitting Together the Pieces [On-line]. Available: http://www.mindship.com/happe.html

Happé, F. & Frith, U. (2006). The Weak Coherence Account: Detail-focused Cognitive Style in Autism Spectrum Disorders. Journal of Autism and Developmental Disorders, 36 (1), 5–25.

Happé, F., Briskmann, J.& Frith, U. (2001). Exploring the Cognitive Phenotype of Autism: Weak »Central Coherence« in Parents and Siblings of Children with Autism. I. Experimental Tests. Journal of Child Psychology and Psychiatry, 44, 543–551.

Hautzinger, M., Bailer, M., Worall, H. & Keller, F. (1994). Becks Depressionsinventar (BDI). Bern: Huber.

Hautzinger, M., Keller, F. & Kühner, C. (2006). Das Beck Depressionsinventar, Revision (BDI 2). Frankfurt a.M.: Harcourt.

Helles A., Gillberg C., Gillberg C. & Billstedt E. (2015). Asperger syndrome in males over two decades: stability and predictors of diagnosis. Journal of Child Psychology and Psychiatry, 56, 711–8.

Helt, M., Kelley, E., Kinsbourne, M., Pandey, J., Boorstein, H., Herbert, M., & Fein, D. (2008). Can children with autism recover? If so, how? Neuropsychology Review, 18, 339–366.

Herbrecht, E., Bölte, S., Poustka, F. (2008). KONTAKT: Frankfurter Kommunikations- und soziales Interaktions-Gruppentraining bei Autismus-Spektrum-Störungen. Göttingen: Hogrefe.

Herbrecht, E., Poustka, F., Birnkammer, S., Duketis, E., Schlitt, S., Schmötzer, G., Bölte, S. (2009). Pilot evaluation of the Frankfurt Social Skills Training for children and adolescents with autism spectrum disorder. European Child and Adolescent Psychiatry, 18 (6), 327–335.

Hoag, M. J., Burlingame, G. M. (1997). Child and adolescent group psychotherapy: a narrative review of effectiveness and the case for meta-analysis. Journal of Child and Adolescent Group Therapy, 7 (2), 51–68.

Hochhauser, M. & Weiss, P.L. & Gal, E. (2015). Negotiation strategies of adolescents with high-functioning autism spectrum disorder during social conflicts. Research in Autism Spectrum Disorders, 10, 7–14.

Höger, D. (2006). Klienzentrierte Therapietheorie. In J. Eckert, E.-M. Biermann-Ratjen & D. Höger (Hrsg.), Gesprächspsychotherapie, Lehrbuch für die Praxis (S. 117-138). Heidelberg: Springer.

Hofvander B, Delorme R, Chaste P, Nydén A, Wentz E. et al. (2009). Psychiatric and psychosocial problems in adults with normal-intelligence autism spectrum disorders. BMC Psychiatry, 9 (35).

Howlin, P. (2000a). Outcome in Adult Life for more Able Individuals with Autism or Asperger Syndrome. Autism, 4 (1), 63–83

Howlin, P. (2000b). Autism and developmental receptive language disorders – a follow-up comparison in early adult life II: Social behavioral and psychiatric outcomes. Journal of Psychology and Psychiatry and Allied Disciplines, 41, 561–578.

Howlin, P. (2014). Autismus über die Lebensspanne. 7. Newsletter der WGAS e.V. vom November 2014.

Howlin, P., Baron-Cohen, S., Hadwin, J. (1999). Teaching Children with Autism to Mind-Read: A Practical Guide. Chichester: John Wiley & Sons.

Howlin, P., Goode, S. (1998). Outcome in adult life for people with autism, Asperger Syndrome. In F. R. Volkmar (Ed), Autism and pervasive development disorders. New York: Cambridge University Press.

Howlin, P., Goode S., Hutton J. & Rutter M. (2004). Adult outcome for children with autism. Journal of Child Psychology and Psychiatry, 45 (2), 212–29.

Howlin, P. & Moss, P. (2012). Adults with Autism Spectrum Disorders. The Canadian Journal of Psychiatry, 57 (5), 275–283.

Howlin, P., Moss, P., Savage, S. & Rutter, M. (2013). Social outcomes in mid to later adulthood among individuals diagnosed with autism and average nonverbal IQ as children. Journal of the American Academy of Child and Adolescent Psychiatry, 52 (6), 572–581.

Ingram, D.H., Mayes, S.D., Troxell, L.B. & Calhoun, S.L. (2007). Assessing children with autism, mental retardation, and typical development using the playground observation checklist. Autism, 11, 311–319.

Jenny, B. (2010). Gruppentrainings für Jugendliche mit Autismus-Spektrum-Störungen. In H.-C. Steinhausen, R. Gundelfinger (Hrsg.), Diagnose und Therapie von Autismus-Spektrum-Störungen: Grundlagen und Praxis. Stuttgart: Kohlhammer.

Jenny (2011): KOMPASS – Personzentriertes Kompetenztraining in der Gruppe für Jugendliche mit Autismus-Spektrum-Störungen am Beispiel der Module ›Nonverbale Kommunikation‹ und ›Small Talk‹. In C. Wakolbinger, M. Katsivelaris, B. Reisel, I. Papula & G. Naderer (Hrsg.). Die Erlebnis- und Erfahrungswelt unserer Kinder – Tagungsband der 3. Internationalen Fachtagung für klienten-/personenzentrierte Kinder- und Jugendlichenpsychotherapie. Norderstedt: Books on Demand GmbH.

Jenny, B. (2012). Entwicklung und Evaluation von Gruppentherapien für Kinder mit sozioemotionalen Verhaltensproblemen und für Jugendliche mit einer Autismus-Spektrum-Störung. Dissertation an der Psychologischen Fakultät der Universität Basel. Basel.

Jenny, B., Goetschel, Ph., Käppler, C., Samson, B., Steinhausen, H. C. (2006). Personzentrierte Gruppentherapie mit Kindern: Konzept, Vorgehen und Evaluation. Person, 2, 93–107.

Jenny, B., Käppler, C. (2008). Gruppentherapie – Konzept, Vorgehen und Evaluation einer Gruppenbehandlung bei Kindern mit sozialen und emotionalen Problemen. In M. Behr, D. Hölldampf, D. Hüsson (Hrsg.), Psychotherapie mit Kindern und Jugendlichen – Personzentrierte Methoden und interaktionelle Behandlungskonzepte (S. 101–120). Göttingen: Hogrefe.

Jenny, B., Schär, C. (2010). Personzentrierte Gruppenpsychotherapie für Jugendliche mit Autismus-Spektrum-Störungen – das KOMPASS-Training. Person, 14 (1), 5-20.

Jenny, B., Goetschel, P., Isenschmid, M. & Steinhausen, H.-C. (2011). KOMPASS – Zürcher Kompetenztraining für Jugendliche mit Autismus-Spektrum-Störungen: Ein Praxishandbuch für Gruppen- und Einzelinterventionen. Stuttgart: Kohlhammer.

Joliffe, T. & Baron-Cohen, S. (1999). Linguistic processing in high-functioning adults with autism or Asperger syndrome: Can local coherence be achieved? A test of central coherence theory. Cognition, 71, 149–185.

Jolliffe, T. & Baron-Cohen, S. (2001). A test of central coherence theory: Can adults with high-functioning autism of Asperger syndrome integrate objects in context? Visual Cognition, 8, 67–101.

Jonsson, U, Choque Olsson, N.& Bölte, S. (2015). Can findings from randomized controlled trials of social skills training in autism spectrum disorder be generalized? The neglected dimension of external validity. Autism, 20 (3), 295–305.

Jungbauer, J., Meyers, N. (2008). Belastungen und Unterstützungsbedarf von Eltern autistischer Kinder. Praxis der Kinderpsychologie und Kinderpsychiatrie, 57, 521–535.

Kalyva, E. & Agaliotis, I. (2009). Can social stories enhance the interpersonal conflict resolution skills of children with LD? Research in Developmental Disabilities, 30(1), 192–202.

Kamp-Becker, I., Remschmidt, H. (2006). Die Marburger-Beurteilungsskala zum Asperger-Syndrom. In H. Remschmidt, I. Kamp-Becker (Hrsg.), Das Asperger-Syndrom (S. 242–254). Berlin: Springer.

Kana, R.K., Keller, T.A., Cherkassky, V.L., Minshew, N.J. & Just, M.A. (2006). Sentence comprehension in autism: thinking in pictures with decreased functional connectivity. Brain, 129, 2484–2493.

Kanton Zürich (2018): Bildungsstatistik. https://www.bista.zh.ch/_zf/zf_main.aspx (Download am 2.2.2018).

Kasari, C., Locke, J., Gulsrud, A. & Rotheram-Fuller, E. (2011). Social networks and friendships at school: comparing children with and without ASD. Journal of Autism and Developmental Disorders, 41, 533–544.

Kim, Y., Leventhal, B., Koh, Y., Fombonne, E., Laska, E., Lim, E. et al. (2011). Prevalence of autism spectrum disorders in a total population sample. American Journal of Psychiatry, 168 (9), 904–912.

Kirby, A., Baranek, G. & Fox, L. (2000). Longitudinal Predictors of Outcomes for Adults with Autism Spectrum Disorder: Systematic Review. Journal of Child Psychology and Psychiatry, 45 (2), 212–29.

Kleinman J., Marciano P. L. & Ault R. L. (2001). Advanced theory of mind in high-functioning adults with autism. Journal of Autism and Developmental Disorders, 31 (1), 29–36.

Klin, A., Jones, W., Schultz, R., Volkmar, F. (2003). The Enactive Mind, or from Actions to Cognition: Lessons from Autism. Philosophical Transactions of the Royal Society, 358, 345–360.

Klin, A, Saulnier, C., Sparrow, S., Cicchetti, D.V., Volkmar, F. & Lord, C. (2007). Social and communicative abilities and disabilities in higher functioning individuals with autism spectrum disorders. Journal of autism and developmental disorders, 37, 788–793.

Knott, F., Dunlop, A. W. & MacKay, T. (2006). Living with ASD. Autism, 10 (6), 609–617.

Koegel, L. & Koegel, R. (1995). Current issues in autism; learning and cognition in autism. New York: Plenum Press.

Koenig K. & Tsatsanis. K. (2005). Pervasive Developmental Disorders in Girls. In Deborah Bell-Dolan, Sharon L. Foster & Eric J. Mash, (Eds.). Behavioral and emotional problems in girls. New York: Kluwer Academic/Plenum Press.

Koenig, K., De Los Reyes, A., Cicchetti, D., Scahill, L. & Klin, A. (2009). Group intervention to promote social skills in school-age children with pervasive developmental disorders: Reconsidering efficacy. Journal of Autism and Developmental Disorders, 39, 1163–72.

Koning, C., Magill-Evans, J. (2001). Social and Language Skills in Adolescent Boys with Asperger Syndrome. Autism, 5 (1), 23–36.

Korunka, C. (1992). Das Menschenbild. In P. Frenzel, P. Schmid, M. Winkler (Hrsg.), Handbuch der personzentrierten Psychotherapie (S. 71–82). Köln: Edition Humanistische Psychologie.

Krampen, G. (2002). STEP Stundenbogen für die allgemeine und differenzielle Einzelpsychotherapie. Göttingen: Hogrefe.

Krasny, L., Williams, B., Provencal, S., Ozonoff, S. (2003). Social skills interventions for the autism spectrum: essential ingredients and a model curriculum. Child and Adolescent Psychiatric Clinics, 12, 107–122.

Kunda, M. & Goel, A.K. (2011). Thinking in pictures as a cognitive account of autism. Journal of Autism and Developmental Disorders, 41, 1157–1177.

Lai, M., Lombardo, M., Pasco, G., et al. (2011). A behavioural comparison of male and female adults with high functioning autism spectrum conditions. PLoS One, 6(6).

Landa, R.J. & Goldberg, M.C. (2005). Language, Social, and Executive Functions in High Functioning Autism: A Continuum of Performance. Journal of Autism and Developmental Disorders, 35 (5), 5577–573.

Lasgaard, M., Nielsen, A., Eriksen, M.E. et al. (2010). Loneliness and social support in adolescent boys with autism spectrum disorders. Journal of Autism and Developmental Disorders, 40 (2), 218–226.

Laugeson, E.A., Frankel, F., Mogil, C. & Dillon, A.R. (2009). Parent-assisted social skills training to improve friendships in teens with autism spectrum disorders. Journal of Autism and Developmental Disorders, 39, 596–606.

Laugeson, E.A. & Frankel, F. (Eds) (2010). The PEERS treatment manual. New York: Routledge.

Laugeson, E.A., Frankel, F., Gantman, A., Dillon, A.R. & Mogil, C. (2012). Evidence-based social skills training for adolesents with autism spectrum disorders: The UCLA PEERS program. Journal of Autism and Developmental Disorders, 42, 1025–1036.

Laugeson, E.A., Ellingsen, R., Sanderson, J., Tucci, L. & Bates, S. (2014). The ABC's of teaching social skills to adolescents with autism spectrum disorder in the classroom: the UCLA PEERS Program. Journal of Autism and Developmental Disorders, 44(9), 2244–56.

Laursen, B., Hartup, W.W. & Koplas, A.L. (1996). Towards Understanding Peer Conflict. Merrill-Palmer Quarterly, 42 (1), 76–102.

Laursen, B., Finkelstein, B.D. & Betts, N.T. (2001). A developmetal meta-analysis of peer conflict resolution. Developmental Review, 21 (4), 423–449.

Laursen, B. & Hartup, W.W. (2002). The origins of reciprocity and social exchange in friendship. In B. Laursen & W.G. Graziano (Hrsg.), Social exchange in development: New Directions for child and adolescent development (27–40). San Francisco: Jossey-Bass.

Lawson, R. P., Rees, G., & Friston, K. J. (2014). An aberrant precision account of autism. Frontiers in human neuroscience, 8.

Leekam, S.R. & Perner, J. (1991). Does the autistic child have a metarepresentational deficit? Cognition, 40 (3), 203–218.

Leekam, S.R. & Prior, M. (1994). Can autistic children distinguish lies from jokes? A second look at second-order belief attribution. Journal of Child Psychology and Psychiatry, 35, 901–915.

Lehnhardt F.G., Gawronski A., Volpert K. et al. (2011). Das psychosoziale Funktionsniveau spätdiagnostizierter Patienten mit Autismus-Spektrum-Störungen – eine retrospektive Untersuchung im Erwachsenenalter. Fortschritte der Neurologischen Psychiatrie, 80, 88–97.

Lehnhardt, F.G., Gawronski, A., Volpert, K., Schilbach, L., Tepest, R. & Vogeley K. (2012). Psychosocial functioning of adults with late diagnosed autism spectrum disorders – A retrospective study. Fortschritte der Neurologie Psychiatrie, 80, 88–97.

Li, A., Kelley, E., Evans, A. & Lee, K. (2009). Lie-Telling, Theory of Mind, and Verbal Ability in Children with ASD. International Meeting for Autism Research, May 8, 2009, Chicago.

Li, A.S., Kelley, E.A., Evans, A.D. & Lee, K. (2011). Exploring the Ability to Deceive in Children with Autism Spectrum Disorders. Journal of Autism and Developmental Disorders, 41, 185–195.

Lietaer, G. (2001). Being Genuine as a Therapist: Congruence and Transparency. In G. Wyatt (Ed.), Rogers' Therapeutic Conditions: Evolution, Theory and Practice. Vol. 1: Congruence. (pp. 36–54) Ross-on-Wye: PCCS Books.

Linehan, M.M. (1993): Trainingsmanual zur Dialektisch Behavioralen Therapie der Borderline-Persönlichkeitsstörung. München: CIP-Medien.

Little, L. (2001). Peer Victimization of Children with Asperger-Syndrome Disorders. Journal of the American Academy of Child and Adolescent Psychiatry, 40 (9), 995–996.

Little, L. (2002). Middle-Class Mothers' Perceptions of Peer and Sibling Victimization among Children with Asperger syndrome and Non-Verbal Learning Disorders. Issues in Comprehensive Pediatric Nursing, 25, 43–57.

Little, L. (2003) Maternal perceptions of the importance of needs and resources for children with Asperger Syndrome and nonverbal learning disorders. Focus on Autism and Other Developmental Disabilities, 18 (4), 257–266.

Lopata, Ch., Thomeer, M. L., Volker, M. A., Nida, R. E., Lee, G. K. (2008). Effektiveness of a Manualized Summer Social Treatment Program for High-Functioning Children with Autism Spectrum Disorder. Journal of Autism and Developmental Disorders, 38, 890–904.

Lord, C. & Venter, A. (1992). Outcome and follow-up studies of highfunctioning autistic individuals. In E. Schopler & G. Mesibov (Eds) Highfunctioning individuals with autism, 187–200. New York: Plenum.

Lord, C., Risi, S., Lambrecht, L., Cook, E. H., Leventhal, B., DiLavore, P. C., Pickles, A. & Rutter, M. (2000). The ADOS-G (Autism Diagnostic Observation Schedule-Generic): A Standard Measure of Social-Communication Deficits Associated with Autism Spectrum Disorders. Journal of Autism and Developmental Disorders, 30, 205–223.

Lord, C., Rutter, M. DiLavore, P. & Risi, S. (2001). Autism Diagnostic Observation Schedule (ADOS). Los Angeles, CA: Western Psychological Services.

Loveland, K.A. (1991). Social affordances and interaction. II: Autism and the affordances of the human environment. Ecological Psychology, 3, 99–119.

Loveland, K.A., Pearson, D.A., Tunali-Kotoski, B., Ortegon, J. & Cullen Gibbs, M. (2001). Judgments of Social Appropriateness by Children and Adolescents with Autism. Journal of Autism and Developmental Disorders, 31 (4), 367–376.

Lyons, V. & Fitzgerald, M. (2004). Humor in autism and Asperger syndrome. Journal of Autism and Developmental Disorders, 34 (5), 521–531.

Macintosh, K., Dissanayake, C. (2006). Social Skills and Problem Behaviours in School Aged Children with High-Functioning Autism and Asperger's Disorder. Journal of Autism and Developmental Disorders, 36 (8), 1065–1076.

Macpherson, K., Charlop, M.H. & Miltenberger, C.A. (2014). Using Portable Video Modeling Technology to increase the compliment behaviors of children with autism during athletic group play. Journal of Autism and Developmental Disorders,

Magiati, I., Wie Tay, X., Howlin, P. (2014). Cognitive, language, social and behavioural outcome in adults with autism spectrum disorders: A systematic review of longitudinal follow-up studies in adulthood. Clinical Psyhological Review 34, 73–86.

Mandelberg, J., Laugeson, E.A., Cunningham, T.D., Ellingsen, R., Bates, S. & Frankel, F. (2014). Log-term outcomes for parent-assisted Social skills Training for Adolescents with autism spectrum disorders: The UCLA PEERS Program. Journal of Mental Health Research in Intellectual Disabilities, 7, 45–73.

Marriage, K. J., Gordon, V., Brand, L. (1995). A social skills group for boys with Asperger's syndrome. Australian and New Zealand Journal of Psychiatry, 29, 58–62.

Mathys, C., Daunizeau, J., Friston, K. J., & Stephan, K. E. (2011). A Bayesian foundation for individual learning under uncertainty. Frontiers in human neuroscience, 5.

Matson, J. L., Swiezy, N. (1994). Social skills training with autistic children. In J. L. Matson (Ed.), Autism in children and adults: Etiology, assessment, intervention (pp. 241–260). Pacific Growe, CA: Brooks/Cole.

Mattejat, F., Remschmidt, H. (1999). Fragebogen zur Beurteilung der Behandlung (FBB). Manual. Göttingen: Hogrefe.

Mattejat, F., Remschmidt, H. ((2006). ILK – Inventar zur Erfassung der Lebensqualität bei Kindern und Jugendlichen. Bern: Huber.

Mawhood, L. & Howlin, P. (1999). The outcome of a supported employment scheme for high-functioning adults with autism of Asperger Syndrom, Autism, 3 (3), 229–254.

Mazurek, M.O. (2014). Loneliness, friendship, and well-being in adults with autism spectrum disorders. Autism, 18 (3), 223–232.

Mazurek, M.O. & Kanne, S. (2010). Friendship and internalizing symptoms among children and adolescents with ASD. Journal of Autism and Developmental Disorders, 40 (12), 1512-1520.

McKee, D. (Orig., 1986, 23. Dt. Auflage 2010). »Du hast angefangen!« – »Nein, Du!«. Frankfurt a.M.: Sauerländer-Verlag.

McRoberts, C., Burlingame, G. M., Hoag, M. J. (1998). Comparative efficacy of individual and group psychotherapy: a meta-analytic perspective. Group Dynamics: Theory Research and Practice, 2, 101–117.

Mesibov, G. B., Lord, C. (1993). Some thoughts on social skills training for children, adolescents and adults with autism. Unveröffentlichtes Material: Supplemental readings in autism for TEACCH training. Chapel Hill.

Mitchell, K., Regehr, K., Reaume, J. & Feldman, M. (2010). Group social skills training for adolescents with asperger syndrome or high functioning autism. Journal of Autism and Developmental Disorders, 16 (2), 52–63.

Mitterhuber, B., Wolschlager, H. (2001). Differenzielle Krankheitslehre der Klientzentrierten Therapie. In P. Frenzel, W. W. Keil, P. F. Schmid, N. Stölzl (Hrsg.), Klienten-/Personzentrierte Psychotherapie: Kontexte, Konzepte, Konkretisierungen; Bibliothek Psychotherapie Band 8. Wien: Facultas Universitäts-Verlag.

Mordre, M., Groholt, B., Knudsen, A., Sponheim, E. et al. (2003). Is long-term prognosis for pervasive developmental disorder not otherwise specified different from prognosis for autistic disorder? Findings from a 30-year follow-up study. Journal of Autism and Developmental Disorders, 42 (6), 920–28.

Müller, C. (2008). Wahrnehmung bei Autismus: Stärken, Probleme und Förderung. Zeitschrift für Heilpädagogik, 10, 379–388.

Munder, T., Brutsch, O., Leonhart, R., Gerger, H., & Barth, J. (2013). Researcher allegiance in psychotherapy outcome research: An overview of reviews. Clinical Psychology Reviews, 33, 501–511.

Nash, D. (2011). Getting The Picture: Inference and Narrative Skills for Young People with Communication Difficulties. Illustrated by Oliver Allchin. MPG Books Group.

Nakkula, M. & Nikitopoulos, C.E. (2001). Negotiation training and interpersonal development: An exploratory study of early adolescents in Argentina. Adolescence, 36 (141), 1-20.

Nichols, S. (2009). Girls Growing up on the Autism spectrum: What parents and professionals should know about the pre-teen and teenage years. London: Jessica Kingsley Publishers.

Nordqvist, S. (dt. Orig. 1988). Armer Pettersson. Hamburg: Oetinger.

Olofson, E.L., Casey, D., Oluyedun, O.A., Van Herwegen, J., Becerra, A. & Rundblad, G. (2014). Youth with autism spectrum disorder comprehend lexicalized and novel primary conceptual metaphors. Journal of Autism and Developmental Disorders, 44, 2568–2583.

Orsmond, G.I., Krauss, M.W. & Seltzer, M.M. (2004). Peer relationships and social and recreational activities among adolescents and adults with autism. Journal of Autism and Developmental Disorders, 34 (3), 245–256.

Ozonoff, S., Miller, J. (1995). Teaching Theory of mind: A new approach to social skills training for individuals with autism. Journal of Autism and Developmental Disorders, 25, 415–433.

Ozonoff, S. & Miller, J. (1996). An exploration of right-hemisphere contribution to the pragmatic impairments of autism. Brain and Language, 52, 411–434.

Parker, J.G. & Asher, S.R. (1993). Friendship and frienship qality in middle childhood: links with peer group acceptance and feelings of loneliness and social dissatisfaction. Developmental Psychology, 29 (4), 611-621.

Paschke-Müller, M., Biscaldi, M., Rauh, R., Fleischhaker, C. & Schulz, E. (2013). TOMTASS – Theory of Mind-Training bei Autismusspektrumstörungen. Berlin: Springer.

Patrick, N. (2012). Soziale Kompetenz für Jugendliche und Erwachsene mit Asperger-Syndrom. Tübingen: Dgvt-Verlag.

Pellicano, E., & Burr, D. (2012). When the world becomes ›too real‹: a Bayesian explanation of autistic perception. Trends in cognitive sciences, 16 (10), 504-510.

Pennington, B. F. & Ozonoff, S. (1996). Executive Functions and Developmental Psychopathology. Journal of Child Psychology and Psychiatry, 37 (1), 51–87.

Pierce, K., Glad, K.S. & Schreibman, L. (1997). Social perception in children with autism: an attentional deficit? Journal of Autism and Developmental Disorders, 27, 265–282.

Pinheiro, J., & Bates, D. (2006). Mixed-effects models in S and S-PLUS: Springer Science & Business Media.

Portway, S. & Johnson, B. (2003). Asperger Syndrome and the Children who ›don't quite fit in‹. Early Child Development and Care, 173 (4), 435–443.

Posserud, M.B., Lundervold, A. & Gillberg, C. (2009). Validation of the Autism Screeining Questionnaire in a Total Population Sample. Journal of Autism and Developmental Disorders, 39, 126–134.

Poustka, F., Bölte, S., Feineis-Matthews, S. & Schmötzer, G. (2008). Leitfaden Kinder- und Jugendpsychotherapie: Autistische Störungen, 2. aktualisierte Auflage. Göttingen: Hogrefe.

Pouw, L.B.C, Rieffe, C., Oosterveld P., Huskens B. & Stockmann L. (2013) Reactive/proactive aggression and affective/cognitive empathy in children with ASD. Research in Developmental Disabilites, 34 (4), 1256–1266.

Preissmann, C. (2009). Psychotherapie und Beratung bei Menschen mit Asperger-Syndrom: Konzepte für eine erfolgreiche Behandlung aus Betroffenen- und Therapeutensicht, 2. überarbeitete und erweiterte Auflage. Stuttgart: Kohlhammer.

Preissmann, C. (2013). Überraschend anders: Mädchen & Frauen mit Asperger. Stuttgart: Trias.

Premack, D. & Woodruff, G. (1978). Does the chimpanzee have a theory of mind? Journal of Behavioral and Brain Science, 1, 515–526.

Quattrocki, E., & Friston, K. (2014). Autism, oxytocin and interoception. Neuroscience & Biobehavioral Reviews, 47, 410–430.

Rao, P. A., Beidel, B. C. & Murray, M. J. (2008). Social skills interventions for children with Asperger's syndrome or High functioning autism: A review and recommendations. Journal of Autism and Developmental Disorders, 38 (2), 353–61.

Ravens-Sieberer, U., Morfeld M., Stein, R., Reissmann, C., Bullinger, M. & Thyen, U. (2001). Der Familien-Belastungs-Fragebogen (FaBel- Fragebogen) -Testung und Validierung der deutschen Version der Impact on Family Scale bei Familien mit behinderten Kindern. Zeitschrift für Psychotherapie, Psychosomatik und Medizinische Psychologie, 51, 1–10

Reichow, B. & Volkmar, F. (2010). Social skills interventions for individuals with autism: Evaluation for evidence-based practices within a best evidence synthesis framework. Journal of Autism and Developmental Disorders, 40, 149–166.

Reichow, B., Steiner, A. & Volkmar, F. (2012). Social Skills groups for people aged 6 to 21 with autism spectrum disorders (Asperger-Syndrom). Cochrane Database of Systematic Reviews, 7, 1–48.

Reinhardt, V., Wetherby, A., Schatschneider, C. & Lord, C. (2015). Examination of Sex Differences in a Large Sample of Young Children with Autism Spectrum Disorder and Typical Development. Journal of Autism and Developmental Disabilities, 45, 697–706.

Remschmidt, H., Kamp-Becker, I. (2006). Asperger-Syndrom. Heidelberg: Springer.

Remschmidt, H., Schmidt, M., Poustka, F. (Hrsg.) (2006). Multiaxiales Klassifikationsschema für psychische Störungen des Kindes- und Jugendalters nach ICD-10 der WHO. 5. Auflage. Bern: Huber.

Reszka, S.S., Boyd, B.A., McBee, M., Hume, K.A., & Odom, S.L. (2014). Brief report: Concurrent validity of autism symptom severity measures. Journal of Autism and Developmental Disorders, 44, 466–470.

Riedel et al. (2014). Vortrag: Wo klemmt´s – Wie verarbeiten Menschen mit hochfunktionalem Autismus Metaphern? Ein Picture-Matching-Experiment. Frankfurt a.M.: WTAS vom 21.3.2014.

Riedel, A., Schröck, C., Ebert, D., Fangmeier, T., Bubl, E. & Tebartz van Elst, L. (2016). Überdurchschnittlich ausgebildete Arbeitslose – Bildung, Beschäftigungsverhältnisse und Komorbiditäten bei Erwachsenen mit hochfunktionalem Autismus in Deutschland. Psychiatrische Praxis, 43 (1), 38–44.

Rogers, C. R. (1982). Meine Beschreibung einer personzentrierten Haltung. Zeitschrift für Personzentrierte Psychologie und Psychotherapie, 1, 75–77.

Rogers, C. R. (1988). Lernen in Freiheit. Zur inneren Reform von Schule und Universität. Frankfurt am Main: Fischer.

Rogers, S. (2000). Interventions That Facilitate Socialization in Children with Autism. Journal of Autism and Developmental Disorders, 30 (5), 399–409.

Rogers, K., Dziobek, I., Hassenstab, J., Wolf, O.T. & Convit, A. (2007). Who cares? Revisiting emapthy in Asperger Syndorme. Journal of Autism and Developmental Disoders, 37 (4), 709–715.

Rorschach, H. (1921). Psychodiagnostik. Methodik und Ergebnisse eines wahrnehmungs- diagnostischen Experiments (Deutenlassen von Zufallsformen). Bern: Bircher.

Rothenberger A, Becker A, Erhart M, Wille N. & Ravens-Sieberer U (2008). Psychometric properties of the parent strengths and difficulties questionnaire in the general population of German children and adolescents: results of the BELLA study. European Child and Adolescent Psychiatry, 17, 99–105.

Rowley, E., Chandler, S., Baird, G. et al. (2012). The experience of friendship, victimization and bullying in children with an autism spectrum disorder: associations with child cha- racteristics and school placement. Research in Autism Spectrum Disorders, 6 (3), 1126– 1134.

Ruble, L., Willis, H. & McLaughlin Crabtree, V. (2008). Social skills group therapy for autism spectrum disorders, Clinical Case Studies, 7 (4), 287–300.

Rühl, D., Bölte, S., Feineis-Matthews, S., Poustka, F. (2004). Diagnostische Beobachtungs- skala für Autistische Störungen (ADOS), Deutsche Fassung der Autism Diagnostic Ob- servation Schedule: Manual. Göttingen: Hogrefe.

Russell, G., Steer, C., Golding, J. (2011). Social and demographic factors that influence the diagnosis of autistic spectrum disorders. Social Psychology and Psychiatric Epidemiology, 46, 1283–1293.

Russell, J., Saltmarsh, R. & Hill, E. (1999). What do executive factors contribute to the failure on false belief task by children with autism? Journal of Child Psychology and Psychiatry, 40, 859–868.

Rutter, M. (1970). Autistic children: Infancy to adulthood. Seminars in Psychiatry, 2, 435– 450.

Rutter, M., Bailey, A., Lord, C. (2003). SCQ: Social Communication Questionnaire. Los Angeles: Western Psychological Services.

Sally, D. & Hill, E.L. (2006). The development of interpersonal strategy: Autism, Theory of Mind, cooperation and fairness. Journal of Economic Psychology, 27, 73–97.

Schaer, M., Franchini, M. & Eliez, S. (2014) Latest findings in autism research: How do they support the importance of early diagnosis and immediate Intervention? Muttenz: Schweizer Archiv für Neurologie, 1–16.

Schehrer, L. & Schreibman, M. (2005). Individual behavioral profiles and predictors for treatment efectiveness for children with autism. Journal of Consulting and Clinical Psy- chology, 73 (3), 525–538.

Schneebeli, S. (2011). Verstehen und Verstanden werden – »Mein Leben mit dem Asperger- syndrom«. Maturitätsarbeit vom Januar 2009. Zürich: Kantonsschule Freudenberg.

Schmid, P. (2008). Resonanz – Konfrontation – Austausch. Personzentrierte Psychotherapie als kokreativer Prozess des Miteinander und Einander-Gegenüber. Person, 12 (1), 22–34.

Schmitt-Ackermann, S. (redaktionelle Bearb.) (2007): Duden, Redensarten. Herkunft und Bedeutung. 2., überarbeitete und ergänzte Auflage. Mannheim: Duden-Verlag.

Schohl, K. A., Van Hecke, A. V., Meyer Carson, A., Dolan, B., Karts, J. & Stevens, S. (2014). A Replication and Extension of the PEERS Intervention: Examining Effects on Social Skills and Social Anxiety in Adolescents with Autism Spectrum Disorder. Journal of Autism and Developmental Disorders, 44 (3), 532–545.

Schonauer, K., Klar, M., Kehrer, H. & Arolt, V. (2001). Lebenswege frühkindlicher Autisten im Erwachsenenalter: Eine Übersicht über langzeitkatamnestische Daten. Fortschritte der Neurologie – Psychiatrie, 69 (5), 221–235.

Schneewind, K. & Böhmert, B. (2009). Jugendliche kompetent erziehen. Der interaktive Elterncoach «Freiheit in Grenzen». Huber.

Schneewind, K. & Böhmert, B. (2008). Kinder im Grundschulalter kompetent erziehen. Der interaktive Elterncoach «Freiheit in Grenzen». Huber

Schütz, A. & Sellin, I. (2006). Multidimensionale Selbstwertskala (MSWS). Göttingen: Hogrefe.

Schweizerischer Bundesrat (2012). Kinder und Jugendliche mit tiefgreifenden Entwicklungsstörungen in der Schweiz. Bericht des Bundesrates in Erfüllung des Postulats (12.3672) Claude Hêche «Autismus und andere schwere Entwicklungsstörungen. Übersicht, Bilanz und Aussicht» vom 10. September 2012.

Shamay-Tsoory, S.G., Aharon-Peretz, J. & Perry D. (2009) Two systems of empathy: a double dissociation between emotional and cognitve empathy in inferior frontal gyrus versus ventromedial prefrontal lesions. Brain, 132, 617–627.

Shattuck, P.T., Orsmond, G.I., Wagner, M. et al. (2012). Participation in social activities among adolescents with autism spectrum disorder. PLoS One, 6 (11), e27176.

Sigman, M. & Ruskin, E. (1999). Continuity and change in the social competence of children with autism, down syndrome, and developmental delays. Monograph of the Society for Research in Child Development, 64, 114.

Simone, R. (2012). 22 Things a Women with AS Wants her Partner to Know». London: Jessica Kingsley Publishers.

Simone R. (2012). Aspergirls – Die Welt der Frauen und Mädchen mit Asperger. Weinheim: Beltz-Verlag.

Skuse, D. (2010). Mythen über Autismus. In H.-C. Steinhausen, R. Gundelfinger (Hrsg.), Diagnose und Therapie von Autismus-Spektrum-Störungen: Grundlagen und Praxis. Stuttgart: Kohlhammer.

Smith, T., Scahill, L., Dawson, G., Guthrie, D., Lord, C., Odom, S., Rogers, S., Wagner, A. (2007). Designing Research Studies on Psychosocial Interventions in Autism. Journal of Autism and Developmental Disorders, 37 (2), 354–366.

Sofronoff, K., Attwood, T., Hinton, S., Levon, I. (2007). A Randomized Controlled Trial of Cognitive Behavioural Intervention for Anger Management in Children Diagnosed with Asperger Syndrome. Journal of Autism and Developmental Disorders, 37 (7), 1203–1214.

Solomon, M., Goodlin-Jones, B., Anders, T. (2004). A Social Adjustment Enhancement Intervention for High Functioning Autism, Asperger's Syndrome, and Pervasive Developmental Disorder NOS. Journal of Autism and Developmental Disorders, 34 (6), 649–668.

Specht, F. (1993). Zu den Regeln des fachlichen Könnens in der psychosozialen Beratung von Kindern, Jugendlichen und Eltern. Praxis der Kinderpsychologie und Kinderpsychiatrie, 42, 113–124.

Spence, S. (2003). Social skills training with children and young people: Theory, evidence and pratice. Child and Adolescent Mental Health, 8 (2), 84–96.

Steinhausen, H.-C. (2010). Asperger Syndrome Screening Fragebogen (ASSF). Deutsche autorisierte Übersetzung des Asperger Syndrome Screening Questionnaire (ASSQ) von S. Ehlers, C. Gillberg, L. Wing (1999). In: Steinhausen, H.-C. (Hrsg.), Psychische Störungen bei Kindern und Jugendlichen. Lehrbuch der Kinder- und Jugendpsychiatrie und -psychotherapie. 7. Auflage. München: Elsevier, Urban und Fischer.

Stephan, K. E., & Mathys, C. (2014). Computational approaches to psychiatry. Current opinion in neurobiology, 25, 85–92.

Stiensmeier-Pelster, J., Braune-Krickau, M., Schürmann, M. & Duda, K. (2000). Depressionsinventar für Kinder und Jugendliche. Göttingen: Hogrefe.

Strohmer, J. (2007). Theory of Mind-Defizite bei Kindern und Jugendlichen mit autistischer Störung. Verarbeitung von »False Belief«-Aufgaben bei High-Functioning Autismus und Asperger-Syndrom. Unveröffentlichte Diplomarbeit, Albert-Ludwigs-Universität Freiburg.

Swettenham, J., Baron-Cohen, S., Gomez, J.C. & Walsh, S. (1996). What's inside a person's head? Conceiving of the mind as a camera helps children with autism develop an alternative theory of mind. Cognitive Neuropsychiatry, 1, 73–88.

Szatmari, P., Bartoucci, G., Bremner, R., Bond, S. & Rich, S. (1989). A follow-up study of highfunctioning autistic children. Journal of Autism and Developmental Disorders, 19, 213–226.

Talwar, V. & Lee, K. (2002). Development of lying to conceal a transgression: Children's control of expressive behaviour during verbal deception. International Journal of Behavioral Development, 26, 436–444.

Talwar, V., Murphy, S.M. & Lee, K. (2007). White lie-telling in children for politeness purposes. International Journal of Behavioral Development, 37, 1–11.

Tantam, D. (2003). The challenge of adolescents and adults with Asperger syndrome. Child Adolecence and Psychiatric Clinics of North America, 12, 143–163.

Tebartz van Elst L. (Hrsg.) (2012). Das Asperger-Syndrom im Erwachsenenalter und andere hochfunktionale Autismus-Spektrum-Störungen. Berlin: Medizinisch Wissenschaftliche Verlagsgesellschaft.

Tsai, L. Y. (1996). Brief Report: Comorbid Psychiatric Disorders of Autistic Disorder. Journal of Autism and Developmental Disorders, 26, 159–163.

Tse, J., Strulovitch, J., Tagalakis, V., Meng, L., Fombonne, E. (2007). Social Skills Training for Adolescents with Asperger Syndrome and High-Functioning Autism. Journal of Autism and Developmental Disorders, 37, 1960–1668.

Vaughan van Hecke, A., Stevens, S., Carson, A., Karts, J., Dolan, B., Schohl, K., McKindles, R., Remmel, R. & Brockmann, S. (2015). Measuring the plasticity of social approach: A randomized controlled trial of the effects of the PEERS Intervention on EEG asymmetry in adolescents with autism spectrum disorders. Journal of Autism and Developmental Disorders, 45, 316–335.

Van de Cruys, S., Evers, K., Van der Hallen, R., Van Eylen, L., Boets, B., de-Wit, L., & Wagemans, J. (2014). Precise minds in uncertain worlds: predictive coding in autism. Psychological review, 121(4), 649.

Venter, A., Lord, C. & Schopler, E. (1992). A follow-up study of highfunctioning autistic children. Journal of Child Psychology and Psychiatry, 33, 489–507.

Vermeulen, P. (2002). Ich bin was Besonderes: Arbeitsmaterialien für Kinder und Jugendliche mit Autismus/Asperger Syndrom. Dortmund: verlag modernes lernen.

Verté, S., Geurts, H. M., Roeyers, H., Oosterlaan, J. & Sergeant, J. (2006). Executive Functioning in Children with Autism Spectrum Disorder: Can We Differentiate Within the Spectrum? Journal of Autism and Developmental Disorders, 36 (3), 351–372.

Vygotsky, L.S. (1978). Mind in society. Cambridge, MA: Harvard University Press.

Wakolbinger, C. (2009). Die präsente Therapeutenperson – Authentizität als entscheidender Faktor in der personzentrierten Kinder- und Jugendpsychotherapie. In M. Behr, D. Hölldampf, D. Hüsson (Hrsg.), Psychotherapie mit Kindern und Jugendlichen: Personzentrierte Methoden und interaktionelle Behandlungskonzepte (S. 59–77). Göttingen: Hogrefe.

Wazana, A., Bresnahan, M. & Kline, J. (2007). The autistic epidemic: fact or artifact? Journal of the American Academy of Child and Adolescent Psychiatry, 46 (6), 271–730.

Watzlawick, P., Beavin, J. H. & Jackson, D. D. (1969). Menschliche Kommunikation. Bern: Huber.

Wehman, P.H., Schall, C.M., McDonough, J., Kregel, J., Brooke, V. et al. (2014). Competitive employment for youth with autism spectrum disorders: early results from a randomized clinical trial. Journal of Autism and Developmental Disorders, 44(3):487–500.

Weinberger, S. (2001). Kindern spielend helfen – Eine personzentrierte Lern- und Praxisanleitung. Weinheim: Beltz.

Wellman, H. M., & Estes, D. (1986). Early understanding of mental entities: A reexamination of childhood realism. Child development, 910–923.

Wellman, H. M., Cross, D. & Watson, J. (2001). Meta-analysis of theory-of-mind development: the truth about false belief. Child development, 72(3), 655–684.

Wheelwright, S., Baron-Cohen, S., Goldenfeld, N., Delaney, J., Fine, D., Smith, R., Weil, L. & Wakabayashi, A. (2006). Predicting Autism Spectrum Quotient (AQ) from Systemizing-Quotient-Revised (SQ-R) and Empathy-Quotient (EG). Brain Research, 47–56.

White, S., Keonig, K. & Scahill, L. (2007). Social Skills Development in Children with Autism Spectrum Disorders: A Review of the Intervention Research. Journal of Autism and Developmental Disorders, 37, 1858–1868.

White, S., Hill, E., Happé, F. & Frith, U. (2009). Revisting the strange stories: Revealing mentalizing impariments in Autism. Child Development, 80 (4), 1097–1117.

White, S., Keonig, K. & Scahill, L. (2010). Group social skills instruction for adolescents with high functioning autism spectrum disorders. Focus on Autism and Other Developmental Disabilies, 25, 209–221.

Whitehouse, A.J.O., Durkin, K., Jaquet, E. & Ziatas, K. (2009). Friendship, lonliness and depression in adolescents with Asperger's syndrome. Journal of Adolescene, 32(2), 309–322

Williams White, S., Keonig, K., Scahill, L. (2007). Social Skills Development in Children with Autism Spectrum Disorders: A Review of the Intervention Research. Journal of Autism and Developmental Disorders, 37, 1858–1868.

Wimmer, H. & Perner, J. (1983). Beliefs about beliefs: Representations and constraining functions of wrong belief in young children's understanding of deception. Cognition, 13, 103–128.

Wing, L. (1981). Asperger's syndrome: A clinical accounnt. Psychological Medicine, 11(1), 115–29.

Winner, M. (2003). Thinking About You, Thinking About Me: Philosophy and Strategies for Facilitating the Development of Perspective Taking for Students with Social Cognitive Deficits. London: Jessica Kingsley Publishers.

World Health Organisation WHO (Hrsg.) (1992). The ICD-10 Classification of Mental and Behavioural Disorders. Clinical Descriptions and Guidelines. Genf: WHO.

Wu, C.-C. & Chaing, C.-H. (2014). The developmental sequence of social-communicative skills in young children with autism: A longitudinal study. Autism, 18 (4), 385–392.

Zülow, Carola von (2009). Das Asperger-Syndrom – Personzentrierte Spieltherapie als sozialemotionale Entwicklungsförderung. In M. Behr, D. Hölldampf, D. Hüsson (Hrsg.), Psychotherapie mit Kindern und Jugendlichen: Personzentrierte Methoden und interaktionelle Behandlungskonzepte (S. 285–316). Göttingen: Hogrefe.

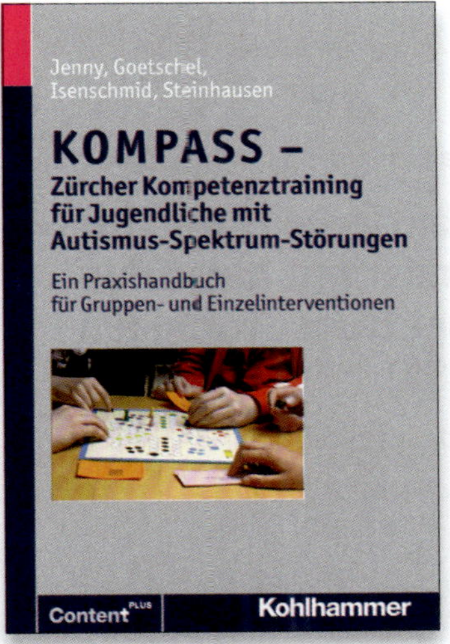

Bettina Jenny/Philippe Goetschel
Martina Isenschmid
Hans-Christoph Steinhausen

KOMPASS – Zürcher Kompetenztraining für Jugendliche mit Autismus-Spektrum-Störungen

Ein Praxishandbuch
für Gruppen- und Einzelinterventionen

2012. 242 Seiten mit 6 Abb. und 16 Tab.
Inkl. ContentPLUS. Kart.
€ 49,90
ISBN 978-3-17-021458-3

Das im therapeutischen Alltag entwickelte Trainingsprogramm vermittelt soziale Kompetenzen für Menschen mit Autismus-Spektrum-Störungen. Es ist personzentriert, ressourcenorientiert und zielt auf die Arbeit im Gruppen- oder Einzelsetting mit Jugendlichen, ist aber auch bei älteren Kindern und jungen Erwachsenen anwendbar. Evaluationsergebnisse zeigen einen im Alltag beobachtbaren Abbau der autistischen Symptomatik und einen Zuwachs an sozialen Kompetenzen durch das Training.
Konzept und Vorgehensweise im KOMPASS-Training sowie die Module Emotionen, Small Talk und Nonverbale Kommunikation werden anwendungsorientiert beschrieben. Über ContentPLUS können zahlreiche Arbeitsmaterialien heruntergeladen werden.

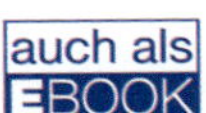

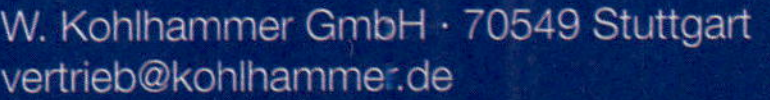
W. Kohlhammer GmbH · 70549 Stuttgart
vertrieb@kohlhammer.de

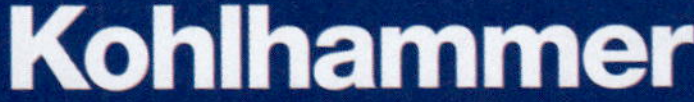

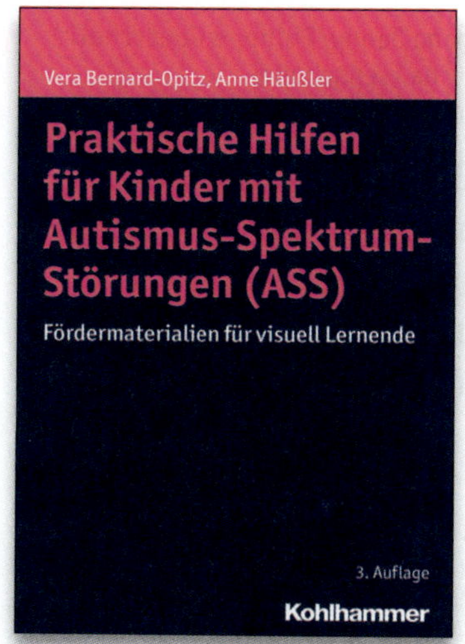

Vera Bernard-Opitz/Anne Häußler

Praktische Hilfen für Kinder mit Autismus-Spektrum-Störungen (ASS)

Fördermaterialien für visuell Lernende

3. Auflage 2017
242 Seiten mit 425 Abb.
und 284 Tab. Kart.
€ 39,–
ISBN 978-3-17-032621-7

Kinder und Jugendliche mit Autismus-Spektrum-Störungen, Lern- und Entwicklungsproblemen benötigen strukturierte Methoden, um wirksam lernen zu können. Visuelle Hilfen sind hierbei von zentraler Bedeutung.
Das Werk bietet anhand zahlreicher Farbfotos eine Vielzahl von praktischen Anregungen, Strategien und Materialien zum Umgang mit Verhaltensproblemen, zur Förderung von Motivation und Arbeitsverhalten sowie zur Entwicklung konkreter Fähigkeiten. Der Leser bekommt Anregungen zum Erstellen der Materialien sowie klare Bezugshinweise.

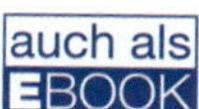